rowohlt

Für meine Mutter,
die mir Herz und Verstand
für meinen Widerstandsgeist
schenkte.

1. Auflage März 2006

Lektorat Burghard König
Satz Berthold Garamond und Akzidenz Grotesk PostScript,
InDesign, bei Pinkuin Satz und Datentechnik, Berlin
Druck und Bindung Clausen & Bosse, Leck
Printed in Germany
ISBN 13: 978 3 498 05303 1
ISBN 10: 3 498 05303 5

Manfred Pohlen

FREUDS ANALYSE

DIE SITZUNGSPROTOKOLLE ERNST BLUMS

Rowohlt

INHALT

Für Frau Dr. Margarethe Bautz-Holzherr, deren kritischer Geist mir ständig zur Seite war und mir bei der Auseinandersetzung dieses Diskurses die intellektuelle und emotionale Kraft für das Gelingen gab und deren wissenschaftlich und psychoanalytisch geübter Verstand mir die sachkundige Unterstützung gewährte, die dieses Buch erst zustande kommen ließ. Mein Dank gilt auch ihrer immensen Arbeit bei der Verfertigung des aufwendigen Manuskripts.

Herrn Dr. Burghard König sei gedankt für sein beharrliches Engagement, das Material der Blum-Analyse zur Publikation zu bringen, für sein Vertrauen in die Vollendung des Buches selbst in der Kürze der gegebenen Zeit und für seine einfühlsame Lektorierung des komplexen Manuskripts.

Die Welt ist ein Versuch,
und der Mensch hat ihm zu leuchten.
Ernst Bloch

Vorwort

Dieses Buch ist der letzte Baustein[1] in einem jahrzehntelangen Aufklärungsdiskurs über Psychoanalyse, der jetzt sein Ende findet in der Aufklärung über Freuds Praxis, die als Grunderfahrung der von ihm entwickelten psychoanalytischen Begrifflichkeit notwendigerweise zum besonderen Gegenstand der Analyse werden musste.

Es ist kein Zufall, dass ich in einem Alter die Protokolle und Aufzeichnungen der Analyse Ernst Blums bei Freud veröffentliche, in dem Blum damals war, als er mir die Unterlagen übergab. Diese Veröffentlichung nach der langen Latenz von über 30 Jahren seit ihrer Übergabe in den 1970er Jahren wird den Leser fragen lassen, warum sie gerade jetzt erfolgt. Die Zueignung der Sitzungsprotokolle und der Aufzeichnungen Ernst Blums über seine Analyse bei Freud musste ich als Auftrag verstehen, durch deren Veröffentlichung nachträglich und verspätet eine Wiedergutmachung für seine Flucht vor den Erwartungen und Ansprüchen Freuds und der Psychoanalyse zu leisten.

Dieses Vermächtnis bedeutete für Blum eine späte Rechtfertigung für sein lebenslanges Schweigen, indem ich nun die auf mich übertragene Hypothek Freud gegenüber durch diese Veröffentlichung löschen sollte. Denn Blum hatte sich dem Freud'schen Auftrag versagt, als «jüdischer Gesandter» in der Schweizer Psychoanalyse Freuds Gesetz zu erfüllen und dadurch für sich einen Rang in der Psychoanalyse zu gewinnen. Durch die Veröffentlichung der originalen Sitzungsprotokolle und deren Kommentierung gewinnt nun Ernst Blum einen Namen und kann seine Schuld gegenüber Freud zu tilgen versuchen.

Die Publikation dieser einzigartigen Dokumente gewährt uns zum ersten Mal einen Einblick in die Freud'sche Tätigkeit und lässt uns begreifen, aufgrund welcher Erfahrung er zu seinen Begriffen kam und der Analysand zum Begreifen seiner Geschichte. Wir schulden Ernst Blum unermesslichen Dank, dass er mir die Analyse seiner Lebensgeschichte überlassen hat, durch deren Studium wir Freuds Arbeitsweise authentisch kennen lernen; wir schulden ihm auch einen tiefen Respekt, dass er uns an all jenen Licht- und Schattenseiten seiner Geschichte mit ihrem verhängnisvollen Verlauf teilnehmen lässt, einem Schicksal, an dem uns die Grenzen der Tätigkeit Freuds als Grenzen psychoanalytischer Einflussnahme auf das Geschick eines Menschen klar vor Augen geführt wird.

Dieser Prozess zwischen Freud, Blum und mir kann nicht als bewusste Delegierung von Aufträgen verstanden werden, sondern als ein unbewusster Austausch in einer verpflichtenden Übertragung. Es ist also kein Zufall, dass diese Veröffentlichung in einem Alter erfolgt, das mich nach lebenslanger wissenschaftlicher und klinischer Erfahrung mit und durch die Psychoanalyse und einer jahrzehntelangen Auseinandersetzung mit Freud jetzt zu einer Anschauung Freuds geführt hat, die seinem Denken, jenseits aller notwendigen Dekonstruktionen, gerecht zu werden versucht.

Mein Verhältnis zu diesem alten Mann Blum, der er damals war, rührte von der Übertragung meines kritischen und oppositionellen Geistes als junger Wissenschaftler, der in jener Zeit gegen die Sterilität und den aseptischen Geist einer versteinerten Psychoanalyse ankämpfte. Das Meinungsklima der 1960er und 1970er Jahre war allerdings geprägt von einer wissenschaftlichen und philosophischen Vereinnahmung der Freud'schen Psychoanalyse, der man sich nur zur Fortführung der gerade herrschenden Mode rationalistischer Selbstaufklärung bediente und dabei einem obsoleten Missverständnis gegenüber der Logik der Psychoanalyse, der Logik des Unbewussten, erlag. Keiner dieser «Aufklärer» hat damals je die Logik seines Fachs verlassen und überhaupt versucht, sich auf den unsicheren Boden der Psychoanalyse zu begeben und die eigene philosophische oder soziologische Integrität in Zweifel ziehen zu lassen durch das Eintreten in einen Diskurs mit dem eigentlichen Gegenstand der Psychoanalyse, dem Unbewussten. Man verfuhr tatsächlich so, als wäre die Psychoanalyse eine Emanzipationstheorie unter vergleichbaren anderen Aufklärungstheorien, und versprach sich von ihrer Vereinnahmung nur eine Verstärkung des eigenen Geltungsanspruchs.

Der gesellschaftspolitischen Unruhe und Aufbruchstimmung der 1960er und 1970er Jahre folgte paradoxerweise eine völlige Akademisierung der Psychoanalyse, deren Vertreter nun auf die neu geschaffenen Lehrstühle berufen wurden und dort nichts Besseres im Sinn hatten, als die Psychoanalyse zu medizinalisieren, zu psychiatrisieren und ihr jeden subversiven Impetus auszutreiben. Diese Akademisierung nach den «bewegten Zeiten» jener Jahre brachte aber einen solchen Umschwung des Meinungsklimas gegenüber der Psychoanalyse mit sich, dass man heute so tun möchte, als ob überhaupt nichts geschehen wäre, und dass man in aller Seelenruhe den guten alten Diskurs rationalistischer Aufklärung seit Kant fortsetzen und die Autorität des Bewusstseins, des cartesianischen Ich, ohne Nachdenken wiederherstellen könnte (siehe Derrida 1996).

Am Ende dieses Entleerungsprozesses, in dem sich die akademisierte Psychoanalyse in einer sterilen und aseptischen therapeutischen Anwendungsform zu Ende zu bringen scheint, ist es an der Zeit, die Rückkehr Freuds, das heißt seines analytischen Geistes zu besorgen. Denn die akademisierte Psychoanalyse hat alles verwässert und trivialisiert, was überhaupt nur gesellschaftlich Anstoß erregen könnte; so ist die «Verflüchtigung des Sexuellen» (Parin), die Entfernung der psychoanalytischen Triebtheorie praktisch widerstandslos vor sich gegangen. Die institutionalisierte Psychoanalyse hält in ihrem Lehrgebäude immer noch am hergebrachten Ritual zeremoniell fest und kann durch diese Vorrangstellung des Formalen davon ablenken, dass die neueren theoretischen Entwicklungen Nach-Freud im Grunde eine Verflachung und substanzielle Aushöhlung des psychoanalytischen Denkens bewirken und ihr als Aufklärungsinstrument den Boden entzogen haben.

Die entscheidende Ursache für den Verlust psychoanalytischen Denkens scheint im Vergessen der Freud'schen Grundgedanken zu liegen. So gibt es durch den Verlust der Freud'schen Autorität keinen Maßstab mehr, keine Orientierung für die Überlieferung dessen, was wesensgemäß Psychoanalyse ist, und kein Differenzierungsmaß für die Unterscheidung, was wert ist, angeeignet oder abgelegt zu werden. Der Umstand, ohne Freud'sches Gesetz leben zu müssen, das heißt ohne Urteilskategorie darüber, was für die Entwicklung psychoanalytischen Denkens immanent von Wert oder wertlos ist, hat dazu geführt, dass aus Teilaspekten des psychoanalytischen Denkens durch totalisierende Verallgemeinerung beliebige Konzeptualisierungen gemacht wurden. Dies ist ein merkwürdiges Phänomen in der Psychoanalyse, das man sich in den anderen Wissenschaften, etwa den Naturwissenschaften, nicht vorstellen könnte – wie wenn man Newtons Gesetze der Mechanik oder Galileis Gravitationsgesetz vergessen würde und jeder Epigone dieser großen Physiker glaubte, die Physik neu erfinden zu können; dasselbe gilt für Einsteins Relativitätstheorie oder die Gesellschaftstheorie von Marx.

In der zurzeit gültigen positivistischen Fortschrittsdoktrin scheint das Frühere immer schon als veraltet bzw. überholt und das Aktuelle als letztgültiger Fortschritt. Indem aber das Freud'sche Denken nicht mehr der gesetzte Maßstab ist, gibt es in der Psychoanalyse auch kein Gesetz mehr, durch das man einen kritischen Standort gegenüber den so genannten neueren Entwicklungen in der Psychoanalyse einnehmen könnte. Das Verhängnis der psychoanalytischen Bewegung liegt eben darin, dass sie nicht das Freud'sche Denken als Maßgabe psychoanalytischen Denkens überliefert hat, sondern einzig die Form der psychoanalytischen Anwendung, die so genannte psychoanalytische Situation ritualisiert und wie ein Gesetz festgeschrieben hat. So konnte man sich über diese falsche Überlieferung das Vergessen des Freud'schen Denkens bequem rationalisieren. Für das intellektuelle Niveau der psychoanalytischen Wissenschaft hatte dies verheerende Folgen. Die Leerstelle Freuds konnte nun im Verlauf der psychoanalytischen Tradition von Epigonen, Sektenführern der jeweils «neueren

Entwicklung» usurpiert werden, die in rascher Folge sich abwechselnde modische Modelle von gewisser Beliebigkeit in ihrem Angebot vertraten: einmal von der Ich-Psychologie, ein anderes Mal von der Selbstpsychologie und der Objektbeziehungstheorie, einmal von den Symbiosetheorien und wiederum ein andermal von der Spaltungs- und Bindungstheorie und nicht zuletzt von der Theorie «früher Störungen» und so fort.

Die psychoanalytische Selbstdarstellung, wissenschaftlich wie klinisch, rettete sich wegen des Fehlens verbindlicher Maßstäbe von Event zu Event. Und die «Führerdarsteller» dieser sektiererisch sich gebärdenden Gruppen tun so, als ob sie der Psychoanalyse zu einem solchen Erkenntnisfortschritt verholfen hätten und sie von ihnen neu erfunden worden wäre; allerdings handelt es sich jeweils immer nur um den letzten modischen Schrei. Man kann sich des Eindrucks nicht erwehren, dass die Nachfahren Freuds sich selbst nicht verzeihen können, dass sie nicht Freud sind und Freud nicht vergessen können, dass er der Urheber der Psychoanalyse ist. Wie Gott nach Lacan nicht tot, sondern nur verdrängt und unbewusst geworden ist, so ist auch Freud nicht überholt oder tot, sondern verdrängt und unbewusst geworden. Freuds Usurpatoren haben die Geltung des auf ihm beruhenden Gesetzes der Überlieferung gerade durch jene Verdrängung suspendiert, um ihre Einflussmacht als «Neuerer», die sich freilich nur der Abwesenheit einer Autorität verdankt, zu legitimieren.

Die Renaissance der Psychoanalyse wird sich darin erweisen, dass die vergessenen Elemente des Freud'schen Denkens, Grundlage psychoanalytischer Erfahrung, wieder aufgenommen und die psychoanalytische Wissenschaft wieder verlebendigen werden. Die Erinnerung der vergessenen gesetzgebenden Autorität Freuds, welche die psychoanalytische Überlieferung nach den von ihm entdeckten Gesetzen wieder bestimmen wird, soll an der Blum-Analyse exemplarisch sichtbar gemacht werden.

Der Beweggrund, der den Dialog zwischen Blum und mir über fast zwei Jahrzehnte unterhalten hat, lag in der gemeinsamen Übertragungsliebe auf das Werk Freuds und in der gemeinsamen Perspektive auf die psychoanalytische Bewegung, die wir aus den Augen Freuds wie eine Dissidentenbewegung gegen Freud wahrgenommen haben. Durch unseren langen Dialog wurde Blum eine Erinnerung an seine Analyse bewusst, die Freud jenseits aller Konventionen zeigte – als unfreudianischen Analytiker schlechthin. Blum musste sich im Gang unseres Dialogs damit konfrontieren, dass er in seinem sich selbst widersprüchlichen Leben eine Innenwelt perfekter Werktreue gegenüber dem geschriebenen Wort Freuds pflegte, in der Außenwelt sich jedoch einer Anpassung an die schweizer Mentalität unterworfen hatte. Er hatte sich in einem lebenslangen unauflöslichen Dilemma eingerichtet, sodass er, um seine schweizer Fassade zu schützen, den aufrührerischen Geist Freuds verheimlichen und sich die offene Vertretung des oppositionellen Geistes der Psychoanalyse versagen musste.

Die Analyse Ernst Blums, mit Zustimmung Freuds nach den Sitzungen protokolliert, bezeugt die Schlüssigkeit der gebildeten Geschichte, die, im Kontext seiner Lebensgeschichte gesehen, ihre Wahrheiten in den Lebensentscheidungen Blums findet. Fern jeder deutenden Beliebigkeit zeigt sich in den Blum'schen Aufzeichnungen und in seinem Leben vor und besonders nach der Analyse die zwingende Bedeutung des in der Analyse entdeckten Lebensentwurfs und der daraus sich zwangsläufig ergebenden Lebensentscheidungen. Die Freiheit, wie Blum sie in der Analyse erfuhr, war letztlich die Freiheit, sich zu dem zu entscheiden, was er nur in Konsequenz seiner Geschichte wählen konnte: das Ungewollte zu wollen (Nietzsche), ja zu sagen zu dem in seiner Lebensgeschichte liegenden Auftrag oder nein zu sagen und weiter so zu leben wie bisher.

Freuds Analyse erweist sich hier wie auch bei anderen Analysen, von denen wir nur Eindrucksschilderungen haben, als abgeschlossene Geschichte, die dem Einzelnen keine Ausflucht in die magische Projektion eines unendlichen Prozesses offen stellt, in dem durch endloses Auf- und Durcharbeiten die Illusion der Wiederherstellung eines ursprünglichen Zustandes von Unversehrtheit vor dem Einbruch der beschädigenden Ereignisse genährt wird. Diese Analyse führt klar vor

Augen, dass es um die Wahrnehmungserkenntnis des für den Einzelnen typischen Ausgangs seines ödipalen Geschicks geht und dass der Analysand nur die Freiheit der Wahl hat, sich damit «abzufinden», wie Freud sagt, und darüber hinaus das zu leben, was er sich schuldig ist. Aus seiner Geschichte, das lehrt diese Analyse, kann niemand herausspringen, und Freud zeigt hier ein Geschichtsverständnis, das der deklamierten Vernutzung der Psychoanalyse als emanzipatorische Ideologie völlig widerspricht und auch jenseits der ihr unterstellten Determinationspsychologie die Freiheit in der Bejahung des Notwendigen erkennt.

Ich folge dem Aufruf Derridas: «Vergessen wir nicht – die Psychoanalyse!» (1996) und versuche in diesem Diskurs über Freuds Analyse bei Ernst Blum, den vergessenen Freud wieder zu erinnern und ihm gerecht zu werden. Dies lag zunächst nicht in meiner Absicht, aber im Verlauf des Diskurses schrieb sich diese Intention immer zwingender ein, und im Vollzug des Schreibens ergab sich ein anderer Diskurs als ursprünglich beabsichtigt. Gerade das Problem des Jüdischen, das Thema von den jüdischen Wurzeln der Psychoanalyse, hat sich in Blums familialer und gesellschaftlicher Flucht vor dem Judentum so virulent gezeigt, dass dieser Diskurs notgedrungen sich immer mehr auf die verdunkelte Seite der jüdischen Quellen eingestellt hat und auch mein Unbewusstes davon eingenommen wurde in einem imaginären Dialog über Blum mit Freuds jüdischer Bestimmung.

Eine doppelte Schwierigkeit hatte ich zu bewältigen, weil ich einen Dialog führen musste mit zwei Toten und einen Dialog über den Dialog der beiden Toten und fortwährend in einen Diskurs verwickelt war mit dem Schicksal des Judentums in unserer Kultur.

Hilfreich in dieser Situation waren für mich Autoren, die sich vom Unbewussten einnehmen lassen und einen Monolog mit dem Freud'schen Diskurs des Unbewussten führen konnten, wie Derrida auf philosophischem und Yerushalmi auf religionsgeschichtlichem und religionspsychologischem Niveau. Es ist kein Zufall, dass beide Juden so genannte Nicht-Analytiker sind, die sich nicht auf das Analytiker-Sein mit dem fiktiven Kompetenznachweis einer institutionalisierten Ausbildung berufen können, sondern auf ihre psychoanalytische Fähigkeit, der Logik des Unbewussten zu folgen – was man von vielen lizenzierten Psychoanalytikern nicht gerade behaupten kann, die vornehmlich eine psychoanalytische Begriffssprache auf der Couch gelernt zu haben scheinen.

Der Leser wird in den folgenden Kapiteln durch die einzelnen Stationen eines Wegs geführt, der eingeleitet wird mit der Vorgeschichte dieses Diskurses und der Darstellung der Person Ernst Blums und seiner Biographie (Kapitel 1).

Zur Vorverständigung dessen, was Freuds analytische Tätigkeit eigentlich ausmacht, habe ich aus den bisherigen Äußerungen von früheren Analysanden Freuds ein Stimmungsbild seiner Analysen geliefert (Kapitel 2).

Die originalen Sitzungsprotokolle und Aufzeichnungen Ernst Blums zu seiner Analyse bei Freud, die er mir dedizierte, wie auch Passagen aus Tonbandtranskriptionen meiner Gespräche mit ihm sowie sein Rückblick und Ausblick der Analyse bei Freud sind in Kapitel 3 wiedergegeben.

Kapitel 4 enthält die psychoanalytische Nachkommentierung zu Ernst Blums Analyse, den Subtext zum Text der Analyse, geht der unbewussten Motivation der Protagonisten nach und will die besondere Bedeutung der Analyse zwischen zwei Juden aufklären und die Grundbedingungen der Freud'schen Analyseführung offen legen. Die Wahrheitsfrage der Freud'schen Psychoanalyse wie das Paradigma ihrer geistigen Führung werden zur Diskussion gestellt und in der Untersuchung der Konfliktgeschichte von Blum das mosaische Problem von Freud und Blum, ihr jüdisches Problem, erörtert. Der Grundkonflikt Blums vom abgewiesenen Erbe seiner jüdischen Überlieferung und dem versagten apostolischen Auftrag Freuds führt zur Klärung der Grundfrage der jüdischen Wurzeln der Psychoanalyse und den christlichen Wurzeln des Antisemitismus. Die Analyse Ernst Blums ist ein exemplarischer Fall für die Aufklärung der bis heute aus antisemitischer Denkhemmung unterbliebenen Auseinandersetzung mit den Wurzeln der Psychoanalyse.

Der Blick auf die Psychoanalyse Nach-Freud (Kapitel 5), der sich aufgrund der Erkenntnisse der Blum-Analyse ergibt, thematisiert das Vergessen des Freud'schen Denkens, handelt von der Verdrängung der eigentlichen Entdeckung Freuds, der Logik des Unbewussten, der Subversion des psychoanalytischen Denkens und der triebhaften Wurzeln des Ich und des Bewusstseins. Die Psychoanalyse Nach-Freud wird als regressive Entwicklung im Gang zu den Müttern analysiert und die so genannten «neueren Entwicklungen der Psychoanalyse» als Ausdruck einer vaterlosen psychoanalytischen Gesellschaft wahrgenommen, in der die psychoanalytische Wissenschaft in einem gesellschaftsfernen Subjektivismus versinkt.

Es soll bei dem vorliegenden Diskurs über die Freud'sche Analyse nicht vergessen sein, dass die Psychoanalyse von Freud als Anti-Psychiatrie, als Gegenwissenschaft zur Psychiatrie begründet wurde. Auch wenn dies aus Gründen der Geschichtsvergessenheit und wissenschaftspolitischer Servilität der Nachfahren Freuds verleugnet wird, so wird dieser Kampf von der Psychiatrie zur Vertreibung der Psychoanalyse bis heute weiter systematisch betrieben. Freuds Ausgangsort seines Erkenntnisinteresses war von Beginn an, den Sinn und die Bedeutung von psychischen Phänomenen, vor allem von ungewöhnlichen Erscheinungen zu ergründen. Sein Erstaunen über die Psychiatrie kam darin zum Ausdruck, als er über den damals führenden psychiatrischen Sexualpathologen Krafft-Ebbing, der Abweichungen wie ein Botaniker in seiner Botanisiertrommel zur lexikalischen Fassung von Perversen sammelte, verwundert sagte, warum jener Forscher nicht einmal fragt: «Warum?»

Zwei diametral gegensätzliche Auffassungen vom Menschen und von Kultur stehen sich in Psychiatrie und Psychoanalyse gegenüber: ein objektivierender, von der Organmedizin bestimmter Positivismus und eine subjektivierende, auf die Geschichte des Menschen reflektierende Einstellung, die sich um Sinn und Bedeutung der für den Patienten unerklärlichen und fremden Erfahrungen seines Andersseins sorgt. Hier stoßen zwei unvereinbare Prinzipien von der Bedeutung des Menschlichen in ihrem grundverschiedenen Geltungsanspruch in der Gesellschaft aufeinander.

Die neuerliche Austreibung der Psychoanalyse, wie sie sich heute nach der Verdrängung der nazistischen Verstrickung in der deutschen Psychiatrie ereignet, ist allerdings auch im Rahmen eines allgemeinen Homogenisierungsprozesses der Gesellschaft zu sehen, der eine positivistische Mentalität zur Vorherrschaft gebracht hat. In deren Gefolge wird die paradoxe Verfasstheit des Menschen und der Welt als Störung angesehen, die es sozial wie therapeutisch zu beseitigen gilt.

In dem vorgelegten Diskurs über die Freud'sche Analyse wird der vergessene Freud wieder erinnert. Die Aufklärung über die Grunderfahrung der Freud'schen Tätigkeit, der sich die psychoanalytische Begrifflichkeit verdankt, versucht Freud gerecht zu werden in der Verlebendigung seines Denkens. Und Blums Geschenk seiner Protokolle und Aufzeichnungen an uns gibt uns eine Vorstellung darüber, wie Freud als Kliniker war und wie aktuell er für uns heute eigentlich ist und wieder werden müsste. Durch die Niederschrift seiner Analyse und die Bewahrung dieser Texte hat Ernst Blum eine Erinnerung Freuds bewahrt, die uns eine andere und neue Überlieferung seiner Praxis nahe bringt. Nachträglich und sehr verspätet ist Blum nun doch zu einem Joshua für Freud geworden, der eine Hilfe für die Rückkehr Freuds ist zur Wiedergewinnung authentischer Psychoanalyse.

Dieser Diskurs ist nun zu einem Geschenk zu Freuds 150. Geburtstag geworden: Was jetzt wie Absicht erscheint, ist allerdings erst im Verlauf der Arbeit am Text, in Konsequenz der Auseinandersetzung mit der Blum-Analyse zu einer zwingenden Intention im Vollzug des Schreibens geworden. – Ich hoffe, dass mein Versuch über «Freuds Analyse» ihm wie auch Ernst Blum gerecht geworden ist und ich das passende Geschenk machen konnte.

1 **DIE BLUM**-ANALYSE

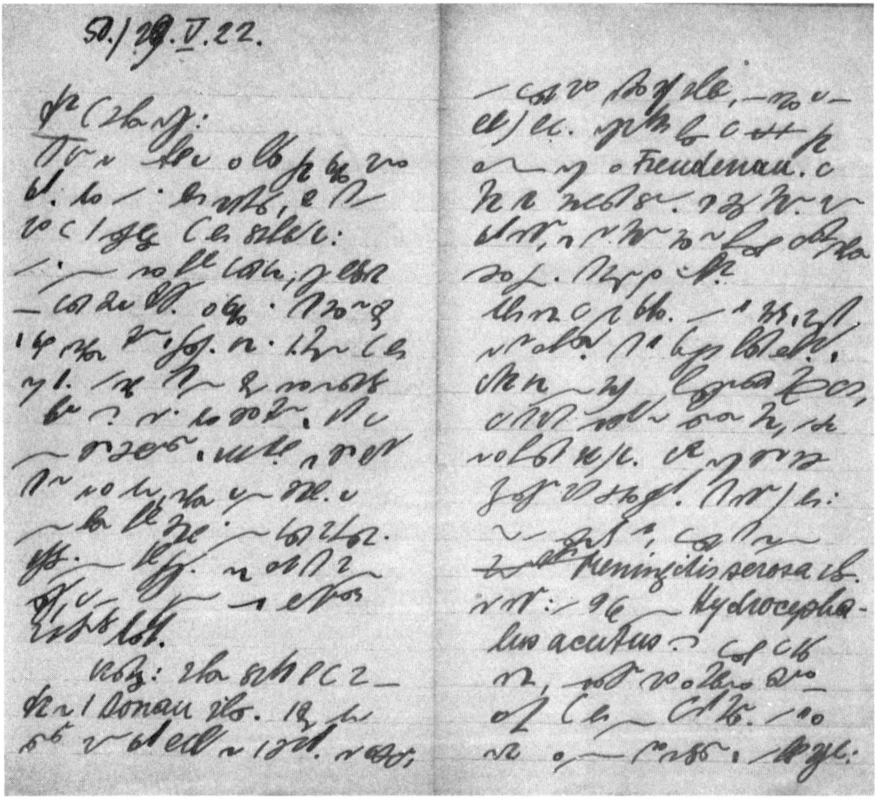

50. Stunde vom 29. 5. 1922: Der Traum von Zion (Protokolle)

1.1 Zur Vorgeschichte

Wir lernten uns 1961 anlässlich eines Vortrags von Ernst Blum am Freiburger Psychoanalytischen Seminar kennen. Blum war damals im Alter von fast siebzig, ich im Alter von dreißig Jahren. Bei diesem Vortrag ging es um eine klassisch humanistische Deutung des Narziss-Mythos, im Gegensatz zur christlichen Auffassung. Blum war in diesem Alter noch ein intellektuell sprühender und lebendiger Mensch, voll tiefgründigem Humor und Witz. Seine humanistische Bildung, sein umfangreiches Wissen und seine ungewöhnliche Reflexivität haben uns von Beginn an tief verbunden, weil ich in ihm einen kongenialen Dialogpartner hatte und unser Altersunterschied merkwürdigerweise überhaupt kein Hindernis bei unseren Gesprächen war.

Diese erste Begegnung war der Beginn eines jahrzehntelangen Diskurses über die weltanschaulichen, philosophischen und wissenschaftlichen Grundlagen der Psychoanalyse. Im Verlauf unserer Gespräche wurde ich von der Mitteilung Blums überrascht, dass er mit dem Einverständnis Freuds von jeder analytischen Sitzung ein Gedächtnisprotokoll niedergeschrieben hatte. Freuds offensichtliches Interesse an einer Dokumentation seiner Analyseführung schien uns deutlich zu machen, dass er einen authentischen Bericht seiner Analyse überliefern wollte.

Nach Blums Überzeugung war für Freud die Begegnung mit einem jüdischen Analysanden aus der Schweiz von besonderer Bedeutung nach dem Verlust von Eugen Bleuler und C. G. Jung, die für ihn Repräsentanten eines Ausbruchs aus dem Wiener Ghetto der Psychoanalyse waren und Garanten sein sollten für den nichtjüdischen Charakter der Psychoanalyse. Nach den Enttäuschungen mit den Ariern Bleuler und vor allem C. G. Jung richtete er wahrscheinlich seine Erwartungen nun auf den assimilierten Schweizer Ernst Blum. Vermutlich wollte er sich durch ihn das «Tor zur Schweiz» (Freud) öffnen und darüber den internationalen Zugang zur wissenschaftlichen Welt finden, außerhalb des Wiener Ghettos, jener «psychoanalytischen Wiener Bande» seiner Schüler in der Wiener Psychoanalytischen Vereinigung.

In den 1970er Jahren informierte mich Ernst Blum darüber, dass Hans Eissler, der Leiter des internationalen Sigmund-Freud-Archivs in New York, angekündigt hätte, dass er ihn aufsuchen wolle wegen der Übergabe seiner Freud-Dokumente. Freilich hatten wir damals schon lange den Plan gefasst, die Sitzungsprotokolle zu veröffentlichen.

Eisslers forderndes Auftreten gegenüber Blum, nachdem er von der Existenz der Protokolle Wind bekommen hatte, weckte den Verdacht, dass er sich handstreichartig in den Besitz dieser Dokumente bringen wollte. In der Diskussion um die Übergabe der Dokumente in Bern entgleiste Eissler mit der Bemerkung, dass das Archiv ein Anrecht darauf hätte, solche Dokumente für mindestens 100 Jahre unter Verschluss zu halten, um Freuds Ansehen zu schützen. Blum wusste allerdings damals schon, dass Eissler im Auftrag des Freud-Archivs 1952, kurz vor Wilhelm Reichs Inhaftierung und Tod, auch ein Gespräch mit Reich suchte, um Dokumente über seine Beziehung zu Freud sicherzustellen und sie unter Verschluss bringen zu können. Das Einschüchterungsverhalten Eisslers, der zu den reaktionärsten Kräften der Psychoanalyse gehörte, führte allerdings dazu, dass Blum die Herausgabe seiner Sitzungsprotokolle ablehnte, weil er einer Politik der Unterdrückung von Dokumenten und einer Manipulation der Geschichtsschreibung über Freud nicht dienlich sein wollte.

Nach diesem Vorfall übergab mir Blum diese Dokumente, um sicherzugehen, dass sie nicht in falsche Hände geraten; wir vereinbarten damals definitiv eine spätere Veröffentlichung mit Nachkommentierung durch mich.

Diese totalitär anmutende Geheimhaltungspraxis im Umgang mit Freud-Dokumenten wirft grundsätzlich die Frage auf nach der Legitimation solcher selbst bestallter Apparate, der Machtanmaßung einer analytischen Behörde in der Definitionsgewalt über psychoanalytische Quellen und Lehrmeinungen. Denn die Veröffentlichung der Freud'schen Analysepraxis würde die durch den Apparat überlieferte Handhabung der psychoanalytischen Situation infrage stellen und dazu beitragen, kanonisierte Praxisregeln zur Disposition zu stellen. Hier liegen sicher die Motive für die Manipulation der Geschichtsschreibung über Freud und der Unterdrückung von Dokumenten über seine Praxisführung.

Eine gründliche historische Untersuchung der Freud'schen Praxis wurde bis heute unterbunden, indem nur jenen Darstellungen eine Imprimatur erteilt wurde, die der offiziellen Doktrin entsprachen; während kritisches oder missliebiges Quellenmaterial, das die offizielle Lehrmeinung stören könnte, in den Verliesen des Sigmund-Freud-Archivs wie in den vatikanischen Verliesen verschwand. Jene Befürchtung, dass das Quellenmaterial aus der Freud'schen Praxis das Ansehen Freuds schädigen könnte, wendet sich heute gegen die Glaubenshüter, die durch ihre Idealisierung der Arbeitsweise Freuds eine fiktive Praxis tradiert haben, die an der Realität schon längst zerbrochen ist. Im Gegenteil, die Veröffentlichung der Dokumente über Freuds tatsächliche Praxis wird die Psychoanalyse verlebendigen und zu der Erfahrung der Freud'schen Begriffe zurückführen. Denn die traditionell eingerichtete analytische Praxis hat sich in eine erfahrungs- und anschauungsentleerte Begriffssprache verflüchtigt.

Die bereits in den 1970er Jahren geplante Veröffentlichung der Sitzungsprotokolle mit Transkriptionen von Tonbandprotokollen unserer Dialoge unterblieb trotz verschiedener neuer Entwürfe bis heute. Ich war zwar immer wieder versucht, besonders die Blum'schen Protokolle als Instrument der Entlarvung des psychoanalytischen Autoritarismus zu nutzen bzw. Blum als Kronzeuge gegen die Orthodoxie einzusetzen, ließ aber von all diesen Vorhaben ab in dem wachsenden Bewusstsein, dieses aufschlussreiche und historisch einmalige Material für eine bloß entmystifizierende Dekonstruktion zu vergeben; statt es, seiner Bedeutung gemäß, als Mittel der Aufklärung der Freud'schen Praxis einzusetzen und von daher eine ganz andere Perspektive für die persönliche Tragödie Freuds und die Tragik der psychoanalytischen Bewegung offen zu stellen, die aus den Fängen ihres autoritativen Selbstbeglaubigungssystems keinen Ausweg mehr zu finden scheint.

In der jetzigen Sicht auf die Blum'schen Niederschriften bzw. im jetzigen authentischen Einblick in die Freud'sche Praxis kann erst die ganze Dialektik des Freud'schen Entwurfs und der Entwicklung Nach-Freud sichtbar gemacht werden. Die Aufklärung einer Aufklärungswissenschaft über die Sichtbarmachung der Grunderfahrung ihres Schöpfers bringt die Aufklärung zur Vollendung, weil sie, aufgeklärt über sie selbst, den Blick frei macht für die unbewusste Motivation des psychoanalytischen Denkens und Tätigwerdens.

1.2 Über Ernst Blum

Ernst Blum stammt aus einer vermögenden jüdischen Kaufmannsfamilie, kam 1892 in Bruchsal zur Welt, verbrachte seine Kindheit in Bruchsal und Karlsruhe, seine Jugendzeit bis zum 9. Lebensjahr in Stuttgart. Seine Familie übersiedelte in dieser Zeit nach Zürich, wo der Vater für sich noch bessere geschäftliche Chancen sah.

Blum wuchs in einer wohlhabenden, großbürgerlichen Atmosphäre mit viel Dienstpersonal, großzügigen Ferienreisen und der Ausübung luxuriöser Sportarten auf.

Seine anderthalb Jahre jüngere Schwester stand immer in seinem Schatten, auch intellektuell. Blum war ein glänzender Schüler und konnte sich nicht verzeihen, wenn er einmal nicht der Beste war. Er hatte eine besondere mathematische Begabung, sodass in den Augen der Eltern eine naturwissenschaftliche Karriere für ihn als selbstverständlich angesehen wurde. Seine entscheidende Bindung hatte er zur Großmutter mütterlicherseits in Bruchsal, deren Lieblingsenkel er war. Diese Großmutter war eine sehr religiöse Jüdin und pflegte intensiv die jüdische Tradition.

Blum wurde nach jüdischem Ritus beschnitten und feierte im 13. Lebensjahr unter großer Beteiligung der weitläufigen Familie seine Bar-Mizwa (jüdische Gebotspflichtigkeit). Die Religiosität des Vaters scheint eher lau gewesen zu sein, er war aus Geschäftsinteresse sowohl Mitglied einer jüdischen wie arischen Loge – im Gegensatz zur Mutter und vor allem zur Schwester, die als gläubige Jüdinnen sehr darauf bedacht waren, die jüdische Überlieferung zu pflegen. Allerdings trat die Mutter völlig hinter der Erscheinung der Großmutter zurück und stand auch im Schatten ihrer Tochter, die gegenüber Blum die jüdischen Traditionsforderungen eindringlich vertrat.

Mit Beginn des 13. Lebensjahres besuchte Blum in Zürich das Gymnasium und legte dort sein Abitur ab. Er war in seiner Jugendzeit wie auch in den Studienjahren ein sehr umtriebiger, vielseitig interessierter und vor allem intellektuell neugieriger Mensch. Nach dem Abitur studierte er an verschiedenen Universitäten Frankreichs und der Schweiz Medizin, zunächst in der Absicht, eine naturwissenschaftlich-neurophysiologische Karriere zu machen. Nach dem medizinischen Staatsexamen arbeitete er wissenschaftlich bei dem Neurophysiologen Monakow, ging später zu Bleuler nach Zürich, um sich psychiatrisch ausbilden zu lassen. Am Ende seiner Studienzeit verband er sich mit seiner späteren Frau Elsa, einer Estin, die zum Studium in die Schweiz gekommen war und mit ihm in der Berufsausbildung das gleiche Ziel der Neurophysiologie und später Psychiatrie wählte. Allerdings war die Wahl der Psychiatrie nur die Entscheidung für eine psychologische Medizin, die es im Sinne eines existenziellen Krankheitsverständnisses damals nur in der gerade aufblühenden Psychoanalyse Freuds gab. Die Entscheidung von Blum und seiner Braut Elsa, nach Wien zu Freud zu gehen, um sich von ihm psychoanalytisch ausbilden zu lassen, lag in der Konsequenz ihrer Entwicklung.

Freilich handelte Blum gegen den Willen des Vaters, der sich für seinen Sohn eine Karriere in der Medizin gewünscht hatte; trotzdem überließ er Blum zur Finanzierung seiner Analyse eine Vorauszahlung seines Erbes, die auch zur Finanzierung der Analyse seiner Braut Elsa ausreichte.

Blum war 1922 dreißig Jahre alt, als er seine Analyse aufnahm, Freud stand damals im Alter von 65 Jahren. Seine Braut Elsa ging auf Empfehlung Freuds zur gleichen Zeit bei Rank in Analyse, der damals in hohem Ansehen bei Freud stand.

Die tieferen Hintergründe der Beziehung Ernst Blums zu Elsa, die darin liegende Verwicklung mit seinem jüdischen Elternhaus, dass er sich mit einer Arierin und Christin verbunden hatte, und das Ausscheren aus der jüdischen Tradition der Heiratsabsprachen innerhalb der jüdischen Familien wird sich dem Leser bei der Lektüre der Sitzungsprotokolle und der nachkommentierenden Interpretation (Kapitel 4) erschließen; wie überhaupt Blums Entfernung vom Judentum, die schon früh begonnen haben muss, das Rätsel seines Lebens ist, das sein Schicksal in und mit der Psychoanalyse Freuds bestimmte und der alles beherrschende Gegenstand des vorliegenden Diskurses ist.

Blum hatte im Wiener Kreis durch die Vermittlung von Freud rasch eine anerkennende Aufnahme gefunden: Es wurde ihm die «Ehre» zuteil, mit seiner «Braut» an den Mittwochsgesellschaften der Wiener Psychoanalytischen Vereinigung teilzunehmen. Diese Anerkennung und auch die Wertschätzung der ihm freundschaftlich verbundenen Analytiker wie Nunberg, Reich, Federn und später Sarasin schienen ihm eine angesehene Position in der internationalen Psychoanalyse einzuräumen.

Nach der Analyse bei Freud und der seiner Verlobten bei Rank kehrte Blum in die Schweiz zurück, entschied sich entgegen aller Erwartung für Bern als Wirkungsstätte statt des großstädtischen Zürich, heiratete seine arische Verlobte und hatte mit ihr zwei Töchter. Blum arbeitete zunächst an verschiedenen Kliniken in der Berner Umgebung, habilitierte sich später an der psychiatrischen Poliklinik der Berner Universität, hatte über Jahre dort eine Professur für die Ausbildung der Assistenten inne und zog sich mit zunehmendem Alter auf seine analytische Privatpraxis zurück.

Der Rückzug nach Bern war zeitgleich mit dem Abbruch der Beziehung zu Freud verbunden und leitete eine totale Assimilierung des Juden Blum an das Berner Bürgertum ein. Mit dieser sozialen Assimilierung war eine geistige verbunden, indem Blum sich völlig mit der deutsch-schweizerischen Mentalität identifizierte. In der fachlichen und wissenschaftlichen Kommunikation zog er sich auf eine Auseinandersetzung der Psychoanalyse mit der damals herrschenden Phänomenologie zurück. Der Rückzug nach Bern steht in einer Linie mit vielen Rückzügen und Fluchten: dem Rückzug von der angebotenen wissenschaftlichen Karriere am Burghölzli in Zürich, einer Karriere an der Berner Psychiatrie, dem Rückzug von der Psychoanalyse und nicht zuletzt der Flucht vor seiner Familie und deren Tradition. Blum entzog sich jeder möglichen Übernahme einer Macht- und Prestigeposition, seine Habilitierung war das Ergebnis ständiger Aufforderung durch seine Universitätslehrer, die nicht begreifen konnten, warum er bei seiner Begabung nicht eine akademische und wissenschaftliche Laufbahn nehmen wollte.

Durch das Vermögen seines Vaters konnte er sich in der Umgebung von Bern ein kleines Privatsanatorium von acht bis zehn Betten aufbauen mit einem luxuriösen Ambiente und seine Universitätsverpflichtungen als Professor an der Berner Poliklinik als Liebhaberei pflegen.

Seine wissenschaftlichen Arbeiten befassten sich mehr mit den Grenzgebieten von Philosophie, Literaturwissenschaften und Psychoanalyse und nicht im engeren Sinn mit der Auseinandersetzung innerhalb der Psychoanalyse. Blum führte in seinem intellektuellen Dasein ein Doppelleben: Nach außen wählte er wissenschaftliche Gebiete, die dem intellektuellen Interesse eines nichtjüdischen schweizer Bürgers entsprachen, insbesondere die Daseinsanalyse; nach innen lebte er insgeheim einen aufklärerisch-kritischen jüdischen Geist, von dem seine Schweizer Bekannten nichts ahnten und der ihn in einem lebenslangen «Geisterdialog» mit Freud gefangen hielt, dem er in seinem selbst gewählten Ghetto eine tief reichende Werktreue bezeugte.

Nach dem Ausschluss Reichs aus der Internationalen Psychoanalytischen Vereinigung in Luzern 1934, dessen Augenzeuge er war, erfolgte auch sein vollkommener Rückzug von der schweizerischen psychoanalytischen Gesellschaft in Zürich. Reichs Ausschluss war für ihn das Opfer der IPA (Internationale Psychoanalytische Vereinigung) an Nazi-Deutschland, dem der Jude und Marxist Reich als Versöhnungsopfer dargeboten wurde, wie wenn sich die Psychoanalyse dadurch vor weiterer Verfolgung durch die Nazi-Deutschen glaubte schützen zu können. Blum pflegte ab dieser Zeit nur noch private freundschaftliche Kontakte mit Psychoanalytikern wie Sarasin und anderen; er führte ein Doppelleben äußerer Angepasstheit und dem inneren Vorbehalt heimlicher Revolte. Mit einem Wort, er machte sich unkenntlich, und später war auf mich die Erwartung gerichtet, Übersetzer seiner insgeheimen Revolte zu werden.

Subversivität konnte sich zwischen Blum und mir in Art eines Samisdat-Dialogs, isoliert von seiner schweizer Lebenswelt, in einem jahrelangen Diskurs entfalten, ständig vom Argwohn seiner schweizer Umgebung verfolgt. Diese Dialoge drehten sich im Zusammenhang der Diskussion seiner Analyse bei Freud und den Anfängen der Psychoanalyse um die Verfallsformen des psychoanalytischen Denkens, die sektiererische Entwicklung der psychoanalytischen Bewegung, um den Verlust der subversiven Kraft psychoanalytischer Aufklärung.

Für Blums Abwendung von Freud, auf dessen nachfragende Postkarte über seine weiteren Weg er nicht antwortete, und für den Bruch der jüdisch-familialen Tradition gab es außer dem Motiv des Rückzugs von dynastischer Verpflichtung gegenüber Freud und gegenüber seiner eigenen Familie keine Erklärung. Es sei denn, das von ihm bevorzugte Thema Kierkegaards, dass das Dasein sich seinen Helden wählt, gäbe eine Aufklärung: Es ist das mythologische Thema vom «verlorenen Sohn» und vom «verlassenen Helden».

Die Kierkegaard'sche Reflexion war bezeichnend für sein Schicksal der Assimilierung, der Selbstauslöschung eines jüdischen Subjekts durch Assimilation und intellektuelle Ghettoisierung: Die Selbsteinschließung eines kritischen Geistes in den Untergrund seiner Lebenswelt um den Preis der Selbstverleugnung war das Opfer, um ein Schweizer unter Schweizern sein zu können. Insofern wirft dieser Diskurs überhaupt ein Licht auf die Problematik der jüdischen Selbstauslieferung in jener Zeit durch Assimilierung und besonders auf die Rebellion Blums gegen die jüdische Tradition bzw. gegen das «Geheiß» Freuds, der jüdischen Tradition zu folgen, wie zu zeigen sein wird. Der «Untergang des Helden» war ein selbst beschlossenes Ereignis, in der Assimilation die Revolte gegen die jüdische Tradition zu suchen und darin unterzugehen. Die lebensgeschichtlichen Ereignisse belegen dies, und seine Objektwahlen bestätigen einen Lebensgang insgeheimer Revolte, in der seine Selbstauslöschung beschlossen lag.

Blum verlor seine Frau Elsa, die 1940 noch einmal mit ihren Töchtern ihr Heimatland Estland aufsuchte, durch Verschleppung nach Sibirien, als die Russen Estland aufgrund des Hitler-Stalin-Pakts besetzten. Die Töchter konnte er nach drei Jahren mit Hilfe der schwedischen Botschaft aus dem Gulag zurückholen, während Elsa bereits in Sibirien zugrunde gegangen war.

Danach ging Blum Beziehungen zu «seelenlosen Frauen» (Blum) ein und bereitete sich das Schicksal, das sich in der Analyse im Mythos von den drei Frauen schon angekündigt hatte: jener schicksalsbestimmenden Kraft der drei Moiren, der er sich zum Schluss ganz ergab (siehe Kapitel 4 und Epilog).

Blum starb 1981 mit 89 Jahren in einem Berner Altenheim.

1.3 Einführung in die Blum-Analyse

Die hier einer interessierten Öffentlichkeit zum ersten Mal zugänglich gemachten Protokolle einer Analyse bei Freud sind ein einzigartiges Dokument, um Einblick in die Werkstatt der Freud'schen Arbeit zu erhalten. Denn die fünf bekannten großen Krankengeschichten («Die

Dora-Analyse», «Der kleine Hans», «Der Rattenmann», «Die Schreber-Analyse», «Der Wolfsmann») sind abgeschlossene «Novellen», deren Entstehungsbedingungen durch die künstlerische Arbeit Freuds unkenntlich geworden sind, sodass in der Freud'schen Novellistik eigentlich nichts von den Erfahrungen zum Vorschein kommt, denen diese Novellen ihre Entstehung verdanken.

Die Veröffentlichungen früherer Analysanden Freuds sind im Gegensatz zu den Protokollen Blums, die in einer systematischen Arbeit an einer Traumserie über vier Monate die Tätigkeit Freuds bei der Entwicklung der Grundkonstellation des Analysanden dokumentieren, nur Eindrucksschilderungen, Stimmungsbilder und Momentaufnahmen der Freud'schen Praxis und keine systematische Darstellung des psychoanalytischen Prozesses. Die Schilderungen von Hilda Doolittle, Smiley Blanton, Abram Kardiner und Joseph Wortis wie auch die Darstellungen von Helene Deutsch und die Interviews von Roazen mit ehemaligen Analysanden Freuds beleuchten nur skizzenhaft den Charakter der Freud'schen Tätigkeit. Sie versuchen erst gar nicht, dem Anspruch auf authentische Dokumentation, der Sicherstellung von Quellenmaterial zur wissenschaftlichen Bearbeitung gerecht zu werden. Die Protokolle der Blum-Analyse sind dagegen ein einzigartiges Dokument zur Zeitgeschichte, weil die Aufklärung Freud'scher Forschungspraxis in den Kultur- und Sozialwissenschaften und der Wissenschaftsgeschichte ein einmaliges Feld von primärem Quellenwert eröffnet.

Der einzigartige Fall der Entwicklung einer ganzen Lebensgeschichte durch Freuds Arbeit wird in den Protokollen sichtbar gemacht, anhand einer endlosen Traumserie erschlossen – eine Voraussetzung, um zu aussagefähigen psychoanalytischen Urteilen über die Trieb- und Ich-Entwicklung eines Subjekts zu gelangen. Dass Freud sich hier in seiner analytischen Tätigkeit mit einem jüdischen Analysanden darstellt, macht diese Analyse zu einem herausragenden Untersuchungsgegenstand über die Besonderheit der psychoanalytischen Anwendung zwischen zwei Juden, die davon überzeugt sind, dass sie ganz andere Voraussetzungen für die analytische Arbeit mitbringen als christliche Analytiker.

Im vorliegenden Diskurs über Freuds Analyse wiederholt sich der Bildungsprozess Ernst Blums, wie er ihn mit Freud als seine Geschichte der Entfernung vom Judentum erzeugt hat. Wenn man Blums Notizen aus den 1970er Jahren folgt, gewinnt man neben den vorliegenden protokollierten Sitzungsdokumenten ein aufschlussreiches Bild über Freuds grundlegendes Verhalten in der Organisierung des psychoanalytischen Prozesses. Die Notizen hatte sich Blum damals (1922) zusätzlich zu seinen Stundenprotokollen gemacht, um für spätere Generationen eine getreue Wiedergabe von Freuds Einstellung überliefern zu können. In den 1970er Jahren stellte er nun für mich einen Teil dieser Notizen zusammen, um über die Protokolle der analytischen Sitzungen hinaus das Wesen der Freud'schen Psychoanalyse umfassender zu dokumentieren. Es liegen zudem eine große Zahl von Tonbandaufzeichnungen, brieflichen Mitteilungen und späteren Notizen zur Freud'schen Analyse vor, die wenigstens teilweise in den Kommentaren zu den Protokollen Verwendung finden sollen.

Diese Notizen durchziehen als roter Faden die besonderen kulturellen Bedingungen bei der Begegnung zweier Juden, die jenseits einer konfessionellen Zugehörigkeit in einem jüdischen Universum kritischen Geistes stehen. Dieses jüdische Vermögen zur kritischen Analytik, das auch Marx und Einstein auszeichnete, jenes fundamentale Aufklärungsbedürfnis der Welt gegenüber macht die Blum-Analyse über die Aufklärung der Grunderfahrungen ihres Schöpfers zu einem besonderen Ereignis: Die zentrale Bedeutung des jüdischen Geistes für die Aufklärung und ihre Verwurzelung im vorchristlichen Denken zeigt sich im Rückgriff Freuds auf die antike Weltauffassung und ihre Wiedererinnerung in der Renaissance, die den Rahmen des Dialogs abgibt und die Verständigung über die Gewinnung ihrer Geschichten begründet.

Die Analyse Blums führt also das grundlegende Problem dieser Psychoanalyse vor Augen: die Besonderheit des Dialogs zweier Juden und die jüdischen Quellen der Psychoanalyse; die geistige und politische Spannung zwischen Assimilierung und kultureller Selbstbehauptung. Das Thema vom Judentums Freuds und den jüdischen

Wurzeln der Psychoanalyse, viel mehr noch die Frage, ob die Psychoanalyse eine jüdische Wissenschaft ist, wird später noch (Kapitel 4) ausführlich erörtert, weil sie nicht nur hier virulent wird durch die Analyse zweier Juden, sondern überhaupt zum Thema des Antisemitismus in der Psychoanalyse gehört. Dieser Antisemitismus äußert sich in seiner versteckten Aggressivität auch darin, dass man solche Fragen in der deutschen Psychoanalyse nicht zu diskutieren wagt aus Angst vor denunziatorischer Unterstellung des Antisemitismus. Die Angst vor Denunziation verweist aber darauf, dass der Antisemitismus bei den Protagonisten dieser Tabuisierung unbewusst, verdrängt ist und seine Wiederkehr findet in einem Philosemitismus, dessen Unaufrichtigkeit unerträglich ist. Man muss schon von einem insgeheimen Komplott eines Widerstandes gegen die Aufklärung des jüdischen Problems in der Psychoanalyse sprechen, so als hätte man sich stillschweigend darauf geeinigt, ernsthafte, für Ursprung und Geschichte der Psychoanalyse und selbst für ihre klinischen Aspekte bedeutsame Probleme des Jüdischen und des Judentums nicht zu erörtern (siehe Yerushalmi 1992).

So steht auch für Blum nicht seine Analyse im Mittelpunkt, sondern Freud als Analytiker, dessen Jüdisch-Sein in der Analyse Blums nicht nur in ihrer beider besonderen Verbundenheit, vielmehr im Ablauf der Traumserien sich zeigt, in denen sich in einer zwangsläufigen Dramaturgie das jüdische Problem Blums darstellt.

Das Besondere in der Beziehung der beiden Protagonisten dieses Diskurses lag nicht so sehr in der Zugehörigkeit zu dem gemeinsamen Bildungs- und Wissenskanon eines aufgeklärten Bürgertums, dem sich beide verpflichtet fühlten; sondern in der tieferen Verbundenheit aus den gemeinsamen jüdischen Wurzeln, die eine besondere Affinität zum vorchristlichen Denken als Widerstandsmoment in sich trug. Denn die Wiederholung der in der Renaissance wiedergekehrten antiken Tradition ist das bestimmende Moment des Freud'schen Denkens: Der Wiederholungsgedanke, Ausdruck einer vorchristlichen, zyklischen Weltanschauung entgegen der christlichen Entwicklungsidee, charakterisiert das Freud'sche Denken in seiner Weltauffassung wie in dem von ihm geschaffenen und in jeder Analyse wiederholten Menschenbild.

Dieser besondere gemeinsame Grund ihrer Weltanschauung bewirkte auch die ungewöhnliche Offenheit ihres Dialogs: Freuds «Selbstoffenbarung» in der Intimität seiner Analyse und in der Zurschaustellung seiner Sammelobjekte, deren für den jeweiligen Tag bedeutsames Stück er mitten auf den Schreibtisch plazierte und mit dem er sich auch zu unterhalten pflegte (Blum), der lebendige Umgang mit seinen antiken Stücken und seine persönlichen Mitteilungen über Vergils Aeneis, Vergil-Dante und Moses standen in schroffem Kontrast zur «resignativen Verschlossenheit» und «intellektuellen Distanziertheit» bei den Mittwochgesellschaften im Kreise seiner «Wiener Bande» (Blum).

In diesem zwischen Freud und Blum lebendigen Strom antiker Überlieferung nutzte Freud als Verfremdungseffekt jene Bühne der mythologischen Erzählungen, um Blum behilflich zu sein im Auffinden des Sinns seiner befremdlichen und störenden Erfahrungen (Symptome). Die Blum'schen Kommentare zeichnen das Bild eines «fraglosen Gesprächs», «zwanglosen Austauschs», das über «gegenseitige Mit-teilungen, Er-klärungen und Bestätigungen» von Freud zu einem «Modus unreflektierter Einverständigung» führte. Die «Gewinnung einer gemeinsamen Sprache» über jene Einverständigung im erzählerischen Rahmen von Mythen intendierte eine sich erweiternde Selbst-Anschauung, und die vermittelten Einsichten im Rahmen dieser gemeinsamen Welt-Anschauung wurden von Freud immer zur Übereinstimmung gebracht.

Freuds Begehren in dieser Analyse war offensichtlich ständig auf Übereinstimmung zwischen beiden im Dialog gerichtet, und die Atmosphäre der Beziehung war bestimmt von einer aufmerksamen Anteilnahme und liebevollen Präsenz Freuds, der dem Analysanden in einer ambivalenzfreien Beziehung ständig ein Gefühl des Wohlbefindens vermittelte. Der von Blum skizzierte analytische Prozess hatte also sein Fundament in einem gemeinsamen Werte- und Überzeugungssystem und zehrte aus der gegenseitigen Identifizierung über dieses System, in dessen Rahmen Freud durch seine visionäre Kraft die Blum entsprechenden Ergänzungen bzw. Hinzufügungen als Deutungen gab.

Hier wird die Aktualität der mit Blum neu gestellten Frage nach der Verständigung des Analysanden mit seinem Analytiker evident … »(es) geht nicht um die Frage, ob die sogenannte klassische Analyse Freuds in ihren Grundlagen noch ‹aktuell› ist, sondern ob sie endlich aktuell wird» (Blum, Aufzeichnungen).

2 FREUDS ARBEIT
AUS DEM BLICK VON ANALYSANDEN

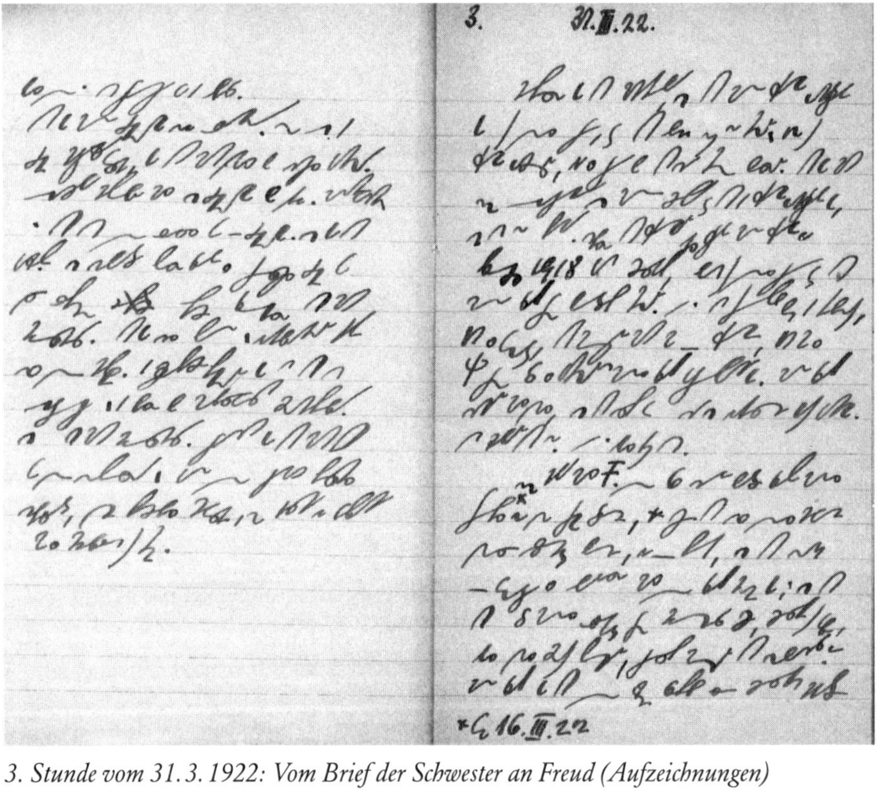

3. Stunde vom 31. 3. 1922: Vom Brief der Schwester an Freud (Aufzeichnungen)

2.1 Die freudianische Tradition und der unfreudianische Freud

Bis heute wird in der psychoanalytischen Bewegung immer noch nicht der Frage nachgegangen, was tatsächlich in Freuds Sprechzimmer vor sich ging; es wird auch nicht der Widerspruch zwischen Freuds Praxis und seinen klinisch-technischen Schriften zur Diskussion gestellt. Um sich eine Vorstellung über Freuds Arbeitsweise machen zu können, muss man wissen, dass er auf dem Höhepunkt seines Leistungsvermögens acht Patienten täglich zu jeweils 50-minütigen Sitzungen empfing, wobei jeder Patient regelmäßig sechsmal in der Woche zur Analyse kam. Auch im hohen Alter arbeitete Freud täglich bis zu fünf Stunden mit seinen Analysanden, und selbst einige Tage vor seinem Tod empfing er noch Schüler zu analytischen Gesprächen. Er machte sich in den Sitzungen keine Notizen, um nicht abgelenkt zu werden; Aufzeichnungen notierte sich Freud allenfalls nach der Tagesarbeit. Die immense wissenschaftliche und literarische Produktivität Freuds lässt nämlich vergessen, in welchem Maß und mit welcher Intensität er klinisch arbeitete.

Leider haben wir nur wenige spärliche Schilderungen seiner Arbeitsweise. Eigentliche Berichte, die den Verlauf einer Freud'schen Analyse wiedergeben würden, gibt es nicht. Seine veröffentlichten Fallberichte, jene fünf berühmten Fallgeschichten: Die Dora-Analyse (1905); Der kleine Hans (1909); Der Rattenmann (1909); Die Schreber-Analyse (1911); Der Wolfsmann (1918) sind literarisch glänzende psychologische Studien von der Subtilität großer Novellistik, die aber wenig von dem zeigen, wie Freud tatsächlich gearbeitet hat.

Die Protokolle der Blum-Analyse als einzig vollständige, umfangreiche Wiedergabe einer Analyse Freuds sind deshalb auch von besonderem fachlichem wie kulturhistorischem Interesse und für die Mentalitätsgeschichte der Psychoanalyse von großem Wert, weil sie den wahren Freud in seiner tatsächlichen Praxis zeigen.

Freud führte eine unfreudianische Praxis, wie sie sich in Blums Protokollen und seinen Aufzeichnungen und anekdotenhaft auch in der Arbeit Freuds mit anderen Analysanden darstellt. Hier wird ein ganz anderer Freud erfahrbar, als die offizielle Ikonographie vermuten lässt. Freud war alles andere als ein neutraler und distanzierter Kliniker. Wie unfreudianisch er arbeitete, diese Diskrepanz zwischen der psychoanalytischen Überlieferung und der von Freud hergestellten analytischen Situation, lässt sich schon in den Eindrucksschilderungen der anderen Analysanden Freuds aufzeigen.

Wenn man sich vor Augen hält, wie ungewöhnlich spontan und einfallsreich sein Arbeitsstil war, mit welchem Fundus an Anekdoten und Witzen er treffend die Situation für den Patienten erhellte, immer auch seine persönliche Einstellung zum Ausdruck brachte und sich nicht scheute, sich auch einzumischen, dann muss man staunen, dass sich in der Tradition eine solch rigide Handhabung der psychoanalytischen Situation als Standardtechnik[2] entwickeln konnte. Freud trat immer engagiert für seine Patienten ein und folgte in seiner Führungskunst eher den Gesetzen der Poetik, wie es die Sitzungsprotokolle Ernst Blums zeigen, dem Gesetz des Dichtens, dass der Dichter (Vergil) den Dichter (Dante) führt. Die Diskussion mit Analysanden über Probleme der Psychoanalyse und ihrer Geschichte war für Freud selbstverständlich, ebenso die Verpflichtung des Analysanden zur Verbreitung der Freud'schen Anschauungen. Freud verhielt sich also gerade nicht nach dem Schema des «klassischen» Analytikers, der nichts als ein Zerrbild jener Glaubenswächter im Apparat der Psychoanalyse ist.

Der ersten Generation der Analytiker war Freuds schöpferisch intuitiver Stil wohl bekannt; aber in der Nachfolgegeneration begann schon die Kanonisierung der Freud'schen Texte, vor allem seiner technischen Schriften, die Regeln vorgaben, von denen jeder wusste, dass sich Freud nie jemals daran gehalten hatte.

Der entscheidende «Grund» für jene Entwicklung, die in der Festlegung auf eine Standardtechnik ihr Ende fand, liegt wahrscheinlich in der Entfernung Freuds in den Heroenhimmel pseudoreligiöser Verklärung. Es hatte sich nämlich in der psychoanalytischen Bewegung eine Funktionärskaste zur Verwaltung psychoanalytischer Wahrheiten herausgebildet, welche die Interpretationshoheit und -macht über Freuds Wahrheiten für sich usurpieren konnte. Dieser Apparat bestimmte darüber, was als richtig von Freud angeeignet werden sollte oder was sich nicht für die Überlieferung eignete und sogar als falsch verworfen wurde.

Der Entzug Freuds vollzog sich still und heimlich durch diese Festlegung des Apparats, was zu den kanonisierten Schriften gehört oder zu den exkommunizierten, sodass sich ein Wertekanon bei der Überlieferung wie zwangsläufig herausbildete. Die technischen Schriften standen im Urteil der Glaubenswächter an oberster Stelle einer Positivliste, auch all jene Schriften Freuds, die einen evolutionistischen und biologistischen Charakter hatten und somit gerade für die zunehmend medizinalisierte Psychoanalyse leichter eingängig waren, dem Positivismus des medizinischen Entwicklungsdenkens entgegenkam.

Wir müssen also weiter fragen, wie Freud arbeitete, wie das wahre Modell Freuds aussah entgegen der gängigen Veröffentlichungspraxis im Literaturbetrieb der Psychoanalyse, vor allem im Gegensatz zu den von Freud veröffentlichten technischen Schriften. Die Wendung der Perspektive von den literarischen Zeugnissen Freuds auf seine Praxis wird unweigerlich auch das Identitätsproblem der Analytiker aktualisieren: Denn in der bisherigen Tradition war man mit dem literarischen Freud und dem konventionell verfügten Freud-Bild identifiziert, sodass die Blickwendung auf die Freud'sche Praxis auch eine ganz andere Perspektive für die Identität des praktizierenden Analytikers mit sich bringen wird. Der Blick auf die unorthodoxe, unkonventionelle und «unanalytische» Praxis Freuds mag Orthodoxe verschrecken, auf längere Sicht wird jedoch die hier unternommene Zentrierung auf seine Tätigkeit ein anderes Selbstverständnis des Analytikers bewirken. Freuds experimentierende Arbeitsweise kann den Analytiker wieder dazu anhalten, selbst zu experimentieren statt den oktroyierten Konventionen einer Standardtechnik zu folgen, die es so nie gegeben hat, nur fachpolitisch von Bedeutung ist und dem analytischen Apparat zur Immunisierung gegenüber einer freien Praxisentwicklung diente.

Die Idealisierung Freuds ist und war ein Disziplinierungsinstrument gegen jede Abweichung von der als richtig verfügten Linie und führte zu jener Praxis der Tabuisierung jedes kritischen Geistes, der für das Vergehen des Infragestellens mit dem Bannfluch des Totschweigens belegt wurde. Die Idealisierung Freuds und die darin verwickelte Machtproblematik eines Propheten und Stifters hat sich im Zuge der Entwicklung der Psychoanalyse übertragen auf viele kleine Sektengründer, die wiederum von ihren sektiererischen Gruppen idealisiert wurden und zu weiteren Abspaltungen der Anlass waren.

Die Psychoanalyse ist heute in eine Vielzahl von konkurrierenden Schulen aufgespalten, die den Charakter von Sekten angenommen haben. Ein kritischer Blick von den Konzepten der jeweils neu auftauchenden Schulen wie der Kleinianer, Lacanianer, Kohutianer, Bionianer, Winnicottianer usw. auf ihre Praxis würde nicht nur die Heiligsprechung der Konzepte, sondern auch die Heiligenlegende (Hagiographie) ihrer Schöpfer unterminieren und die Identifizierung der Anhänger dieser Schulen mit solch mystagogischen Konzepten erschweren. Denn was man in der Technik tut, meint Freud, muss auch öffentlich vertretbar sein. Wie kann man also öffentlich vertreten, was «ein führender Apostel Kleins» Roazen (1999, S. 255) erklärte, dass Analysen prinzipiell zehn Jahre dauern sollten; und wodurch ist eine solche Form der Einmischung in das Leben eines anderen Menschen zu rechtfertigen?

Die öffentliche Konfrontation mit der therapeutischen Praxis solcher Sekten würde zum Nachdenken darüber zwingen, welche Praxis einem Patienten oder Analysanden dienlich ist, was ein guter oder ein schlechter Therapeut ist, was zur Heilung führen kann und was gerade nicht der Heilung dient. Die Identifizierung oder Identitätsbildung eines Analytikers könnte sich dann nur darauf beziehen, wie ein guter Therapeut tatsächlich beschaffen sein müsste, was wirklich für den Patienten oder Analysanden hilfreich wäre und wie sich die Beziehungen zum Korpus der Psychoanalytischen Vereinigung, vor allem die Beziehung zum Korpus der Wissenschaften denn gestalten müssten, wenn endlich ein kritischer Geist in die Praxis einzöge. Der einzelne Psychoanalytiker könnte dann eine von ihm selbst erarbeitete Identität gewinnen und seiner Arbeit unabhängig von konventionellen oder gerade neu verkündeten Wahrheiten nachgehen. Eine Umwertung der bisherigen Wertmaßstäbe in der Sozialisation von Analytikern wäre die Folge: Der Analytiker bräuchte sich nicht mehr an dem zu messen, was die von seiner Gruppe vertretenen Ansprüche an einen gut funktionierenden Therapeuten und deren Erwartungen an eine erfolgreiche Therapie entspricht. Wir wissen nämlich heute unabhängig von den Therapieschulen doch sehr viel darüber, was einen guten Therapeuten ausmacht und was die günstigen Bedingungen eines therapeutischen Prozesses sind, der die Entwicklungsförderung des Patienten zum Ziel hat.

Die zwanghafte Identifikation mit der jeweiligen Fachvereinigung oder der jeweiligen sektiererischen Untergruppe ist nicht nur eine Identifikation mit dem Aggressor, der Definitionsgewalt des Sektenführers, viel mehr noch eine zwanghafte Identifikation mit der therapeutischen Schule, um nicht allein und isoliert zu sein, weil die Drohung der Ausstoßung die Mitglieder solcher Gruppen unentrinnbar zusammenschweißt. Die Verschwörung des Schweigens über Freuds Praxis hat nicht nur ihren Grund in der idealisierten Standardtechnik jener von Amerika auf uns gekommenen puristischen Vorstellung von Psychoanalyse, die unter anderem auch eine sadistische Schweigeanalyse entbunden hat. Die Verheimlichung der Freud'schen Tätigkeit hat vielmehr noch den Grund, dass die Idealisierung seiner Praxis aufrechterhalten werden muss, um die Idealisierung der eigenen Praxis durchzuhalten, die es so überhaupt nicht gab oder gibt mit jener abstrusen Abstinenz- und Neutralitätsregelung.

Im engeren Kreis Freuds war immer bekannt, dass seine großen literarischen Fallgeschichten eigentlich als Novellen zu lesen sind, die keinen wissenschaftlichen Anspruch erheben, und dass sich Freud in seiner Praxis an die von ihm selbst proklamierten Ideale und technischen Regeln überhaupt nicht hielt. So wie Marx erklärte, dass er kein Marxist sei, so hätte auch Freud sagen können, er sei kein Freudianer. Und jener Trend in der Nach-Freud-Zeit zu einer grandiosen Theoretisierung der Psychoanalyse, von der sich Intellektuelle so gern faszinieren lassen, weil sie von ihrer Fiktion einer emanzipatorischen Wissenschaft per se nicht lassen können, ist eben die Folge der Unkenntnis der Freud'schen Praxis, für die sich intellektuelle Aufklärer in ihrem abstrakten Universum glauben, nicht mehr interessieren zu müssen.

2.2 Blanton und Doolittle: «europäische Amerikaner bei Freud»

Orthodoxe gehören zu jener eingeschworenen Gemeinschaft, die vom falschen Glauben über die Praxis Freuds zusammengehalten wird und durch die Idealisierung Freuds sich vor der Aggression gegen das Ideal schützen müssen, von dem sie so elendig abhängig sind. Die Aufklärung über Freuds Tätigkeit könnte reinigend wirken auf das erstickende Klima der Technikdiskussion in der Psychoanalyse. Die jungen Analytiker könnten viel lernen, wenn sie das Tagebuch «Meine Analyse bei Freud» von Smiley Blanton (1975) lesen würden oder die «Huldigung an Freud» von H. D. (Hilda Doolittle) (1975), wie auch die Aufzeichnungen über «Meine Analyse bei Freud» von Abram Kardiner (1979). Bei Doolittle könnten sie sich über die «verblüffend unorthodoxe Haltung» Freuds informieren und lesen, welchen atmosphärischen Zauber die Analyse Freuds zu entfachen vermochte, teilnehmen an der «Vergöttlichung der Antiken-Sammlung

Freuds», die für ihn die eigentlichen Götter waren, etwas erahnen von der Bestimmung Freuds durch seine tiefe Identifikation mit Hannibal und seinen Bruder Hasdrubal, den karthagischen Gegnern Roms. Die unorthodoxe Haltung Freuds wird gerade in dieser Begegnung zweier hoch kultivierter und sensibler Künstler deutlich.

Diese Berichte über Freuds analytische Praxis, auch wenn sie mehr im Atmosphärischen bleiben und meist auf das Klima der analytischen Situation bei Freud sich beschränken, sind doch ein menschliches Gegengewicht zu all jenen trockenen Konzepten und leeren Abstraktionen der freudianischen Schule, denen die Erfahrung des Freud'schen Geistes abhanden gekommen ist. Die Analysanden könnten von Freuds Gelassenheit im Umgang mit Widerstandsphänomenen lernen, wenn er zum Beispiel zu Blanton sagt: Wenn der Widerstand etwas mit sich nimmt, solle er es tun, und er meinte damit: «Keine Sorge – es wird sich von selbst finden» (Nestroy) – jenes viel bemühte Zitat, das in fast allen Erinnerungen an Freud immer wieder vorkommt. Die Erinnerungen Blantons zeigen einen missionarischen Freud, der weit ausholend seine Hypothesen und Theorien erklärt und mit ihm oft eine ganze Stunde über die Psychoanalyse sprach. Diese Deklarationen und Explikationen sowohl seiner Praxis als auch seiner Theorie sind allbekannt, auch wenn meist verschwiegen wird, dass er gerade das Gegenteil eines Schweigeanalytikers war, sondern stundenlang sprechen konnte. Und der darin sich entfaltende missionarische Eifer war *das* Grundproblem seiner Analysanden, die er jeweils mit Missionen beauftragte, und er war auch der Grund für den Dissens mit seinen Schülern, die ihrem eigenen Auftrag folgen wollten, wie Jung, Reich, Adler und später Ferenczi.

Man muss dabei berücksichtigen, dass diese «Sprechstunden» eine kognitive Bereicherung und Anerkennung für den Analysanden waren und ihn aufmerken ließen gegenüber den Problemen der Analyse, aber auch für Freuds Probleme und Zweifel gegenüber der Psychoanalyse, durch deren Konfrontation er seine Analysanden intellektuell förderte und immer einen kritischen Geist abverlangte, der nie erlahmen durfte. Freud hatte nämlich immer die Sorge, die Patienten könnten durch Regression oder durch regressive Entwicklung ihren kritischen Geist verlieren (siehe H. Doolittle 1975).

Freud meinte auch zu Blanton, es sei völlig inadäquat, dass man die Methode der Technik durch Schriften vermitteln könne. Diese erlerne man nur durch persönliche Unterweisung in der analytischen Beziehung.

Freud gab den Analysanden immer das Gefühl, angenommen zu sein, vermittelte eine Atmosphäre liebenswürdiger Anteilnahme und war gerade das Gegenteil seiner Nachfolger, denen Ferenczi immer ihre Hypokrisie, jene teilnahmslose Kälte einer «Abstinenz des zugenähten Mundes» (Lacan) vorwarf. Freuds souveräne Einstellung kommt in jener Sentenz zum Ausdruck: «Ich behandle meine Patienten – Gott kuriert sie» (Freud in Blanton 1975, S. 60). Sein zwangloses Verhalten zeigte sich auch darin, dass er sich jeweils die Partner oder Angehörigen seiner Analysanden vorstellen ließ und auch nichts dabei fand, gleichzeitig mehrere Familienmitglieder oder Verwandte und Freunde von Analysanden zu behandeln. Es schien ihm wichtig zu sein, durch ein zwangloses Plaudern mit Partnern und Angehörigen zu erfahren, wie es denn um die Beziehung bestellt wäre, ganz unabhängig von seinem Wiener Charme, aus Höflichkeit den Antrittsbesuch der Angehörigen bei sich anzubieten.

Wie sehr die Wirksamkeit der Freud'schen Analyse auf einer anderen Beziehungserfahrung beruht, zeigt gerade die Analyse bei Blanton, deren Erfolge in dem gemeinsamen Überzeugungssystem und dem Willen zur Übereinstimmung der beiden gründete. Aus heutigem Blick müsste man sagen, dass für Freud das Ziel der Analyse darin lag, selbstanalytische Fähigkeiten beim Patienten zu wecken; das Vermögen, sich selbstkritisch anzusehen und seine Lebenssituation aufgrund des Wissens um seine Konflikte zu bestehen, sich letztlich abzufinden mit dem, was dem Einzelnen aufgrund seiner Übertragungsgeschichte mit den Eltern verfügt worden ist. Das aufgegebene Schicksal anzuerkennen war sein Ziel für den Analysanden: jenseits der frühen Verfügung in der Zuversicht auf die eigene Kraft sein Leben zu meistern.

2.3 Kardiner: ein Anwalt der amerikanischen Ich-Psychologie

Mit diesem Ziel der Freud'schen Analyse ist das leidige amerikanische Problem verwickelt, was denn eine recht verstandene Analyse sein soll. Freud, der am Ende seiner analytischen Tätigkeit, Ende der 1920er Jahre und in den 1930er Jahren von den amerikanischen Analysanden finanziell absolut abhängig war, hatte zeit seines Lebens einen Widerwillen gegen die amerikanische Lebensart, einen Unwillen, sich überhaupt mit der amerikanischen Zivilisation auseinander zu setzen, und nach heutigem Empfinden hatte er eine ausgeprägte antiamerikanische Obsession. Auf die armselige Bildung und die intellektuell für ihn so dürftige amerikanische Kultur reagierte er Blanton gegenüber: «Ihr Amerikaner seid ungefähr so: Knoblauch ist gut, Schokolade ist gut – also tun wir doch ein bißchen Knoblauch auf die Schokolade und essen wir's» (Freud in Blanton l. c., S. 72).

Freud fühlte sich auch von den meisten Amerikanern nicht verstanden, die nach seiner Vorstellung ein Verbesserungsmodell des Menschen und der Gesellschaft in sich trugen, über das er in seinem europäischen Skeptizismus nur spotten konnte. So ergaben sich in Freuds Analysen mit Amerikanern zwei Perspektiven: auf der einen Seite Amerikaner, die wie Blanton und Doolittle ihre Wurzeln in der europäischen Tradition hatten und von daher mit Freud von vornherein einen Verständigungsprozess führen konnten; auf der anderen Seite Amerikaner, die wie Kardiner nicht verstehen konnten, dass Freud mit der «Einstellung des Ödipuskomplexes» als eine für unsere Kultur typische Struktur die Analyse für beendet ansah und vom Patienten oder Analysanden die eigene Lebensgestaltung forderte.

Hier setzte mit Kardiner und anderen die amerikanische Ich-Psychologie ein mit ihrer Entfernung des triebhaften Grundes des Menschen und der Zielrichtung einer Optimierung des Menschenmodells durch immer tiefer reichende Auf- und Durcharbeitung, um durch die Ausmerzung der Wurzeln des Bösen zur Entwicklung des gesunden und guten Menschen zu kommen, der eine gesunde und gute Gesellschaft zu organisieren hat. Der Grundvorwurf Kardiners in seiner Darstellung der Analyse bei Freud lag darin, dass Freud ihn sozusagen in der Entdeckung seiner passiv-ödipalen Konstellation habe stecken lassen und auf Kardiners Frage, was er dagegen tun könne, antwortete: «Genauso wie beim Ödipuskomplex werden Sie damit zurechtkommen. Sie finden sich damit ab» (Freud in Kardiner 1979, S. 71). Kardiner konnte sich nicht damit abfinden, dass Freud die Analyse als beendet ansah mit der «Einstellung des Ödipuskomplexes», mit der Selbsterkenntnis Kardiners über die passiv-homophile Lösung seines «Ödipus».

Das Leben findet also nach Freuds Ansicht darüber hinaus statt, in der Annahme dieses Schicksals, sich von der Beschäftigung mit seinem infantilen Elend zu lösen und die «Goldadern» (Blanton l. c.), wie Freud sagte, aufzuspüren, um seine Talente für die Lebensforderungen fruchtbar zu machen. Freud verstand in Wirklichkeit also nichts von Durcharbeitung, wie sie Kardiner später zur wesentlichen Aufgabe des therapeutischen Prozesses in Amerika machte. Freud wollte auch nichts davon verstehen, weil für ihn die Analyse als Ziel die Selbsterkenntnis hatte, die Fähigkeit, sich selbst zu verstehen und aufgrund dieses Vermögens anders zu handeln. Denn für ihn stand mit diesem Ziel eindeutig fest, dass am Ende der Analyse die Entscheidung zu treffen war: so (wie bisher) oder (jetzt) anders zu leben. Eine Freiheitsentscheidung war also den Analysanden abverlangt. Das Problem des Abfindens ist nicht das Thema von der Selbstergebung in sein Schicksal, sondern eine Freiheitsentscheidung für den eigenen Weg statt der psychoanalytisch betriebenen Optimierung des (jeweiligen) Menschen- und Gesellschaftsmodells, wie es in Amerika mit der Entwicklung der Ich-Psychologie üblich wurde. Hier zeigen sich unüberbrückbare kulturelle Differenzen zwischen europäischem und amerikanischem Denken, und nicht zuletzt war dieser angelsächsische Fortschrittsoptimismus Freud ein Greuel. Denn er war in der Entwicklung seiner Psychoanalyse dem tragischen Skeptizismus der europäischen Idee verhaftet und sah für seine Schöpfung, die Psychoanalyse, die amerikanische Entwicklung als zerstörerisch an.

2.4 Wortis: ein amerikanischer Vertreter der biologischen Psychiatrie

Die Aufzeichnungen von Joseph Wortis (1994) über «Meine Analyse bei Freud» stellen die andere Version der von Freud abgelehnten amerikanischen Konvention der Fortschrittsgesinnung dar: Dieses Dokument einer positivistischen Doktrin, die gegen Freud in Stellung gebracht wurde, ist im Grunde eine infame Verleumdung Freuds, und Wortis als angeblicher Analysand ist nichts anderes als ein Delegierter der angelsächsischen, biologischen Psychiatrie, sozusagen ein Undercover-Agent seiner psychiatrischen Mentoren Meyer in den USA und Havelock Ellis in England. Wortis, der seine Analyse als «Kampfstätte trotziger Unabhängigkeit» verstand, legte später seinen Mentoren einen zensierten Bericht vor, in dem die gesamte «Privatsphäre» ausgeschlossen wurde; das heißt, Freuds Analyse war im Eigentlichen ausgeschlossen. Nach Durchsicht der von ihm verfertigten Protokolle konnte Havelock Ellis Wortis bestätigen, dass diese «Dokumente» nichts über ihn verraten (!).

Es bleibt für den heutigen Leser völlig unverständlich, warum Freud, dem von Anfang an das Unternehmen von Wortis in seiner hinterhältigen Bedeutung klar sein musste, trotzdem diese so genannte Analyse aufgenommen hat. Es schlägt hier vielleicht der missionarische Eifer Freuds durch, auch solchen «Analysanden» eine psychoanalytische Lektion so zu erteilen, dass sie selbst als engagierte Positivisten die Psychoanalyse nicht aus der amerikanischen Psychiatrie heraushalten könnten; oder es spielte bei Freud auch die notorische Verarmungsangst gerade in den letzten Jahren seines Lebens eine Rolle, als er befürchten musste, nach der Machtergreifung der Nazis in Deutschland bald in seiner persönlichen Existenz bedroht zu sein und Vorsorge treffen bzw. sich mit dem Geld der Amerikaner den Unterhalt für die Zukunft sichern zu müssen.

Es ist erstaunlich, mit welch intellektueller Kraft der todkranke Freud noch in den letzten Jahren auf diese Herausforderung reagierte. Die Feststellung Wortis' bei der Aufnahme der Analyse, dass er überhaupt keinen Grund zu der Annahme hätte, dass mit ihm etwas nicht in Ordnung sei, dieses typische amerikanische Okay, ist symptomatisch für seine normopathische Grundhaltung und kontrastierte auffällig mit der unfreiwilligen Mitteilung von Wortis, dass er bei Beginn seiner psychiatrischen Arbeit neurotisch geworden wäre, später aber selbst darüber hinweggekommen sei. Das passt genau zu der Bemerkung Freuds gegenüber Blanton: «Wissen Sie … weshalb Psychiater zu ihrem Beruf kommen? Weil sie nicht das Gefühl haben, normal zu sein. Sie ergreifen diesen Beruf, weil er ein Mittel ist, dieses Gefühl zu sublimieren – ein Mittel, sich der eigenen Normalität zu versichern. Die Gesellschaft vertraut ihnen die geistig Anormalen an, und so fühlen sie sich in Sicherheit» (Blanton l. c., S. 42).

Dieses Okay, die magische Beschwörung, dass alles unproblematisch und in Ordnung sei, die uns jetzt weltweit als Begegnungsformel einholt, ist im Fall der Psychoanalyse von Wortis buchstäblich zu nehmen. Freud, der von der Psychoanalyse Aufrichtigkeit verlangte und von der Unaufrichtigkeit der Gesellschaft sprach, wurde von Wortis demonstrativ entgegengehalten, dass er so etwas im Gegensatz zu ihm noch nie gedacht habe und dass er in der Gesellschaft, in der er lebte, nie etwas hätte verheimlichen oder sich unehrlich verhalten müssen, am allerwenigsten Freunden gegenüber (Wortis l. c., S. 22). Wortis verwickelte Freud ständig in Streitgespräche, und Freud wurde nicht müde, ihm Unreflektiertheit, intellektuelle Dürftigkeit und Anmaßung nachzuweisen und die amerikanische Ideologie des «common sense» grundlegend zur Diskussion zu stellen. Freud sagte ihm nämlich: «Ein Mensch, der beteuert, an die ‹common-sense›-Psychologie zu glauben und der denkt, Psychoanalyse sei ‹weit hergeholt›, kann sicher kein Verständnis für sie aufbringen, denn der gesunde Menschenverstand verursacht all die Leiden, die wir zu heilen habe» (Freud in Wortis l. c., S. 43). Er verwies ihn darauf, dass er versuche, sich mit ihm bloß leere Wortgefechte zu liefern vom so genannten gesunden Menschenverstand bis zu «von weit hergeholt» in der Psychoanalyse und der Allerklärung der bedingten Reflexe für das menschliche Verhalten.

Das Schlimmste für Freud war der «sleeping dog», den man nach Wortis' Meinung nicht aufwecken sollte. Wortis war ein Agent provocateur der angelsächsischen Psychiatrie, um Freud zu provozieren und auszuhorchen und wie in einem Stasi-Protokoll später seine Berichte verfassen zu können. Dabei sind diese Mitteilungen im Grunde eine unfreiwillige Selbstdenunziation, eine Selbstoffenbarung völliger Unfähigkeit zur Selbstreflexion, der alle europäischen Vorurteile gegen den gesunden und normalen amerikanischen Optimismus bestätigen kann.

Die Travestie einer Analyse wird in diesem Bericht offenbar, die Freuds universellen Geist vergeblicherweise herausforderte gegenüber einem Mann, der vom Unbewussten, von den unsichtbaren Phänomen dieser Welt nichts hören will, weil sie für ihn, da nicht greifbar, auch nicht existent sind. Diese denunziatorische Strategie von Wortis findet in Freud einen scharfen Analytiker, der präzise die amerikanische Ideologie entlarvt und trotzdem ohne menschliche Verletzung auf intellektuellem Niveau diesem anmaßenden Positivisten kultiviert die Meinung sagt. Freud zieht am Ende das Fazit, dass diese Analyse so angefangen hat, wie sie beendet worden ist, also überhaupt nicht vonstatten ging. Freud hielt diesen jungen Mann für zu normal, das heißt von einer gesunden Gewöhnlichkeit, der man durch Analyse nicht beikommen kann. Und er hat mit Gelassenheit zur Kenntnis genommen, dass Wortis seine Berichte wie Abhörprotokolle verwenden würde, um damit seinen Auftraggebern, die auch seine Analyse durch ein Stipendium finanzierten, zu Willen zu sein. Die Bilanzierung dieser Analyse verdeutlicht den Zusammenprall der europäischen Skepsis Freuds, seinem tragischen Welt- und Menschenbild mit der positivistischen Ideologie vom optimierenden Menschen- und Gesellschaftsmodell, in dem das Unangepasste als Störung des gesellschaftlichen Wohlbefindens und der erwünschten Ordnung empfunden wird und mit Mitteln der biologischen Psychiatrie entsprechend zu sanieren ist.

2.5 Freuds sympathetische Einstellung und aktivistische Einmischung

Was lehren uns die genannten Beschreibungen der Freud'schen Analysen im Allgemeinen: dass es ihm um eine tiefere Form der Selbst-Bildung ging und dass man in der Analyse ein Instrument zur Selbstanalyse gewinnt, ebenjene selbstanalytischen Fähigkeiten, von denen heute als Ziel der Behandlung gesprochen wird; dass man sich also selbst erkennt und verstehen lernen muss und die Freiheit gewinnt, sich anders zu entscheiden, als es bisher durch die Unbewusstheit der Persönlichkeitskonstellation vorgegeben schien. Das «Verhängnis» der ödipalen Konstellation erkennen heißt nämlich für Freud, die Notwendigkeit jenes Schicksals anzuerkennen und sich jenseits von Ödipus zur Freiheit für das eigene Leben zu entscheiden.

Die genannten Beschreibungen der Freud'schen Analyse wie auch die von Roazen (1999) veröffentlichten Interviews mit Analysanden Freuds zeigen, dass eigentlich die Tatsache, mit Freud sprechen zu können, einen größeren therapeutischen Effekt als irgend etwas hatte, was Freud zu ihnen sagte. «Dass die bloße Tatsache, das heißt mit anderen Worten, dass die Beziehung und nicht die rationalistische Substanz von Freuds Deutungen das heilende Schlüsselelement waren» (Roazen l.c., S. 47).

Die Berichte seiner berühmten Frauen (Marie Bonaparte, Helene Deutsch, Lou Andreas-Salomé) zeigen übereinstimmend, dass gerade die persönlich empfundene Beziehung für sie das entscheidende Moment der Analyse war und dass Freud sich immer mit den ungewöhnlichen Tendenzen, mit den aufbegehrenden Intentionen dieser Analysanden identifizierte und verbündete: «Ich begriff erst später, dass seine persönliche Sympathie stets dem ‹Narren› galt, der Person, die nicht zu eng an die Realität fixiert ist» (H. Deutsch 1975, S. 134). Der Narr in diesem Spiel ist das unbewusste Begehren, das sich jedem Herrschaftsregiment widersetzt und den bisher unterdrückten Intentionen Geltung verschaffen will. So forderte Freud Helene Deutsch auf, sich ihren beruflichen und wissenschaftlichen Zielen zu widmen und damit an der alten Identifizierung mit ihrem Vater festzuhalten, ohne dass es ihrer Weiblichkeit abträglich sein würde (H. Deutsch l. c.). Freud sah nämlich das Festhalten an der Vateridentifikation der Frauen als Bedingung dafür an, dass sie sich nicht der Versuchung ergeben, auf die passiv-weibliche, masochistische Position ihrer Mütter zurückzufallen.

Freud war nach all diesen Berichten ein äußerst aktivistischer Analytiker, was mit dem stereotypen Bild vom neutralen Therapeuten, wie es von den orthodoxen Verfechtern wie Eissler gezeichnet wurde, überhaupt nicht vereinbar ist (Roazen l. c., S. 49).

Die orthodoxe psychoanalytische Theorie hält an einer Standardtechnik fest, die eine quasiexperimentelle, wissenschaftliche Anordnung der psychoanalytischen Situation für unhinterfragbar hält und sie durch diese positivistische Bestimmung aus der wissenschaftlichen Befragung heraushalten will. Jene klassische Technik, wie sie in die europäische Psychoanalyse nach 1945 aus Amerika heimgekehrt ist (Lacan), gibt es so in Wirklichkeit nicht. Sie ist, wie schon gesagt, eine Fiktion orthodoxer Auffassung und wurde von Freud so nie praktiziert und wird wahrscheinlich auch in der Intimität und Verschlossenheit der üblichen analytischen Praxis überhaupt nicht praktiziert. Es ist auch jener puristische Ansatz eines «moralischen Rigorismus», der in der Konsequenz des Ich-psychologischen Ansatzes liegt von Durcharbeiten und Aufarbeiten, wie wenn durch diese Technik die narzisstischen Narben der Frühzeit zu beheben wären und in der Aufholung von strukturellen Defiziten der optimierte, gesunde Mensch am Ende der Analyse herauskommen könnte. Diese euphemistische und aseptische Handhabung der Analyse, die Lacan als Analyse des «zugenähten Mundes» charakterisierte, hat den experimentellen Umgang mit der analytischen Situation erstickt und Generationen von Analytikern an jeder Spontaneität gehindert bzw. die emotionale Sphäre völlig vergiftet. Freud hat solche Maßstäbe einer exakten Psychoanalyse nie erfüllt und wollte sie auch nicht erfüllen. Aber durch die Berufung auf ihn als Idol einer wahren Technik wurden Generationen von Analytikern in die Irre geführt (Roazen l. c., S. 78) bzw. in Scham und Schuld getrieben, weil sie in ihrer Praxis, die sie verheimlichen mussten, etwas anderes taten als ihnen vorgeschrieben, um die Not ihrer Patienten zu mindern.

2.6 Apostolischer Auftrag und Häresie

Wie unbekümmert Freud sich zu den «wahren Grundsätzen» der von ihm beschriebenen Analyseführung verhielt, zeigt auch die Analyse seiner eigenen Tochter – wobei man fragen muss, ob die Unbekümmertheit oder Fürsorge bei Freud von der Furcht beherrscht war, dass seine Tochter von einem jener Analytiker seiner «Wiener Bande», von denen er nicht viel hielt, in der Analyse geschädigt werden könnte. Aber die Frage musste offen bleiben, ob Anna Freud durch die Analyse ihres Vaters so gebunden wurde, dass sie sich für keinen anderen mehr in ihrem Leben entscheiden konnte. Oder ob nicht gerade die Analyse ihres Vaters sie zur Erfüllung der Mission befähigte, Freuds Analyse, die «Fackel» der Freud'schen Wissenschaft, weiterzutragen und dafür zu sorgen, dass sie im Wirrwarr der vielen neuen Schulen und ihrer gesellschaftlichen Anpassungsstrategien nicht unterging. Durch die Geheimniskrämerei der psychoanalytischen Bewegung in dieser Sache wurde eine besondere Vater-Tochter-Beziehung inzestuös dämonisiert und deshalb radikal verleugnet.

Anna Freud war nach der Analyse bei ihrem Vater wie vor der Analyse die liebenswürdige und treue Tochter Freuds und als der «bessere Sohn» die natürliche Nachfolgerin und Verwalterin seines Erbes. Die Analyse bei ihrem Vater hat also nichts an ihrem Charakter verändert, sie mag sicher den Auftrag, seine Mission fortzuführen, vertieft und verstärkt haben. Fern jeder moralistischen Aufgeregtheit in dieser Sache ist doch zu sagen, dass man in jedem Lehrer-Schüler-Verhältnis ähnliche oder vergleichbare Beziehungen findet, die immer schon aus libidinösen Übertragungen zehren; und dass dieses Verhältnis den wahren Charakter der Beteiligten widerspiegelt, wie die Beziehung von Melanie Klein zu ihrer Tochter Melitta den verfolgungssüchtigen und rachsüchtigen Charakter beider widerspiegelt, die sich in ihrer paranoiden Theorie und Praxis niederschlagen.

In Anna Freud war also wahrscheinlich der missionarische Auftrag Freuds als Lord-Siegelbewahrerin besonders gut aufgehoben, während er bei vielen anderen Analysanden mit seinen apostolischen Aufträgen eher gescheitert war. Aber diese Auftragsdimension war ein wesentliches Moment der Freud'schen Analysen: Er wollte seine Analysanden als Apostel dieser neuen Wissenschaft in die Welt schicken.

Es ist hier weniger davon auszugehen, dass Freud von seinen Söhnen so enttäuscht worden war, dass er seine Schüler wie seine Söhne behandeln musste, um sein Werk fortzusetzen. Vielmehr sind solche Delegationsstrategien die übliche Erscheinungsweise von kulturellen Heroen, die im mythischen Sinn ihre Kulturarbeit durch Sendboten fortsetzen wollen. Insofern ist das missionarische Moment bei Freud eher ein mythologisches als ein persönlich-individuelles der Enttäuschung an seinen Söhnen und der Übertragung der von ihm nicht geleisteten Aufgaben an seine Schüler. Unter dieser Perspektive wird uns die Analyse Ernst Blums noch besonders beschäftigen, weil Blum sich allen Aufträgen seiner Herkunftsfamilie wie auch denen Freuds entzogen hat durch die Flucht in eine andere Identität, in die Identität eines schweizer Bürgers mit konventioneller Mentalität, mit der Unterdrückung des oppositionell-kritischen Geistes eines Juden.

Im Zusammenhang dieser Auftragsdimension Freuds ist auch die Jagd auf Häretiker in der psychoanalytischen Bewegung zu sehen, die ständige Suche nach Verrätern, die auch zu jener Tabuisierung von Dissidenten und deren Arbeiten führte. Freuds berechtigte Angst und Sorge um die Zukunft seiner Schöpfung pervertierte in der psychoanalytischen Tradition zu einer rigorosen Verfolgung neuer Ideen und Praxisexperimente und hatte eine vollkommene Immunisierung des Denkens durch das Verdikt der Häresie zur Folge. Diese Ketzerverfolgung bewirkte auch jene intellektuelle Verarmung der Psychoanalyse, die bis heute anhält und zu ihrem geistigen Niedergang geführt hat. Freuds Ausschluss von Adler und Jung sowie später die Ausschlussverfahren von Reich und anderen durch das «Komitee»[3] traf auch all jene Analytiker, die wie Ferenczi klinisch experimentierten und vom Interesse beseelt waren, die Not ihrer Patienten zu mindern und über Freuds Auftrag der Selbsterkenntnis hinauszugehen.

Freud wollte die Psychoanalyse im Rahmen einer Kulturwissenschaft halten als Wissenschaft von der Selbstverständigung des Menschen, ähnlich wie Rousseau eine Philosophie über die Selbstverständigung des Menschen entwickelt hat. Er wollte als Kulturpionier in die Geschichte eingehen und die Psychoanalyse nicht zu einem medizinischen Appendix der Psychiatrie werden lassen. Allerdings hat dieser Kampf mit seinen rebellischen Anhängern Adler, Jung, Reich und später Ferenczi, die alle ihre Autorität gegen Freud bewahren wollten, dazu geführt, dass Freud blind wurde gegenüber der Notwendigkeit der klinischen Anwendung von Psychoanalyse und indirekt dafür sorgte, dass Psychoanalyse als experimentelles Feld einer Techniktheorie, die eine Praxistheorie hätte werden können, den Medizinern in der Psychoanalyse überlassen wurde, die heute aus der Psychoanalyse eine dynamische Psychiatrie gemacht haben.

2.7 Ein Licht auf tatsächliche Praxis

Die Umorientierung der Psychoanalyse durch eine Zentrierung auf ihre Praxis ist nach meiner Ansicht die notwendige Bedingung ihrer Erneuerung: Wie wird und ist der Analytiker tätig, wodurch wirkt er jenseits dieser heute vorherrschenden stupiden Effizienzmessung, die für alle und jedes zutrifft; was macht den guten Therapeuten aus, und wodurch heilt er? Wir müssen also dahinter leuchten, welche Ödnis von Praxis sich hinter all jenen hochtrabenden, leeren Begriffsbewegungen verbergen kann, die sich in einem intellektuell-desaströsen Fachchinesisch darstellen. Jeder kann sich selbst ein Bild machen, indem er zum Beispiel die Verführungstheorie von Laplanche (1988) liest und bei der Frage nach der Praxis, dem Ort, wo sich die Kultur einer Beziehung ereignet, auf eine stereotyp-konventionelle Praxis trifft. Oder bei der Lektüre von Bions Transformationen (1997) von der Höhe solch unfassbarer Abstraktionen heruntergeholt wird in die radikale Ernüchterung durch Konfrontation mit der militärischen Organisation der psychoanalytischen Praxis Bions (Pohlen und Bautz-Holzherr 2001, S. 86f.). Oder hinter Kohuts aufgeblähter Rede vom Selbst eine ordinäre, dilettantische Praxis entdecken, die er selbst korrigieren musste im Rückgriff auf eine vermeintlich traditionelle psychoanalytische Technik (siehe Cremerius 1995). Nicht zuletzt ist hier an Lacans hochfliegende Geistesexpeditionen zu erinnern, jene Transformationen der psychoanalytischen Begrifflichkeit in ein intellektuelles Jenseits der Praxis, die einer Beliebigkeit zu folgen schien und auf den abstrusen Ideen Melanie Kleins vom «corps morcelé» gründete. Dieses paranoide Zerstückelungskonzept, fern der erwiesenermaßen tatsächlichen Ganzheitserfahrung des Kleinkindes, ist die Rückprojektion zerstörerischer und verstörter Erwachsenenphantasien auf die frühe Kindheit und zeigt als Ergebnis solcher Praxis die Zurichtung von Analysanden, die zu verfolgten Verfolgern ihrer Analytiker wurden; so wie die Tochter und Analysandin von Melanie Klein, Melitta Klein, später als Analytikerin zu einer unerbittlichen Verfolgerin ihrer Mutter wurde.

Man kann auch die neueren Entwicklungen nach Freud als Flucht vor der Diskussion der Praxis in der Psychoanalyse ansehen und die entsprechenden Konzeptionen als Verdunklungsmanöver einer nicht hinterfragten und nicht zu hinterfragenden Praxis. Freuds Aufklärungsbegehren, das er für die von ihm gegründete Wissenschaft als konstitutiv ansah, hat er aber nicht für seine Praxis eingehalten und aus falscher Sorge um den Ruf der Analyse in seinen technischen Schriften eine Idealisierung von Praxis produziert, die bis heute die psychoanalytische Wissenschaft wegen des Widerspruchs von Theorie und Praxis lähmt.

Freuds Technik, das heißt die Kunst der therapeutischen Prozessführung, steht allem entgegen, was die orthodoxe psychoanalytische Theorie entwickelt und begründet hat, dass eben das Heil in der Analyse von der Rekonstruktion der frühen Kindheit zu erwarten wäre. In den vorliegenden Berichten vertrat Freud in seiner Praxis eine ganz andere Haltung, dass sich nämlich die Probleme des Subjekts von selbst erledigen, sobald der Patient seine unbewusste Grundkonstellation erkennt, anerkannt hat und nicht mehr bekämpfen muss. Das Verstehen war für ihn, wie bereits gesagt, gleichbedeutend mit der Annahme des Schicksals und mit der Aufforderung, sich die Freiheit zu nehmen, darüber hinaus anders zu leben. Freud erkannte schon früh, dass sich die Technik nach der Eigenart des Krankheitsfalls richten muss, und diese Haltung widerspricht jeder Anwendung von so genannter Standardtechnik. Dabei ist nach den vorliegenden Berichten zu betonen, dass Freud allein schon durch seine mit Antiquitäten voll gestopfte Praxis – jenseits der typischen aseptischen Atmosphäre und sterilen Einrichtung der üblichen analytischen Praxen – den Patienten eine lebensnahe und sehr persönliche Atmosphäre vermittelte, in der es für beide möglich war, sich über Freuds kulturelle Interessen zu unterhalten und psychoanalytisch zu reflektieren, von welchen kulturellen und historischen Interessen der Patient geleitet wurde. Für Freud war es auch kein Problem, Bücher auszuleihen oder Bücher zu verschenken, wir wir es von Blanton (l. c.) wissen, und jenseits der Couch-Sessel-Anordnung sich mit dem Patienten ungezwungen in seiner Praxis zu bewegen. Freud provozierte durch den spontanen Austausch die Kritikfähigkeit seiner Analysanden und vermittelte ihnen immer eine zwanglose Konfrontation über die Verwicklung von Kultur- und Individualgeschichte. Für ihn war die Psychoanalyse entgegen der späteren doktrinären Erstarrung einzig ein Weg zur Selbstergründung, ein Weg, die Verantwortung für sich selbst zu übernehmen jenseits des am Anfang verhängten Schicksals.

Freuds Größe ist nach Roazen (1999) in der Geistesgeschichte unbestritten, und die Aufklärung über seine tatsächliche Praxis kann dieser Größe keinen Abbruch tun; vielmehr ist die Aufklärung darüber, wie Freud tatsächlich arbeitete, die Voraussetzung für die Rückbesinnung der Psychoanalyse auf eine andere Praxis. Die immer noch ausstehende Selbstaufklärung der Psychoanalyse darüber, dass die kritische Reflexion der Bedingungen ihrer Praxis Grund und Voraussetzung jeder Theoriebildung sind, könnte den Psychoanalytiker davon abhalten und davor schützen, sich spekulativer Beliebigkeit in immer neuen Konzeptionen hinzugeben, die mit der Wirklichkeit des Menschen und seiner Welt wenig zu tun haben und auch den triebhaften Grund des Menschen vergessen machen.

2.8 Die Emanzipation der Juden und der Frauen bei Freud

Es sollte hier aber das für die Psychoanalyse konstitutive geistige Erbe des Judentums Freuds nicht zu gering geachtet werden. Denn das revolutionäre Moment der Psychoanalyse scheint sich der jüdischen Tradition zu verdanken. Während sich Analytiker heute meist darauf beschränken, eine medizinische Fachpraxis zu betreiben, war es für Analytiker des Freud-Kreises von essenziellem Interesse, die Psychoanalyse als Aufklärungsinstrument in seiner subversiven Kraft gegen überkommene gesellschaftliche Konventionen und Ideologien einzusetzen. In diesem Kontext ist auch der große Anteil von Juden und Frauen, vor allem jüdischer Frauen, in den Anfängen der Psychoanalyse zu begreifen: Die Psychoanalyse gab Juden wie Frauen die Möglichkeit, an einer aufklärerischen Wissenschaft ohne die üblicherweise gegen sie gerichteten Ressentiments teilzuhaben, und zugleich die Chance, sich individuell zu emanzipieren.

Nirgends sind auch Frauen und Juden so menschlich und wissenschaftlich gefördert worden wie in der psychoanalytischen Wissenschaft, und nirgendwo sonst haben Frauen und Juden so frei ihren wissenschaftlichen Interessen leben können. Es soll trotz der feministischen Vorurteile nicht vergessen werden, dass Freud dem seit Jahrhunderten unterdrückten, sprachlosen Körper der Frau durch seine Erforschung der Hysterie zum ersten Mal in der Geschichte eine Stimme für ihr Begehren zurückgegeben hat: Die berühmten Frauen Freuds (Hilda Doolittle, Helene Deutsch, Marie Bonaparte, Lou Andreas-Salomé und andere) stehen für eine Unzahl von Freud geförderter, durch die Analyse bei Freud emanzipierter Frauen, die sich auch zu erotischer Freiheit emanzipiert hatten. So ist es zu verstehen, dass Frauen, vor allem Jüdinnen, durch den Geist der Freud'schen Analyse und den dadurch provozierten anderen Blick auf sich selbst und ihre Verhältnisse Entdeckungs- und Entwicklungsmöglichkeiten persönlich wie wissenschaftlich für sich fanden. Die zu jener Zeit in der Psychoanalyse arrivierten Frauen, in ihrer erotischen Freizügigkeit und intellektuellen Widerständigkeit, kämen heute nicht mehr zur Psychoanalyse, die damals noch alle freien Geister anzog, weil sie in Freud eine intellektuelle Autorität fanden, welche die Ansprüche einer kulturellen Avantgarde befriedigen konnte. Man stelle sich jene Frauen in ihren gesellschaftlichen und geistigen Ansprüchen in der heutigen Psychoanalyse vor, deren intellektuelle Dürftigkeit und moralische Enge jeden freien Geist abstößt. Aber unruhige und subversive Geister kommen heute ja nicht mehr zur Psychoanalyse, und wenn sie sich dennoch dorthin verlaufen, würden sie mit Sicherheit an der psychoanalytischen «Nacherziehung» scheitern.

Die allgemeine Verkleinbürgerlichung der psychoanalytischen Bewegung hat die erotische und intellektuelle Emanzipation von Frauen zurücktreten lassen. Der Vergleich von Analytikerinnen in den Anfängen der Psychoanalyse mit dem kleinbürgerlichen Puritanismus heutiger Analytikerinnen erhellt die gegenseitige Bedingtheit der Präferenzen in der Geschlechterbeziehung: Wie damals die Aufbruchs- und Veränderungsstimmung in der Psychoanalyse revolutionär gestimmte Männer und Frauen anzog, so verstärken sich heute gegenseitig in der Psychoanalyse kleinbürgerliche Geisteshaltung und Sexualmoral beider Geschlechter. Die subversive Kraft des jüdischen Geistes spielte damals noch in diesem emanzipatorischen Prozess in und durch die Analyse eine bedeutsame Rolle.

Freud eröffnete den Juden, den Jüdinnen erstmals einen eigenständigen Zugang zur Wissenschaft im Gegensatz zur judenfeindlichen Einstellung im üblichen akademischen Betrieb und gab ihnen auch einen Schlüssel zum Verständnis ihrer Geschichte an die Hand, ein ideologiekritisches Instrument, um die historischen und kulturellen Bedingungen ihrer Unterdrückung zu begreifen.

Die Gründe für die Förderung der Juden und Frauen durch Freud ist doch in jener Erfahrung Freuds von der Unterdrückung seines Judentums zu suchen, wie er es noch beschämend an den Demütigungen seines Vaters erleben mußte; und später als Student bestürzend an dem deutsch-nationalistischen Verhalten seiner Mitstudenten und nicht zuletzt an der Behinderung einer eigenen Universitätskarriere. Denn seine Professur, die ihm für das Ansehen seiner Praxis so wichtig war, erhielt er nur durch die Vermittlung einer ehemaligen Patientin, die dem österreichischen Kultusminister für eine Stiftung ein Bild von Gustave Courbet überließ.

Freuds leidvolle Erfahrung des Judentums, dieser essenzielle Aspekt seiner Persönlichkeit, wurde typischerweise auch in der Hagiographie von Jones (1960, 1962) völlig vernachlässigt; wie wenn die Berührung mit dem Judentum Freuds Leistung entwerten würde vor den Sachwaltern einer christlich-arischen Wissenschaft. Die Unterschlagung, dass die großen Geister der Psychoanalyse, vor allem der ungarischen Schule, fast alle Juden waren, verrät den unbewussten Antisemitismus derer, welche die jüdischen Wurzeln und damit auch die antichristliche Wendung der Psychoanalyse leugnen wollen. Freud gehörte zeitlebens einer aufklärerischen, liberalen jüdischen Loge in Wien an, der B'Nai B'Rith, in die nur vermögende und emanzipierte Juden aufgenommen wurden. Er hielt vor dieser Loge öfter Vorträge, in denen er auch seine Wissenschaft erläuterte.

Freuds Psychoanalyse ist auch als Revolte gegen das Christentum zu begreifen; sie schließt als psychologische Aufklärung an die großen philosophischen Aufklärer an mit der Absicht der Selbstbemündigung des Menschen, seine Selbstverständigung über das Unbewusste zu gewinnen und den beiden Seiten des Menschlichen aufklärerisch Geltung zu verschaffen.

Über Freuds Identifizierung mit Hannibal und Hannibals Vater Hamilkar Barkas in der Parteinahme für die «jüdischen Phönizier» gegen Rom ist schon viel geschrieben worden. Freud war sein ganzes Leben hindurch sehr empfindlich gegenüber Antisemitismus und vorsichtig gegenüber allen Nichtjuden. Denn er glaubte, dass es im

Grunde keinen gebe, der nicht Antisemit sei (Roazen 1976, S. 46). Die kulturellen Quellen seines Werks werden sichtbar, wenn er vor der Loge B'Nai B'Rith sagte: «Weil ich Jude war, fand ich mich frei von vielen Vorurteilen, die andere im Gebrauch ihres Intellekts beschränkten, als Jude war ich dafür vorbereitet, in die Opposition zu gehen und auf das Einvernehmen mit der ‹kompakten Majorität› zu verzichten» (Freud GW XVII, S. 52).

Freud, der sich in einer Reihe mit Kopernikus, Keppler und Darwin sah, hatte durch seine Wissenschaft, die Psychoanalyse, den christlichen Glauben noch tiefer erschüttert als jene Naturwissenschaftler, weil er das christliche Glaubens- und Wertesystem radikal unterminierte. Es ist sicherlich nicht ohne Bedeutung, dass Freud mit zunehmender Verfolgung der Juden durch die Nationalsozialisten sich immer mehr zur Parteinahme mit dem Jüdischen gedrängt sah und sich verpflichtet fühlte, öffentlich für das Judentum einzutreten. Die Juden verdankten der politischen Aufklärungsbewegung ihren Aufstieg in der Gesellschaft und ihre endgültige Anerkennung 1848 als gleichberechtigte Staatsbürger.

Freud war in der vorchristlichen Kultur verankert und vertrat die Renaissance-Idee einer zyklischen Welt- und Geschichtsauffassung, wie sie sich in seinen großen kulturwissenschaftlichen Arbeiten («Jenseits des Lustprinzips»; «Das Unheimliche»; «Das Motiv der Kästchenwahl») niederschlägt. Er schrieb seinen Oppositionsgeist und seine denkerische Unabhängigkeit der jüdischen Abstammung zu und war stolz darauf, ein solches Schicksal im Widerstand gegen die wissenschaftliche und gesellschaftliche Konvention aushalten zu können. Wie verträgt sich aber diese Lebenshaltung mit Freuds lebenslanger Sehnsucht nach Rom? Kann es symbolisch als Wunsch gedeutet werden, die Religion des «kalten Gehorsams» gegenüber dem Vater (die jüdische Religion) durch die Religion der (christlichen) Liebe zu überwinden (siehe Roazen 1971)? Allerdings mutet einen diese Deutung ziemlich abenteuerlich an, weil das gesamte Freud'sche Werk eine Wieder-Holung des antiken Denkens darstellt und er in Rom sicherlich nicht den Vatikan suchte, sondern die Renaissance: die Wieder-Holung des sündenfreien griechischen Himmels über Rom.

Die zunehmende Identifizierung Freuds mit dem Judentum angesichts der drohenden Vernichtung durch die NS-Bewegung verweist auch darauf, dass Freud damals erkannte, dass eine totale Assimilation den Juden wehrlos macht und er mit dem Verlust seines Glaubens seinen Schutzschild gegen den Antisemitismus verliert. Darin scheint ein Grund zu liegen, der assimilierte Juden so wehrlos machte gegenüber der Vernichtungswut der Nazi-Deutschen. Hier ergibt sich auch ein anderer Blick auf die Einstellung Ernst Blums zum Judentum, die ich später beschreiben werde (Kapitel 4.4.4). Denn Blum hat sich, was seine Beziehung zum Judentum angeht, völlig seiner jüdischen Wurzeln begeben und sich ohne Halt der schweizerischen Mentalität ausgeliefert, die von Antisemitismus durchtränkt war, wie es sich auch am Beispiel C. G. Jungs und anderer schweizer Psychiater in jener Zeit zeigen lässt. Diese reagierten «unbewußt richtig» auf die Psychoanalyse als Anti-Psychiatrie und verfolgten deshalb auch mit solcher antisemitischer Obsession die Psychoanalyse – allerdings nicht mit jener totalitären Vernichtungswut wie die deutsche Psychiatrie im Nationalsozialismus.

3 DOKUMENTE
DER ANALYSE ERNST BLUMS

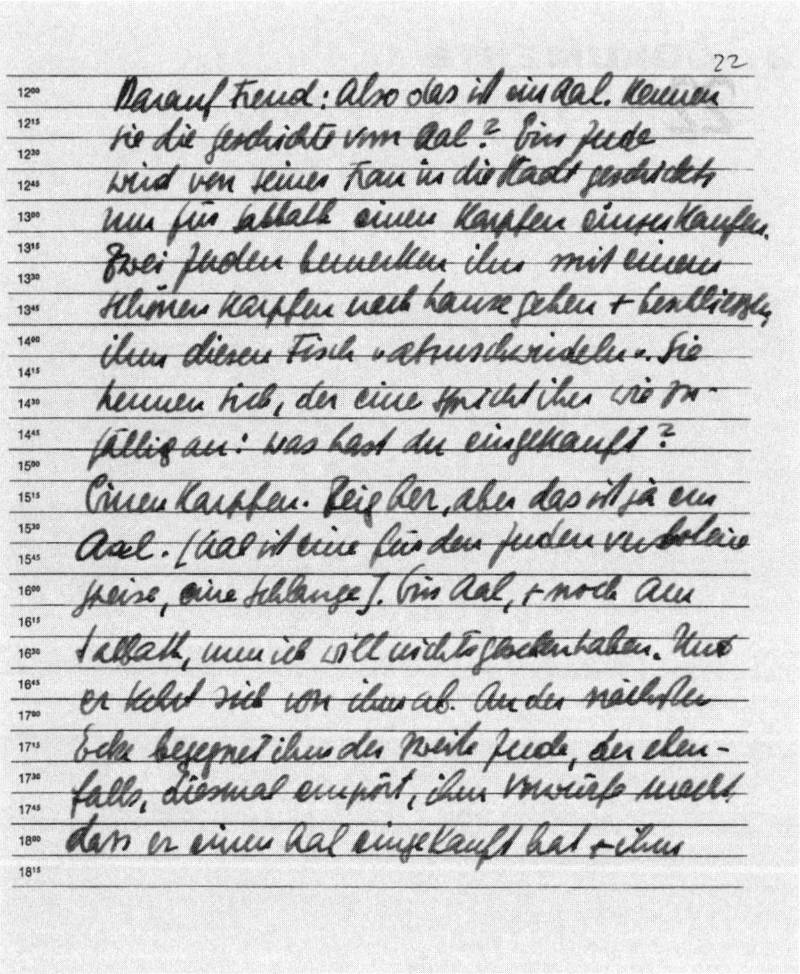

22

Darauf Freud: Also das ist ein Aal. Kennen Sie die Geschichte vom Aal? Ein Jude wird von seiner Frau in die Stadt geschickt, um für Sabbath einen Karpfen einzukaufen. Zwei Juden bemerken ihn mit einem schönen Karpfen nach Hause gehen + beschließen, ihm diesen Fisch wegzuschwindeln. Sie kennen sich, der eine spricht ihn wie zufällig an: Was hast du eingekauft? Einen Karpfen. Zeig her, aber das ist ja ein Aal. [Aal ist eine für den Juden verbotene Speise, eine Schlange]. Ein Aal, + noch am Sabbath, nein ich will nichts zu schaffen haben. Und er kehrt sich von ihm ab. An der nächsten Ecke begegnet ihm der zweite Jude, der ebenfalls, diesmal empört, ihm Vorwürfe macht, dass er einen Aal eingekauft hat + ihm

Die Geschichte vom Aalschwindel (Rückblick und Ausblick)

3.1 Einführung und Darstellung der Dokumente

Den Dokumenten ist eine Einführung vorangestellt, die zu einer kritischen Textlektüre beitragen und Leitlinien der Freud'schen Analyseführung sichtbar machen soll.

Zunächst (Kapitel 3.2) werden die Original-Sitzungsprotokolle der Analyse Ernst Blums von 1922 gebracht, die ich (M. P.) von Dr. Fritz Haeger 1982 aus dem Stolze-Schrey-Stenogramm Blums übersetzen ließ.

Danach (Kapitel 3.3) finden sich die Aufzeichnungen Ernst Blums von 1972/1973 für mich über seine Analyse bei Freud nach den stenographischen Sitzungsprotokollen von März bis Juni 1922.

Sodann (Kapitel 3.4) werden aus dem umfangreichen Material der insgesamt über 1000 Seiten umfassenden Tonbandtranskriptionen meines Diskurses mit Ernst Blum aus den 1970er Jahren die Passagen gebracht, welche originäre Aussagen Blums zur Freud'schen Analyseführung enthalten. Schließlich (Kapitel 3.5) folgt eine Gesamtschau Ernst Blums aus den 1970er Jahren im Rückblick und Ausblick seiner Analyse bei Freud, die er für mich vor den Aufzeichnungen seiner eigenen Übersetzung der stenographischen Sitzungsprotokolle von 1922 niedergeschrieben hat.

Zur Einführung

Die dargestellten Dokumente sind in dem Kontext zu sehen, dass Freud ausdrücklich seine Zustimmung zur Aufzeichnung der Analysesitzungen mit Blum gegeben hat. Vermutlich wollte Freud damit eine andere Überlieferung als die damals schon einsetzende verschulte Entstellung seiner Tätigkeit weitergeben.

Die Analyse bei Ernst Blum führte Freud von März 1922 bis Juni 1922 – ein Zeitraum von vier Monaten war damals für die Analysen Freuds nicht ungewöhnlich. Freud machte Analysen vor allem bei ausländischen Kollegen über Dollar-Abrechnungen meist nicht länger als vier, höchstens sechs Monate bei einer täglichen Sitzungsfrequenz, das waren mindestens fünf Stunden in der Woche. Ernst Blum bezahlte seine Analyse bei Freud wie auch die seiner Braut bei Rank aus einem Vorauserbe seines Vaters.

Ernst Blum hatte 75 Stunden Analyse bei Freud, davon sind 56 in den vorliegenden stenographischen Protokollen enthalten, die jeweils unmittelbar nach den Sitzungen aufgezeichnet wurden. Von der 56. bis zur 75. Stunde, also von 18 Stunden, hat Blum keine Aufzeichnungen angefertigt; allerdings hat er von der letzten Sitzung, der 75. Stunde, wiederum ein Protokoll geführt. Mögliche Gründe für das Auslassen der Aufzeichnungen über 18 Stunden der Analyse sind noch aufzuzeigen.

Zum Textinhalt

Anhand des vorliegenden umfangreichen Materials der Sitzungsprotokolle, der Aufzeichnungen und Kommentare Ernst Blums sowie der Tonbandtranskriptionen wird Freud in seiner Tätigkeit als Analytiker und in seiner Haltung zum Analysanden dargestellt. Diese authentischen Niederschriften sollen ein Bild der Freud'schen Analyse, das den traditionell vermittelten Darstellungen widerspricht, wirklichkeitsgerecht liefern. Danach erscheint Freuds analytische Tätigkeit als dialogische Kunstfertigkeit, durch die ein phantasierendes Nach-Denken hergestellt wird. Es erweist sich hier, dass die tradierte psychoanalytische Situation mit dem Regelwerk des «freien Assoziierens» des Analysanden und der «gleichschwebenden Aufmerksamkeit» des Analytikers bei Freud hingegen ein frei phantasierendes Denken ist zwischen Zweien und ein phantasierendes Hinzufügen, intuitives Kommentieren (Deuten) des Analytikers – methodisch ein amplifizierendes, auf Beidseitigkeit beruhendes Verfahren.

Nach den vorliegenden Beschreibungen, Aufzeichnungen und der in den Protokollen überlieferten Haltung Freuds wird das analytische Setting als Medium «phantastischer Induktion» vorgeführt, scheint es doch im Wesentlichen um die Freisetzung eines Phantasieraums zu gehen. Entgegen aller Tradition wird von Freud die Phantasie als Erkenntnismittel eingesetzt und zugleich als Mittel unreglementierter Erfahrung; denn die analytischen Erkenntnisse resultieren hier ja nicht aus Rekonstruktionen in der Erinnerungsarbeit, sondern sind ein Figuren-Lesen und -Erkennen, über das Freuds Einflussnahme sich vollzieht. Diese unreglementierte Erfahrung des Phantasierens ist das Vehikel, das Blum einen anderen und neuen Blick auf sich selbst ermöglicht – Psychoanalyse als rekonstruktive Arbeit hatte Freud schon seit dem «Wolfsmann» aufgegeben, weil «frühkindliche Erinnerungen nicht mehr als solche zu haben sind» (Freud GW II/III, S. 190) und statt ihrer nun Konstruktionen als gleichwertig für die analytische Arbeit ansah.

Die Psychoanalyse Freuds als künstlerischer Schöpfungsprozess wird an diesem Material empirisch evident. Das essenziell Neue, das in den Aufzeichnungen und Beschreibungen Blums dem Leser vor Augen geführt wird, liegt in dem hier sichtbar werdenden Verfahren des phantasierenden Denkens Freuds als Offenstellung eines Ermöglichungsraums für Blum und nicht als Aufarbeitung einer empirischen Wirkungsgeschichte, wie es in der Konvention als Freud'sches Verfahren deklariert wird. Freuds Handhabung dieser Analyse stellt sich als Kunst der Mäeutik dar, der Entbindung von Bildern und Vorstellungen, die als Hinzufügungen zu Blums Äußerungen zu begreifen sind, das Blum «Fehlende» durch entsprechende Kommentierungen zu ergänzen. Bei der Lektüre der Protokolle wird offensichtlich, dass Freud ständig durch Blums Mitteilungen explizit wie implizit spricht, sodass seine Niederschriften sich als Ergebnis eines Verständigungsprozesses darstellen, bei dem die beiden Akteure mit einer Stimme sprechen.

Ein weiteres entscheidendes Moment dieser Analyse wird hier sichtbar: Das Wahrheitsproblem stellt sich nicht mehr als die Wahrheit einer Geschichte dar, also in der Differenz zwischen wahrer oder falscher Rekonstruktion bzw. Konstruktion; der Wahrheitsgehalt dieser Schöpfungen ist identisch mit dem Wahrheitsgehalt künstlerischer Schöpfungen zu sehen. Es geht um eine sinnliche Wahrnehmungserkenntnis intuitiver Natur, und die Wahrheitsfrage stellt sich nun in gleicher Weise wie für die Kunst: Die Schöpfungen Freuds führen wie die Schöpfungen der Kunst zu einer anderen und neuen Welt-Anschauung im buchstäblichen Sinn. Das Kunstwerk der Freud'schen Arbeit eröffnet eine eigene Welt, welche die bisherige Sehweise bei Blum umstößt, und in diesem Umsturz seiner gewohnten Erfahrung liegt der Wahrheitsgehalt der von Freud vermittelten sinnlichen Erkenntnis. Das Wahre ereignet sich in dieser Analyse im Blickwechsel Blums auf sich selbst und seine Welt und erschließt eine Tiefendimension psychologischer Wahrnehmungserkenntnis.

Zur Textkritik

Es erscheint mir notwendig, einen Kommentar zur Blum'schen Auslegung der Texte zu geben, die eine Ergänzung der Lesart seiner Analyse darstellt und als Subtext zu Blums Text zu lesen ist. Die Textstruktur in der Lesart Blums ist eindeutig und für den Leser leicht nachvollziehbar, weil er sich auf einer einheitlichen Dimension ödipaler Erklärung des Prozesses bewegt und der für Blum typischen Abwehrstrategien phobischer Fluchtreaktionen und Meidungsstrategien zur Konfliktlösung.

Was heute für den Leser vielleicht unverständlich erscheinen mag, muss jedoch aus dem Blickwinkel der damaligen Zeit gelesen werden, wo die Entdeckung des Wunsches, mit der Mutter zu schlafen und den Vater zu beseitigen, eine seelische Katastrophe bedeutete. Allerdings will ich von vornherein problematisieren, dass Blums Festlegung auf die ödipale Dimension des Prozesses damals schon in seinen Niederschriften und späteren Kommentierungen eine Festlegung des Prozesses darstellt, die unbedingt befragenswert ist. Denn die Aufgabe des Analytikers ist es, in jedem Fall den Text der Analyse auf seinen Subtext hin zu untersuchen und zu fragen, was sich hinter der Festlegung auf eine Bewusstseinsspur in der unbewussten Spur verbirgt.

Der für die damalige Zeit anstößige und verwirrende Text von der ödipalen Verwicklung des Subjekts mit den erotischen und tödlichen Implikationen ist für den Leser heute scheinbar unbedeutend geworden, weil «Ödipus» als veraltet und überholt wahrgenommen wird. Ich gebe aber zu bedenken, dass jene Konflikte um Identitätsfindung und Selbstbestimmung, von denen allein die Menschen heute in Anspruch genommen zu sein scheinen, den Untergrund der in ihnen verwickelten weltanschaulichen, religiösen und rassischen Konflikte übertönen. Die Sexualität scheint zwar in der Moderne ungehemmter geworden zu sein im Vergleich zu Freuds Zeiten. Aber bei solchen Feststellungen wird übersehen, dass die Sexualität in der Moderne so verdinglicht ist, dass sie, auf eine Leistungsdimension gebracht, ihre totale Entsinnlichung für das Subjekt verdecken kann. Marcuses Prophezeiung von der «repressiven Entsublimierung» stellt sich in dieser verdinglichten und entsinnlichten Sexualität dar, in der sich die Subjekte miteinander zu bloßen Objekten ihrer gegenseitigen Leistungsansprüche machen.

Ödipus oder das «Gesetz» sind heute nur abstrakter, ungreifbarer, im Rahmen einer allgemeinen Tendenz der Entsinnlichung unsinnlicher geworden. «Ödipus» ist aber nicht tot, er ist nur verdrängt; wie auch Gott nicht tot ist, sondern nach Lacan nur verdrängt.

In der Zeit Freuds und für diese erste Generation von Analytikern ist Ödipus noch in seiner ganzen sinnlichen Gewalt- und Gesetzesfunktion greifbar: Die Erfahrung der erotischen Aktivität und sinnlichen Ergriffenheit, wie sie in den Protokollen Blums zum Ausdruck kommt, scheint heute der empirischen Erfahrung entzogen. Blum hat die Lösung seiner Probleme allein auf der Stufe des empirischen Ödipus gesucht, die allerdings durch eine Täuschung zustande kam, wie wenn Freud die Lösung Blums in der bloßen Verschiebung der Inzest-Imago von der Schwester-Mutter auf die Braut abgesegnet und dadurch die befreiende Lösung herbeigeführt hätte, was der Leser bei der Lektüre selbst entdecken kann.

Der Transzendierung der Gesetze des empirischen Ödipus auf die symbolische Gesetzesebene der Nachfolge Freuds und der Übernahme der jüdischen Gesetze seiner Familie hat sich Blum versagt durch seine Festlegung auf die rein empirische Lösung seines Ödipus-Konflikts. Blums Flucht vor dem Judentum ist aber, tiefer gründend, die Flucht vor dem «Vater» der Psychoanalyse, dem Freud'schen Geist, und zugleich Flucht vor dem geistigen Erbe seiner jüdischen Tradition.

Meine Aufklärung dieser Festlegung Blums, die analytische Befragung des Textes seiner Protokolle auf den Subtext hin, wird in Kapitel 4 dargestellt. In diesen Nachkommentierungen stelle ich den Subtext in den Kristallisationspunkten zur Diskussion: vom «Aalschwindel», dem «Heiratsangebot», dem «Paradigma der geistigen Führung» und nicht zuletzt den «antisemitischen Wurzeln des Christentums» und den «jüdischen Wurzeln der Psychoanalyse».

Der von Blum für verbindlich erklärte Text ist also der auf seinen Subtext hin zu befragende Text: der «Aalschwindel», bei dem es um die Rechtfertigung im Glauben geht, das Heiratsangebot Freuds für seine Tochter Anna, bei dem es um Glaubens- und dynastische Verpflichtungen Freuds und Blums Familientraditionen gegenüber geht, und dem Paradigma der geistigen Führung, wo es um den Geist der Textherstellung in der Analyse geht.

Blums Lesart ist als Feststellung auf eine bestimmte Interpretation zu verstehen, die ihn nach der Analyse bei Freud vor sich selbst für seine Lebensführung und vor seiner Umgebung gerechtfertigt erscheinen lässt; und meine Analyse des Textes bringt in der Bloßlegung seines verborgenen Sinns einen Subtext, eine andere Lesart zum Vorschein, die sich mit den unterlassenen, im Text verborgenen Ansprüchen Blums sich selbst und Freud gegenüber sowie den Erwartungen der Familie Ernst Blums beschäftigen.

Im analytischen Verständnis geht es immer darum, dass ein Text erobert werden muss, um ihn zu erschließen; der Sinn ergibt sich jenseits seiner Eingängigkeit: Der Sinn eines Textes fällt freilich beim Lesen nicht ab wie Schlacken (Benjamin).

Blum hat mich zur Veröffentlichung aller Texte autorisiert, wir waren uns auch im Klaren darüber, dass die Texte anders gelesen werden können und dass das Unbewusste immer dem Leser wie dem Autor einen Streich spielen kann. Sicher zeigt meine Lesart manches von meiner unbewussten Verwicklung mit Blum. Der Text ist nun dem Leser freigegeben, der sich seine Gedanken machen kann, wenn er liest.

3.2 Die originalen Sitzungsprotokolle von 1922

Die Übersetzung der stenographischen Sitzungsprotokolle Ernst Blums habe ich (M. P.) durch einen vereidigten Sachverständigen, Dr. Fritz Haeger, 1982 aus der Stolze-Schrey-Stenogrammschrift vornehmen lassen, um neben Blums Aufzeichnungen seiner Analyse von 1972, die er für mich angefertigt hatte, eine originalgetreue Übersetzung für die Dokumentation zu sichern.

1.) 29. III. 22

Vorgestern passierte mir folgendes: Ich habe E nach Hause begleitet (vorher als ich sie abholte war ein Koitus vor sich gegangen) fuhr dann im Tram heim. Beim Aussteigen entdecke ich ein Mädchen mit hübschen Beinen, die mich interessiert. Sie steigt ins Tram, ich ihr nach, fahre mit ihr, steige mit ihr aus, verfolge sie, jedoch in einem Abstand, daß es nicht sicher ist, ob sie es bemerkt. Sie geht ins Haus. Ich bleibe eine Zeitlang davor stehen, fahre dann mit dem Tram zurück. Im Tram sitzt ein Mädchen, das mir gefällt. Sie steigt um, ich mit, fahre weit hinaus bis in die Gegend Praterstern. Sie steigt um, ich nach. Verfolge sie, von weitem, bis sie ins Haus geht. Bleibe eine Zeitlang davor stehen. Gehe weg und fahre per Tram zurück. Das gleiche passiert mir ein drittes Mal, so daß ich wieder in eine andere Gegend weit hinaus fahre, so daß ich schließlich einen weiten Weg nach Hause zurück gehen muß. Dort begebe ich mich ruhig ins Bett. (Vorher zeichne ich allerdings noch mein Selbstbildnis vor dem Spiegel.)

Solche Dinge sind mir früher in Zürich bereits vorgekommen, allerdings nicht in dieser wiederholten und ausgesprochenen Art.

Einmal in Wien vor ca. 8 Tagen bin ich einer Kokotte (nachträglich stellte sich heraus, daß es eine war) so nachgelaufen. Sonst waren es immer Frauen, bei denen eine sexuelle Annäherung von vornherein ausgeschlossen erschien. Mit dieser bin ich dann gegangen und habe mich von ihr onanieren lassen. Dabei von Anfang bis Schluß ein Gefühl des Ekels. Das Nachlaufen ist vielleicht die Reaktion auf die Mitteilung meiner Braut, die am gleichen Tage statt hatte, über ihre verschiedenen sexuellen Erlebnisse in der Vergangenheit. Es ist der Neid einerseits und andererseits eine Revanche, es ihr gleich zu tun. Es bleibt aber beim Versuch.

Es ist doch auch eine Art Don-Juanismus, der mit der besonderen Fixierung an der Mutter. Tatsächlich bin ich auch sehr lange an der Mutter gehaftet. Erst 1914 machte ich einen Versuch, mich von ihr und von meinen Freunden loszumachen, indem ich nach Montpellier ging. Damals datiert auch mein erster Verkehr mit den Frauen.

Ein Franzose, den ich beim Mittagstisch kennenlernte, führte mich in ein Bordell. Der erste Koitus war ekelhaft, ich war fast impotent, mit einer Frau, die mir widerlich war. Nachher lernte ich dort ein Mädchen kennen, die mir recht gefiel. Als sie dann dort fortging, begann ich wieder mit meiner Onanie, bis auf ein einziges Mal, wo ich im Kino eine ca. 25jährige Frau traf, die ich dann in mein Zimmer mitnahm. Das einzige Mal, daß ich eine Frau mit ins Zimmer nahm. Diese Nacht war ich sehr potent (6 mal). Ich machte dann mit ihr aus, einen Ausflug nächsten Nachmittag zu unternehmen. Aber die Sache war mir schon verekelt, und ich ging nicht. Das sind meine einzigen sexuellen Erlebnisse.

Dann bin ich auch sehr stark an die Schwester fixiert. Durch die Behandlung ihres Vaginismus bei Prof. *Veragut* (?) habe ich erfahren, daß ich dabei eine Rolle spiele. Meine Schwester ist eine Hysterika. Ich mußte zuschauen, wie man ihren Vaginismus operierte und sich lustig machte über meinen dringenden Rat, sich analysieren zu lassen.

Die Analyse hat bei meinen Eltern überhaupt erst Wert bekommen, als sie glaubten, daß dadurch meine Verliebtheit zu meiner Braut gelöst werden könne. Erwähnung des Briefes meines Vaters an Prof. F.

Meine Braut ist quasi meine erste Liebe. Ich lernte sie Dez. 17 oder Jan. 18 kennen. Eigentlich muß ich sie schon vorher einmal, vor Jahren, bei Eichhorst, Medizinische Klinik, gesehen haben. Dann als ich damals im Varieté eine Dame, klein, blond und hübsch, sah, sagte ich: Ja, das ist ja eine Medizinerin. Damals schon Eindruck gemacht. Nachher saß ich lange Zeit in ihrer Nähe im Kolleg und wagte sie nicht anzusprechen. Endlich nach einem Kolleg bei Bleuler redete ich sie an mit einer Bemerkung und Anspielung aus dem Bleuler = Kolleg: Habe sie sich betroffen gefühlt?

Nachher wird die ganze Entwicklung unserer Liebesgeschichte erzählt. Münsterlingen als schönste Zeit.

Das Gefühl, daß sich meine Braut in der Schweiz nicht wohl fühlen könne, daß sie in ihrer Heimat sehr notwendig sei, hielt uns immer ab, ernsthaft vom Heiraten zu reden. Es wurde abgemacht, daß sie zuerst nach Hause reise, bevor sie sich definitiv entschließe.

Nachher die Verlobungszeit in Zürich. Die Widerstände meiner Braut, sie könne hier nicht arbeiten, fühle sich minderwertig. Der Krach zu Hause und damit die psychische Lösung des Ödipuskomplexes meinerseits. Ich fühlte mich viel wohler und freier.

F. Man soll von seiner Analyse dem anderen nichts erzählen. Es ist wie wenn man aus einem Rohr Wasser herauslassen will, es auf der Seite anbohrt und dann das Wasser nicht da erhält, wo es heraus sollte.

Die Lösung des Symptoms geschieht nicht dadurch (wie es geschrieben steht), daß, wenn der Zusammenhang zwischen Symptom und verdrängtem Trauma stattgefunden hat, das Symptom verschwindet, sondern daß dann der Betreffende fähig ist, das Symptom zum Verschwinden zu bringen. Meistens wird er es ja tun, da ihn das ja in die Analyse geführt hat. Wenn das Symptom aber ich-gerecht ist, kann er es beibehalten. Zum Beispiel die Liebe als Symptom angesehen (die Liebe ist ja immer etwas Komplex-Bezogenes): Wenn die Zusammenhänge hergestellt sind, kann man sich der Liebe entledigen, man kann sie beibehalten, wenn man sie ich-gerecht findet. Es wird aber immer eine Liebe sein.

Ebenso verhält es sich mit den Kunstschöpfungen: Ein Hamlet, ein Moses usw. wird, wenn analysiert, nicht, wie man vorwirft, desillusioniert. Das Kunstwerk wird nicht zerstört, sondern nur vertieft. Das heißt, man entledigt sich seiner Symptome nach der Analyse desselben nicht. Ebensowenig wird ein unbewußt schaffender Künstler, wenn er analysiert ist, schaffensunfähig, er braucht sich seiner Symptoma nicht zu entledigen.

2.) 30. III. 22

Ich gehe wieder aus von meiner Frustration sexueller Eroberungsversuche. Diese sind doch von vornherein schon so angelegt, daß sie mißlingen, daß ich mir den Beweis gebe von meiner Insuffizienz und mir durch diese Selbsterniedrigung eine Lustbefriedigung verschaffe. Ich bin ein sogenannter Afflixionstypus, d.h. ich habe Freude an eigenem Leiden. Diesen Narzißmus entwickelte ich auch in der Situation des Streites und Bruches zu Hause. Statt energisch dem Verbot der Eltern zu heiraten entgegenzutreten, habe ich mich «tragisch» gemacht, an meinem Unglück geweidet. Sollte der ganze Entschluß, meine Braut aus ihrer Heimat kommen zu lassen, schon zu diesem Zwecke gefaßt worden sein? Dann wäre er doch sehr gemein. Es wäre doch richtiger gewesen, wenn ich meine Braut erst hätte kommen lassen, nachdem ich eine sichere Position, d.h. eine Praxis hatte. Andererseits hätte ich dann wieder lange warten müssen, und es war eigentlich kein Grund vorhanden zu warten. Also Afflixionstypus; Tendenz mich unterzuordnen: Dies zeigt sich z.B. auch in meiner Stellung zu Monakow.

Dann Insuffizienzgefühl: Angst, eine Praxis anzufangen. Habe allerdings die Insuffizienz nicht in mir gesucht, sondern in der Überfüllung mit Ärzten. Dann die Idee, mich überhaupt aus der Wirklichkeit zu flüchten und wieder nach Münsterlingen zurückzugehen.

In meinem sexuellen Leben auch immer eine gewisse Insuffizienz, unter der ich allerdings nicht gelitten habe, sondern die mir jetzt erst als solche erschien. Warum habe ich nur eine Anziehung auf die Frau ausgeübt? Hier vielleicht ein Stück Homosexualität. Als Student habe ich immer die Anknüpfung an die Damen besorgt, nachher hat sich der Freund eingenistet und den Sieg davongetragen.

Homosexualität: Ich habe keine Empfindungen zum männlichen Geschlecht. Bin aber lange unter dem Einfluß meiner Freunde gestanden. Vielleicht auch der Verkehr mit Kokotten, die Scheu, ein Mädchen zu perforieren, auch bei meiner Braut, vielleicht die Idee, daß es angenehm ist, in der Vagina zu verkehren, wo schon einer drin war. Dies ist mir nach dem Lesen der Literatur über Homosexualität eingefallen. Ich wollte auch Schiffsarzt werden, allerdings schon zu einer Zeit, bevor ich überhaupt zu studieren begann.

Analerotik: Ich habe eine Tendenz zu großer Ordnung, sammle auch Papiere, wo ich meine Notizen darauf machen kann, schreibe meine Ausgaben auf. Meine Braut hat schon öfters darüber gelacht. Ich sitze auch lieber auf einem sauberen Abort als auf einem schmutzigen. Das ist ja nichts Abnormes.

Ich war sehr eifersüchtig auf das Vorleben meiner Braut, es war höchstens Neid, daß ich nicht derjenige war, welcher ... Im Grunde sind ihre Erlebnisse viel ästhetischer gegen meinen Schmutz (Kokotten, Bordell, Onanie).

Träume: Ich habe eine Zeitlang meine Träume aufgeschrieben und auch Zeichnungen dazu gemacht. Dann konnte ich mich plötzlich meiner Träume nicht mehr erinnern, wußte nur, daß ich geträumt hatte, aber nicht was. Ich habe bald nachdem ich meine Braut kennenlernte, aufgehört, meine Träume zu behalten. Nein, es war etwa ½ Jahr später. Damals hörte ich auch auf zu zeichnen. Ich habe in den Stunden bei Eichhorst gezeichnet, ganz aus dem Unbewußten. Es war nicht schön, obschon ich stolz darauf war. Technik war schlecht. Das andere war nur insofern etwas, als es nicht das Gewöhnliche war. Es waren Grimassen, sadistisches Zeug, eine Biene, die in einem Gesicht ein Auge aussaugt usw. Damals, bevor ich meine Braut kennenlernte, ging ich ziemlich viel mit einer Medizinstudentin, Fräulein Wäger. Sie war auch etwas anders als die übrigen Studentinnen, ordentlich gekleidet. Ich ging viel spazieren und rudern mit ihr. Es blieb bei Küssen. Sie ging nachher nach Genf. Ich war froh, denn sie wurde mir langweilig. Nachher war sie gehässig zu mir, und mein Freund sagte: Sie verzeiht dir nicht, daß du sie nicht perforiert hast. Nachher fing sie auch ein Verhältnis mit einem Mediziner an, von dem ich annahm, daß er ihren Wünschen rasch entgegenkam, und heiratete ihn auch.

Sie war Schweizerin. Anklang an südlichem Habitus. Schwarze Haare, schwarze Augen. Meine Braut ist nordischer Typus, etwas Anklang ans Mongolische. Das Bindeglied bildet meine Mutter. Sie ist ebenso klein, d.h. etwas kleiner als meine Braut. Die Ähnlichkeit fiel mir auf, als ich meine Mutter um die Taille nahm einmal. Es war ungefähr das Gleiche als meine Braut.

Meine Braut und die Wäger sind beide Christinnen. Überhaupt habe ich mich von jeher von der jüdischen Gesellschaft abgeschlossen. Mein Vater ist auch nicht religiös. Er geht an den hohen Feiertagen in die Synagoge, aber mehr aus Gewohnheit als aus Bedürfnis von innen heraus. Überhaupt hat mich die ganze Veräußerlichung der jüdischen Gesellschaft, die Scheinfrömmigkeit abgestoßen. Nur einmal hat sie mir imponiert. Ich war 10 Jahre, als ich nach Zürich zog, und war da bei einem Onkel einquartiert. Der war sehr fromm. Das Zeremoniell nahm mich gefangen. Nach einigen Tagen wieder vergessen. Mein Vater war in der jüdischen wie christlichen Loge, aber eine ist so schlecht wie die andere.

Ich habe mein Judentum nie verleugnet. Wenn über die Juden geschimpft wurde, habe ich mich immer als solcher bekannt. Überhaupt gefällt mir das Judentum als Idee. *Meinecke-Weskau* (?) ist auch so ein Verehrer von dem Judentum. Das habe ich begriffen. Das seelische Fernbleiben der Züricher Juden von ihren verstoßenen östlichen Brüdern hat mich geärgert. Ich habe sehr feine und intelligente Typen unter ihnen gefunden. Die christlichen Studenten haben sich auch so überschätzt und die anderen als minderwertig hingestellt. Das hat mich geärgert.

Schließlich habe ich mich auch von ihnen entfernt und bin ein ziemlich starker Sonderling, Außenstehender geworden, ohne direkt in Konflikte mit der Gesellschaft zu kommen.

3.) 31. III. 22

Gestern habe ich mitgeteilt, daß ich meine Träume aufgeschrieben habe zu einer Zeit, wo ich Elsa noch nicht kannte, und dann zu träumen aufhörte in der Zeit, als ich sie kennen lernte. Ich habe mich nun überzeugt aus meinem Heft, wo ich die Träume aufgeschrieben habe, daß dies nicht stimmt. Sondern ich träumte oder schrieb meine Träume auf Frühjahr 1918 bis Herbst, d. h. zu einer Zeit, wo ich meine Braut schon längst kannte. Es ist dies zweifellos die Tendenz, d. h. der Wunsch, ich möchte mich mit den Träumen, d. h. mit *Psychoanalyse* schon vor der Bekanntschaft mit meiner Braut beschäftigt haben. Meine Braut sagte mir immer, daß ich erst durch sie das Interesse dazu bekam. Dies glaubte ich nicht. Es ist aber doch so.

Nun gibt mir **F.** einen 6 Seiten langen Brief meiner Schwester vom 16. III. 22 an ihn zum Vorlesen, welchen ich unter einer gewissen inneren Erregung lese, in dem steht, daß ich entgegen dem Wunsche der Eltern mir eine Braut genommen habe, daß ich auch vor meiner Verlobung schon geäußert habe, heiraten zu wollen, aber immer hinzufügte, zuerst müßte ich analysiert werden. Meine Braut habe auch einen großen Widerstand dem Heiratsgedanken entgegengebracht. Am Tage, als die Papiere für das Standesamt kamen, hätte meine Braut dann erneute Zweifel gehegt, ob sie in Zürich glücklich werde, und zwar in einer Art und Weise, in der von meinem Glück überhaupt nicht die Rede war, als ob mein Glück gar nicht in Betracht käme, sondern nur das ihre, also völlig egoistisch.

Schon vor meiner offiziellen Verlobung, als ich von Münsterlingen nach Zürich kam, sei ich ganz verändert gewesen, melancholisch, habe keine Arbeitsfreude und Arbeitseifer mehr gehabt. Durch die Verlobung erwartete man dann, daß es anders würde. Aber ich wurde trübsinniger denn je. Zudem sei meine Braut äußerlich gar nicht hübsch und gesellschaftlich unbedeutend, so daß auch meine Freunde (Mehrzahl!) sich wundern, wie ich eine solche Heirat eingehen könnte. Sie hoffe nun, daß Prof. F., dem sie zur Klärung der Situation diese Sache mitteile, entsprechend mir Klärung verschaffen könne.

Wie sie wisse, halte sich meine Braut noch in Wien auf, von wo sie angeblich in 10 Tagen weiter fahren wolle. Auch sei sie, statt, wie sie vorgab, direkt von Zürich wegzufahren, noch 3 Wochen in Zürich geblieben.

Prof. F. erklärt, daß ihm dieser Brief außerordentlich unangenehm sei. Er zerstöre einen guten Teil des inneren Fortgangs der Analyse, indem er vielem vorgreife und ungeordnet und von anderen Gesichtspunkten vorbringe. Ferner wolle man ihm gleichsam die Verantwortung für den Ausgang meiner Analyse, d.h. meinen späteren Entschluß überbürden (meine vor F. geäußerte Meinung). Drittens verlange der Brief (ich habe es vergessen anzuführen), daß er mir nichts davon mitteile, also ein Geheimnis, das er nicht halten könne. Man kann erst ein Geheimnis versprechen zu halten, wenn man zuerst gefragt wird, ob man es halten kann und will, bevor es mitgeteilt wird. Er entbindet sich daher dieses Geheimnisses, das seine Assoziationen in der Analyse mit mir beeinträchtigen würde, indem er es mir sage, so daß also jetzt ein Geheimnis zwischen mir und meiner Schwester besteht, statt zwischen dem Analytiker und mir. Er glaubt, er werde meiner *Schwester* schreiben, daß er erst ihr geantwortet habe, nachdem er mich kennenlernte, daß es Aufgabe der Analyse sei, den inneren Menschen frei zu machen, so ein freieres Urteil zu bekommen, und er hoffe, daß auch ich durch die Analyse innerlich so frei werde, daß ich mich in dieser Angelegenheit entscheiden könne.

F. teilt mir nun mit seine Meinung über den Zusammenhang meiner Symptome, des zwanghaften Nachlaufens hinter den 3 Damen und meiner Einstellung zu meiner Braut. Ob dies nicht, außer der von mir geäußerten Ansicht, ich wolle mir die Unfähigkeit, ein neues Verhältnis anzuknüpfen, die Versuche darstelle, mich von meiner Braut frei zu machen, die allerdings nur Versuche bleiben. Dies wird als vollkommen richtig von mir akzeptiert.

Ich teile ihm mit, daß solche Versuche auch gedanklich von mir gemacht worden sind in früheren Zeiten, indem ich mich in eine Ehe mit einer anderen hineinzuversetzen suchte in Tagträumen.

Es ist mir auch vor ca. einem Jahr oder noch länger ein Heiratsantrag gemacht worden. Ein Bekannter, vielleicht nennt er sich auch Freund, meines Vaters frug ihn, ob ich nicht Lust hätte, seine Tochter zu heiraten (Fräulein Dreifuß) (meine Mutter heißt ja auch so!), sehr reich. Sie ist eine üppige Jüdin, auch frech. Gefällt mir nicht. Wenn sie mit ihrer Mutter auf der Straße geht, meint man, sie sei die Mutter und die Mutter die Tochter. Sie ist mir abstoßend. Ich habe mir schon Phantasien gemacht über das schöne Leben, weil Geld, Auto. Aber mehr nicht.

Dann eine zweite, ein Fräulein Weill, ebenfalls sehr reich. Sie ist sympathischer, lieblicher, blond. Übrigens neurotisch. Sie gefällt mir schon eher, aber auch nicht irgendwelche Triebe zu ihr gehabt. Ich kenne sie übrigens auch nicht. Wenn ich daran denke, daß ich mit ihr verheiratet bin, kommt es mir vor, ich betrüge sie, da ich sie nicht liebe. Übrigens ist es auch gemein, aus fremdem Geld zu leben. Ich habe das Gefühl, daß ich dann nicht arbeiten, sondern versimpeln werde.

F. macht die Bemerkung, daß wir ja da bereits 2 von den Frauen hätten, denen ich nachgelaufen bin, d.h. die diese symbolisieren. Es wird auch eine dritte da sein.

Ich werfe ein, dann müßten es ja mehr sein, denn nach der dritten habe ich auch noch einer 4. und 5. usw. nachgeschaut. Ich akzeptiere aber auch die Dreizahl, indem ich ausrufe: Ja, die dritte ist auch schon da. Es ist Lotte Goldschmidt in Worms. Sie ist etwa 20 (!)[1] *(durchgestrichen)* 10–11 Jahre jünger wie ich. Meine Großmutter sprach, als ich etwa 10 Jahre alt war, gern davon, wir sollten einander heiraten. Die Mutter von Lotte ist mir eine sehr liebe Kusine, überhaupt sind die Wormser Verwandten meine Lieblingsverwandten. «Wormser», meine Schwester heißt ja auch Wormser.

Nicht-analytische Bemerkungen zum Brief meiner Schwester: Es ist nicht wahr, daß Elsa 3 Wochen sich noch in Zürich aufgehalten hat nach dem

1 Wunsch, sie sei 20 Jahre jünger, d.h. meine Tochter, da ich die Mutter gern geheiratet hätte. Ich war verliebt in sie. Sie heißt Elsa!

Streit. Der Bruch war am 17. II. 22, sie ist gereist am 2. III. und war vorher noch einige Tage krank (Grippe). Sonst wäre sie noch früher gegangen. Jedenfalls hat meine Schwester es so dargestellt, als ob Elsa aus irgendeiner Absicht noch länger in Zürich geblieben ist, damit eine Unredlichkeit begangen. Sie ist nicht nach Bern gereist sofort, wie sie vorhatte, weil die Oberholzers uns abredeten, sie sollte wenigstens über Sonntag noch in Zürich bleiben. Dann kam man zum Schlusse, daß sie überhaupt nicht reise. *Irma / Erna* (?) in Bern hat nur 3 Zimmer, wo unterkommen? Elsa hatte hier noch Universitätsangelegenheiten zu erledigen, Paß usw. Zuerst wurde der Plan gefaßt, Elsa solle über Berlin nach Hause reisen. Dann kam der Gedanke, sie solle sich analysieren lassen. Als sie dann keine Einreisebewilligung nach Berlin bekam und ich meine nach Wien so leicht bekam, entschloß man sich, sie solle nach Wien reisen. –

Hat Fleisch nichts Eiligeres zu tun gehabt, als auszuplaudern, daß Elsa hier ist, oder ist er gefragt worden. Jedenfalls steht er ganz auf der Seite von Erna. Einmal hat er unehrlich zu mir gesprochen. Entweder an jenem Sonntag vor dem Bruch zu Hause, als Elsa und ich bei ihm eingeladen waren und er uns zuredete zu heiraten und unserer Ehe eine gute Prognose stellte (entgegen zur Ehe *Schinz* (?), der er eine schlechte Prognose stellte) oder dann am Montag nach dem Bruch, als ich bei Fleisch in seinem Laboratorium war und ihm die Sache erzählte und er mir mit aller Gewalt beweisen wollte, daß wir nicht zusammenpassen, daß Elsa überhaupt nicht heiraten wollte, daß sie sich gescheiter dünke und überlegener dünke (das hat übrigens Erna auch in ihrem Brief an Professor F. geschrieben), daß sie keine Hausfrau gebe usw.

Aus dem Brief von Erna spricht der ganze Haß, den sie gegen Elsa als Nebenbuhlerin usw. hat, und den sie offenbar schon von der ersten Stunde an gehabt hatte. Sie haben also alle Komödie gespielt, bis zum Bruch. Was mich am meisten verletzte, ist, daß man über mich weg über mein Glück verhandelt und gehandelt hat. Mir hat man mehrere Male gesagt, ich solle mich beruhigen. Die Trennung sei doch nur für 3 Monate, und Elsa wollte man das Versprechen abnehmen, nie mehr von zu Hause zurückzukehren! Pfui.

4.) 1. IV. 22

Ich komme wieder auf die 3 Frauen zu sprechen, die in meinem Leben eine gewisse Rolle gespielt haben.

Dreifuß: So ist der Jugendname meiner Mutter.

Weill: So heißt ein Onkel väterlicherseits.

Goldschmidt: Meine Braut heißt auch Elsa wie die Mutter von Lotte. Die Schwester dieser Mutter heißt Klara, wie meine Mutter.

(Daß meine Braut auch Elsa heißt, ist mir bei Freud nicht eingefallen). Diese beiden Kusinen Elsa und Klara Goldschmidt hatte ich sehr gern. Ich sträubte mich allerdings immer, sie zu küssen, und wurde als spröde angesehen.

Nun kommt zu diesen dreien noch eine vierte hinzu. Madelaine von Paris. (Ich glaube, ich habe die 4 aufgezählt nach dem Maße, wie ich sie verdrängt habe; die letzte am meisten). Das war ein außerordentlich nettes Mädchen. Mit dem Charme der Französin, auch ein wenig kokett. Nicht schön, aber ein sehr nettes, liebes Gesicht. Rote Haare. Sie ist die Freundin der Freundin meines Freundes Silberstein. Wir waren einmal zusammen im Theater, einmal machte ich mit ihr zusammen einen Ausflug nach St. Cloud und küßte sie auch. Sie kam zum gleichen Mittagstisch wie mein Freund, und ich lernte sie dort kennen. Ich war wirklich verliebt in sie, und es wäre vielleicht nicht beim Küssen geblieben, wenn ich längere Zeit in Paris geblieben wäre. Sie hatte etwas, was meiner Braut abgeht; das typisch Weibliche der Französin. Dies geht auch allen Schweizerinnen ab, die plump sind.

Nun kommt eine Pause, in der mir nichts einfällt. Es kommt dies während dieser Analysestunde überhaupt mehrmals vor. Dann erzähle ich, daß ich heute morgen mit Kopfschmerzen erwachte, was sonst nie vorkam. Daß ich vorgestern nachts mit mir im Traum gesprochen und Symptome gedeutet habe.

Dann wird dieser Traum erzählt von den Ungeheuern, welche die Heiligen benagen. Es kommt eine Reihe Assoziationen: Sturz des Vaters, Sturz von Idealen usw. Ich deute selber. Ich bin in einem Widerstand. Er kommt daher, daß ich fürchte, daß meine Familie die Hand in meine Analyse legen würde, sich einmischen würde, mich nicht unbehelligt lasse. Ich habe auch gestern vor dem Einschlafen mich in solche Situationen hineingedacht, daß der Vater hier ist und ich ihm erkläre, er möchte um Gottes willen mich nur über diese Zeit in Ruhe lassen. Er belästige damit auch Professor Fr.

Den Traum mit den Ungeheuern habe ich im Winter 17/18 geträumt. Ich hatte damals schon meine Beziehungen zu meiner Braut. Schon am ersten Abend, als ich mit ihr im Caféhaus war, entdeckte ich, wie tief sie von Gemüt ist. Ich bekam gleich ganz andere Einstellung zu ihr, als ich es vorher hatte. Ich hatte diese Seelentiefe und das tiefe Empfinden nicht hinter ihr vermutet. Ich merkte auch, wie sehr sie litte, daß sie völlig von der Heimat abgeschnitten war und keine Nachrichten von dort bekam. Ich hatte den Drang, ihr in dieser Not seelisch etwas beizustehen. Erst später kam dann das Finanzielle noch hinzu. Noch zu Beginn unserer Bekanntschaft bekam sie eine ganz beträchtliche Summe von zu Hause. Es war dies die letzte. Sie wollte damals nach Hause reisen. Ich hielt sie zurück. Dann wollte sie das Studium aufgeben und etwas verdienen. Ich hielt sie zurück und sagte ihr, das einzig richtige sei, so rasch als möglich fertig zu studieren.

Es kommt mir jetzt vor, als ob ein Teil meiner Liebe damals wenigstens darin bestand, daß ich geben konnte und sie damit erniedrigen. Daß ich der Mitleidige spielen konnte. Ich habe dies zwar nie gezeigt, und es ist mir auch eine große Beruhigung, daß meine Braut mir erklärt hat, ich habe ihr in einer Weise gegeben, daß sie es nicht als Almosen empfinden mußte.

Die Zuneigung zu meiner Braut besteht aus 2 Faktoren:

1. die aktive Liebe zu ihr,
2. die Flucht vom Elternhause.

Es ist dies eine Art und Weise, wie der Gesunde mit dem Oedipuskomplex fertig wird, indem er sich eine Frau wählt, welche dem Elternhaus vollständig fremd ist. Ich habe lebhafte exogame Tendenzen. Alle Frauen, die irgendwie mit dem Elternhaus assoziativ in Verbindung stehen; Name, Rasse, Verwandtschaft, Kusine, Mutter lehne ich ab. Die dem Elternhaus völlig fremd stehende: Pariser Freundin, Elsa akzeptiere ich oder finde sie akzeptabel.

Zu meinem Traum habe ich vorher noch assoziiert:

Ich habe mich früh von meinem Vater gelöst. Es gab Zeiten, wo ich ihn als guten und feinen Menschen schätzte. In meinem ca. 17. Altersjahr ging ich sonntags mit ihm spazieren, mehr aus Pflichtgefühl. Damals marterte ich mich ab, etwas mit ihm zu reden und bekam einfach keinen Stoff dazu. Mein Vater wunderte sich, fragte: Warum schweigst du, fand aber seinerseits auch keinen Stoff, so daß wir schwiegen. Dann an Kleinigkeiten: Wenn er mit vollem Mund sprach, an seinen Manieren hatte ich etwas immer auszusetzen. Später fand ich dann die Erklärung dazu, als ich über den Ödipuskomplex usw. las. Es wurde dann auch zeitweise besser. Aber an kleinen Symptomen und Bemerkungen fand ich, daß ich diese Abneigung nicht abgelegt hatte.

5.) 3. IV. 22

Es fallen mir Szenen ein, wo der Vater sehr heftige erregte Auftritte machte. Er lag damals im Streit mit Onkel Hermann, seinem Schwager. (Im Verlauf der Erzählung verspreche ich mich häufig, indem ich statt Onkel «Schwager» sage!) Zu Hause regte ihn die geringste Kleinigkeit auf, und er ließ auch seinem Ärger freien Lauf, indem er viel schrie. Die Mutter mußte damals viel stillschweigend anhören. Ich erinnere mich, daß ich bei einer solchen Szene einmal einen Weinkrampf bekam und in einer Ecke mich auf den Boden setzte. Das war ca. 1908. Später, nach 1912 muß das gewesen sein, stellte ich mich bei einem solchen Auftritt ihm gegenüber, zwischen die Mutter und ihn und blickte ihn an. Er ärgerte sich sehr darüber und sagte, er lasse sich von mir nicht die Stirn bieten. Vor ca. 2 Jahren noch hörte ich ihn einmal im Geschäft mit den Angestellten schimpfen. Er war damals so in Wut, daß er in einer hohen Fistelstimme schrie, wie ich ihn früher nie gehört hatte. Das machte auf mich tiefen Eindruck, so daß ich mich aus dem Geschäft wieder entfernte.

Ich selbst bin auch so ein leicht erregbarer Kerl, so daß, wenn wir aufeinanderprallten, es gar keinen vernünftigen Ausweg mehr gab, bis ich zu weinen anfing. Vielleicht habe ich irgend etwas Neurotisches von meinem Vater geerbt. Nun erinnere ich mich an Münsterlingen, als mir einmal eine Patientin, eine langjährige Insassin und unangenehme Schizophrene, einen Liebesbrief schrieb, in welchem sie erklärte, ich sei ein so lieber, reizbarer junger Mann. Das paßt sehr für mich. Ich bin es nur in der Familie, so reizbar, vielleicht auch hie und da gegen meine Braut, aber in der Gesellschaft nie, so daß sich meine Eltern immer wunderten, daß ich ein so beliebter Mensch in der Gesellschaft bin, und mich fragten, ob ich bei meinen Freunden auch immer so einen Kopf mache und nie rede und brummig bin.

In dieser Zeit, als die erregten Auftritte meines Vaters stattfanden (1908), litt ich ziemlich stark an einem catarrhus aestivus der Bindehäute, auch etwas Nervöses und ich hatte im Anschluß daran einen blepharospasmus, eine Art Tic, so daß ich immer mit den Augen zwinkerte. Mit Behandlung des Katarrhs wich auch das Augenzwinkern. Vielleicht daran anschließend bekam ich ziemlich heftig regelmäßig Heuschnupfen. Es war eigentlich mehr eine Überempfindlichkeit für Staub. Das Heu vertrug ich ganz gut, und in Münsterlingen litt ich gar nicht darunter. Vielleicht ist dies jedoch eine Erinnerungsfälschung, da mir mit Münsterlingen alles Angenehme verbunden ist. Während meiner Studien, also um 1912 herum, hatte ich eine starke Attacke mit einer Art Asthma, nicht bronchial, sondern ich konnte einfach nicht durch die Nase atmen. Ich weckte damals meine Eltern nicht. Ich hatte das Schlafzimmer neben den Eltern. Was ich dabei konstatierte, war das, wenn mein Vater irgendwie etwas zu «krächzen» hatte, er Schmerzen im Arm hatte, Kopfweh, Angstgefühle, oder wenn meine Mutter schnarchte, er nicht ruhte, bis sie geweckt war. Dann schlief er ein und meine Mutter hatte den Schlaf verloren. Jedenfalls hatte ich damals den Eindruck, als ob meiner Mutter etwas Unrechtes geschehe. Ich leide auch von Zeit zu Zeit an einem herpes trigemini, 1. Ast. Der ist von ca. meinem 4. Jahr ab ziemlich häufig aufgetreten. Man brachte ihn immer mit Erkältungen zusammen. Jetzt habe ich ihn auch noch von Zeit zu Zeit, aber nur selten und nicht so häufig und doch meist im Zusammenhang mit klimatischen Änderungen, so nach Bergtouren, Schneewanderungen usw. Aber doch etwas Neurotisches. Noch ein nervöses Symptom: In Stuttgart, als ich in die 3. Klasse kam, hatte ich jeden Morgen Brechreiz und fühlte mich auch erst wohl und leistungsfähig, wenn ich erbrochen hatte. Ich erbrach auch jedesmal, entweder auf der Straße oder in der Schule im Abort. Ich hatte einen sehr gefürchteten Lehrer. Er muß ein Alkoholiker gewesen sein, er ließ sich immer Bier in die Stunde bringen, und der es brachte, immer der gleiche, war sein Lieblingsschüler, obwohl er ziemlich mittelmäßig war. Ich war damals leider immer der erste, und es war eine schwere Arbeit, es zu behaupten. Schon damals wurde man mit lateinischen Ausdrücken geplagt. Mein Haß auf die Schule rührt von diesen Zeiten her. Jeden Samstag war irgendeine schriftliche Arbeit, nach der man gesetzt wurde. Wenn ich vorher erbrechen konnte, war ich sicher, daß ich es gut bestand. Meine Schwester hat mir das Erbrechen natürlich gleich nachgemacht, so daß sie morgens am Frühstückstisch erbrach. Ich muß damals in Stuttgart jedenfalls ziemlich lange mit meiner Schwester zusammen geschlafen haben. Denn ich war ca. 6jährig, als ich in einer Ecke des Eßzimmers ein Bett aufgestellt bekam. Jedenfalls habe ich vorher im gleichen Zimmer wie meine Schwester geschlafen.

Damals, ich war vielleicht 4- oder 5jährig, führte ich das ca. 3jährige Mädchen des Hauswarts in den Hof in einen Raum, in welchem ich meinen *Leiter*(?)-wagen eingestellt hatte und besichtigte ihre Genitalien, machte auch mit einem Steinchen daran herum, vielleicht habe ich es hineingesteckt. Ich glaube, meine Schwester war auch dabei. Das Kind war völlig gleichgültig. Einem Kindermädchen, das frisch eintrat, wollte ich unbedingt unter den Rock kriechen an dem ersten Tag, als sie gekommen war. Nicht aus Erinnerung, aber aus Erzählung weiß ich, daß ein Kindermädchen ein Verhältnis hatte, ihren Liebhaber und sich zusammen im Badezimmer einschloß. Auch auf unseren Spaziergängen traf sie ihren Liebhaber. In der Nachbarschaft wohnte auch ein kleines Mädchen, Liesel Levy. Ich weiß, daß, als sie bei uns einmal zum Kaffee war, sich nachher unter ihrem Stuhl eine Lache befand. Sie hatte in die Hosen gemacht, offenbar, weil sie nicht wagte zu sagen, daß sie hinaus mußte. Erinnerungen an Halbach, ein Preuße und Christ, bei dem ich mich nicht so wohl fühlte, an Heilbronner (wenn meine Mutter nicht ans Fenster kommt, kann sie was erleben), an Herz und Loewe.

Vorher in Karlsruhe gewohnt. Ich erinnere mich deutlich, daß im Garten vor dem Haus ein Springbrunnen war mit 2 Fröschen auf beiden Seiten, welche Wasser spien. Ein Knabe, der im ersten Stock zu Miete wohnte und sein Dampfschiff im Bassin schwimmen lassen wollte. Er mußte dann natürlich das Wasser abdrehen. Ich weiß, daß absolut ich immer das Wasser abdrehen wollte, obwohl ich es gar nicht ganz konnte, ich war viel zu klein und zu schwach. Ich erinnere mich, daß damals eine Kusine, die in die Schule ging und vielleicht 7 Jahre alt war über den Gartenzaun geklettert ist, da die Gartentüre abgeschlossen war. Ob ich da etwas gesehen habe, weiß ich nicht. Diese Erinnerung steht im Zusammenhang mit meinen geschlechtlichen Entdeckungsfahrten. Das Abdrehen des Wassers: Interesse für das Urinieren. Bei der Kusine wollte ich etwas sehen. In Stuttgart, bei dem Kinde, habe ich zum erstenmal sicher das weibliche Genitale studiert. Ich weiß das Datum nicht mehr genau, d.h. mein Altersjahr. Offenbar verstecken sich hinter diesem Nichtwissen noch andere Zusammenhänge von damals, die ich noch verbergen will. Vorher mitgeteilt im Zusammenhang mit der Schule:

Als ich nach Zürich kam, glaubte ich mich tatsächlich im Lande der Freiheit zu befinden, da die Schule viel freier war, ich nicht lernen mußte. Ich liebte meinen Lehrer, den ich von der 4.–6. Klasse hatte, Herrn Bosshart, sehr. Obwohl mir jetzt zu Sinn kommt, daß er gewisse Mädchen und Buben sehr hart strafte und prügelte. Er war auch jähzornig. In der ersten Klasse Gymnasium hatten wir einen Lateinlehrer, der gern erotische Witze machte. Ich war damals klein und rund, und er sagte zu mir: Wenn ich gebären könnte, würde ich Zwillinge bekommen. Damals hörte ich zum erstenmal das Wort gebären aussprechen. Es war für mich wie ein Choc. Das zweite Mal in einer Deutschstunde in der dritten Klasse Gymnasium (15 Jahre) hörte ich es zum zweitenmal. Bei der Konjugation führte der Lehrer dieses Wort an und schrieb es an die Tafel. Ein gleicher Choc. Ich fragte mich, warum er gerade dieses Wort an die Tafel schrieb, wo es doch so viele andere ähnliche, gleich konjugierte gibt. Damals wahrscheinlich noch nicht vertraut mit der Anatomie und Physiologie des Gebärens. Meine Kenntnisse hatte ich aus dem Lexikon. Ich kam nicht selbst darauf. Sondern als wir das Lexikon bekamen, durften wir mit der Mutter zusammen die Bände der Reihe nach ansehen. Viele schöne Bilder und manches wurde natürlich überschlagen. Ich schaute mir heimlich (1912? Vorher?) nackte Frauenbilder an, unter E-va und Kunst-Bilder des Lexikons. Ich schaute nie lange darauf, sondern schlug das Buch gleich wieder zu. Nachher kam ich dann auf die Bilder des Foetus. Es scheinen Abbildungen von Moulagen gewesen zu sein, die mit Leintuch umgeben waren. Ich glaubte, das gehöre zur Anatomie. Jedenfalls habe ich den Eindruck, als ob ich den Foetus immer mit einer Art Strahlenkranz umgeben mir dachte.

6.) 4. IV. 22

Wir sind gestern bei meinen ersten Entdeckungen der weiblichen Genitalien stehengeblieben. Daß ich mein Altersjahr nicht erinnern kann, muß irgendeine Tendenz haben. Ich verdränge überhaupt außerordentlich rasch. Dies ist mir im Gespräch mit meiner Braut aufgefallen, daß ich mich an Ereignisse, die nur kurze Zeit zurückliegen, nicht mehr erinnern kann. So habe ich gestern erzählt, daß ich in unserem Hause *Hauserstraße* (?) mein Schlafzimmer neben dem der Eltern hatte. Dies war ja erst der Fall nach der Heirat meiner Schwester, Frühling 1916. Als ich es gestern erzählte, hatte ich den Gedanken, daß meine Schwester auch einmal in diesem Hause gewohnt hatte, völlig ausgeschaltet. Sie war also in jenem Schlafzimmer. Es ging ziemlich lange, bis ich mit Sicherheit sagen konnte, daß ich damals im Zimmer nebenan geschlafen hatte. Es muß irgendein Grund da sein, der diese Widerstände produziert. Überhaupt kann ich mir fast keine Situation vorstellen, die ich mit meiner Schwester zusammen erlebte. Wir waren sehr gut miteinander gestanden, so daß es immer hieß, unsere Geschwisterliebe sei vorbildlich. Ich habe ihr auch immer geholfen, Schularbeiten machen, die sie sich aus Bequemlichkeit machen ließ. Sie benützte auch meine Aufsätze und die meiner Freunde für ihre Schularbeiten. Meine Freunde Fleisch und Proschek besuchten mich öfters in der Gymnasialzeit und beschäftigten sich aber nur mit meiner Schwester, so daß ich nur der Vorwand war. Proschek war etwas dichterisch veranlagt und liebte Zoten in Versen zu machen. Es war mir dies sehr unangenehm. Das merkte er und reizte mich damit.

Später in der Studentenzeit hatte ich mich auch einmal ein wenig in eine Freundin meiner Schwester verliebt (Mouche). Weiteres fällt mir im Zusammenhang mit meiner Schwester nicht ein. Dagegen komme ich jetzt auf die Frau No. 6 zu sprechen. Es ist eigentlich falsch, die Frauen in dieser Reihenfolge aufzuzählen. Es sind 3, die mit der Familie in Zusammenhang stehen und von ihr akzeptiert wurden.

Dann kommt die Pariser Bekanntschaft, und dann eigentlich No. 5.

Es war mir, als ob ich schon über eine 5. gesprochen hätte. Dies stimmt aber nicht.

Also diese fünfte war die Braut meines Kollegen *Firz* (?). *Firz* ist mein Nachfolger in Münsterlingen. Er ist etwas hebephren. Er stellte mir, als er einmal in Zürich war, seine Braut vor. Sie war eigentlich nicht fest mit ihm verlobt, und ich hatte auch den Eindruck, daß *Firz* nicht der einzige sei. Sehr freie Ansichten. Sie ist von Budapest, eine Ungarin. Hatte früher studiert, aber infolge der schlechten Zeiten eine Bürostelle angenommen. Zuerst meinte ich, sie sei Jüdin, dann schien es mir wieder nicht so. *Firz* deutete mir an, ich sollte seine Braut einmal einladen, sie sei so allein. Mir schien es, als ob sie auch ohne ihn gut sich amüsiere. Ich lud sie dann einmal ein. Wir gingen zusammen ins Café. Dann schrieb sie mir einmal und bat mich in ihre Wohnung. Ich wußte genau, worum es sich handle. Es sollte auch zu einem Koitus kommen. Ich war jedoch nicht recht begeistert, dachte auch an meine Braut, so daß es bei mir nur zu einer Ejakulation kam und nicht zu einem Koitus. Ich kam mir dabei etwas lächerlich vor, und sie hielt mich auch vielleicht dafür. Jedenfalls kam es daraufhin nicht wieder zu einem Wiedersehen. Sie wurde auch krank, bekam Grippe und ist schließlich in der Frauenklinik gestorben. Die Freunde von *Firz* sprachen von einem Abort, er sagte, es sei Grippe.

Nun kommt doch No. 6. Es war dies in meiner Studienzeit, bevor ich meine Braut kannte. In einem Café traf ich einen Bekannten mit seinem Gspusi. Ich setzte mich zu ihnen. An diesem Beisammensein war nichts Besonderes. Es war noch ein Bekannter dabei. Wir trennten uns vielleicht um 10 Uhr. Um halb 11 läutete es an; es war diese Dame. Sie bat mich dringend, zu kommen, sie müsse mich sprechen. Wir gaben uns Rendezvous auf der Straße. Sie sagte, sie sei verliebt in mich usw. Ich entgegnete, es sei dies nur eine momentane Aufwallung. Wir gingen so auseinander.

Sie hatte einen italienischen Namen, auch italienischen Habitus. Es kam dann doch so weit, daß ich sie nach Hause nahm, meine Eltern waren damals in den Ferien. Und es kam zu einem Koitus. Aber auch nur ein einziges Mal. Wie es dann weiter ging, weiß ich nicht. Nur so viel: Als ich mein Staatsexamen gemacht hatte, hielt ihr Freund damals eine Gratulationsrede auf mich. Ich glaube, ich hatte damals ein schlechtes Gewissen. Entweder hatte er so viel Objektivität, daß er über die Affäre ruhig sein konnte, oder er hatte es nicht erfahren. Im übrigen glaube ich auch annehmen zu dürfen, daß er nicht der einzige Freund dieses Mädchens war, so daß das Unrecht an ihm eigentlich nicht so groß war.

Daß ich diese Frauen, mit denen ich geschlechtlich in Berührung kam, oder die mir sonst nicht gleichgültig waren, so schwer erinnere, hängt wahrscheinlich mit meiner jetzigen starken Bindung zusammen. Wenn man sich stark verliebt, will man alles frühere gleichsam ungeschehen machen. Es stellen diese Frauen gleichsam Vorstufen dar zu meiner jetzigen Liebe. Gleich wie man zu einem Kunstwerk verschiedene Entwürfe macht, die man nicht akzeptiert, und schließlich den Entwurf findet, aus dem man dann das Werk gestaltet **(Fr.)**

Merkwürdig ist, daß ich sogar das Datum (Jahr!) der Heirat meiner Schwester verdrängt habe. Ich muß es erst konstruieren und komme dann darauf, daß es Frühjahr 1916 war, März. (Es stimmt nicht, es kann nicht im Frühjahr gewesen sein.)

Vom Militärdienst kommt man auf die Onanie zu sprechen. In St. Moritz im Winter 1912 oder 1913 lernte ich einen Juristen Dr. Wertheimer kennen. Ich weiß von ihm, daß er nachher in ein Sanatorium, wenn nicht in eine Irrenanstalt kam. Er sah etwas meinem Vater ähnlich. Im übrigen hatte er einen sehr starren Blick. Er kam bald mit mir auf das Sexuelle zu sprechen. So ein Gemisch von Ethik und Lüsternheit, wie es auch in den Büchern ist: «Wir jungen Männer» usw. Er sagte, er habe bemerkt ich sei sexuell sehr ruhig. (Ich erinnere mich tatsächlich nicht, bis dahin je onaniert zu haben!) Und ich solle diese Ruhe auch nur bewahren noch so lange ich könnte. Er wies mich dann auf Forel, Sexuelle Frage hin. Ähnliche Gespräche muß er auch mit meiner Schwester gehabt haben. Er sagte mir, sie sei so nervös, aufgeregt. Ich müsse mit ihr reden über dieses Kapitel. Ich tat es auch, ruhig und sachlich. Sie sagte mir damals, daß sie nicht onaniere. Ich las, als ich aus den Ferien zurückkam, sogleich den Forel, das Kapitel über Onanie. Ich konnte mir gar keine Vorstellung machen, wie man die Onanie bewerkstelligt, fand es dann darin und tat es. Dieser Wertheimer sagte mir auch, daß er beim Reiten sexuell erregt werde. Ich war es vorher nie. Aber einmal beim Reiten, als ich mich daran erinnerte, war ich es natürlich. Nachher nie mehr. Man kann ja gar nicht recht reiten, in einer Stellung, in der man sich sexuell erregt. Ich muß dann intensiv onaniert haben. War viel müde, arbeitete nicht recht. Diese Semester der Anatomie und Physiologie in nicht guter Erinnerung. Interessierte mich nicht für Anatomie. Leistete auch in den Repetitorien nichts. Im 2. Propädeutikum fiel ich fast durch, schlechte Noten. Hatte starken Examens-Stupor. Im Gegensatz zum Staatsexamen, wo ich sehr frei war, voll von Assoziationen und es sehr gut bestand.

7.) 5. IV. 22

Es ist doch außerordentlich merkwürdig, daß ich mit 20–21 Jahren wieder ganz neu angefangen und gelernt habe zu onanieren. Es ist mir, als ob ich bis dahin noch nie das Wort gehört hätte und auch die Fähigkeit nie gekannt und als ob ich erst im Forel gleichsam das Rezept zur Onanie gefunden habe. Es ist dies zu einer Zeit, wo andere sich gewöhnlich von der Onanie los machen und mit aller Macht dem Weiblichen zustreben. Keine Spur davon bei mir. Es ist dies doch eine Regression, ein Infantilismus.

(**F**: Die Pubertätsonanie ist sicher das Normalere, als wenn man sie unterdrückt und sie dann so spät auftritt.) Immerhin glaube ich bestimmt, daß ich auch schon früher onaniert habe und es nur verdrängt habe.

Überhaupt meine Verdrängungen, mein Vergessen! Selbst für rezente Sachen. Wenn man mich z.B. einer anamnestischen Prüfung unterziehen würde, eine Anamnese aufnehmen würde, wie man es in den Anstalten macht, ich könnte ja gar keine Angaben machen. Auf die Frage, was für Interessen ich neben dem Studium habe, kann ich gar keine Antwort geben, obwohl ich weiß, daß ich viel gelesen, tiefe Eindrücke von Büchern gehabt habe, viel gedacht und mich vielseitig beschäftigt habe. So stehe ich da, eigentlich nur von der Gegenwart und in der Gegenwart lebend. Die bewußten Verbindungen mit der Vergangenheit völlig abgeschnitten. Keine Leitlinien, keine logische Kette meines Erlebens. Nur aus dem Unbewußten heraus knüpfe ich meine Verbindungen und Assoziationen. Wie wäre es weiter geworden? Hätte mein Leben, mein Bewußtsein neu begonnen, von meinem jetzigen Alter ab neue Ketten zu knüpfen, und hätte ich mein früheres Leben begraben lassen müssen? Jetzt sehe ich von neuem, wie unbedingt notwendig für mich die Analyse ist.

Auch nach gemeinsamen Erlebnissen mit meiner Schwester habe ich vergeblich gesucht. Wie wir gegenseitig auf uns eingewirkt haben, was wir uns gewesen sind usw.

(**F**: Wenn man nach etwas sucht, findet man es nicht. Hier gilt nicht der Ausspruch des Evangelisten: Suchet, so werdet ihr finden, klopfet an, so wird euch aufgetan. Sondern: Suchet, und ihr werdet <u>nicht</u> finden.)

Bührer und meine Schwester: Bührer lernte ich in meinem 4. Semester kennen. Er kam damals vom Ausland. Wir lernten uns bei den Singstudenten kennen. Es fiel ihm auf, daß ich auch mich wenig an der Fröhlichkeit des Vereins beteiligte. Ich wurde damals Quästor, er Präsident, saßen nebeneinander. Nachher waren wir sehr viel zusammen, im Café, ritten auch zusammen. Er ist ein gewisser Gegensatz zu mir: energisch, zäher Arbeiter. Hat es auch sehr weit gebracht. Als ich dann nach meinem 5. Semester fortging.

Auf einem Ball lernte er meine Schwester kennen und verliebte sich in sie. Als ich dann nach Montpellier ging, machte er ihr einen Heiratsantrag. Obwohl meine Schwester ihn liebte, – sie kann ihn auch jetzt noch nicht sehen, ohne unruhig zu werden und wegzugehen, – schlug sie den Antrag aus. Da sie nicht zusammenpaßten. Er müsse eine Frau haben, die seinen Ehrgeiz unterstütze usw. Er hielt seine Freundschaft mit mir nachher aufrecht. Er äußerte dann einmal, daß er jetzt eine reiche Frau nehmen würde, gleichgültig, wie sie sei.

Verlobte sich dann auch wirklich mit einer Reichen. Ich kannte diese vorher von einem Ball her. Sie gefiel mir nicht. Nach der Hochzeit kam dann eine kleine Entfremdung. Als ich ihn dann aber einmal besuchte, fand ich, daß er eine sehr nette und gute Frau gefunden hatte, die nicht die verwöhnte Reiche war, sondern eine gute Hausfrau, die auf ihn sehr Rücksicht nahm und gut zu ihm paßte. Damals war ich dann ganz mit seiner Heirat ausgesöhnt. Dieser Bührer hatte 3 Freunde (mit mir zusammen). Der erste starb an der Grippe. Der zweite stürzte bei einem Rennen vom Pferd; es war eigentlich eine klare Fehlhandlung. So daß er mir einmal sagte, es sei eigentlich gefährlich, sein Freund zu sein, da die alle Unglück hätten. Er hatte auch einmal geäußert, daß seine Freunde doch alles merkwürdige Kerle seien, welche die Gesellschaft mieden, eigene Ansichten haben, komische Käuze.

Dieser zu Tode gestürzte Freund: Jucker. Ich kannte ihn schon früher wie Bührer. Sehr feiner Mensch. Auch guter Reiter. Während mein Freund Bührer auf Rennen trainierte, begleitete ihn Jucker immer. Sein Pferd war ebenso gut geeignet für Rennen, er machte nie mit. Dann verlobte er sich mit der Schwester des Fliegerleutnants Bider. Dieser Bider war ein sehr leichtsinniger Wüstling. Er stürzte auch ab, angeblich weil er halb besoffen geflogen ist. Seine Schwester machte all die Trinkgelage, Tanzereien, Ausschweifereien mit ihm und seinen Freunden mit. Es war auch bekannt, daß sie mit verschiedenen Offizieren Verhältnisse hatte.

Mit dieser Dirne verlobte sich nun dieser hochanständige Kerl Jucker. Rationell ist es unbegreiflich. Hier wird Ödipuskomplex, Homosexualität usw. unbewußterweise im Spiel gewesen sein. Dieses Fräulein Bider erschoß sich am Grabe (oder am Sarge) ihres abgestürzten Bruders. Sie war also auch sehr an ihn gebunden. Bald darauf beteiligte sich Jucker an dem Rennen. Und zwar merkwürdigerweise nicht mit einem Pferd, das er schon lange besaß, sondern mit einem Pferd, das er einer Frau Blum abkaufte. Diese war in Scheidung mit ihrem Mann, der ihr ganzes großes Vermögen durchgebracht hatte, und mußte ihr Pferd verkaufen. Es war absolut nicht zum Rennen geeignet und hatte verschiedene Mucken. Dieses Pferd trainierte Jucker zum Rennen. Beim Hinausfahren auf den Rennplatz sagte er, wenn er nur schon über das Mäuerchen hinüber wäre, das mache ihm am meisten Angst. Es gab noch viel schwerere Hindernisse. An diesem Mäuerchen stürzte er tödlich.

Ich habe dann nachher des öfteren dieses Mäuerchen zu Pferd genommen. Es ist immer ganz gut gegangen. Immer habe ich aber an den Jucker denken müssen. Ob auch der Ausspruch Bührers, es sei gefährlich, sein Freund zu sein, mitspielte, ist möglich.

Diese Geschichte habe ich erzählt, weil sie im Zusammenhang mit meiner Schwester ist. Jucker war in die Schwester Biders verliebt.

Noch vor meiner Onanieperiode, in meinem ersten Semester: Im Studentengesangverein wurde viel Produktion aufgeführt. Ganz am Anfang wurde ich für eine Produktion am Weihnachtskommerz als Tänzerin aufzutreten bestimmt. Ich habe nun früher nie Mädchenkleider angehabt und weigerte mich auch zuerst für diese Rolle. Es hieß aber, ich sei sehr geeignet, und mußte sie spielen. Hatte großen Erfolg. Seither hatte ich alle Damenrollen bei solchen Anlässen zu spielen. Wurde auch einmal photographiert als Schleiertänzerin. Ich hatte nie viel Talent, bei solchen Produktionen aktiv mitzumachen, Witze zu reißen. Ich war daher sehr froh, daß ich mich mit solchen passiven Rollen begnügen konnte. Ich hatte auch nie besonders sexuelle Gefühle dabei, hatte aber Freude, das ich den anderen gefiel. Wenn ich aber sah, daß sich die anderen an mir sexuell erregten, war es mir unangenehm. Immerhin ist das doch ein Transvestismus. Da ich auch absolut keine Neigung zum anderen Geschlecht hatte, so muß das doch eine Art Homosexualität gewesen sein. Übrigens soll ich auf der Photographie als Tänzerin sehr meiner Schwester ähnlich sehen. Ich selbst finde es nicht. Ich habe überhaupt sehr meiner Schwester ähnlich gesehen. So daß Freunde noch zu meiner Studienzeit behaupteten, meine Schwester, die sie nicht kannten, nur an der Ähnlichkeit erkannt zu haben.

Meine Freunde: Fleisch hat keine Schwester. *Willinger* (?) nur eine kleinere. Ich war einmal ein wenig in die Freundin meiner Schwester, *Trudi* Zimmermann, verliebt. Nur leichter Flirt. Habe sie auch einmal geküßt.

Fräulein Bührer ist mir in dieser Stunde nicht eingefallen. Offenbar stark verdrängt.

Mit meinen Freunden nie über Weiberaffären gesprochen. Ob die auch nicht mit Frauen verkehrten? Ob wir infolgedessen so aneinander hielten? Als sie sich verheirateten, war ich isoliert, und meine Braut hat mir diese Freunde ganz ersetzt.

Wenn meine Braut mir von ihrer Heimat erzählt und den dort lebenden Personen, überkommt mich immer eine Rührung und Sehnsucht zu diesen Leuten. Meine Schwester hat auch einen älteren Bruder. Bruder- und Schwester-Motiv!

8.) 6. IV. 22

Ich habe gestern eine Schwester eines Freundes vergessen zu erwähnen, also verdrängt. Es ist dies Fräulein Bührer. Sommer 1916 war ich mit Schwester und Schwager in Sommerferien in Wangen. Dort war auch Fräulein Bührer. Ich war viel mit ihr zusammen. Tief empfindendes Mädchen, obwohl sie sich nicht äußerte. Damals in Wangen hatte ich große innere Unruhe, lief viel allein herum, machte Touren, so daß ich mich nicht erholte. Ich fuhr dann zusammen mit Fräulein Bührer nach Hause. Wir hatten uns schon über die zukünftige Frau Bührers unterhalten und beide ziemlich abfällig ausgesprochen. Sie die Schwester, welche ihren Bruder verliert, ich der Freund, der ihn verliert, und der zugleich durch meine Schwester beeinflußt ist. Auf dem Thuner See auf dem Schiff mußten wir nun gerade dieses Fräulein und ihre Mutter treffen. Es sah sonderbar aus, wir zwei, gerade wie wenn wir verlobt gewesen wären. Diese Episode ist eine, welche die Ablösung von der Schwester zum Motiv hat.

Widerstand. Es kommt mir die Nachricht vom Tode Rohrschachs in den Sinn. Dann eine Karte meines Vaters, daß meine Eltern vielleicht nach Meran in die Ferien gehen und ob sie mich in Wien besuchen sollen. Nun auf das Finanzielle mit meinem Vater zu sprechen: Daß er mir kein greifbares Äquivalent für das gegeben hat, was meine Schwester bekam. Wie mein Schwager von nichts sehr rasch ein reicher Mann geworden ist. Was habe ich bekommen? Man hat mich auf Schritt und Tritt fühlen lassen, daß ich abhängig und bevormundet bin. Man hat mir Papiere gekauft, von denen ich von vornherein sagte, sie seien ungünstig, da es das gleiche sei, wie die schlecht stehenden Sulzer (MAG-Aktien). Sie sind jetzt nichts mehr wert. Man hat mir Papiere gekauft einer Schweizerischen Exportgesellschaft. Sie sind nichts mehr wert. Und die im Vergleich dazu lächerliche Summe der Analyse hat man mir dann als fast unerschwinglich hingestellt. Jetzt läßt er mit Geldsendungen auf sich warten Bei meiner Abreise, statt mir einen Scheck mitzugeben, hat er mich mit 500 000 Kronen vollgestopft und 1000 frs. in 50 frs.-Scheinen! statt in einer Note mitzugeben. Wie um zu sagen: Siehst, wieviel Geld du von mir bekommst. Und in Wirklichkeit ist es ja doch nichts.

Meine Schwester: Als meine Freunde bei mir zu Besuch waren, war ich immer eifersüchtig wie ein Ehemann, daß die sich immer mit ihr beschäftigten und mich auf die Seite schoben. Wohl meine Zigaretten wegrauchten.

Zum Exogamie-Problem: Rorschach, Oberholzer, Strasser haben so exogam geheiratet.

F. sagt, daß die Exogamie überhaupt in der Schweiz häufig sei. Die Schweizerinnen besitzen auch einen Überfluß an Reizlosigkeit.

Für Strassers treffen diese Dinge nun nicht zu, denn er ist ein russischer Jude.

F.: Strassers waren einmal in Zürich. Sie gehören zum niedersten geistigen Proletariat, verbunden mit ostjüdischer Frechheit.

Warum habe ich die Strasserin genannt? Vergleich mit meiner Schwester. Sie schimpft auf die Analyse, läßt es aber gelten, daß man sie zu den Analytikern zählt bei den Leuten. Ähnlich meine Schwester. Die posiert auch immer mit analytischen Ausdrücken, und nachher stellt sie es als lächerlich hin.

Übrigens muß ich gerade eine Kritik über das Strassersche Buch schreiben. Als sie in Bern in der Psychiater-Gesellschaft einen Vortrag hielt über ihr Buch, das ein furchtbarer Dreck ist, hat sie mir als Person ganz gut gefallen. Ich sagte zu meiner Braut, sie gefalle mir ganz gut, wenn sie in einem Varieté wäre. So ein Gemisch von weiblichem Protest und exhibitionierter Weiblichkeit.

9.) 7. IV. 22

Gestern war ich im Fliegenden Holländer. Nachts schlief ich sehr unruhig. Stand 2 x auf, um Wasser zu trinken, was früher nie vorkam. Man könnte es im gewöhnlichen Leben darauf zurückführen, daß ich spät zur Nacht gegessen habe, erst nach 10 Uhr und ziemlich saure Speisen. Aber es ist natürlich etwas anderes. Mitten in der Nacht kommt mir plötzlich der formulierte Gedanke: «Ich muß mich mit meiner Schwester im Badezimmer eingeschlossen haben.» Zuerst dachte ich «Schlafzimmer» korrigierte aber «Badezimmer». Nun taucht mir auch die Erinnerung an das Badezimmer in Stuttgart auf. Dort hat sich ja unser Kindermädchen mit ihrem Schatz eingeschlossen! Ich habe dies alles nicht zufällig erinnert. Dann fällt mir ein, daß die Rede war, daß Franz Heilbronner mit seiner Mutter zusammen bade. Diesen Franz Heilbronner hatte ich ja auch am gleichen Tage wie das Kindermädchen erwähnt: Meine Mutter soll sofort ans Fenster kommen, sonst kann sie was erleben. Also auch nicht grundlos erwähnt. Damals muß ich mir sehr intensiv vorgestellt haben, wie diese beiden zusammen im Bade sitzen. Ob ich mit meiner Mutter zusammen im Bade war, ist mir nicht erinnerlich. Jedenfalls muß ich es mir damals gewünscht haben.

Nun muß ich doch vom Fliegenden Holländer erzählen. Vielleicht ist das bloß ein Widerstand. Ich habe mich in dieser Vorstellung etwas analysiert. Nun, wenn man in der Analyse selbst analysiert, wird es wohl ein Widerstand sein. Nun in dieser Vorstellung wurde mir ganz klar, daß das Erleben eines solchen Stückes nur auf Identifizierung beruht. Die Ouvertüre hat mich sehr gepackt. Nun, das ist, wie Monakow sagt, eine Unterhaltung ohne Worte; man kann sich dabei denken, was man will. Am meisten ergriffen hat mich damals schon das Motiv aus dem Lied der Senta, wo es heißt: Wo ist die Frau, welche diesen Mann erlöst? Und nachher dachte ich unwillkürlich: Der Fliegende bist du und willst erlöst werden durch Senta = Elsa. Erlöst von Inzest. Nachher bei der Werbeszene, als der Holländer um Senta anhält, kommt mir plötzlich der Holländer in der Gebärde so lächerlich vor. Sofort darauf denke ich: Er sieht meinem Schwager ähnlich. Die Ähnlichkeit besteht tatsächlich. Wenn er mein Schwager ist, so ist Senta auch meine Schwester, und ich identifiziere: Senta = Elsa = Schwester. Schwager = ich = Holländer. Wenn Richard der Holländer ist, dann bin ich aber der Jäger, der von Senta verlassen wird. Dieser ist mir aber, obwohl er sehr schön gesungen hat, von vornherein in seinem Auftreten und Gebärden lächerlich erschienen. Als er sich dann vor dem Vorhang verbeugte, dachte ich, das ist *Ascher* (?). *Ascher* machte meiner Braut den Hof. Der Darsteller hieß Jerger. Erinnert mich an den Züricher Sänger Jörger, vor dem *Ascher* einmal meine Braut gewarnt hat (Erzählung von Elsa). Jerger hat gar nicht den Jäger dargestellt, sondern den Holländer! Also eine abermalige Vermischung! Gleich nach *«Ascher»* assoziiere ich aber Otto. Otto ist der erste Freund meiner Braut. Der Name spielt bei ihr eine wichtige Rolle. Der Jäger = *Ascher* = Otto = ich, d. h. ich identifiziere mich auch mit den Liebhabern meiner Braut. Darum vielleicht auch nicht die Eifersucht, sondern eher Neid auf sie.

(Am Abend der Vorstellung schrieb ich auf den Theaterzettel:
Roland = mein Schwager
Senta = Erna = Elsa

Erik = Otto = *Ascher* = ich
der Holländer = ich = Richard.)

Früher hatte ich gegen Wagner eine Abneigung, ohne daß ich eigentlich viel von ihm kannte. Ob ich den Vater mit ihm identifizierte? Vater hat Wagner sehr gern.

Nun fällt mir ein, daß ich in der Wohnung Alpenstraße Zürich mein Zimmer in den Hof hinaus hatte. Damals, ich war wohl 10–11 Jahre, es war aber auch noch später, als ich älter als 13 war, da ich mich eines Opernglases bediente, das ich zur Konfirmation geschenkt bekam, schaute ich nachts immer in das Nachbarhaus. Dort entkleidete sich ein Zimmermädchen. Ich konnte aber gar nichts sehen, da sie die Vorhänge zu hatte und auch die Läden herunter gelassen. Ich sah nur einen Schatten. Trotzdem strengte ich mich sehr an, hinüberzusehen, stand oft nachts auf, ob sie noch nicht ins Bett geht, hatte Herzklopfen, stand im kalten Zimmer und starrte hinüber.

Ich muß doch sicher auch den Wunsch gehabt haben, meine Mutter im Negligé zu sehen. Ob ich das getan habe oder nicht gewagt habe, weiß ich nicht. Nun kommt mir die Erinnerung an das Badezimmer in Alpenstraße, Zürich. Es war neben meinem Zimmer. Ob die Eltern durch mein Zimmer hinübergegangen sind oder durch den Gang? An das Badezimmer erinnere ich mich: Als ich Scharlach oder Diphtherie hatte, wurde ich in das Bad hineingetragen, wegen hohen Fiebers. Es wirkte sehr wohltuend. Auch in Stuttgart hatte ich Diphtheritis. Wahrscheinlich bevor ich in die Schule ging. Und damals, mein Vater war auf der Reise, lag ich in seinem Bett, neben der Mutter. Ich habe damals also die Mutter im Neglige gesehen! Ich erinnere mich deutlich an die Serum-Injektion. Es war ein Doktor Weill. Der gleiche Name also wie der Schwager, mit dem der Vater Streit hatte, und der, die man mir zur Braut geben will. Die Spritze habe ich viel größer in Erinnerung, etwa in der Größe einer Klistierspritze. Es war noch eine alte aus Hartgummi. Der Arzt zog mehrmals Wasser durch, um sie zu reinigen. Die Nadel habe ich in Erinnerung als lang und biegsam. Injektion in das Gesäß, vielleicht Vergleich mit Koitus.

Als ich 4 Jahre alt war, ging ich mit dem Vater oft ins Schwimmbad, das gegenüber lag. Damals sah ich deutlich seinen Penis, der mir sehr groß vorkam. Wir waren immer in einer Kabine. Dann war ich nochmals krank, Masern. Auch meine Schwester war krank. Wir waren sicher zusammen im Zimmer gelegen. Damals hieß es, als das eine krank wurde: Stecken Sie nur gleich das andere auch ins Bett. Es machte mir jedenfalls Eindruck, daß ich in das Bett von Erna, oder Erna zu mir ins Bett gesteckt werden sollte.

Nun kann ich mir deutlich vorstellen, daß neben dem Eßzimmer in Stuttgart der Salon war. Es ist das beste Zimmer, das man nichts betreten darf (symbolisch gemeint, und wirklich). Meine Schwester denke ich mir auch hinein. Ob da etwas vorgekommen ist?

Es wundert mich, daß ich nach der Erzählung über den Fliegenden Holländer doch wieder zu diesen Dingen gekommen bin.

F. sagt einen merkwürdigen Zusammenhang:

Die erste Erinnerung aus der Kindheit von Wagner ist die Erinnerung an einen braun samtenen Salon bei seiner Tante, dessen Möbel überzogen waren. Er legte sich als unter das Möbel, hob den Überzug, bewunderte das Samt. Das ist sowohl als Erinnerung als auch symbolisch zu nehmen (wie mein Ausspruch über unseren Salon). Daher kommt auch dieser Samt-Fetischismus bei Wagner. Ob ich nun von dieser Jugenderinnerung gehört habe oder nicht (ich glaube, ich habe nie etwas davon gehört), es ist sehr interessant, diese Parallele zu ziehen.

Nun erinnere ich mich deutlich an Stuttgart, ungefähr in meinem vierten Altersjahr eine Zeichnung angefertigt zu haben, welche einen Mann mit einem Penis darstellt. Ich sage Penis, es war aber kein Penis, sondern ein ovales Ding, das ich dem Bauch anheftete.

Es war also wohl kein Penis, sondern ein abgeschnittener, d.h. eine Vagina. Der Vater sah die Zeichnung und fragte mich, was das sei. Nun brach ich in ungeheures Weinen aus, so daß ich stark getröstet werden mußte. Nach einer halben Stunde lachte meine Mutter, und auf die Frage meines Vaters, weshalb sie lache, sagte sie, sie müsse wieder an die Zeichnung denken. Ich brach abermals in ein großes, schuldbewußtes Schluchzen aus. Warum habe ich geweint? Wenn ich den Penis gezeichnet hätte, so wäre mir das doch als etwas ganz Natürliches, was alle Menschen haben, vorgekommen. (Vergleiche den kleinen Hans, der den Pipimacher gezeichnet haben will, ganz arglos.) Ich habe aber die Vulva gezeichnet und mit dem Wissen darüber schon ein Schuldgefühl gehabt. Diese Zeichnung wurde sicher vor der Untersuchung des Kindes im Hof gemacht. Das Wissen mußte ich also von der Untersuchung meiner Schwester haben. Nachher bei dem Kinde wollte ich mich überzeugen, ob alle Mädchen so sind. Daß ich zu dieser Szene mein Alter nicht weiß (4. oder 5. Jahr) und meine Schwester dabei auslasse, läßt auf eine Verdichtung von zwei Vorgängen schließen. Zuerst habe ich meine Schwester untersucht, später das Mädchen, ich erinnere, als ob beide Vorgänge nur einer sind, und es haftet mir nur die weniger schuldbewußte Erinnerung (Untersuchung eines mir nicht nahestehenden Mädchens) im Gedächtnis.

Es ist also chronologisch wahrscheinlich so:

1.) Kindermädchen-Liebhaber	3. Jahr?
2.) ich und Schwester	4. Jahr?
3.) ich und Hauswartskind	5. Jahr?

10.) 8. IV. 22

Gestern ist mir ganz deutlich aufgetaucht Frau Heilbronner in Stuttgart im Bad. (Ich habe ja erwähnt, daß ich wußte, sie bade mit ihrem Sohn zusammen.) Es ist doch ganz unwahrscheinlich, daß ich sie gesehen habe. Sie ist groß und schlank. Meine Mutter ist klein. Aber damals muß sie mir natürlich größer vorgekommen sein, relativ. Ich werde also meine Mutter im Bade gesehen haben.

In dieser Periode in Zürich, als ich immer hinüber nach dem sich auskleidenden Mädchen sah (also auch ein Schau-Akt), hatte ich folgende Eigentümlichkeit: Ich konnte auf dem Klosett das Rauschen des Wassers nicht hören, ohne Angst zu bekommen. So daß ich mich ankleidete, an der Kette zog und schleunigst hinausrannte. Zu Rauschen des Wassers fällt mir das Urinieren der Frau ein. Nur beim Urinieren der Frau entsteht dies Geräusch. Ich habe also wahrscheinlich meine Mutter beim Urinieren gehört. Ja, das war in Stuttgart, als ich diphtheriekrank war und sie mit mir im Zimmer schlief. Ich habe wahrscheinlich mich damals auch schlafend gestellt und mich der sich ausziehenden Mutter zugekehrt.

Mir ist auch der Gedanke aufgetaucht, daß ich in dieser Zeit, wo ich das Dienstmädchen sich ausziehen sah (13. Jahr), nach diesem Zuschauen onaniert haben muß. Es fällt mir auch auf die Parallele der Gefühlsbetonung, die ich auf die Gymnasialzeit lege und der Zeit meiner anatomischen Semester (wo ich auch die Frau «schaute»!). Beide Perioden kommen mir so düster, schwer vor. Ich werde wohl in beiden onaniert haben.

Bis jetzt sind also 3 «Schau»perioden festzustellen.
1 a) Als 3jähriger schaue ich meine Kusine über den Zaun steigen in Karlsruhe. Ich schaue auch, daß die Männer anders urinieren als die Frauen (wasserspeiende Frösche).
b) In Stuttgart schaue ich die Genitalien (meiner Schwester) und des Hauswartmädchens. Ich krieche dem Kindermädchen unter den Rock. Ich schaue meinen Vater im Bad. Ich schaue meine Mutter beim Sichausziehen.
2.) Ich schaue das sich ausziehende Dienstmädchen in Zürich (13 Jahre und ff) und onaniere dabei.
3.) Ich schaue in der Anatomie die weiblichen Genitalien näher, und im Anatomiebuch, und onaniere.
Dazwischen liegt die Schauerei der Frauengestalt im Konversationslexikon.
– 3 Frauen! –

Nun komme ich wieder auf Wagner zu sprechen. Ich habe früher eine unbegründete Abneigung gegen ihn gehabt. Mein Vater war ein großer Wagnerfreund. Kannte alle Motive auswendig. Wenn ich den Wagner lächerlich zu machen suche, so imitiere ich immer seine Begleitungsmotive: Didi-didi-didi. Dabei mache ich die Bewegung des Violinespielens, aber auch des Onanierens. Ich möchte es jetzt das Onaniermotiv nennen.

(**Fr.**: Wahrscheinlich haben Sie damit überhaupt recht. Wagner ist ja ein großer Onanist.)

Ich habe 8 Jahre Violinestunden genommen und es zu nichts dabei gebracht. Vielleicht daß die Parallele: Violinspielen = Onanieren dabei eine Rolle spielt. Ich habe immer den Wunsch gehabt, ich möchte doch gut Violine spielen können, mich dabei aber immer als Spieler in einer Gesellschaft gedacht.

Den Penis meines Vaters habe ich in Stuttgart in der Badeanstalt gesehen. Damals kam er mir sehr groß vor.

Zwischen meinem 10. und 13. Jahre, vielleicht auch nachher, kam ich zu einer Beschneidung. Der Sohn von Onkel Hermann Weill. Dieser Junge kam sehr spät zur Welt, als seine Geschwister schon 15–18 Jahre alt waren. Ich dachte mir wohl, daß es möglich sei, daß wir auch noch ein Brüderchen bekämen. Vielleicht vorher schon Angst vor schwangeren Frauen. Jetzt noch komme ich mir minderwertig vor wegen meines eigenen dicken Bauches. Ob das wohl mit Graviditätsphantasien zusammenhängt? Ich habe ja mich als Frau verkleidet und sehr gern weibliche Geschäfte verrichtet.

Bevor wir zur Beschneidung gingen, erklärte mir mein Vater, daß am Glied etwas geschnitten werde. Aber er erklärte eigentlich nichts, sonder ließ nur der Phantasie, die er damit anreizte, freien Spielraum. Ich scheute mich damals auch, zuzuschauen und sah nur ein blutiges Tuch. Nachher fragte mich einer der Beteiligten: «Hast du gesehen, wie es abgeschnitten wurde?» Seither war ich der Meinung, daß das vordere Ende des Penis abgeschnitten werde (Glans) und glaubte auch, daß mein Penis so behandelt worden sei, d.h. daß er kürzer sei als die der nicht Beschnittenen. Vielleicht daher kommt es, daß ich mich immer mehr zu Christen halte und denen gleich tun will (Spott, Gesellschaft usw.). Vielleicht auch seither der Gedanke, ich bin ja kein ganzer Mann, eher ein Mädchen. Mädchen hat ja abgeschnittenen Penis und ich einen abgeschnittenen. Vielleicht dadurch meine weibliche Einstellung: Tische decken, Neigung zum Kochen. «An dir ist ein Mädchen verloren gegangen», sagte man mir. Ist nicht richtig, sondern es sollte heißen: An dir ist ein Stück Knabe oder Mann verloren gegangen!

11.) 10. IV. 22

Ich muß also den Eindruck gehabt haben, ich sei kein richtiger Knabe, da man mir ein Stück meines Penis abgeschnitten habe. Daher wird meine Neigung zu den Mädchenarbeiten kommen. Daher wird meine Zurückhaltung gegenüber den Frauen, mein Insuffiziensgefühl in späteren Jahren kommen. Daher zum Teil auch eine Komponente des Penis-Neides gegenüber meinem Vater. Bei diesem habe ich ja den großen Penis gesehen und muß angenommen haben, daß der seinige nicht abgeschnitten sei, er aber meinen habe abschneiden lassen.

Da meine zweite und dritte Periode mit Onanie verbunden ist, schließe ich, daß auch die Stuttgarter Periode mit Onanie verbunden war. In die Züricher Schau-Periode gehört auch die Erinnerung, daß ich sehr liebte, wenn meine Mutter dünne Spitzenblusen anhatte, ihre Brüste zu rekonstruieren. Einmal sah ich zwischen den Spitzen auch die Mamilla, die ich neugierig und verstohlen betrachtete (10.–12.–14.? Jahr). In dieser Zeit hatte ich auch die Phantasie, eine Brille zu besitzen, mit Hilfe derer ich durch die Kleider hindurchschauen könnte (Röntgenbrille). Ebenso hatte ich die Phantasie, daß ich eine Tarnkappe besitze, so daß ich mich ungesehen in die Schlafzimmer einschleichen könnte und mich zu den Frauen (der Mutter) ins Bett legen. Diese Phantasien haben mich in vielen Nächten beschäftigt. In der Schule (11. Jahr) waren wir mit Mädchen zusammen, turnten auch zusammen und balgten miteinander. Damals geriet bei einer solchen Balgerei ein Knabe unter die Röcke eines Mädchens, und ein Kamerad rief ihm zu, er habe schöne Aussicht. Ich habe offenbar auch schöne Aussicht gehabt.

In dieser Zeit hatte ich die Eigentümlichkeit, daß ich auf dem Randstein immer auf die Verbindungslinien zwischen zwei Steinen treten mußte. Wenn ich über die Eisenbahnbrücke auf meinem Schulweg ging, hatte ich Angst, ich könnte durch die Ritzen, welche zwischen den Brettern des Bodens waren, hindurchfallen. Ich hatte Angst, hindurch zu sehen. Ich werde eben auch durch andere Ritzen durchgesehen haben und dabei Angst (vor der Entdeckung und vor dem Gesehenen) gehabt haben, bei den Eltern. Vielleicht mache ich durch das Darauftreten auf die Steinritzen diese Ritzen ungesehen. Auf der Brücke stellte ich mich gern in den Rauch der darunter wegfahrenden Lokomotiven. In dem Rauch wird man nicht gesehen! Tarnkappe!

Nachtrag zum abgeschnittenen Penis: Ich habe meine Kameraden, die nicht beschnitten waren, wohl für vollwertiger gehalten, wenigstens in körperlicher Beziehung. Ich war auch beim Turnen immer einer der Schwächsten. Später (Studienjahre) suchte ich es ihnen körperlich in Sport usw., in Gesellschaft gleichzutun, ich maß mich mit ihnen, um gleichsam zu beweisen, daß ich nicht weniger bin. Aber das Messen bewies mir auch öfters, daß ich tatsächlich schwächer war. Diese Teilkastration hat mich vom Judentum entfernt. Darin liegt ja allgemein auch die Wurzel des Antisemitismus **(Freud)**.

Überhaupt habe ich mich aus den infantilen Dingen nicht durch Verdrängung und Produktion von neurotischen Symptomen befreit, sondern durch Flucht, die mir jetzt auch gelungen ist. Durch die Flucht zu Elsa habe ich mich von Eltern, Judentum, Onanie usw. losgemacht. Da mir diese Flucht gelungen ist, gebe ich auch all diese Erinnerungen gern preis; d.h. gibt mein Unbewußtes diese Erinnerung gern preis **(Freud)**. Mein Widerstand zieht sich auf den eigentlichen Ödipuskomplex zurück, der in den Karlsruher Jahren entstanden ist.

Ich erwähne den Versuch einer Analyse mit dem Patienten *Sturrer* (?). Daß ich ihn soweit symptomfrei machen konnte, als meine Komplexe es gestatteten.

Mein Kranksein, meine Konjunktivitis, meine Kopfschmerzen benutzte ich, mich tüchtig pflegen und von der Mutter bemitleiden zu lassen.

So daß ich ein recht verwöhnter Junge wurde. Meine Schwester sagt auch jetzt noch, daß ich ihr immer vorgezogen wurde. Ich wußte also, mir die Gunst meines Vaters zu wahren, die ich bei der Geburt meiner Schwester hätte mit ihr teilen müssen. Meine Schwester ist 5/4 Jahre jünger als ich.

Nun kommt mir die Erinnerung (durch die Erwähnung der Geburt meiner Schwester), daß wir in Karlsruhe im Bassin, wo der Springbrunnen war, einen Storch gehabt hatten, der uns gestohlen wurde. Ich weiß dies zwar nur aus Erzählung. Aber den Storch muß ich doch gesehen haben, und er muß mir sehr groß vorgekommen sein. Denn als ich später einen richtigen Storch sah, war ich sehr erfreut über seine Kleinheit. Ich muß auch eine Freude gehabt haben, daß er gestohlen worden ist. Das heißt, ich mußte mich freuen, daß wir nicht mehr Geschwister bekamen. Offenbar habe ich also die Ankunft der Schwester sehr ungern gesehen. Diese Storch-Erinnerung bildet sicher eine Deckerinnerung auf die Geburt meiner Schwester.

(**F**: Und wer bringt die Kinder? Nicht der Storch, sondern der Penis des Vaters. Es stimmt auch darin, daß der Storch = väterlicher Penis Ihnen damals so groß vorkam und Sie sich später wunderten, daß ein Storch gar nicht so groß ist. Darum auch die Befriedigung, daß dieser Storch gestohlen wurde, d. h. daß der Penis des Vaters nicht mehr da ist.)

Die zweite Deckerinnerung, die ich noch besitze an Karlsruhe (die wasserspeienden Frösche), weist auf das männliche Wasserlösen hin. Ich konnte diesen Wasserstrahl nicht abdrehen, aber ich wollte ihn immer abdrehen. Vielleicht Phantasien, daß der Vater in die Mutter hinein uriniert und ich es verhindern will.

(**F**: Auf etwas ganz anderes weist es noch hin: auf das Bettnässen. Sie wollen Ihre Blase bemeistern und können es nicht. Ich nehme an, daß Sie ziemlich lange das Bett genäßt haben.)

Weitere Erinnerung. Dies ist eine richtige Erinnerung, nicht Nacherzählung: Unser Hausbursche in Karlsruhe hat abends immer den Garten gespritzt. Einige Leute haben zugesehen. Ich wollte unbedingt immer den Schlauch halten und selbst spritzen, obwohl ich ja zu schwach dazu war. Einmal gab er meinen Bitten nach. Aber der Schlauch glitt mir aus der Hand, so daß alles dem Burschen ins Gesicht ging unter dem Gelächter der Zuschauenden. Auch damals konnte ich den Strahl nicht beherrschen.

12.) 11. IV. 22

Gestern war die Rede vom Bettnässen. Nun kommt mir daraufhin eine weitere Erinnerung von einer Überschwemmung unseres Sous-terrains in Stuttgart. Es stand Wasser in den Räumen, so daß man Bretter legen mußte. Der damalige Hausbursche, welcher in diesen Räumen arbeitete, sieht ganz gleich aus wie der, welcher in Karlsruhe den Garten spritzte. Es wird also eine Verschmelzung dieser beiden Personen stattgefunden haben in der Erinnerung.

Dann habe ich gestern Nacht einen Traum gehabt:

Ich fahre mit einem Bekannten in einem Wagen mit zwei Pferden eine Allee hinunter. Der Freund kutschiert; denn der Kutscher ist abgesprungen, um uns im Hause zu melden. Trotzdem wir an das Haus hin fahren wollen, kutschieren wir doch zuerst eine Allee hinunter und wieder hinauf. Es regnet fein. Dann gehe ich ins Haus und begrüße meine Mutter, sie sieht zwar nicht wie meine Mutter aus. Dann befinde ich mich am Meeresstrand und quatsche in dem nassen Sande herum.

Dann sehe ich einen Fluß mit überhängenden Bäumen, darin ein Ruderboot, dessen Ruder an dem einen Ende, wo man sie hält, eigentümliche runde Verdickungen aufweisen, wie Holzgewichte. Das schien mir sehr praktisch, denn durch die schweren Holzkugeln war es dann leichter, die Ruder zu heben, da sie nach der entgegengesetzten Seite nach unten zogen. Die Gewichte wie Hoden. Der Fluß erinnert mich an Montpellier, wo ich mit einem Bekannten eine Flußruderfahrt machte. Er brachte damals eine Frau mit, eine Kokotte. Und während ich ruderte, poussierte er stark mit ihr, griff ihr unter die Röcke. Sie reagierte aber nicht darauf, sondern blickte immer nach mir. Nachher gingen wir zu dritt nachtessen, und schließlich ging ich mit ihr allein ins Kino. Ging aber trotz ihres Drängens nicht mit ihr schlafen. Es war wahrscheinlich aus Angst vor Ansteckung; denn sonst gefiel sie mir ganz gut. – Der Strand erinnert mich an Palavas in der Nähe von Montpellier.

Hier lag ich tatsächlich viel am Strand. Das Verbindende im ganzen Traum ist das Wasser, Regen, Meer, Fluß. Vielleicht daß es mit dem Bettnässen im Zusammenhang steht? Montpellier ist auch die Zeit eines Versuchs, mich vom Elternhaus abzulösen. Diese Frau, die Kokotte, kommt mir entgegen, ich gefalle ihr, ich erobere sie und schnappe sie den anderen weg.

Die Kokotte ist in erster Linie immer die Mutter. Ich erobere sie. Dieses «dreieckige» Verhältnis, hier Freund, Frau, ich, heißt eigentlich Vater, Mutter, ich. Auch die anderen dreieckigen Verhältnisse stellen meist dieses Verhältnis dar, und es ist merkwürdig, daß der Mann = Vater dabei wirklich eine ähnliche Rolle spielt zu dem Liebhaber wie zu dem Knaben. Er ist sehr oft sein guter Freund. Und oft übersieht er absichtlich (bewußt oder unbewußt) die sexuellen Beziehungen des Freundes zur Frau **(F.)**.

Ich will also den Vater ersetzen. In Tat und Wahrheit ist mir als Kleinem auch viel Gelegenheit geboten, mich an die Stelle des Vaters zu setzen, da der Vater außerordentlich viel auf Reisen war. Dann habe ich auch wohl sein Bett gehabt. Sonntags durfte ich immer in dem «Graben» zwischen den Eltern im Bett liegen. Es muß auch einmal eine Zeit gewesen sein, wo ich wegen Platzmangel längere Zeit in diesem Graben schlafen mußte.

Weitere Erinnerung: 4.–5. Jahr auf unseren Spaziergängen kamen wir öfters unter einem Viadukt durch. Ich hatte die Vorstellung, daß, wenn man sich unter dem Viadukt befindet, während ein Zug oben darüber fährt, der Viadukt einstürzen müsse und einen töte. Die Angst werde ich wohl von einem realen Erleben des «darüber fahrenden Zuges», d. h. des Geschlechtsverkehrs der Eltern haben. Schnauben der Lokomotive = Vater. Zugleich stellt dies auch eine Mutterleibsphantasie dar, wie sie in der Pubertätszeit gebildet wird. Unter dem Viadukt = Mutterleib. Der Zug = des Vaters Penis. Die Traumen, die ich im Mutter = Leib durch den elterlichen Verkehr erlitten habe **(Fr.)**.

Nun eine angstbetonte Phantasie, die mich zu gleicher Zeit sehr oft beschäftigte. Ich hatte damals einen sehr starken Abscheu vor dem Milchtrinken. Auch konnte ich die Haut auf der Milch nie trinken und ekelte mich davor. Offenbar hat es eine Zeit gegeben, wo ich die Milch sehr gern getrunken habe (von der Mutterbrust) und wo ich es sehr übel nahm, als man sie mir nicht mehr gab.

Auf nichts reagiert das Kind so stark als wenn die orale Phase seiner Libido durch Abbruch des Stillgeschäfts zu sehr abgekürzt wird **(F.)**.

Offenbar muß ich dann auch mit Neid gesehen haben, wie meine Schwester von der Mutter zu trinken bekam. Damals wird mein Haß auf die Schwester sich sehr stark vergrößert haben. Ich hatte nun mit 4 Jahren die angstbetonte Vorstellung, daß ein Rabe aus einem hohen Glas Milch trinke und das Glas sehr stark mit Milch beschmiere. Nichts war mir gräßlicher als solch ein mit Milch beschlagenes Glas. Nachher hätte ich noch aus diesem vom Raben beschmutzten Glase trinken sollen. Der Rabe kam mir außerordentlich unheimlich vor. Ich hatte Angst. Ebenso stellte ich mir wahrscheinlich auch eine Eule vor, die mir sehr Angst machte. Diese unheimlichen Dinge muß ich meiner im gleichen Zimmer schlafenden Schwester auch mitgeteilt haben. Denn sie bekam auch Angst (Erinnerung nicht sicher). Woher habe ich die Vorstellung von Raben und Eulen als unheimliche Tiere? In einem Bilderbuche, ich sehe es deutlich vor mir, mein kleiner Neffe besitzt es jetzt, war eine Eule abgebildet. Diese Seite machte mir immer sehr Angst, so daß ich sie immer rasch überschlug. In einem anderen Buche war eine Abbildung von den frechen Knaben, welche einen jungen Raben aus dem Nest rauben wollten. Die Rabeneltern kamen hinzu und zerhackten die Knaben jämmerlich. Offenbar haben sie die Kinder auch fortgetragen. Jedenfalls hatten sie auf dem Bilde die Größe, daß sie das imstande waren. Rabe, als schwarzer Vogel, stellt bei mir den Gegensatz dar zu Storch, dem weißen. Dieser bringt die Kinder, jener trägt sie fort. Ich bin also selbst der Rabe, welcher meine Schwester fortträgt. Ich bin auch der Rabe, der aus dem Milchglase trinkt und mir die Milch verekelt.

Diese angstvollen Vorstellungen von Raben und Eulen hatte ich auch aus Märchen. Ich erinnere mich ganz genau, wie dieses alte Märchenbuch ausgesehen hat, aus dem man uns vorgelesen hat (Grimms Märchen). Die Geschichte von einem Wechselbalg, der nachher von den Schergen geholt worden ist, ist mir noch in Erinnerung. Meine Schwester = Wechselbalg.
Nachtrag (von anderer Hand?):
(Hauff, Kalif Storch (+ Prinzessin Eule)
Grab von Hauff

13.) 12. IV. 22
Die ganze Periode meines 4. Altersjahres steht momentan bei mir unter dem Affekt des Unheimlichen, Schwülen. Ganz ähnlich wie meine 2. und 3. Onanieperiode auch.

Erinnerung, wie ich auf dem Topf sitze im Eßzimmer, offenbar als Rekonvaleszent und der Onkel-Vetter Max Baer da ist, über mein wichtiges Geschäft die Nase rümpft und eine Zigarette anzündet. Erinnerung an Tante Julia und Onkel Gustav. Dieser immer sehr mächtige Bissen in den Mund gesteckt. Hat dressierten Hund, imponierte mir als Machtträger (der Hund muß ihm gehorchen). Lebt schlecht mit seiner Frau, der Tante Julie. Vor dieser hatte ich immer Angst. Krächzende Stimme, Eulennase. Ihr Salon war düster und unheimlich. Einmal lag viel Staub auf dem Klavier. Der Onkel schrieb in den Staub das Wort «Sau». Ich schrieb dieses Wort mehrmals daneben. Nachher schlechtes Gewissen, es kann herauskommen, da ich es in deutschen Buchstaben, der Onkel aber in lateinischen geschrieben hatte.

Meine Großmutter aus Bruchsal. Ich verehrte sie sehr. Sie war eine imponierende Erscheinung. Ich spielte ihr gegenüber immer den Großen auf, wollte ihr imponieren. An Bruchsal blieb mir die unheimliche Erinnerung an das Gefängnis haften. Obwohl mir eigentlich das schöne Schloß mit dem Park eher im Gedächtnis hätte bleiben sollen. Auch eine Promenade durch das Tor, wo sich ein Kreuz mit dem Christus daran befand, machte mir Grauen. Am meisten Angst hatte ich vor meinem Onkel, der rückenmarksleidend war, abgemagert, nicht mehr laufen konnte. Es kam mir vor, als ob seine Frau immer auf seinen Tod warte. Vielleicht hatte er auch Inkontinenz.

In Stuttgart gingen wir oft (4jährig) mit dem Kindermädchen in einen Friedhof. Ein alter, düsterer Friedhof mit hohen Bäumen, sehr kahl. Das Grab von Hauff befindet sich dort. Vielleicht weiß ich das noch wegen der Märchen. Ich sehe sein Grab noch deutlich vor mir. Ein Stein und Immergrün. In diesem Friedhof war es mir auch unheimlich. Es scheint mir, als ob ich beim Spazierengehen gegangen, meine Schwester aber noch gefahren worden ist. «Sie wurde auf den Friedhof gefahren!»

Ein weiterer Todeswunsch. – Ferner erinnere ich mich an kleine Broschüren, welche unser katholisches Kindermädchen immer hatte. In diesen waren die Höllenstrafen abgebildet, unheimliche Teufel. Das schlechte Gewissen als ein Mann, in dessen Brust ein Teufel sitzt. Bei der Reue wird dieser Dämon von Engeln vertrieben. Diese Bilder habe ich sehr deutlich vor mir. Als die Mutter dahinterkam, hat sie uns das Anschauen dieser Büchlein verboten. Aber ich wußte immer wieder, sie zu finden und anzuschauen.

Vielleicht kommt mein Dämonenzeichnen von jenen ersten Eindrücken. Die Stimmung, die ich damals hatte, könnte ich vielleicht charakterisieren mit derjenigen, als ich den Golem von Meyrinck las. Ich las ihn, als ich auf das Staatsexamen arbeitete, in einer Nacht. Nachher machte ich auch einige Zeichnungen. Zu meiner Überraschung stimmte der Gesichtsausdruck mit später erschienenen Steindrucken (Steiner aus Prag) überein. Offenbar gemeinschaftliche Vorstellungen von diesen Urpersönlichkeiten. Was der Golem bedeutet, ist mir jetzt noch unbekannt. Die Handlung kenne ich auch nicht mehr. Bei allen Romanen und Theaterstücken, wo der Affekt in mir eine große Rolle spielt, vergesse ich leicht die Handlung. So hat mich z. B. auch die Gespenstersonate von

Strindberg in Furcht gesetzt. Besonders die Frau in Grün, welche den Papagei darstellt, dieses Krächzen ist mir noch lange nachgegangen. Es war in meinem letzten Semester in Zürich, als ich mit meiner Braut dort hinging. Ich begleitete sie dann nach Hause. Von ihr zu mir ist ein ziemlich weiter Weg. Damals habe ich wirklich die Angst über mich kommen lassen. Dieses Papageienkrächzen war mir noch in den Ohren.

All diese Phantasien beschäftigen sich mit dem Unheimlichen. Es ist das Problem des Todes.

(In der nächsten Sitzung sagt **F.**, daß während dieser ganzen Stunde meine Stimme eigentümlich stockend gewesen sei, also vielleicht den beginnenden Widerstand verriet. Tatsächlich brachte ich all diese Sachen ziemlich schwer vor.)

14.) 13. IV. 22

Gestern war Psychoanalysesitzung, wo über das Thema «Die sexuelle Aufklärung des Kindes», oder besser gesagt, nach F.s Formulierung «Wie sollen wir zur sexuellen Forschung des Kindes Stellung nehmen» diskutiert wurde. Die Geburtstheorien der Kinder usw. kamen zur Sprache.

Heute gegen Morgen hatte ich folgenden Traum:

Ich gehe mit meiner Schwester einen Berg hinauf auf einem Waldweg. Ich sehe eine Schildkröte. Aus ihr heraus kommt ein Hund. Der Hund beißt der Schildkröte etwas aus dem Bauche heraus und frißt es. Beide verschwinden dann im Gebüsch des Waldes. Nachher muß ich dann noch auf dem Berggipfel gewesen sein.

Es ist dies wohl eine deutliche Geburts- und Kastrationsphantasie.

Der gewölbte Panzer der Schildkröte erinnert mich an den schwangeren Leib. Die Kröte ist mir auch ein unheimliches Tier gewesen.

(**F**: Die Kröte war von jeher das Symbol für die weiblichen Genitalien.)

Beide, Schildkröte und Kröte sind in dem gleichen Bilderbuch abgebildet wie die Eule.

Der Hund, der aus dem Mutterleib kriecht, bin ich. Daß das Kind aber die Mutter kastriert, kann ich nicht erklären. Der Hund erinnert mich an einen kleinen Hund, der vom Vater in Stuttgart gekauft wurde (4.

Jahr). Er kam in einer Kiste an. Wir behielten ihn nicht lange, der er nicht stubenrein war. Er diente wahrscheinlich auch meiner Sexualforschung.

(**F.**: Die Hunde sind den Kindern immer ein außerordentlich günstiges Objekt für ihre Sexualforschung.)

Jetzt fällt mir wieder die Katze ein. Auch bei ihr habe ich mich sehr für ihre Geschlechtsteile interessiert. Mein Freund Adolf Löwe untersuchte sie einmal mit wichtiger Miene und sagte, es sei ein Weibchen. Er hat mir auch wahrscheinlich erklärt, wie die jungen Katzen auskriechen. Ich war dabei, wie die Katze ihre Jungen zur Welt brachte. Es waren noch 2 Jungen aus der Nachbarschaft da.

Ob ich den Vorgang genau verfolgte, weiß ich nicht. Die jungen Katzen sind gleich ertränkt worden. Auch eine enge Beziehung zwischen Geburt und Tod.

Dann habe ich um die gleiche Zeit auf dem Lande bei einem Bekannten meiner Eltern, der ein Landgut hatte, eine Kuh mit einem frisch geborenen Kälbchen gesehen. Damals machte ich mir lebhafte Gedanken, wie ein so großes Tier aus einem so kleinen Loch herauskommen könne. 4. Jahr? Oder 8. Jahr? Diese Inadäquatheit: Geburtskanal-Kind hat mich immer sehr beschäftigt und auch beim Menschen.

(**F.**: Der Hund im Traum kastriert die Mutter. Wahrscheinlich soll es umgekehrt heißen: Ich werde durch die Mutter kastriert. Aber da mir dieser Gedanke unangenehm ist, kehre ich ihn um.)

Ich erinnere mich, daß meine Mutter immer sehr viel darauf achtete, daß ich nachts meine Hände auf der Decke und nicht darunter hatte. Offenbar hatte ich sie einmal darunter gehabt und bin bei der Onanie entdeckt worden. Vielleicht damals auch mit der Kastration gedroht. Vielleicht auch beim Bettnässen damit gedroht. In Zürich 12. Jahr bin ich gern ungekleidet, d. h. ohne Hemd ins Bett gegangen, es hat mir dies große Lust bereitet. Einmal entdeckte mich die Mutter so, und es war mir sehr peinlich, ich genierte mich.

Lange Pause. Kein Gedanke. Unterbrechung. Widerstand. Es kommt mir nur Aktuelles in den Sinn.

Warum habe ich meine Braut gestern nicht zur Sitzung mitgenommen? Ich getraute nicht recht, sie einzuführen, da ich doch selbst neu und fremd und frisch eingeführt bin. Ich dachte, Dr. Rank könne sie einführen. Sie haben auch spontan dieses gesagt. Ich hätte sie aber ganz gut fragen können.

F.: Sie haben von einer gewissen Zeit weg ganz und gar nichts mehr von Ihrer Braut erzählt, obwohl Sie das doch sehr beschäftigen muß. Es ist, wie wenn eine Mauer zwischen Ihrer Jetztzeit und Ihrer Jugend aufgestellt wäre. Hier wissen Sie nur von Ihrer Jugend, draußen nur von der Jetztzeit.

Ich: Ich habe mich auch gewundert, warum ich absolut keine Verbindungen zwischen meinen Jugenderinnerungen und der Gegenwart herstelle. Meine Assoziationen sind doch sicher von der jüngsten Vergangenheit stark bedingt.

Warum ich meine Braut nicht mitgebracht habe. Ich habe etwas Furcht, zu frech zu sein dabei. Ich habe überhaupt eine recht kindliche Einstellung zu Ihnen und zu der ganzen Versammlung. Dann sagte ich mir: Warum mußt du alles für sie tun, sie soll den Rank selbst fragen.

F.: Sie wollen also Ihre Braut offenbar vor mir verstecken, ähnlich wie Sie sie vor zu Hause jetzt verstecken. (Vorher hatte ich noch gesagt, daß mir wieder eine Karte von den Eltern auf dem Magen liege, in der sie schreiben, daß sie nach Meran gehen. Früher schrieben sie mir, daß sie von dort vielleicht hierher kämen. Das wäre mir sehr sehr unangenehm.)

Ich schließe den Schluß, daß der Widerstand daher kommt, daß ich F. mit meinem Vater identifiziere. Daß ich die Vater-Sohn-Einstellung habe, habe ich schon vorher unabhängig davon erwähnt. Nun weiß ich auch, warum ich meine Braut vor ihm verstecken will und warum ich ihm nichts aus der Gegenwart erzählen will. Damit er nicht aus kleinen Streitigkeiten usw. eventuell doch sich auf die Seite meiner Eltern schlage.

F.: Nur der gibt seine Vergangenheit so leicht preis, der Konflikte in der Gegenwart hat. Und wer seine Gegenwart leicht preisgibt, der hat sicher Konflikte in der Vergangenheit. Es ist wie ein vom Räuber Überfallener, der dem Räuber seine Brieftasche anbietet, weil er noch größere Schätze in seiner Westentasche besitzt und meint, er müsse sie dann nicht hergeben.

Ich: Ich habe auch ein etwas schlechtes Gewissen. Als ich zum erstenmal zu Ihnen kam, um mich vorzustellen, und Ihnen meine Geschichte mit meiner Braut erzählte, fragten Sie mich bei der Wohnungsfrage, ob ich Wert darauf lege, mit meiner Braut zusammenzuwohnen. Ich sagte nein. Es hat dies natürlich nicht gestimmt. Das heißt, ich habe wohl die Ansicht, daß wir nicht gut zusammen wohnen können, aber doch den Wunsch, es zu tun. Als Sie mir dann die Adresse bei Prof. Pribram gaben, ging ich auch dorthin in der Meinung, daß die Zimmer entweder für meine Braut oder für mich seien. Prof. Pr. machte mir dann selbst den Vorschlag, daß meine Braut und ich hier zusammen wohnen könnten, da noch ein drittes Zimmer zur Verfügung stehe.

(**F.**: Prof. Pr. hat dann also den Kuppler gespielt.)

Nun sah es so aus, Ihnen gegenüber, als ob ich mich doch mit der Absicht getragen habe, mit meiner Braut zusammenzuwohnen, als ich Ihnen sagte, ich lege keinen Wert darauf, obwohl es mir damals wirklich ernst war. So kam von Anfang an ein Geheimnis zwischen mir und Ihnen.

15.) 14. IV. 22

Gestern Nacht hatte ich folgenden Traum:

Ich bin im Militärdienst bei einer Inspektion. Meinen Tornister geöffnet und ich zeige das Kochgeschirr. Der Inspizierende sagt, es sei schmutzig[2], worauf ich erregt erwidere, das sei doch nicht wahr. Das Email sei so grau, und wenn man Brot im Tornister habe, so könne er nicht erwarten, daß keine Brosamen darauf seien. Überhaupt, warum lasse ich mich inspizieren, ich bin ja Oberleutnant.

Inspektion: Richtige Inspektion in der Rekrutenschule. Die immer sehr unangenehm war. Ich selbst habe 1915 als Arztstellvertreter Inspektionen der Genitalien vornehmen müssen, sogenannte Schwanzvisiten,

2 und habe Brosamen darauf

und dabei gefunden, daß sie sehr schmutzig waren, namentlich unter der Vorhaut, und ich diesen Schmutz infolgedessen nicht besitze. Inspektor: Das sind Sie (F.). Inspektion ist die Analyse. Ich bin Oberleutnant. Will heißen: Ich bin doch auch schon Arzt und in einem Range, daß ich mich inspizieren, d.h. analysieren lassen muß. Widerstandstraum. Aber der Inspizierende bin andererseits auch ich. In dieser Eigenschaft kann ich die Inspektion ruhig vornehmen. (Der Traum hat bereits den Widerstand überwunden, wie wir gleich sehen werden.)

Brosamen = Brotsamen. Schmutz infolge Samen. Ich habe ein sehr genaues Auge auf Flecken an den Kleidern bei mir und anderen und auf andere kleine Unordentlichkeiten in der Kleidung usw. Ich will selbst die Flecken verbergen respektive sie entfernen, die ich durch die Onanie gemacht habe. Auch Pollutionsflecken habe ich hie und da sorgfältig aus dem Bett entfernt. Besonders aber auch Flecken, die an meinen Hosen entstanden sind durch Sexualverkehr in Kleidern (mit meiner Braut).

Das Kochgeschirr ist das weibliche Genitale. Einerseits inspiziere ich es. Kindliche Schaulust. Ich finde es schmutzig. Meine Braut hat gerade Menses. Trotzdem schien mir der Gedanke, mit ihr zu koitieren, d.h. in die blutige Vagina einzudringen, sehr lustbetont. Es ist dies nicht das erste Mal, daß mir dies lustbetont ist. Ich habe es aber erst bei meiner Braut erworben. Nun erinnere ich mich eines Ausspruchs meines Bekannten in Montpellier. Daß er mit einer Menstruierenden verkehrt habe und diese ihm nachher den blutigen Penis abgeschleckt hat. Auch hat mir dieser Bekannte erzählt, daß er fast nur in ore verkehrt. Dies habe ich damals aber nicht ausgeübt.

(**F.** Diese Art des Sexualverkehrs hat den Weltkrieg mit seinem ganzen jetzigen Elend verursacht. Wenn die Franzosen ihn nicht so häufig üben würden, so hätten sie keinen Geburtenrückgang und keine Angst vor Deutschland, und der Weltkrieg wäre nicht entstanden, und die Angst vor Deutschland würde sie jetzt nicht zu einer solchen Stellung gegen dasselbe versetzen.)

Aber seit der Bekanntschaft mit meiner Braut habe ich diese Art Verkehr ziemlich häufig geübt. Die Anregung ist von ihr ausgegangen, aber ich habe sie akzeptiert.

(**F.** Überaus häufig geht dieser Wunsch von den Mädchen aus. Es ist auch klar. Denn er ist sehr naheliegend. Gleichsam das Negativ des Sauggeschäfts, das ihnen obliegt.)

Nun habe ich im Laufe unseres Verkehrs auch die sehr lustbetonte Vorstellung bekommen, den Kunnilingus auszuführen. Ich habe es auch mehrmals probiert. Aber nicht so schön gefunden, als ich es in der Phantasie mir vorstellte. So daß ich bald davon abließ. Die Idee ist bei mir aber immer noch lustbetont. Die Lust zum Saugen ist bei mir erst gekommen, als an mir gesaugt wurde. Ich bringe das damit zusammen, daß ich als Kind zu wenig gesaugt habe und nachher wieder Lust dazu bekam, als ich meine Schwester saugen sah. Als ich meine Braut saugen sah, bekam ich wieder neue Lust zum Saugen.

Ich habe auch fernerhin eine stark erogene anale Zone. Bei Berührung usw., so daß ich resp. meine Braut sich gewundert haben, daß mich diese Analzone nicht zur Homosexualität geführt hat.

Ich habe auch eine sehr lustbetonte Vorstellung von dem coitus in anum. Ich habe es auch einmal auszuführen versucht, aber davon wieder abgelassen. Aber die Vorstellung ist immer noch lustbetont.

Der Traum verrät aber noch eine Hauptsache. Ich sage: Wenn Brot darin ist, so müssen eben auch Brosamen noch da sein. Das Gefäß ist schmutzig. Es muß dies bedeuten, daß ich das Genitale meiner Braut für schmutzig halte, nicht zufrieden damit bin. Namentlich nicht damit, daß noch «Brosamen» darin sind, das heißt Überreste von dem Samen der früheren.

Obwohl ich es mir noch nicht eingestehen will, muß hier der Hauptgrund meiner Unzufriedenheit mit der Braut sitzen. Ich habe auch wirklich Phantasien, wie es wäre, wenn ich der erste gewesen wäre. Neid auf die früheren wird wahrscheinlich ein abgemilderter Haß sein. Neid auf den ersten: Der erste ist ja im Krieg gefallen. Meine Braut selbst äußerte, daß es doch schön für einen Mann sein müsse, ein unschuldiges Mädchen zu verführen. Warum ich nicht dazu gekommen bin? Ich stelle das Sexualleben meiner Braut in ein gutes Licht, indem ich das meine schmutzig darstelle. In Wirklichkeit habe ich eigentlich viel weniger ausgegeben und auf die eine gewartet, während sie das Leben genossen hat. (Man könnte auch so denken.) Die Ehe betrachte ich nur als eine Konzession an die Gesellschaft, die man machen muß, um miteinander leben zu können. Wenn man aber diese Konzession macht, so muß man bereits schon wieder andere Konzessionen machen, d.h. die der ehelichen Treue usw. (??)

Mein Unbewußtes (das wird wohl stimmen) mißt und urteilt nach dem Vorbilde, das es in seiner Jugend bekommen hat, also nach dem Vorbilde der Eltern. Das weiß ich, daß meine sexuelle Konstitution bedingt ist durch die Homosexualität. Ich sehe die Symptome des Homosexuellen (in analytischem Sinne) an mir, kann aber die Kette der Entwicklung und Bedingtheit dieser Symptome nicht kennen. Mit der Homosexualität zusammen wirkt auch die Exogamie. Oder ist diese nur ein Symptom der Homosexualität.

16.) 18. IV. (22)

Gestern abend wurde ich von einer undefinierbaren Traurigkeit befallen, mit Angst gemischt. Minderwertigkeitsgefühl, Nichtigkeit, Pessimismus, aussichtslose Zukunft. Schon am Freitag, als ich aus der Stunde ging, hatte ich teils dieses depressive Gefühl. (Dazwischen liegt Ostern, wo ich ganz von der Analyse abstrahierte.) So daß das Gestrige sich als Vorbote der Wiederaufnahme der Analyse einstellte.

(**F.** meint, daß dieser affektbedingt sein könne durch die Entdeckung meiner homosexuellen Komponente.)

Es waren auch Zukunftsfragen. Els äußerte gestern, sie könne sich nicht vorstellen, wie sie mich von den Eltern wegreißen könne. Ich solle nach Zürich und eine reiche Frau heiraten, sie gehe nach Estland usw. Sie will also den Rückzug antreten, den Kampf mit mir nicht weiter fechten, passiv? Ich sagte ihr, daß wir in 3 Monaten wieder einmal darüber reden können. Aber es hat doch auf mich gewirkt. Ich kann mir nicht vorstellen, ohne Els zu leben. Andrerseits muß auch ein Wunsch im Unbewußten sein, sie möge ohne mich nach Estland gehen. Wenn sie es tut, so bin ich meinen Eltern gegenüber der Besiegte. Auch dieser Gedanke ist mir unerträglich, ebenso wie der Gedanke, ohne Els leben zu müssen.

(**F.** glaubt, daß die Hauptschwierigkeit in der Heiratsfrage nicht bei mir, sondern bei meiner Braut liege.)

Meine Homosexualität begründe ich folgendermaßen: Ich habe sie aus der Schilderung in einer Arbeit der Psychoanalysezeitschrift, wo ich vieles für mich Passendes gefunden habe. Ich bin sehr lange an meine Freunde fixiert geblieben, habe nie den Anschluß an die Frauen finden können, nie eine Eroberung gemacht, nicht um sie geworben. Meine sexuellen Beziehungen zur Frau waren dann typisch homosexuell ausgesucht (Bordellweiber, Dirnen), Vaginen, in denen vorher schon ein anderer Penis steckte. Wahrscheinlich ist die Wahl meiner Braut auch dadurch beeinflußt. Auch eine Vagina, wo vorher ein andrer war. Keine Eifersucht auf die Vorgänger. Sie hat intellektuell meine Freunde völlig abgelöst. Wie ich früher abhängig von ihnen war, so wurde ich abhängig von ihr. Ihr Charakter ist stark durch den männlichen Protest beeinflußt. Meine Wahl, wie die ihre, dürfte zugunsten meiner Homosexualität sprechen.

Ich habe eigentlich schon vor der Bekanntschaft mit meiner Braut, oder zum mindesten bevor ich feste Heiratsgedanken bekam, von der Schweiz weg tendiert. Ich wollte immer ins Ausland, wo es bessere Existenzmöglichkeiten gibt. Ein guter Patriot bin ich nie gewesen. Ich habe immer auf den hohlen Patriotismus der Schweizer geschimpft, die stolz darauf sind, daß der Wilhelm Tell einmal einen Apfel getroffen hat. Auf ihre Einbildung in bezug ihrer Neutralität. Daß sie mit ihrem Heer das Vaterland gerettet haben usw. Meine Pflichten als Staatsbürger habe ich versäumt. Habe fast nie gestimmt, die ganze Art der Abstimmung verworfen (Katerbummel der Bürger am Sonntagmorgen zur Urne). Militärdienst habe ich infolge Pflichtgefühl als Arzt gern geleistet. Befriedigung, wenn nach strengem Tage ich noch einiges leisten mußte. Nie Befehle erteilt, immer gesagt zu den Soldaten: Sind Sie so gut. Nicht der Leutnantston. Beim Offizierskorps habe ich mich abgesondert. Bin infolgedessen bei meinen Vorgesetzten nicht beliebt, wohl aber bei den Soldaten.

Nun kommt mir der Traum in den Sinn, den ich von Freitag auf den Samstag hatte, nein von Samstag auf Sonntag: Ich hatte irgendein Gebäude zu verteidigen gegen die Angriffe eines Arabers und seiner Leute. In dem Gebäude war auch Els und andere Personen. Ich mußte mich sehr abhetzen mit Reiten, Rennen und verteidigte mit Erfolg, war nachher sehr erschöpft.

Aktuelles zu dem Traum: Ich hatte an diesen Tagen tatsächlich außerordentlich Lust zum Gehen, sich auszutoben im Laufen. Meine Braut wollte eher in der Sonne liegen. Ich sagte ihr vorwurfsvoll, früher habe sie doch auch viel Lust beim Laufen gehabt, und ärgerte mich etwas über ihr Phlegma. Verteidigung: gegen den Vater. Meine Braut ist in dem Haus: Sie ist passiv wie ihre ganze jetzige Einstellung. Haus und Herumreiten ist auch sexuell aufzufassen möglich.

F.: Ich bemühe mich, einen Modus zu finden, wie ich von meinen Eltern loskomme zur Braut, ohne meine Eltern ganz zu verlieren.

Heute außerordentlich stockend alles erzählt, mit dem Gefühl, daß meine Assoziationen auch keinen Schritt weitergeführt haben. Es muß ein außerordentlicher Widerstand sein. Ich äußerte auch, daß ich in letzten Jahren oft sehr heftige Todeswünsche gegen meine Eltern gehabt habe. Tod der Eltern als einziger Ausweg, um von ihnen loszukommen. Auch Todesphantasien für mich selbst gehabt. Immer sehr lustbetont und narzißtisch.

17.) 19. IV. 22

Gestern nacht geträumt:

Ich bin in einem dreckigen düsteren Hause, ein Zimmer. Wie ein schmutziges Bordell, aber kein Bordell. Auch eine alte Hexe, Bordellmutter ist da. Unheimliche Angst, Nöte, sadistische Furcht, Beklemmung. Ein bleicher junger Mann steht auf. Er muß büßen, irgendeine Schuld, ein schlechtes Gewissen. Er geht an den Ofen, der von einem Schirm verdeckt ist. Er brennt sich an dem glühenden Ofen beide Oberschenkel ab, wie man sie mit einem glühenden Messer durchschneidet. So liegt er da, die Oberschenkel abgetrennt, aber die Hosen sind unversehrt und verdecken die Wunden.

Nun bin ich plötzlich in Analyse bei F (im Traum). Es ist dunkel. Ich schlafe dabei. Plötzlich sagt er triumphierend: «Jetzt haben Sie es gesagt. Sie haben ja geschlafen und im Traum haben Sie ›Flecktyphus‹ gesagt.» (Ob es Flecktyphus war oder Kohlenoxydvergiftung? Sicher beides nicht, beides sind Deckerinnerungen für dies Wort, das ich ausgesprochen haben soll.)

Wiederum Angst und Grauen. Ich liege am Boden. Plötzlich jagt mir die Idee auf: «Du mußt nach Els schauen.» Sie war im anderen Zimmer. Ich will stehen und kann nicht. Ich bin gelähmt, oder vergiftet. Um mich herum liegen große Fleischbrocken, die ich erbrochen habe. Mit unendlicher Mühe krieche ich nun doch durch das Mittelzimmer in das Zimmer von Els (im Traum). Auch sie liegt am Boden, bewußtlos. Auch sie ist vergiftet. Um sie herum liegen erbrochene Fleischstücke. Es dämmert mir: Hier ist ein Attentat auf uns beide verübt worden.

Nun erwache ich. Immer noch Angst und Furcht und Grauen. Es ist mir, als ob ich tatsächlich nach Els schauen müßte. Es braucht lange, bis ich mich davon überzeuge, daß es nicht notwendig ist.

Der bleiche Jüngling mit den abgeschnittenen Beinen bin ich.

Bei der Analyse erinnere ich mich an die Bemerkung von Meier in Zürich: Er schlafe ein bei der Analyse. Man müsse dem Patienten dann nur sagen, er habe heute einen starken Widerstand. Ist gegen F. gerichtet, weil ich gestern so viel herumgeraten habe und er mir nicht weiter geholfen hat.

Die abgebrannten Füße sind die Kastration. Ich kastriere mich hier selbst aus Schuldgefühl.

Vergiftet am Boden liegen: Irgendeine Infektion. Meine Braut auch. Beide erleiden das gleiche. Anspielung an die Analyse, die wir beide durchmachen.

Erbrochene Fleischstücke: Fleisch, Penis. Wie abgeschnittene

Penisse, welche gegessen und wieder erbrochen sind. Vielleicht Vorstellung, daß durch den Penis – Verschlucken konzipiert wird. Daß die Kinder durch den Mund geboren werden.

Erbrechen der Fleischstücke: Mein Erbrechen in der Jugend.

Fleisch: Mein Freund Fleisch. Wir sagten zu ihm Caro, d. h. lateinisch Fleisch, und fügten hinzu: Caro-Carnis femininum, d. h. wir lachten ihn aus, er sei weiblich.

Flecktyphus, Kohlenoxydvergiftung.

Fleck: Onaniefleck. Unbefleckt, keusch. Durch die Onanie habe ich mich befleckt. Auch durch das Bordell. Fleck, Typhus, Dreifuß, meine Mutter ist Dreifuß.

Dreifuß: Zwei Füße und das Genitale. Zu einer Zeit hatte ich meiner Mutter einen Penis zugesprochen. Auch noch als ich entdeckte, daß ihn meine Schwester nicht hat. Damals habe ich mir wahrscheinlich vorgestellt, daß er ihr aus Strafe abgeschnitten worden ist.

Kohlenoxyd: Kohlen, glühende Kohlen. Brennen. Den Schwanz verbrennen für Infizieren. Daß ich mich nicht infiziert habe in Montpellier! Wo ich unbegreiflicherweise ganz ohne Präservativ verkehrte, obwohl ich solche immer bei mir trug. Es war ganz unglaublich. Es muß doch ein Zwang gegen jeden natürlichen Verstand gewesen sein. Mein Unbewußtes wollte doch unbedingt, daß ich zu einer gewissen Strafe infiziert werde, daß ich mir den Schwanz verbrenne. Es war ja ganz wahnsinnig, unzurechnungsfähig, daß ich so «leichtsinnig» war. Aber der «Leichtsinn» besteht aus einer Selbststrafe.

Wahrscheinlich Schuldgefühl gegen Schwester. Ich habe sie offenbar verführt. Jedenfalls sogar Koitus-Versuche gemacht. Überhaupt schien der ganze Traum von einem infantilen Anlaß anzugehen.

F.: Charakteristisch ist, daß ich, als ich von Montpellier erzählte das erste Mal, mir dies gar nicht eingefallen ist, im Gegenteil eine Trotzerinnerung, daß ich mit einer Kokotte nicht verkehrte, wegen Infektionsgefahr!

Es ist unglaublich und ganz erschütternd, welche Gewalt das Unbewußte hat, daß es mich unter dem Bann hält, mich zu infizieren und vielleicht mein ganzes Leben zu ruinieren.

(**F.** Nun, vielleicht hätte sich Ihr Unbewußtes mit einer kleinen Gonorrhöe begnügt, das ist ja etwas *passabler* (?)!)

18.) 20. IV. 22

Kastration als Selbstbestrafung wegen Verführung der Schwester. Dabei die Deck- und Trotzerinnerung, wo ich weiß, daß mein Bett einmal in dem Schlafzimmer meiner Eltern gestanden hat, also gerade nicht bei meiner Schwester. Es war ein Bett mit ringsherum Drahtgitter, die mit Stoff bespannt waren. Diesen Stoff mußte ich beiseite schieben, um durchsehen zu können. Ich habe dabei offenbar den Koitus der Eltern gesehen.

Ob ich in diesem Bett mit meiner Schwester im gleichen Zimmer gelegen habe, ob sie ein gleiches Bett hatte? Wie bin ich über das Gitter hinübergeklettert. Aber morgens mußte ich ja auch aus dem Bette. Also offenbar muß das Gitter gut hinunterzulassen sein. Von dem Kinderzimmer erinnere ich auch nicht das geringste. Nur daß es einen Balkon hatte. Wie der Hof und auch die weitere Aussicht von diesem Balkon war, erinnere ich sehr gut. Gegenüber wohnte eine Familie, wo der Mann häufig in der Küche stand und infolgedessen «Häfelegucker» genannt wurde. Ich habe auch so in die Töpfe (= Vagina) geguckt bei Schwester und Kindermädchen.

Jetzt erinnere ich mich, daß ich in Stuttgart (4–5jährig) einmal von einer Majestätsbeleidigung gehört habe. Ich habe natürlich nicht gewußt, was das ist. Nur daß es etwas Unrechtes ist und daß es schwer bestraft wird. Da bin ich einmal ans Fenster gestanden und habe auf die Straße gerufen: «Ich habe eine Majestätsbeleidigung begangen.» Es war im Spaß, aber ich hatte das geheime Grauen, jetzt werde ich gleich von Polizisten verhaftet. Meine Schwester hat mich dann zurückgehalten, daß ich noch öfters rufe. Sie hatte offenbar auch Befürchtung. Es ist übrigens das das erste Mal, daß ich erinnere, daß meine Schwester in meinem Leben irgendwie eingegriffen hat.

Dieses Hinausschreien deutet darauf hin, daß ich ein schlechtes Gewissen hatte und eine Bestrafung suchte. Ich klage mich an, daß ich meine Schwester verführt habe, daß meine Schwester bestraft wurde (kastriert), während ich frei ausgehe. Ich wünsche und suche daher auch Bestrafung, und auch meine Sünde wieder an ihr gutzumachen, vielleicht durch Heirat.

(**F.** Genau die gleichen Gefühle lassen sich von der Schwester auf die Braut übertragen.)

Diese Gefühle, daß man einer geliebten Person, Schwester, etwas Unrechtes getan hat und sie bestraft wird für seine eigene Sünde, muß ganz intensiv in einem fortwirken (entsprechender Affekt in mir!). Ich suche bei meiner Braut durch meine Liebe zu ihr mich zu bestrafen, d. h. die Sühne gutzumachen. Ich will sie glücklich machen, indem ich leide. Je mehr meine Angehörigen mich davon zu überzeugen suchen, daß ich mich mit dieser Heirat unglücklich mache, um so intensiver, ja zwanghaft muß ich auf diese Heirat aus sein. Meine Flucht von zu Hause bedeutet auch die Flucht vor der immer noch bevorstehenden Strafe, die ich gleichsam intensiv erwarte wegen meines Schuldbewußtseins, und die nie erfolgt. Wie ich mich dann vor der Strafe geflüchtet habe, durch mein Fortgehen von zu hause, suche ich dann selbst die Strafe zu verwirklichen (Montpellier). Dies ist eine Wurzel zu einem starken Masochismus.

Es kommt mir der Besuch des Theaterstückes: Reise um die Erde in 80 Tagen in meinem 5. oder 6. Altersjahr in Erinnerung. Haine mit Schlangen, eine furchtbar lange Treppe. Frau, die mitreist.

(**F.** Es war eine indische Fürstin, die vom Flammentod befreit wurde und nachher den Forscher heiratete!)

Reise um die Erde: Mein Plan, als Schiffsarzt um die Erde zu reisen. Verbrennen aus dem letzten Traum = Kastrieren. Schwester ist kastriert. Ich errette sie und heirate sie nachher.

19.) 21. IV. 22

Traum: Ich suche die Mutter meiner Braut. Es ist in Zürich, zuerst meine ich *Ramm*straße (?). Es ist aber eine andere. Sie ist groß, mager, eingefallenes Gesicht, grau melierte Haare.

Ein Segelschiff fällt mir nun ein. Schiff bei der Reise um die Erde. Auch bei Peer Gynt. Dieser flieht vor der Mutter. Statt zu suchen wie im Traum, fliehe ich auch von der Mutter.

Aktuelles: Ich beobachtete viel meine Braut, fast zwanghaft und ohne etwas dabei zu denken, bei häuslichen Beschäftigungen (Tisch decken, Tee bereiten usw.), d. h. ich will an ihr nörgeln. Andererseits auch wieder eine allzu große Dienstbereitwilligkeit zu weiblichen Geschäften. Ob ich Weib werden will, mich kastrieren will und den Penis meiner Schwester schenken?

F: Diese beiden Faktoren: die Bereitwilligkeit aus Schuldgefühl und das Herumnörgeln ist direkt von der Schwester übernommen.

Wie ich vorhin angedeutet habe. Meine Dienstbereitschaft, mein Masochismus ist infolge meines Schuldgefühls aufgetreten und hat meinen natürlichen Sadismus ganz verdrängt. Nun später auch Entfernung von der Schwester, ich kritisiere sie. Beides habe ich auf meine Braut übertragen. Bei der Schwester war es zu zeitlich verschiedenen Epochen, hier zu gleicher Zeit. Also Superposition zweier Komponenten. Hier läßt sich dann mein Sadismus auch wieder vortreten. So daß also Sadismus und Masochismus zugleich stehen.

In letzter Zeit in Wien öfters heftige Darmspasmen oder Koliken. Ich habe es einmal mit den Wehen bei der Geburt verglichen. Der Gebärsaal hat einen abschreckenden Eindruck auf mich gemacht. Es sei verantwortungslos von den Männern, die Frauen zu befruchten, besonders da das Kind dabei nur ein Nebenzweck oder sogar nur ein notwendiges Übel ist. Selbstvorwürfe, der Mutter solche Schmerzen bereitet zu haben. Ich imitiere die Geburtswehen. Und Selbstvorwürfe, der Schwester den Vaginismus angehängt zu haben. Ich imitiere den Vaginismus. Stimmt mit meinem früheren Ausspruch: Ich will die Leiden der Schwester übernehmen, d. h. kastriert werden und ihr meinen Penis schenken.

20.) 22. IV. 22

Traum: Es ist Krieg zwischen Frankreich und Italien. Ich bin in Lugano und muß in ein Fort, Festung einrücken. Es geht geheimnisvoll. Ich gebe einem Soldaten meinen Rucksack zu tragen und gehe in das Fort. Man geht nicht in das Tor und auf dem üblichen Wege hinein, sondern durch viele Gänge, von oben durch Öffnungen, durch dunkle Räume, durch Fenster usw. Sehr geheimnisvoll. Es sind auch einige Freunde darin. Merkwürdigerweise auch Damen. Unter anderen liegt eine im Bett mit einem merkwürdigen Kopfputz aus Federn. Vielleicht ist es auch ein kleiner, mit vielen Federn geschmückter Hut. Nun steht sie auf und geht mit einem Kinde hinaus. Ich will ihr folgen, obwohl ich keinerlei sexuelle oder sonstige Regungen zu ihr spüre. Ich bin bei irgendeiner Beschäftigung, Ankleiden oder Rasieren (gestern habe ich mich rasiert und geschnitten, heute morgen übrigens auch, was ich noch erzählen muß). Ich mache mich schnell fertig und eile ihr nach. Am Ausgang treffe ich meinen Vorgesetzten. Er ist sehr schlaff und alt, am Arm einer Frau, die ihn stützt. Es ist Professor Schlatter. Ich gehe hinaus auf die Promenade von Lugano, wo ich die Dame mit dem Kinderwagen sehe.

Einfälle:

Frankreich – reich, Franken, viel Geld. Italien – Genitalien. Kampf zwischen Geldheirat und Liebesheirat. Ich gebe meinen Rucksack einem Soldaten: Rucksack = Genitale. Ich bin gar nicht gewöhnt, einem Untergebenen etwas von mir zum Tragen zu geben. Das hätte ich nie getan. Im Gegenteil habe ich, auch im Tessin, als wir eine sehr lange heiße Straße gingen und die Leute abzuklappen anfingen, die Situation dadurch retten wollen, daß ich den ersten, die abklappten, die Tornister abnahm und selbst trug. Ich trug damals 3 Rucksäcke.

F: Wenn in einem Traum sich etwas als eine Verkehrung herausstellt, so kann man sicher sein, daß im Trauminhalt etwas umgekehrt dargestellt worden ist.

Statt daß ich einem Untergebenen meinen Rucksack gebe, nimmt mir ein Vorgesetzter den meinen. Vorgesetzter = Vater. Kastration.

Die Festung ist die Analyse. Viele dunkle Gänge usw.

(**F**: Die Analyse wird regelmäßig so im Traum dargestellt.)

Es hat Frauen darin: Erinnert mich an Bordell.

Lugano: Ich war etwa dreimal immer nur auf ganz kurze Zeit dort. Auch im Militärdienst. Ich weiß, daß es dort verbotenerweise mehrere Bordelle gibt. Der Name selbst muß wohl eine Bedeutung haben, aber es fällt mir keine Assoziation darauf ein.

Die Frau im Bett: Eine Schauspielerin, die in der gleichen Mittagspension ißt mit noch 2 Schauspielern. Sie ist sehr hübsch und extravagant aber doch schön gekleidet. Sie hat einen solchen Federnhut. Sie hat keinen erotischen Eindruck auf mich gemacht, obwohl meine Braut mir andeutete, da kannst du anbändeln.

(**F**: Es ist merkwürdig, daß Sie schon zum zweitenmal betonen, daß diese Frau sowohl im Traum als auch in Wirklichkeit keinen Eindruck auf Sie machte. Es wird also wohl umgekehrt und stark verdrängt sein.)

Ich stimme bei. Die Frau ist die Mutter in letzter Linie. Ich eile ihr nach. Wie ich in Wirklichkeit den Frauen nachgelaufen bin.

Professor Schlatter: Auch im Militärdienst. Er hatte eine Sanitätsanstalt in Wassen. Eine unzulängliche Einrichtung. Alles eiterte. Die Instrumente wurden unzulänglich sterilisiert, nur in einem Kochtopf, obwohl das Wasser in dieser Höhe ja schon unter 100° siedet. Einmal begann er eine Operation vor dem Exzitationsstadium. Im Exzitationsstadium riß sich der Patient dann los und war in Gefahr, vom Operationstisch zu fallen, so daß ich mich über ihn werfen mußte, um ihn festzuhalten. Dabei wurde ich von Schlatter angefahren: Was tun Sie da, Sie sind ja gar nicht steril! Ich ärgerte mich und ging weg und kam nicht mehr zu den Operationen.

In letzter Linie geht die Schmähung auch auf Sie, den Analytiker. Sie sind ja der Vorgesetzte dieser Festung (= Analyse). Sie sind schlaff, müssen gestützt werden = impotent. Ich identifiziere darin meinen Vater. Er will mich kastrieren, aus Rache mache ich ihn impotent.

Der Rucksack = Genitale, das er mir nimmt, kann auch der Geldbeutel sein. Er schickt mir auch kein Geld = Kastration im kleinen. Auch auf F. geht die Beschimpfung, daß er so viel Geld nimmt (vergleiche später).

Die Frau auf der Promenade: Sie sieht aus wie Frau Dr. Meier. Klein, rundlich. Sie sagte, ihr Unglück sei, daß sie jeden Tag sich nicht enthalten könne, eine Menge Süßigkeiten und Pralinen zu essen, darum werde sie so dick. Ich bemerkte zu meiner Braut: Wenn ihr Mann nicht so lange in der Nacht arbeiten würde, würde sie vielleicht nicht so viele Süßigkeiten essen. Sie gleicht übrigens in der Gestalt meiner Mutter. Ich selbst bin der Kleine im Wagen. Ich eile ihr auch nach, nachdem ich meinen Vater (Professor Schlatter) kastriert habe.

Nun komme ich auf mein heutiges Schneiden mit dem Rasiermesser, nachdem mir auf Lugano wieder nichts eingefallen ist. Ich hielt beim Rasieren in der Phantasie ein Selbstgespräch mit Dr. Bollag. Er ist ein Zürcher, der hier in Wien war, und den ich getroffen habe. Jetzt fährt er nach Zürich, um eine Praxis als Augenarzt anzufangen. Eigentlich, so dachte ich mir, hat er alle Aussicht auf eine gute Praxis, denn er ist ja der einzige jüdische Augenarzt. Ich hätte eigentlich auch Aussicht auf gute Praxis, als jüdischer Nervenarzt. Nun, alle Nervenärzte benehmen sich ja wie Juden! In diesem Moment schnitt ich mich an dem Nasenansatz in die Oberlippe = Beschneidung. Wenn sie sich benehmen wie Juden, so sollen sie auch kastriert werden. Hier wird wieder das Problem des Judentums angeschnitten. Hier eigentlich ein antisemitischer Ausspruch von mir.

F. ist auch Nervenarzt, benimmt sich auch wie ein Jude. Wahrscheinlich meine ich in Geldsachen. Auch der Vater ist ein Jude in diesen Dingen. Vielleicht will ich auch F.s Einstellung gegenüber dem Judentum wissen. Vielleicht wissen, ob er wirklich beschnitten = kastriert ist.

Nun komme ich wieder auf Lugano. F. sagt, es muß doch etwas stark Verdrängtes dahinter stecken, daß mir gar nichts eingefallen ist bis jetzt. Im gleichen Moment assoziiere ich:

Lu = Lues. gano – gono. Lug (**F**: ingano ist italienisch und heißt Gauner.) gano – ganef (Dieb). Man kann es auch umkehren: ona-gul. ona – Onanie.

Da habe ich all meine Komplexe, die in der Analyse (Festung) abgehandelt werden: Meine Infektionssucht. Lug und Trug vielleicht gegen die Analyse? Dieb: den Penis stehlen. Onanie und Bestrafung: Onanie Verführung der Schwester.

21.) 24. IV. 22

Traum vom 22./23.

Ich sehe das Mädchen wieder, das ich seinerzeit in Stuttgart genital betrachtet habe. Sie ist inzwischen groß geworden, eine üppige Jungfrau, mit einem großen Busen. Trägt eine rote Bluse. Ich mache mit ihr ein Rendezvous ab, bestelle sie in den oberen Stock auf die Treppe. Dort befühle ich ihr intensiv die Brüste.

Ich bin gar kein Freund von so großen Brüsten. Zu der roten Bluse fällt mir ein: In der Tanzstunde tanzte ich sehr gern mit einem bestimmten Mädchen (ca. 13–14 Jahre alt). Ich traf sie einmal auf der Straße oder auf dem Eise. Sie trug eine rote Bluse. Ich sagte ihr, die stehe ihr sehr gut, warum sie die nicht in der Tanzstunde trage? Nächste Tanzstunde erschien sie zwar nicht mit der roten Bluse, aber mit einem roten Rock und erklärte, die Mutter habe gesagt, die Bluse sei zu eng, sie könne sie nicht anziehen, aber stattdessen habe sie jetzt mir zuliebe den roten Rock angezogen. Mir gefiel die Bluse wahrscheinlich ja nur deswegen, weil sie zu eng war. Sie meinte aber, sie habe nicht nur ihre Brüste zu zeigen, sondern noch etwas viel Schöneres, das sich unter dem roten Rock verbirgt. Diese Erinnerung deutet darauf hin, daß das Oben, der Busen nach unten, Geschlechtsteil, verlegt werden soll. In Wirklichkeit habe ich ja dem Kinde auch die Genitalien untersucht. Sie hatte übrigens rote Hosen an (rot karierte).[3]

Der große Busen erinnert mich an die Mutter, deren Busen ich durch die dünne Bluse gern betrachtete. Die Größe des Busens muß mich an die Zeit erinnern, wo ich gestillt wurde.

Eine weitere Umkehrung ist die: Ich bestelle das Mädchen die Treppe hinauf, in Wirklichkeit habe ich sie unten im Hof untersucht.

3 Rote Bluse, rote Genitalien: Bei dem vor dem Traum erfolgten Koitus blutete E. ein wenig, obwohl die Menses schon gänzlich sistiert hatte.

Nun der zweite Traum, den ich vom 23./24. hatte:

Es muß ein neuer Turm gebaut werden, da der alte nichts mehr taugt. Es sind Entwürfe da, die ich prüfe. Der neue soll etwa so werden wie der Turm auf dem Hermannskogel. Der Vater ist auch da.

Dann etwas, was ich vergessen habe, Reue, vielleicht habe ich auch geweint.

Nun soll ich ein Modell aussuchen, ein weibliches Modell, also etwas, was mit dem Turm gar nichts zu tun hat. Lachend: Natürlich hat es etwas mit dem Turm zu tun. Es sind eine Menge Frauen oder Damen in einem Raum. Ich prüfe und suche mir eine aus. Ich nehme sie in einen Nebenraum und heiße sie, sich auszuziehen. Es zeigt sich, daß sie sehr welke Brüste hat, die durch die ausgefütterte Bluse verborgen und schöne Formen vorgetäuscht werden. Nun schicke ich sie weg und suche mir gleich eine andere, von der ich sehe, daß sie sehr große Brüste hat. Ich nehme sie ins Nebenzimmer und betaste ihre großen Brüste. Das Merkwürdige ist aber der Aufzug, in dem ich mich befinde: Meine Hosen sind vorn geöffnet und meine Unterhosen sind mir derart heruntergeruscht, daß sie unter der Hose hervorschauen, ja, sie reichen mir weit über meine Füße, so daß ich im Gehen sehr behindert bin und auf ihnen herumtrete.

Einfälle:

Der Turm ist klar. Mein «Turm» = Penis gefällt mir nicht und ich will mir einen neuen schönen bauen (der Hermannskogel, habe ich gelesen, ist einer der schönsten Türme). Mein Penis ist mir gegenüber dem väterlichen zu klein. Andrerseits schreibe ich dem Vater wieder einen sehr defekten Penis zu, mache ihn impotent. Der alte Turm ist nichts mehr wert. Ob ich ihm aber einen neuen Turm geben will?

Ich hatte eine Zeit, noch in den letzten Semestern, wo ich sehr bedauerte, nicht Architekt geworden zu sein, und glaubte, dieser Beruf liege mir sehr gut.

Mein Vorbild als Architekt hieß Hermann Ritter (Hermannskogel!). Es ist derselbe, welchem ich einmal seinen Schatz wegschnappte für eine Nacht. Sie machte mich darauf aufmerksam, ob sie nicht schöne Brüste habe!

Ich suche ein Modell. Doch ein Modell zum Turmbau. Hier handelt es sich um die Busen. Das heißt: Turm = Busen.

Zu der roten Bluse im letzten Traum fällt mir noch ein Mädchen ein, das ich immer auf dem Wege zum Gymnasium traf, das in die Töchterschule hinunterging und schon einen sehr starken Busen unter einer roten Bluse hatte, der sich beim Gehen stark bewegte. (Frl. Wehrli). Zu gleicher Zeit fällt mir eine Tanzstundendame ein, Frl. Baum, die zu gleicher Zeit die *Räger*(?)straße hinunterging und die sehr flach vorn war. Ich habe mir damals also die Frauen in zwei Kategorien eingeteilt: flachbrüstige = Schwester und gewölbtbrüstige = Mutter. Letztere hatten damals entschieden den Vorzug.

Rote Bluse des Mädchens: Am Abend vor dem Traum, oder vielmehr in der Nacht fand ein Koitus statt, wo Els etwas blutete, obwohl Menses schon vorbei. Sie sagte, das sei eine Abwehrreaktion. Daher die rote Farbe im Traum.

Els hat gut entwickelte Brüste, pflegt sie aber durch ihre Haltung zu verbergen.

Die Frau mit dem großen Busen verkörpert meine Mutter.

Nun das lächerliche Kostüm, in dem ich mich befinde: Ich mache mich dabei lächerlich. Aber dieses Lächerliche bezieht sich nicht auf mich, sondern auf meinen Vater, von dem ich wünsche, daß er sich vor meiner Mutter lächerlich macht. Es ist mir nämlich als erster Einfall gewesen: Daß bei meinem Vater einmal die Unterhosen über die Socken gerutscht waren und ich es ihm gesagt habe. Er sah sehr lächerlich aus.

Die Hosen sind mir ja viel zu lang. Ich befinde mich in den Unterhosen meines Vaters. Er braucht so große Hosen, um seine Genitalien zu verdecken, ich wünsche mir auch solche, finde aber, daß meine Genitalien noch recht klein sind im Vergleich zu den seinen.

Unterhosen = Unterbewußtsein.

Die Unterhosen sehen auch aus wie eine Zwangsjacke. Ich fühle die Aufdeckung des Unterbewußtseins als Zwang. Lehne mich dagegen auf. Es ist als ob es mich an einem Entscheid zu hindern droht. Meine

Beziehungen zur Braut, die bis jetzt so eindeutig zu sein scheinen, werden plötzlich ins Wanken gebracht.

Es wird verschiedenes Zwangartiges darin aufgedeckt. In Wirklichkeit ist die Analyse, das Freiwerden des Bewußtseins eben kein Zwang, sondern das Gegenteil. Darum wird es im Traum aber so dargestellt. Man sieht, wie der Mensch das Freisein wehrt.

F: Wie ein unreiner Kristall, der im Wasser gelöst wird, um daraus wieder einen neuen aber reinen Kristall zu gewinnen, ist der Vorgang in der Analyse. Die Schüler mögen es in dem Augenblick bedauern, wo der Lehrer diesen Kristall im Wasser auflöst.

22.) 25. IV. 22

Traum: Ich bin auf einem Schiff. Einer Dame sind Schmuckstücke gestohlen worden. Ich kenne die Dame, ich suche die Schmuckstücke. Nun befinde ich mich in Analyse. Der Analytiker will offenbar etwas ganz Besonderes mit mir vornehmen. Ich habe die Augen zugebunden, und er nähert mir eine glühende Zigarette oder Zigarre. Er berührt meine Nase, ich spüre aber offenbar nichts davon.

Dann eile ich durch verschiedene Straßen in Zürich. Zuerst noch mit verbundenen Augen, nachher sehe ich aber. Vor der Turnhalle, wo sonst die Anzeigen angeklebt werden, finde ich den Schmuck. Er hängt an dieser Wand. Es ist dies eine Zigarren- oder Zigarettenspitze.

Jetzt sehe ich meine Braut auf der Straße. Sie trägt ein ganz riesig großes Paket, das aus einer Anzahl großer viereckiger Karton-Hutschachteln besteht. Ich frage sie, wozu das ist. Sie sagt: Proviant für die Heimreise. Ein unsäglich wehmütiges Gefühl befällt mich. Sie ist übrigens nicht allein, sondern in eine Reihe hintereinander gehender Menschen eingereiht, als ob die nun geordnet hintereinander aufs Schiff geführt würden.

Nun stehe ich mit meiner Braut zusammen auf einer Brücke.

Einfälle:

Schiff: Wie bei meiner Reise um die Erde. Wie die anderen Schiffe, die ich früher erwähnte. Die Frau ist groß und mager. Wie die Schwester meines Schwagers, Jeanne. Sie hat sich mir während eines Militärdienstes in Basel als sehr liebenswürdig gezeigt. Meine Schwester ist auch so mager. So daß ich ihr öfters lachend sagte, es sei gut, daß sie eine Brosche trage, dann wüßte man, was vorn ist. Brosche = Schmuck = Genitalien.

Eine andere Schwester meines Schwagers wohnt in Zürich und hat im Gegensatz sehr üppigen Busen. Beiden Schwestern war ich nicht gleichgültig, scherzte gern mit ihnen. Ich suche nach dem Schmuck, wäre eher zu übersetzen: Ich suche nach dem Schmuck, und infolgedessen geht er verloren, bei meiner Schwester.

Nun die Situation in der Analyse: Deutliche Kastration, wieder durch Feuer. Sie brennt mich nicht, sie macht mir nichts.

Ich fürchte eine «Kastration», daß mir etwas genommen wird, aber lehne das ab.

Tonhalle: Wo es tönt und hallt. Anspielung auf den Anus **(F)**. Die Straße, welche ich ging, war nicht die Straße, in der wir wohnten. Wir wohnten eine Zeitlang neben der Tonhalle, aber auf der andern Seite als auf der geträumten.

Der Zigarettenspitz ist männliches und weibliches Symbol zugleich. Auf der Straße, wo wir wohnten, traf ich mit meiner Schwester einen Jungen, der mir Judenbub nachrief. Ich war etwa 10 Jahre alt. Ich versäumte damals, dem Jungen den Hintern zu verhauen (auch Analerotik, die ich nicht ausführte). Es war wirklich eine Feigheit, eine jüdische Feigheit. Eine andere Erinnerung in der gleichen Zeit: Sonntag abends ca. 6 Uhr, die Eltern waren ausgegangen, standen meine Schwester und ich Kirschen essend auf dem Balkon und versuchten die Steine möglichst weit weg auf die Straße zu spucken. Wir amüsierten uns dabei sehr, und die Köche in der Küche der Tonhalle schauten lachend zu. Plötzlich läutet ein älterer Herr mit einem Bart, gut gekleidet, mit seiner Frau, heftig an der Haustüre. Ich schaue hinunter, frage, was er wolle. Er läutet nochmals heftig und geht dann weiter. Ich springe hinunter und ihm nach und frage, was er wolle. Er sagt in entrüstetem Ton, es sei doch ein Skandal, daß ich es zulasse, daß meine Schwester in diesem Alter so mit den Köchen gegenüber poussiere.

Eine ohnmächtige Wut hat mich damals gepackt. Ich hätte dem Kerl am liebsten eine Ohrfeige gegeben, aber sagte ihm nur: Sie sind ein Idiot. Vielleicht sagte ich auch nichts. Und kehrte mich um. Aber die Wut war so groß und jetzt, während ich es erzähle, kommt die gleiche kolossale Wut in mir auf. Später bei einem Anlaß beim Männerchor, wo ich eingeladen war, sah ich den Mann wieder und hatte große Lust, ihn daran zu erinnern, wie blöde und idiotisch er sich damals aufführte. Aber ich wollte keinen Skandal machen.

(**F**: Es war dies ein neuer Vorwurf, daß ich meine Schwester verführt habe und sie jetzt gleichsam dem Poussieren mit vielen Männern (der Prostitution) zuführe (vgl. später). (Wenn du deine Schwester nicht als Kleine verführt hättest, würde sie jetzt nicht so handeln!) Darum wirkte dieser Vorwurf so.)

Meine Braut: Sie reist in ihre Heimat, ohne mir etwas zu sagen. Ich bin sehr traurig. Die vielen Schachteln: Schachtel, Hutschachtel = Genitale. Viele Genitalien, Proviant. Sie sagte einmal, wenn sie sich genügend ausgelebt habe in Westeuropa, ziehe sie sich nach Estland in die Einsamkeit zurück. Die vielen Schachteln deuten auf die vielen Liebhaber. Sie hat sich vorgesehen damit, bevor sie nach Hause fährt. Das Leichtgepäck deutet auf leichtes Leben. Die großen Schachteln auch auf Graviditäten, aber sie sind leer, also Graviditätsverhütung. Die Ausstattung mit vielen Genitalien deutet auf die Kokotte. Nun ist der Traumteil doch die unmittelbare Fortsetzung des vorigen Traumteils. Er bezieht sich auf meine Schwester, der vorher der Vorwurf gemacht wurde, sie sei eine Kokotte (mit den Köchen poussieren). Ich übertrage dies auf meine Braut (auch in der Wahl meiner Braut). Die Schachteln sind leer = Graviditätsverhütung. Dies ist ja gerade eine Haupteigenschaft der Prostituierten, daß sie nie Mutter wird.

Meine Braut ist eingereiht in einer Reihe von hintereinandergehenden Menschen. Eingereiht sein, eine Nummer haben. Die Prostituierten haben in vielen Städten Nummern und ein Büchlein. Deutet wieder auf die Prostitution.

Letzter Traumteil: Ich bin mit meiner Braut auf einer Brücke: Man kann auf das eine oder andere Ufer. Man kann gemeinsam gehen, der eine kann auf die andere Seite wie der andere. Das heißt, ich habe die Entscheidung noch offen gelassen, wohin jeder geht.

23.) 26. IV. 22

Traum: Ich bin wiederum in Analyse. Diesmal liege ich aber nicht, sondern sitze auf einem Tische. Der Analytiker sagt, heute gebe es etwas Besonderes.

Dann bin ich im Vorzimmer. Frau Professor F. ist auch da. Sie trägt eine Platte mit Tassen. Davon fallen 2 grüne Tassen hinunter und zerbrechen auf dem Steinboden. Die Frau Professor ist groß und korpulent. Es ist, wie wenn ich eingeladen würde, und von meiner Braut ist auch die Rede.

Dann befinden wir uns an der Tramhaltestelle. Sie (F.), Ihre Frau, die nun plötzlich viel hübscher und schlanker ist, noch 2 Herren und offenbar auch meine Braut.

Dann bin ich plötzlich in Bruchsal im Hause der Großmutter. Es ist ein merkwürdiges Haus, die Treppe mündet direkt in die Zimmer. Ich wundere mich über die vielen hübschen Mädchen, welche hier hinaufgehen. Einer Dame gehe ich nach und rede sie französisch an, sie ist eine Französin.

Hinter dem Hause, statt des Hofes, ist ein künstlicher Teich. Darin schwimmen Schiffe und Personen herum. Ich wundere mich über diesen Teich.

Dann befinde ich mich auf einer sehr steilen Straße mit dieser Französin. Ich gehe mit ihr die steile Straße hinauf. Dann ist etwas, was ich nicht mehr weiß.

Einfälle:

Analyse, ich sitze auf, Auflehnung. Ich sitze mit aufgestützten Ellbogen, wie ich gestern in der Sitzung der neurologischen Gesellschaft gesessen bin. Heute ist auch Sitzung. Aus der Situation spricht etwas, was meine Braut betrifft. Ich sagte ihr gestern, sie solle dem Dr. Rank mitteilen, daß sie kommen wolle. Sie sagte, es sei nicht nötig, es genüge doch, wenn ich es F. sage. Sie will nichts selber machen und mich alles besorgen lassen. Ähnlich beim Schauen nach dem Kurs für physikalische Heilmethoden. Auch gestern für die neurologische Sitzung machte sie mir gleichsam Vorwürfe, daß ich sie nicht mitnehme. Ich sagte, sie müsse sich selbst irgendwo vorstellen und einführen lassen, ich könne nicht alles für sie tun.

Ich hätte aber heute abend meine Braut gern Ihnen (F.) gezeigt. Dies geht auch aus dem Traum hervor. Sie zeigen mir Ihre Frau (und ich möchte Ihnen die meine zeigen). Die zwei Tassen: Es waren grüne Tassen, wie ich solche in Münsterlingen besaß. In Münsterlingen habe ich ja eine einmal auf den Boden geworfen aus Wut. Dieses Auf-den-Boden-Werfen deutet also einen Streit an. Den ersten Konflikt habe ich vorhin berichtet. Der zweite ist folgender: Ich kam erst gegen 10 Uhr nach Hause. Meine Braut bemerkte, sie hätte geglaubt, ich übernachte überhaupt anderswo. Als ich ihr sagte, sie habe doch gewußt, daß ich in die neurologische Sitzung geht, antwortete sie, sie habe das nicht für ernst genommen. Ich zürnte ihr darüber, und nun machte sie mir Vorwürfe über meine schlechte Laune, ich benehme mich wie ein Alkoholiker, der nachts zu spät nach Hause komme.[4]

Tramhaltestelle: Tram wie Zug, ein Koitus. Halt: Verbot, mit meiner Braut weiter zu verkehren. Daß meine Braut dabei ist, ist vielleicht gerade der Beweis, daß ich sie weghaben will. Die zwei Männer: Vielleicht Nunberg und Rank. Andeutung auf die Fahrt in die analytische Sitzung.

Der zweite Teil des Traums ist eine richtige Rache gegen meine Braut. Ich verkehre mit anderen, nehme mir andere. Am Abend voraus war ein Koitus. Sehr zärtlich und sehr erregt. Plötzlich vor dem Orgasmus brach meine Braut ihre Stimmung ab und sagte, sie habe sehr starke Sekretion. Es stimmte auch. Aber damit war die Illusion zerstört. Es war ein verunglückter Koitus. Dafür räche ich mich nun.

4 Diese Streiterei ist natürlich nicht ein großes Geschrei, sondern Bemerkungen, über die man nachher lacht. Bei dem Zorn bemächtigt sich meiner gleichzeitig immer eine große Zärtlichkeit.

Bruchsal: Bruch = es wird gebrochen (die Ehe). Sal = der Saal, in welchem die Ehe gebrochen wird. Das Haus ohne Gänge, wo die Treppen gerade ins Zimmer führen: Wie ein Bordell, aber auch das weibliche Genitale; die Treppe = Vagina, das Zimmer = Uterus. Bei einem Städte-Erratespiel machte mein Vater die kunstvolle Zusammensetzung: In einem Steinbruch salutierten die Soldaten. Es scheint, daß ich diese kunstvolle Wortzusammensetzung, die ich in der Analyse anwende, vom Vater übernommen habe. Steinbruch: Hier wird auch abgebröckelt, wie bei der Liebe zu meiner Braut. Stein = Steinboden = kalt, die Liebe erkaltet. Auf dem Steinboden wird etwas zerbrochen, also wiederum «Steinbruch».

Salutieren: Exhibitionieren, deutet auf den Geschlechtsverkehr. Ich spreche eine Französin an. Warum gerade eine Französin? Vielleicht eine Exogamie in der Exogamie, eine nochmalige Exogamie von der Braut. Gestern nachmittag im Café saß eine Dame, die den Matin las. Sie war geschminkt, sehr stark gefärbte Lippen. Ich dachte mir, das ist sicher eine Französin, auch dem Schminken nach. Ich knüpfte nun im Geiste ein französisches Gespräch mit ihr an, indem ich dachte, sie ist sicher nicht erbaut über die Konferenz von Genua. Ich erklärte ihr (im Geiste), Frankreich hätte eine Hysterie und blamiere sich damit. Wieder Italien (Genua) und Frankreich wie im früheren Traum. Frankreich schien aber diesmal meine Braut zu sein. Ich hatte ihr einige Male gesagt, sie benehme sich paranoid, und später, sie benehme sich neurotisch. Nachher sagte sie mir, ich habe Unrecht gehabt, die Ereignisse hätten gezeigt, daß sie nicht paranoid war, sondern die Lage sehr richtig beurteile. Die Dame war eigentlich gar nicht so geschminkt, d. h. ich konnte es nicht sehen, da sie einen Schleier trug. Schminke: Ich überschminke meine Braut, stelle sie so dar, daß sie nicht wie eine Prostituierte erscheint. Gerade die Umkehrung von der Wirklichkeit: Die Schminke ist sonst das Kennzeichen der Prostituierten. Über dieser Schminke ist aber ein Schleier, so daß man sie nicht sieht.

Übrigens ist Bruchsal, wo es die vielen hübschen Mädchen hat, die mir auffallen, sicher Wien mit den hübschen Mädchen.

Die Treppe steigen und die steile Gasse gehen, wo nachher etwas passiert, das ich nicht mehr weiß, ist der Koitus, der verschleiert wird.

Nun der Teich: Mutterleib. In Karlsruhe ist ein Teich gewesen, ein künstlicher, in dem man mit kleinen Booten fuhr. Ich muß vielmals mit dem Kinderwagen in diesen Stadtgarten gefahren worden sein. Vater erzählte, es sei dort ein sehr lustiger alter Bootsvermieter gewesen, der mich immer «Schoppenmeier» genannt habe, da ich stets an den Schoppen sog, wenn ich dort draußen war. Es hat also etwas mit der Laktation zu tun. Nun fällt mir wieder ein der Teich in unserem Garten mit den spritzenden Fröschen, dem gestohlenen Storch. Auch ein Sandhaufen, mit dem ich gespielt habe. Und die Kusine, welche über den Zaun geklettert ist. Der Vorgang ist mir sehr deutlich.

Sandhaufen = Kot? Der Teich, auch der im Traum, ist der Kleinkinderteich = Mutterleib. Neue Bestätigung.

24.) 27. IV. 22

Traum: Professor Marburg rügt seinen Assistenten Bollag, daß er mir ein Präparat zum Färben gegeben hat. Marburg enttäuscht mich. In irgendeiner Hinsicht stößt er mich ab, aber ich kann noch nicht sagen, welcher Zug es ist. Bollag ein sehr netter Assistent, der mir mit großer Bereitwilligkeit alles zeigt und mich sehr gut eingeführt hat. Ich bewundere ihn etwas wegen seiner guten Rednergabe. Rank habe ich gestern auch bewundert wegen seines Vortrags. Es herrscht bei mir offenbar die Tendenz, es dem Dr. Rank gleichzutun. Er ist mein Vorbild. Besonders weil meine Braut mir einige Male gesagt hat, wenn du einmal so weit bist wie Dr. Rank, dann habe ich Respekt vor dir.

Nun zum gestrigen Traum. Es ist merkwürdig, wie intensiv ich mich daran erinnere, daß meine Kusine über den Zaun gestiegen ist. (Dabei verspreche ich mich und sage statt Zaun steigen Staun zeigen. Zu Staun assoziiere ich Steiß. Sie hat also den Steiß gezeigt. Damals hat diese Gegend wahrscheinlich für mich eine große Rolle gespielt, auch in der Phantasie des Kinderkriegens. Im Sande spielen = mit Kot spielen = Kinderkriegen spielen.)

Die Arbeit bei Marburg ist eine sehr diffizile. Das Schneiden, das

Färben, Ordnung halten, Gläser, Gläschen usw. Man muß eine gehörige Portion Analerotik haben.

Ich erwähne, daß meine Braut nicht in die Sitzung gekommen ist, ist ein Widerstand von ihr. Sie mochte nicht telefonieren, nicht Dr. Hitzschmann belästigen. Statt Hitzschmann sage ich Zietschmann. Er ist ein Freund meines Vaters. Ich habe ihm meine Doktorarbeit gezeigt. Meine Doktorarbeit ist übrigens auch eine diffizile analerotische Arbeit. Ich hatte mit Pferdedarm zu tun, was nicht immer appetitlich war.

25.) 28. IV. 22

Traum: Ein ganzes Chaos von Träumen und Gefühlen.

1. In zwei verschiedenen Zimmern sehe ich je einen Mann gegen einen Löwen kämpfen. Die eine Türe öffne ich, trete ein, bestreichle kurz den Löwen, schließe die Türe dann wieder.

2. Meine Eltern sitzen auf einem Balkon, der Balkon ist aber ganz deutlich ein Storchennest. Er ist auch nicht im Hause, sondern auf einem Baum. Ich will noch zurufen, gebt acht, daß ihr nicht fallt. Da kippt das Nest um, und die Eltern fallen heraus. Ich schaue nach der Mutter, sie hat sich nicht verletzt. Nach meinem Vater schaue ich nicht, er ist nicht mehr da.

3. Ich bin mit meiner Schwester in einem Zimmer. Es stehen viele Schüsseln mit Wasser herum. Ich uriniere in eine Waschschüssel. Meine Schwester rügt mich, die Zeichnung in der Schüssel gehe weg, wenn ich hinein uriniere. Ich sage, das ist einfach zu ändern, und gieße den Urin in eine andere Schüssel.

4. Ein alter gebrechlicher Mann in einem schmutzigen engen Stall. Es soll derselbe sein, der mit dem Löwen gekämpft hat. Er ist krank, ich pflege ihn.

Einfälle:

Vorauszuschicken sind die Erlebnisse, die ich gestern gehabt habe. Meine Braut befindet sich offenbar in einem sehr starken Widerstand in der Analyse. Sie hätte große Lust, die ganze Sache an den Nagel zu hängen. Zu Mittag kam sie und sagte: Also ich bin eigensinnig und hysterisch. Es ist besser, ich gehe spazieren als in die Analyse. Nach dem Essen wollte ich Billete für das Mahlerkonzert besorgen. Sie wollte sich ein Billet für Samstag «Spiegelmensch» besorgen. Ich kann nicht gehen, da ich Englischstunde habe. Sie sagte, sie gehe trotzdem. Die einzige Freude in dieser Woche lasse sie sich nicht nehmen. Wir trennten uns. Abends zeigte es sich, daß sie auch ein Billet für den heutigen Abend, Macbeth, besorgt hatte. Ich war sehr betrübt über diesen Schritt. Abends holte ich sie ab. War sehr deprimiert. Nächsten Morgen Versöhnung. Starke Emotion.

Löwe – Lölli: Als ich meiner Braut den Vorschlag machte, daß ich sie abhole, sagte sie, ich brauche nicht zu warten, wie ein Lölli (Dummkopf).

Kampf mit dem Löwen. Löwe = Sexualsymbol. Stark. Männlich. Es ist ein starker und ein schwacher Mann im Kampf. Meine Braut und ich in der Analyse.

Ich streichle den Löwen, d.h. ich streichle meine Analyse, ich gehe gern hin, während meine Braut sich dagegen auflehnt. Der Löwe ist auch gelb. Erinnert mich an Kot. Der Löwe mit dem Eselsfell, nein, es heißt ja der Esel mit dem Löwenfell. Bin ich nun der eine oder der andere von diesen beiden? Ich weiß es nicht. Aber möchte es gern wissen.

Das Storchennest: Ich akzeptiere nicht das Storchenmärchen, sondern ahne, daß die Eltern etwas damit zu tun haben. Zu gleicher Zeit den Wunsch, kein Geschwister mehr zu bekommen, ich werfe die Eltern aus dem Nest. Gleichzeitig auch der Wunsch, nur den Vater zu entfernen. Der Mann in dem Stall ist auch der Vater. Er ist gebrechlich, aber ich pflege ihn. Es ist dies die beste Art, den Vater als Konkurrent auszuschalten und ihn doch noch zu lieben.

Zu dem Mist erinnere ich Ziegenmist und Pferdemist. Nun erinnere ich mich, daß ich hörte, Pockenkranke müsse man in Schafmist legen. Warum ich gerade diesen Schafmist nicht erinnerte und nur Pferde- und Ziegenmist. Ich wünsche also meinen Vater pockenkrank. Dabei bleiben Narben zurück. Entstellungen. Narbe und Entstellung meines Penis.

Erinnerung: In Stuttgart in der Badeanstalt wurde mein Vater einmal ohnmächtig. Ich war dabei sehr hilflos. Vielleicht von da ab der Wunsch, zu helfen. Auch jedenfalls eine Freude, den Vater hier sterben zu sehen oder schwach zu sehen.

Der Stall im Traum. Auch eng wie eine Badekabine. Damals in der Badeanstalt mußte ich auch als in das Bassin hinunterspringen, mein Vater fing mich dabei auf. Einmal, als ich den Mut nicht hatte, wurde ich hinterrücks von einem Mann hinuntergestoßen. Ich war erschrocken und blieb unter dem Wasser, bis der Vater mich holte.

Ich uriniere in eine Schüssel, und meine Schwester rügt es. Exhibitionieren vor meiner Schwester? Sehr viel Wasser, Bettnässen? Flecken: Die Flecken der Onanie, die ich mit Wasser entfernte. Das Ganze deutet auch auf den Koitus hin.

26.) 29. IV. 22

Nichts geträumt. Dagegen wieder starke Darmkoliken gehabt, die nach Stuhlgang wichen.

Auch versöhnt mit Els. Sie erklärte, sie habe sich nun gerächt dafür, daß ich sie nicht in die analytische Sitzung genommen habe.

Ich komme auf den Löwen zurück. Simson und der Löwe. Dalila ist meine Braut. Kastration durch Die-Haare-Abschneiden. Die Assoziationen kommen nur ruckweise und gezwungen.

F. sagt, daß die Zerrissenheit des Traums vielleicht durch rezentes Material bedingt sein wird. Der Teil des Traums ist nicht erklärt, wo meine Schwester rügt, daß ich in die Schüssel hinein uriniere.

Sie rügt mich vor meiner Braut. Die blaue Farbe werde ausgelöscht: Mein Charakter wird untergehen. Ich bin in dem Traum bereitwillig und nehme eine andere Schüssel zu diesem Zwecke d. h. eine andere Frau. Meine Angehörigen haben tatsächlich auch die große Furcht, daß mein Charakter völlig untergehe gegenüber dem meiner Frau, d. h. daß sie mir überlegen ist.

Die Äußerung, Elsa sei raffiniert gescheit, aber sie liebe mich nicht, sondern arrangiere das alles, weil es ihr besser behage, einen reichen Mann usw. zu heiraten. Meine eigenen Verdienste, wo es noch einige hat, sucht sie tatsächlich auch immer zu mindern, herabzusetzen. Wirft mir vor, ich habe mich ersten Assistenten genannt in Münsterlingen, obwohl das gar nicht stimmt. Sagt mir wiederholt: Ja, wenn du auch etwas wärest, etwas geleistet hättest, dann wäre es möglich, in Estland weiterzukommen, aber was bist du. Sie selbst leistet ja auch nichts. Wie lange wollte sie schon z. B. einen Artikel über das Unbewußte an eine estnische Zeitschrift senden. Nie gemacht. Ich habe ihr schon gesagt: Du hast viele gute Ansätze und eine Menge guter Ideen. Aber nichts wird ausgeführt. Sie sagte mir: In mir liebt sie zwei Dinge: meinen Intellekt und meinen Penis. Aber mir scheint es, daß es tatsächlich nur mein Penis ist.

Ich bringe im weiteren nun eine Menge Dinge gegen meine Braut vor. Vertrete dabei mehr den Standpunkt meiner Angehörigen.

Es ist offenbar, daß ich eine völlig masochistische Einstellung zur Frau habe.

F: Durch die Flucht vom Mann zur Frau habe ich mich in eine noch abhängigere Stellung gebracht, als ich vielleicht beim Mann gekommen wäre.

Auch beim Koitus habe ich völlig masochistische Einstellung, nur auf den Lustgewinn der anderen. Das ist allerdings nun nicht mehr so.

27.) 1. V. 22

Ich schildere meine Sexualeinstellung zu Els während der Münsterlinger Zeit, daß ich mich so lange abzulenken suchte und meine Lustempfindung auszuhalten suchte, bis Els sich abreagiert hatte. Also vollständig masochistisch und coitus reservatus. Jetzt gute Zusammen-Einstellung im coitus condomatus.

F: Die Frage der Gleichberechtigung der Frau mit dem Mann, oder vielmehr die Gleichstellung ist eine völlig falsche. Solange die Frau Kinder bekommen kann, wird sie auch eine andere Stellung einnehmen müssen als der Mann. Sie muß die Konsequenzen ziehen, die ihr aus ihrer Stellung erwachsen, und nur wenn sie dies tut, d. h. wenn sie ohne Rücksicht darauf den Sexualverkehr ausübt, hat sie ihre richtige Stellung. Sie kann, wie dies z. B. die Schauspielerin macht, ihre Kinder abtreiben lassen. Aus den Schilderungen meines Geschlechtsverkehrs gehe hervor, daß nur der Kinder zeugende Koitus einen vollen Wert besitzt. Meine Braut sei nichts anderes als der Studiengenosse, der infolge seiner anatomischen Beschaffenheit zum Koitus mit mir befähigt sei, aber nicht die Frau im physiologischen Sinne.

Traum: Ich befinde mich mit meiner Braut in Indien, an den 7 Ursprüngen des Ganges (Versprechen: an den 7 Mündungen). Vielleicht um zu jagen. Nun befinden wir uns in einem Tunnel, und zwar kauern wir oben unter der Wölbung und heben uns an einer Stange. Wir müssen uns festhalten, damit wir nicht vom Zuge überfahren werden. Jetzt kommt noch eine dritte Person, die sich sehr breit macht und aufdrängt, so daß wir fast keinen Platz haben.

Zweites Bild: Meine Braut und ich bekommen ein Vermächtnis (80 000 Fr.) von Frau Böhi, die in unserer Anstalt war. Der Verwalter präsentiert die Urkunde. Ich sehe, daß etwas durchgestrichen ist von meinem Vater und denke, was der Vater hier wieder sich einmischen müsse.

Drittens: 2 Männer graben in einem Acker, wie wenn sie Kartoffeln pflanzen wollen. Aber statt der Kartoffeln geben sie kleine runde Käse in die Erde. Ein dritter Mann sitzt vor den beiden mit einer Gabel und ißt die Käse wieder aus dem Boden heraus auf und sagt: So muß es sein, ihr pflanzt sie hinein und ich esse sie euch weg.

Einfälle:
Indien. Wiederum Reise um die Erde, Schiffsarzt. All mein Versuche, von zu Hause wegzukommen. Hinter-Indien und Vorder-Indien. Hinten vorne. Es ist ja ganz ungeographisch, etwas als hinten und etwas als vorne zu bezeichnen. Die Mündung des Ganges: Die Mündung des Stuhlganges. Ich sage oft Mündung, bald Ursprung. Also Mund und Anus. Erinnert mich an den Geschlechtsverkehr vergangene Nacht, zuerst war ich in Vagina, dann im Mund. 7 Mündungen: Es muß etwas mit der Zahl 7 sein. Die böse 7.

F: 7 ist auch im Namen Elsa enthalten. Elsa ist die Abkürzung von Elisabeth. Ich kann mich nicht erinnern, daß ich mir das einmal klar gemacht habe. Umso eher muß man annehmen, daß ich es doch getan habe. Elisabeth ist chaldäisch Eli sibet. Eli = Gott, Sabbat = 7. Ich bete an den Gott der 7, heißt es.

(Wie mir meine Braut nachträglich erzählt, hat sie mir einmal gesagt, sie sei sehr stolz auf ihren Namen, da Elisabeth mit Eli = Gott zu tun habe. Ich habe diese Erzählung ganz verdrängt.) Es handelt sich also um den Darmtraktus von Els. Tunnel, das schwarze Loch, der Anus. Wir befinden uns darin. Ist auch der Uterus, Mutterleib. Dann ist wohl diese Frau, die mit darin ist, meine Schwester, und die arrogante, die sich einen Platz einräumen will, meine Braut. Der durchfahrende Zug ist der Penis des Vaters.

F: Es ist eine der großartigsten und ursprünglichsten Phantasien, man befinde sich im Mutterleib und habe Anteil an dem Koitus. Der Koitus mit dem Vater! Besonders bei Frauen ist diese Phantasie sehr häufig.

F hat auch einen Witz darüber gehört. Ein berühmter Musiker hier hatte eine Tochter, die ebenso leichtsinnig war wie er. Als man ihn darauf aufmerksam machte, daß seine Tochter schon wieder in anderen Umständen sei (sie hatte bereits einige uneheliche Kinder), sagte er: Ja, ich habe ihr schon gesagt, wenn es noch einmal vorkommt, bekommt sie 8 Tage lang keine Mehlspeise (also eine Strafe für Kinder). Als sie aber dann doch noch einmal in andere Umstände kam, sagte er, es ist nichts zu machen. Die hat sich im Mutterleib schon so gelegt, daß sie etwas vom Geschlechtsverkehr abbekam. Eines der schönsten Gedichte unserer Literatur ist eine solche Mutterleibsphantasie und der Wunsch, im Mutterleib vom Koitus des Vaters etwas zu bekommen: Mignon.

Ich befinde mich also mit der Schwester zusammen im Mutterleib. Ich kann auch mit ihr verkehren.

Die Erbschaft von 80 000 frs. Frau Böhi hat mich nie als Arzt genommen, sondern mehr Mutter-und-Sohn-Einstellung. Sie hat meiner Braut und mir, als sie wegging, zusammen einen Kuchen geschenkt. Hat, glaube ich, einmal auch geäußert, wir geben ein nettes Pärchen. Ihr Mann hat wahrscheinlich die Gelegenheit ausgenutzt, daß sie in der Anstalt war, und ist ihr untreu gewesen. Ich hatte wenigstens diesen Eindruck von dem Mann. Meine Braut sagte öfters: Wenn sie das erste Los gewinne, so könne sie noch über den Winter hier bleiben in Wien. Ich könne auch hier bleiben. Dann müsse sie sich keine Vorwürfe machen, daß sie hier auf meine Kosten lebe. Es ist dies die Zürcher Theaterlotterie. Großes Los 50 000 frs.

Warum nun gerade 80 000. 8 zwei Öffnungen: Vagina und Anus. Ein Ausspruch von Monakow, den er einmal scherzend sagte: 8 Tage schon nach Nahrung lechz ich, 8 mal 8 ist 64. Ich sagte dies meiner Braut, und in der Zeit, als wir getrennt hier wohnten, sagte ich scherzhaft: 8 Tage schon nach Liebe lechz ich. In letzten Wochen fügte ich dann hinzu: und 5 ist 69. Damit ist auch die 5 in den 50 000 erklärt.

Der Vater hat etwas durchgestrichen: Das Vermächtnis ist ja für uns beide. Also will der Vater offenbar, daß es für mich allein ist. Damals ein Ausspruch: Wenn ich sterbe, so darf das Geld nicht nach Estland kommen, sondern meine Braut soll nur die Nutznießung haben. Das hat mich damals sehr betroffen gemacht, daß man über so etwas denken könne. Obwohl der Vater ganz recht hatte. Damals dem Vater gezürnt, als Geldmensch, kalten Geldmensch geschimpft innerlich.

Eigentlich ist er es ja nicht und war auch gegen meine Braut sehr lieb. So daß meine Braut oft sagte, er liebe sie viel wahrer als ich. Als sie fortging von zu Hause, ist eine plötzliche Rührung über Vater gekommen, und er umarmte sie und sagte, sie solle nicht weggehen, sondern möglichst lange in Bern bleiben. Es werde schon alles wieder gut.

Ich bin also eigentlich eifersüchtig auf den Vater.

28.) 2. V. 22

Noch nicht erklärt ist der Traum mit den Käsen. Ich wiederhole: Es sind 2 Männer, welche graben, wie wenn sie Kartoffeln setzen würden. Stattdessen vergraben sie aber kleine runde Käse. Davor sitzt ein Mann mit einer höhnisch grinsenden Miene und einer Gabel und ißt die Käse aus dem Boden auf und sagt: So muß man es machen. Ausdruck wie wenn er sagen wollte: Vergrabt nur und seid fleißig ich mache es euch zunichte. Wie ein Engerling an den Wurzeln nagt und die Ernte vernichtet.

Was ich zu dem Traum Neues gesagt habe, ist, daß der Mann höhnisch grinst. Ferner habe ich das letzte Mal gesagt: Es ist meine Braut und ich, welche auf dem Feld arbeiten. Ich habe meine Braut also hier zu einem Mann gemacht.

Der Käse erinnert mich durch den Geruch an den Stuhlgang. Dann auch an Geld, Geldrollen, Blut. Enge Beziehungen zwischen Geld und Blut. Beide sind als Austausch der wichtigsten Stoffe, als Intermediärglied im großen Handel. Warum hat man das Geld rund gemacht wie Blutkörperchen, bevor man sie kannte. Warum sagte man, das Blut rollt in den Adern, bevor man wußte, daß es tatsächlich rollt, nämlich die Blutkörperchen. Warum sagt man blutarm.

Es wird also Geld vergraben. Erinnert mich daran, daß der Vater das Geld seinen Blutsverwandten aufbewahren will und es Elsa nicht gönnt. Merkwürdige Ambivalenz zum Vater. Einerseits warf ich ihm dies vor, andrerseits bin ich sogar eifersüchtig über seine Zuneigung zu Elsa. Auch Eifersucht, daß sie sich in den Tunnel hineindrängt und so vom Koitus des Vaters auch etwas abbekommt. Sie will auch das Geld haben, sagt der Traum.

Das Geld ist aber auch das meine, das ich vor dem Vater verstecke, das ich zusammengespart habe für die Analyse. Das Graben im Boden stellt sehr gut die Arbeit der Analyse dar.

Der grinsende Mann ist also auch der Analytiker, der sagt: Vergrabt nur das Geld, ich hole es euch schon heraus. Tatsächlich habe ich heute ja das Geld bezahlt und die Rechnung schon vor dem Traum erwartet. Es ist auch diese Rechnung aus meinem eigenen Geld bezahlt, da das Geld von Vater noch nicht gekommen ist. Der Mann ist aber auch der Tod, und die beiden, welche Geld vergraben, sind die Eltern. Der Tod und ich in einer Person sagen: Vergrabt nur euer Geld. Ich bekomme es schon noch, wenn ihr gestorben seid.

F: Statt den Anteil der Homosexualität zu dem Vater, der aus dem Wunsch, kastriert zu werden und mit ihm zu verkehren, hervorgeht, zu sublimieren, habe ich mich davor geflüchtet. Aber wiederum ein Beweis, wie unnütz alle Flucht ist, daß man keiner Sache entgehen kann.

Bei meiner zweiten Flucht, von der Mutter-Schwester, bin ich wieder diesem Masochismus verfallen, indem ich mir eine Frau gewählt habe, bei der ich die Frauenrolle spielen kann. Damit wird aber nicht nur meine Einstellung zur Frau eine ganz falsche, sondern auch die zum Mann. Denn Frau und Mann sind mir ja gleich. Die Frau verkörpert mir den Mann.

29.) 3. V. 22

Nach der gestrigen Sitzung eine ziemlich starke Leere. Ich erzähle verschiedenes mehr Aktuelles über Monakow, *Bruhn (?),* Meyer, Oberholzers usw. Auch über die große Fähigkeit meiner Braut, die sie in der Irrenanstalt entwickelt hat. Über Irma und *Jansen* (?) – *Sunberg* (?). Über Wille.

Sunberg hat sich taufen lassen. Nennt sich nach einer Zeitungsnotiz offenbar jetzt *Synberg* mit y. Ich sagte im Scherz zu Els, ich könne mich ja jetzt auch Blim nennen.

Eifersucht auf Irma, Liebe zu Irma.

Schimpfe auf die Irrenanstalt und die unruhige Abteilung.

F. erzählt, Oberholzer sei nicht analysiert, ebensowenig die Frau Oberholzer.

30.) 4. V. 22

Gestern bei Mittagstisch erzählte mir Els, Rank habe sie gefragt, wie lange sie eigentlich in Wien zu bleiben gedenke. Er beabsichtige nämlich diesen Sommer zu verreisen. Ich sagte ihr, ich werde mich wohl nach einem Verdienst umsehen müssen, damit sie noch einige Jahrzehnte in Analyse bleiben könne. Sie sagte, sie sei wohl damit einverstanden. Am Abend war ich in der Englischstunde. Ich fand, als ich zurückkehrte, nicht, wie ich erwartete, den Tee gerichtet, und Els machte auch keine Anstalten dazu. Dies hat mich geärgert. Nachher stritten wir uns spaßhaft zusammen. Ich gab ihr ordentlich zurück. Sie sagte, ich sei ein Philister. Ich antwortete, sie sei vielleicht einmal noch froh darüber. Schließlich versuchte ich sie zum Scherz von ihrem Stuhl wegzutragen, da sie aber so zappelte, mußte ich sie auf den Boden setzen. Sie stand auf und ging dann ziemlich unvermittelt in ihr Zimmer schlafen. Ich schlief auch recht tief. Am Morgen um 6 Uhr erwachte ich und dachte: Jetzt hast du gar nichts geträumt. Dann schlief ich wieder ein und hatte folgenden Traum.

Übrigens hat F uns gestern auf der Straße gesehen. Allerdings entdeckte er uns etwas zu spät, so daß er Els nicht recht sehen konnte. Er sagte, sie sei ein niedliches nettes Ding, der man gar nicht den starken Männlichkeitskomplex ansehe.

Traum: Ich sitze mit Hämmerli und Gloor, zwei Züricher Kollegen, zusammen in meinem Zimmer. Wahrscheinlich trinken wir Tee. Dann kommt Dr. Rank. Benimmt sich sehr kollegial, wie wenn wir gute Freunde wären. Er überreicht mir ein Buch und sagt, ich erhalte von ihm dann noch 1000 frs mit Zins und Zinseszinsen. Dann trat er zu Gloors Stuhl und lehnte ihn so zurück, daß er gegen sich geneigt wurde. Wenn es ein Mädchen gewesen wäre, würde ich sagen, er poussiere mit ihr.

Die Stellung von Hämmerli und Gloor wird präzisiert: Kollegen. Gemeinsame Erlebnisse im Militärdienst. Hämmerli tat den Ausspruch, daß der Beschnittene weniger Genuß habe. Beide gute Bergsteiger. Ich dabei etwas insuffizient. Beide sehr gute Ärzte. Ich weiß nicht, ob sie mich für vollwertig halten. Rank benimmt sich wie ein alter Bekannter. Ich habe für ihn noch 1000 frs reserviert für die Analyse von Els. Ich gebe sie ihm offenbar nicht gern. Das Buch bedeutet die Aufklärung der Analyse meiner Braut, der Bericht darüber, auf den ich natürlich neugierig bin. Andrerseits ist das Buch auch die Frau. Er gibt sie mir wieder zurück, nachdem er sie in Besitz hatte. Gehörige Eifersucht auf ihn. Meine Braut sagte auch schon, wenn sie den Rank verführen könnte, würde sie die ganze Analyse an den Nagel hängen. Zins und Zinseszinsen heißen Kinder und Kindeskinder. Ich muß die Kinder aufziehen, die er mit meiner Braut gezeugt hat. Meine Braut vermutete auch, daß hinter meinen Englischstunden irgendein Flirt stehe. Nun ist dies eine ganz alte Frau, die mich sehr an meine Großmutter erinnert. Daher Kindeskinder, Enkel. Sie hat mich auch als Philister hingestellt und ich sagte, sie könne einmal froh sein darüber, ergänzt: Wenn ich die Kinder der fremden Männer als meine eigenen aufziehe.

Gloor und Hämmerli bedeuten zusammen meine Braut. Und Rank poussiert ja mit Gloor! Gloor macht prächtigen Kaffee nach türkischer Methode, wie er auch hier gemacht wird. Wir haben auch Tee getrunken. Der Tee wurde eben nicht getrunken gestern abend.

Die Bewegung mit dem Stuhl, das An-sich-Heranziehen wie das Tragen gestern abend.

Zinsen: Ich muß Militärsteuer zahlen. Auf dem Zettel ist mein Vermögen und mein zu erwartendes Vermögen angegeben. Wer das letztere hingesetzt hat, weiß ich nicht. Damals dachte ich: Wo sind eigentlich die Zinsen meines Vermögens, was wird damit gemacht, ich könnte sie doch jetzt gut brauchen und habe sie nicht.

31.) 5. V. 22

Traum: Ich bin auf einer großen ebenen Wiese, vielleicht ist meine Schwester und meine Braut dabei. Wir treffen einen großen Vogel, wie ein Storch, oder größer, wie ein Vogel Strauß. Es ist ein richtiger Geistervogel. Statt des Halses sieht man die nackte Wirbelsäule, die ganze. Statt der Federn hat er zerknittertes Pergament. Es ist ein Unglücksvogel, man sollte ihn töten. Ich tue es aber nicht, der Vogel verschwindet.

Nun gehe ich allein über die Wiese. Einen Graben, in dem Wasser fließt, entlang. Es ist kein Weg, sondern nur das Gras, etwas niedergetreten von den Bauern. Da begegnet mir der Vogel wieder. Ich töte ihn mit einem spitzen Instrument.

Ich reite zusammen mit meinem Reitlehrer aus der Militärzeit. Wir reiten ohne Bügel und ich glaube auch ohne Sattel. Wir nehmen verschiedene Hindernisse und Hürden, sehr flott, gute Pferde, recht euphorisch. Nachher reiten wir noch einen Waldweg. Im Heimreiten sage ich zu dem Lehrer: Die Psychoanalyse ist die einzig rechte Psychotherapie.

Erklärung: Diesen Ausspruch habe ich gestern bei Marburg einem Japaner gemacht, als er mich fragte, welche Psychotherapie man in Zürich an der Poliklinik treibe. Wenn ich also über Psychotherapie rede, muß der Lehrer der Analytiker sein. Ich reite sehr gut, die Analyse geht gut vorwärts, ja ich kann schon ohne Bügel und Sattel reiten, also, ich bin freier, mache Fortschritte.

Der Reitlehrer: Er ist ein Morphinist und Alkoholiker, sehr grob und roh, aber ein vortrefflicher Reiter, und was ich besonders an ihm schätzte, er war sehr ehrlich und scheute sich nicht, ganz offen seine Unzufriedenheit über Dinge im Militärdienst zu äußern, die andere weislich verschwiegen, um es mit den Vorgesetzten nicht zu verderben. Er korrigierte viel an mir herum, wollte mir unbedingt einen anderen Sitz beibringen, während ich schon früher viel geritten hatte und mir einen anderen Sitz angewöhnt. Ich fuhr auch nicht gut mit diesem neuen Sitz, so daß ich jetzt wieder nach der alten Methode reite.

Nun doch volle Auflehnung gegen die Analyse. Schmähung des Analytikers. Allerdings läßt mein Unbewußtes doch eine gute Seite (Ehrlichkeit, guter Reiter) an ihm. Ich akzeptiere den neuen Sitz gar nicht, ich fahre nicht gut, und zu guter Letzt belehre ich ihn noch, setze mich gleichsam an seine Stelle, indem ich mit wichtiger Miene über die Analyse spreche.

Zweiter Traum: Die zweite Ebene erinnert mich an Estland. Meine Braut sagte mir, ich werde mich nicht wohlfühlen, wenn ich nichts als Ebene und Ebene zu sehen bekomme. Der Vogel: Ein Gerippe, ähnlich wie ich im naturwissenschaftlichen Museum gesehen habe, so ein riesiger Ichthyosaurus. Ich sagte damals zu Els: Wenn solche Tiere wieder auferstehen würden und dem Menschen zeigen würden, wie nichtig und klein er ist. Aber die Menschen würden diese Tiere ja mit ihren Kanonen und Mordinstrumenten töten und ausrotten und sich wunder was einbilden, was sie getan haben. Aber ich töte ihn ja auch und bilde mir dabei ein, etwas Großes getan zu haben. Zerknittertes Pergament statt Flügel: Erinnert mich an eine Mumie, welche ausgestellt ist in einem Geschäft mit Orientteppichen und orientalischer Kunst nahe Kärntener Straße. Ein Kopf und eine Hand einer Mumie liegen hier auf einem grob gewirkten orientalischen Teppich. Wirklich ganz raffiniert. Überhaupt sehr schönes Geschäft. Els und ich waren einmal darin und der Alte, der Inhaber, zeigte uns mit großer Liebe seine indischen und chinesischen Gottheiten. Er ist selbst so ein halber Buddha. Indische Götterbilder sind auch riesig groß.[5] Der ganze Vogel erinnert mich an eine Zeichnung eines mit Haut überzogenen Skeletts mit Kopfschmuck usw., die ich machte und mors syphilitica nannte. Eine ähnliche Zeichnung, wo ein Mann mit in die Hand vergrabenem Kopf ein zum Skelett abgemagertes Kind hinter sich her zieht. Im Hintergrund hängen am Galgen mehrere Skelette von Kindern. Darüber schrieb ich: Orandum est, ut sit mens sana in corpore sano. Eine Schmähung der Menschheit und der Kultur. Ich spiele mich hier offenbar als Weltverbesserer auf und kritisiere die Menschheit und die Analyse.

Ich gehe den Graben entlang. Es ist ein Graben, wie man ihn macht, um die Wiesen zu entwässern und das Land zu verbessern. Erinnert mich an Faust, letzten Teil, wie er das Land ameliorisieren will. Wiederum so eine Weltverbesserungsidee. Ich töte den Vogel mit einem spitzen Instrument. Es ist wie eine Punktionsnadel zur Lumbalpunktion. Ich hatte immer Angst, diese Nadel könne bei der Punktion abbrechen. Ich habe zwar selbst nur eine einzige Lumbalpunktion gemacht. Ich finde auch, daß das absolut kein gleichgültiger Eingriff ist, und staunte, daß in einigen deutschen Kliniken die Lumbalpunktion an jedem Patienten ausgeführt wird, wie die Hämoglobinbestimmung. Also wiederum eine Auflehnung gegen Bestehendes. Heute macht man die Diagnose einer Paralyse ja mit der Lumbalpunktion, früher mit psychischer Exploration. Der Vogel ist auch der Todesvogel. Er ist auch der Storch, welcher die Kinder bringt. Also auch die Mutter und der Vater. Ich wünsche meine Eltern tot, um mich in den Besitz des Geldes zu setzen, aber auch um volle Handlungsfähigkeit zu haben. Wenn ich jetzt meine Braut verlassen sollte, was ich nicht hoffe, so kann ich mir nicht denken, wie ich nach Zürich zurückkehren kann und ertragen muß, wie mir Eltern und Schwester sagen: Siehst du, wir haben recht gehabt, hättest du nur immer uns gefolgt!

5 wie ein Ichthyosaurus

Kinder bekommen (Storch). Meine früheren Ausführungen, wie qualvoll es ist, das Kinderbekommen. Damals habe ich wirklich in Gedanken mich gegen die Natureinrichtung aufgelehnt und dagegen gelästert. Obwohl ich ganz überzeugt bin, daß die Schmerzen auch erst sekundär sind, daß die Frau ursprünglich ganz ohne Schmerzen geboren hat und erst unsere Kultur das Kinderkriegen schmerzvoll gestaltet hat. Daher sind auch all diese Dämmerschlafmittel und der ganze Schwindel nicht am Platze. Der Schmerz dabei ist auch ein halb wollüstiger. Die Töne sind doch nicht sehr verschieden, wie man sie bei einem Koitus zu hören bekommt. Sehr instruktiv. Auch der Stolz, den die Mütter bezeigen, wenn sie einen Sohn geboren haben. Die erste Frage ist immer: Was ist es. Wenn es ein Mädchen ist, dann zuerst eine Enttäuschung einen Moment lang. Dann Zärtlichkeit, du bist ja das gleiche Wesen wie ich.

Den Vogel töten: auch ein Koitus. Es kam gestern zu keinem Koitus, sondern meine Braut hatte nach einem sehr lieben Nachmittag plötzlich wieder einen Umschlag ihrer Stimmung und ging zu Bett. Meine Braut ist der Vogel. Sie ist ja gegenwärtig auch nicht Fleisch und Blut für mich, sondern gleichsam ein Schemen, solange die Analyse geht.

(Zu Reitlehrer: Mein späterer Reitlehrer Oser hat ja die reiche amerikanische Milliardärin Miss Cormic geheiratet!) Diese ist die Tochter jener Frau, die so lange von Jung analysiert wurde und die dieser Gesellschaft ein so schönes Haus schenkte.

32.) 8. V. 22

Traum: Ein Kind soll von einer Hexe vergiftet werden. Meine Schwester und ich oder meine Braut und ich ermöglichen ihr es aber, fortzugehen. Dann sollen wir beide vergiftet werden aus Rache. Ich bin nun aber eigentlich doch allein. Ich bekomme einen Brei vorgesetzt, den ich essen soll. Daneben sitzt die Hexe und schläft. Ich esse aber den Brei nicht, sondern schütte Löffel für Löffel in ein Klosett, das gerade neben mir ist. Einfälle: Es ist fast wie ein Märchen. Wie Hänsel und Gretel. Hänsel wird von der Hexe so lange im Käfig gehalten, bis sein Penis groß genug ist. Er streckt aber immer einen dürren Penis hinaus. Dürrer Penis erinnert mich an den dürren Vogel vom letzten Traum. Mein Leib ist auch dürr. Vorgestern war meine Braut bei mir. Sie war völlig frigid. Beim zweiten Koitus hatte ich das Gefühl, als ob sie an etwas ganz anderes dachte, und ich unterbrach ihn mit den Worten: Ich weiß nicht, welchen Theorien du wieder nachsinnst. Sie hatte mir schon einige Male gesagt, daß sie beim Koitus an ganz andere Dinge (Analyse) denke. Darauf Streit. Sie ging weg. Tags hatte sie mich wieder geneckt und heruntergemacht. «Du keuscher Jüngling, du Idiot» usw. Dann erzählte sie von einem Herrn mit weißen Haaren, der sie sehr stark fixiert habe im Graben-Café. Sie sagte, sie werde sich den als Liebhaber zutun. Ich sagte, tu es, ich will dir nicht im Wege stehen. Am Morgen nach diesem unterbrochenen Koitus war sie nun wie umgewandelt. Sie sagte, nun sei sie überzeugt, daß sie wirklich frigid sei, was sie früher nicht zugeben wollte. Und sie habe mich falsch beschuldigt, indem sie die ganze Schuld auf mich schob usw. Ich erwiderte nicht viel darauf.

Das Reiten ohne Bügel und Sattel erinnert mich an den Geschlechtsverkehr ohne Kondom. Offenbar befriedigt mich der Kondom doch nicht ganz, wie ich behauptet habe. Der Vogel hat ja auch so eine pergamentartige Haut an wie ein Kondom **(F.)**. Es ist also auch der unbefriedigte Penis. Zugleich der zum Skelette gemagerte Penis des Vaters.

Vergiften. Heißt auch Konzipieren? Es scheint, daß mit der Hexe die Analyse gemeint ist **(F)**, die uns vergiften will. Eine Auflehnung gegen die Analyse.

Ich schicke das Mädchen, meine Braut, fort, ich lasse sie nicht weiter vergiften (konzipieren durch Dr. Rank). Sie wird durch die Analyse verdorben. Aber ich selbst lehne mich auch dagegen auf. Die Analyse will ja einen andern Menschen aus mir machen, will mich verhexen. Will auch meinen Penis ändern (wie bei Hänsel und Gretel). Mein Unbewußtes sträubt sich aber offenbar dagegen. Will sich dies nicht gefallen lassen. Es war ja so schön, den Masochisten zu spielen. Meine Braut und ich sind dabei so gut ausgekommen. Jetzt ist alles verpfuscht zwischen uns zwei, vorläufig wenigstens. Streit und Nörgelei usw.

Die Hexe schläft. Die Hexe ist der Analytiker. Er ist eine Frau. Er will ja mir beweisen, daß ich eine Frau bin. Auflehnung. Ich bin so wenig eine Frau wie du, oder: Wenn ich eine Frau bin, so bist du gerade so gut eine. Hexe ist überhaupt eine Beleidigung gegen den Analytiker.

Nun das Klosett: Analerotik. Ich konnte das Rauschen des Wassers nicht hören als Kind. Es ist ein enger Raum, wie eine Telefonkabine. Ich telefoniere nicht gern. Schon in Zürich nicht. Wenn man sich nicht sieht, so kann man gar keinen Rapport miteinander bekommen. (Genau wie in der Analyse, wo man sich ja auch nicht sieht!) Also neue Bestätigung, daß es sich hier im Traum um die Analyse handelt. Ins Telefon spricht man hinein, Entleerung der oralen Öffnung, im Klosett der analen. Klosett hat immer einen komischen Eindruck auf mich gemacht als Name, wenn es in mittelalterlichen Stücken als Zimmer, wo die Dame sich aufhält, genannt wurde. Der Ritter besucht die Dame im Klosett. Ich betrachtete das Klosett als der Vorgang des Geschlechtsverkehrs. Ich habe auch im Klosett onaniert. Das Klosett ist also auch die Vagina. Stellt also sämtliche Körperöffnungen dar.

Brei habe ich auch als Kind nie gern gegessen. Wir wurden immer gezwungen dazu, Brei zu essen. Meine Schwester zeigte noch größeren Widerwillen. Hielt ihn immer vor den Zähnen, bevor sie es wagte, ihn zu verschlucken. Auch jetzt noch ein widerwärtiges Gefühl, wenn ich an Brei denke. Ich werfe den Brei ins Klosett. Ich werfe die Kondoms ins Klosett jeden Morgen.

33.) 9. V. 22

Ich habe nichts geträumt. Nur mehr kinästhetisch, wie wenn ich von einen Raum in einen andern und wieder in andere hinübergleite. Es war, wie wenn sich auch die Räume wellenartig bewegen würden. Das Ganze schien auf dem Ring sich abzuspielen.

Wir waren gestern auch auf dem Ring. Zuerst im Kino. Dann noch in einem Ring-Café. Es war ein wunderbarer Abend. Alles so blau getönt. Wir waren sehr guter Stimmung. Meine Braut war sehr lieb. Am Abend kam sie zu mir. Es verlief alles sehr schön und gut. Allerdings weiß ich nicht, ob sie zu einem Orgasmus kam. Sie war aber sehr zärtlich zu mir. Ich glaube nicht, daß ich wieder in mein altes Wesen zurückgefallen bin, sondern daß die Wandlung wirklich von meiner Braut ausgegangen ist. Allerdings habe ich bei der Erzählung, wie alles schön und gut ist, doch ein etwas schlechtes Gewissen. Vielleicht will ich damit nur sagen: Ich brauche ja gar nicht die Analyse, es geht ja auch so schön und gut. Es geht mir wie einem Schüler, der irgendeinen abgeschriebenen Aufsatz abliefert, um zu zeigen, wie fleißig und intelligent er ist. Es scheint wirklich, daß mein Unbewußtes nicht so zufrieden ist mit der Els. Gerade vor der Stunde ging ich durch den Votivpark und habe da eine Eroberung gemacht. Eine Dame blickte plötzlich von ihrer Lektüre auf und verfolgte mich lange mit Blicken. Ich blickte auch zurück und war etwas erregt. Es ist doch so, daß, wenn Els nicht hier wäre, ich ihr doch untreu werden würde. Es scheint, daß ich auch schon ein männlicheres Auftreten habe und Erfolge bei den Frauen. Andrerseits gefällt mir die Els doch so gut, ich bin wirklich verliebt in sie.

Der heutige Traum bedeutet auch, daß ich von einem Zimmer zum andern gehe, d.h. von einer Frau zur andern. Nun kommt mir der Brief in den Sinn, den ich heute von den Eltern bekommen habe. Der Vater schrieb die Adresse. Aber statt des B bei Blum schrieb er zuerst ein W, also Wormser. Ob er den Schwager mir vorzieht oder umgekehrt, ist mir unklar. Erinnerung an die Szene zwischen Richard und Vater, wo Richard dem Vater erklärte, er sei der Chef im Geschäft. Ich bedauerte den Vater sehr. Er hat sein Lebtag gearbeitet, und nachher wird er so einfach aus dem, was er mit Mühe geschaffen hat, hinausgeworfen. Auch in mich hat er viel Hoffnung gesetzt, und ich habe sie noch gar nicht verwirklicht. Starke Rührung und Tränen bei dem Gefühl an den Vater. Jetzt überhaupt sehr zärtliche Einstellung zu dem Vater. Während es früher mehr zur Mutter war. Die Mutter hat sich auch viel gehärmt und geweint. Auch schon vor der Verlobung von mir. Klimakterium wirkt bei ihr sehr lange nach. Sie spart sich die Bissen vom Munde ab.

Jetzt fällt mir mein Motorrad ein. Sehr schönes Ding. Kaufte es, um zu E fahren zu können. Beste Maschine, Schweizer Fabrikat. Konnte es nicht mitnehmen. Werde auch später nicht mehr so zum Fahren kommen. Daher zum Verkauf abgegeben. Erinnert mich sehr an die schönen Tage in Zürich, wo ich mit fuhr. Ist ziemlich stark mit der Heimat verknüpft.

Als ich von meinen Eltern redete, bekomme ich plötzlich die heftigen Magen- und Darmkrämpfe, die ich schon früher einmal erwähnt habe. Ich assoziiere: Mit Schmerzen bin ich geboren worden, und meinen Eltern habe ich immerfort Schmerzen bereitet. Nun will ich dafür etwas büßen.

34.) 10. IV. 22

Erörterung meiner Liebe zum Motorrad = die Lust, ein männliches Genitale zu schauen. Beziehungen zu Fleisch, der auch ein Motorrad hat. Zu Fleisch der Traum, den ich hatte, als ich in *Mamern* (?) neben ihm im Bette schlief: Ich sah ein erigiertes männliches Genitale und bestrich die Hoden und den Penis von hinten nach vorn. Von Fleisch zu seiner Frau assoziiert. Äußeres gefällt mir nicht. Zarte Seele, welcher der Mann nicht gerecht wird. Dann Bührer und Frau erörtert. Wichtig zu erwähnen ist, daß ich gestern fünf Briefe geschrieben habe: an die Eltern, an Erna und Rich, an Willinger in Schaffhausen mit der Bemerkung, er gelte auch für Bührer, an Willinger in Zürich, an Fleisch.

Also den Rapport mit der Heimat wieder aufgenommen.

35.) 11. V. 22

Gestern abend war psychoanalytische Sitzung, an welcher zum erstenmal endlich meine Braut mitging, die bisher immer Widerstand dagegen hatte. In der Sitzung stellte ich mich Sarasin vor, wiederum Anknüpfung an Schweiz. In der Sitzung sprach man von der gegründeten Poliklinik, und ich sagte nachher zu meiner Braut, ich hätte große Lust, hier zu bleiben und zu analysieren an der Poliklinik. Auf der Heimfahrt stieg ein Fräulein zu uns, das ebenfalls in der Sitzung war. Ich saß das erste Mal, als ich in der Sitzung war und meine Braut nicht mitbrachte, aus Zufall neben ihr, oder sie setzte sich vielmehr neben mich. Ich stellte mich mir (ihr) vor, ihren Namen verstand ich nicht. Bei der zweiten Sitzung fuhr sie mit dem gleichen Autobus heim bis an Gymnasiumstraße. Es ist ein sehr nettes Mädel. Ich erzählte meiner Braut von ihr, als sie sagte: Ich weiß nicht, was du in der Sitzung treibst, daß du mich nicht mitnehmen willst.

Damals antwortete ich: Ich habe ein sehr nettes Mädel kennengelernt und sie nach Hause begleitet.

Diesmal stellte ich sie meiner Braut vor, und beide unterhielten sich zusammen. Ich dachte, es wäre nicht übel, wenn meine Braut mit ihr verkehren würde, da sie so ganz isoliert hier ist. Am Anfang der Sitzung wollte ich gleich meine Braut dem F. vorstellen. Sie sagte aber, es habe später auch noch Zeit. Darauf bat Dr. Rank sie, ich möchte sie vorstellen. Es hat also den Anschein, als ob ich nicht wüßte, was sich gehört, und von Rank darauf aufmerksam gemacht werden müsse.

Traum: Ich gehe in die Poliklinik mit jenem Mädchen aus der analytischen Sitzung. Wir gehen durch die Stadelhoferstr. zum Bahnhof Stadelhofen (Zürich). Sie lädt mich zu ihr ein. Ich steige viele Stühle und Tische und Treppen, die übereinander getürmt sind, hinauf und setze mich zu oberst zu ihr aufs Bett. Der Vater sieht einen Moment mit zufriedenem Gesicht auf uns. Nun will ich offenbar zu ihr ins Bett. Da befinde ich mich vor dem Tore (es ist das Tor und Gitter, an welchem der Autobus hielt, wo das Fräulein ausstieg). Dahinter sind wilde Tiere. Ich muß durch diesen Hof hindurch, wenn ich zu ihr will. Zuerst zögere ich mit Angst. Dann ziehe ich kurzentschlossen mein Hemd aus, werfe es über den Zaun den Tieren zu und gehe stolz zwischen ihnen hindurch. Ich banne sie durch meinen Stolz. Es ist ein Löwe, ein Bär und noch ein drittes Tier.

Einfälle:

Poliklinik: Das Gespräch über die Poliklinik am Vorabend. Stadelhofer Bahnhof: An der Stadelhofer Straße wohnt Kollege Denzler. Er arbeitet seit einigen Monaten an der Monakowschen Poliklinik (wiederum Poliklinik), ein sehr netter Mensch. Gut intern ausgebildet. Jetzt lernt er noch etwas Neurologie. Hat auch wohl psychologisches Verständnis. War auch einmal in einer psychoanalytischen Versammlung. (Wieder Beziehung zu gestern.) Er war auch verlobt, als er bei uns an der Poliklinik war, und da frug er sich, wer wohl zuerst heiraten werde. Damals glaubte ich natürlich sicher, ich werde es. Nun habe ich einen Brief von Dr. *Maier* (?) erhalten, in dem steht, Dr. Denzler sei von der Hochzeitsreise zurückgekehrt und rate mir, bald seinem Beispiel zu folgen und zu heiraten. Ich muß aber die Analyse abwarten. Warum? Vorwurf gegen die Analyse. Poliklinik: Erinnert mich an Minkowski. Ich sagte einmal, die Poliklinik müsse doch auch dazu dienen, unbemittelte Ärzte zu Analytikern auszubilden. Wieder ein Vorwurf auf das Geld, das ich dafür ausgeben muß. Minkowski äußerte, er würde sich so gern analysieren lassen, aber er habe nicht die Mittel. Er war verheiratet, aber nach den ersten Tagen reiste seine Frau zu den Eltern nach Frankreich zurück. Jetzt geschieden. Oberholzer sagte damals zu mir: So geht es, wenn ein Zwangsneurotiker heiratet, ohne analysiert zu sein. So wäre es auch mir gegangen.

Der Bahnhof ist das weibliche Genitale, die Straße (sie ist ja eng) die Vagina. Es ist ein direkter Verkehr mit jenem Fräulein, der Vater schaut befriedigt zu: Ich heirate sie offenbar; Bahnhof = Abreise auf die Hochzeitsreise. Ich klettere über Stühle hinauf. Hinauf = Koitus-Bewegung. Der Traum ist umso merkwürdiger, als er <u>nach</u> einem Koitus auftrat, der mich bewußt sehr befriedigte. Els war sehr lieb, zärtlich usw. usw. Im Unbewußten befriedigte es mich also doch nicht. Stuhl = Stuhlgang, wiederum Geld, Geldrolle, wiederum die teure Analyse. Aber auch der Reichtum. Ich heirate offenbar auch eine <u>reiche</u> Frau zur Befriedigung des Vaters. Merkwürdig ist doch, daß dies Mädchen <u>keine</u> Jüdin ist und auch nicht jüdisch aussieht. Eher verschmilzt sie wieder mit Els.

Das Bett steht hoch oben. Ich stecke meine Ziele höher, vergrößere meine Ansprüche. Hinaufklettern: Akrobatik. Erinnert mich an Prof. Stransky. Bei seinem Vortrag arbeitet er mit seinem ganzen Körper, preßt die Sätze heraus, spannt die Muskeln an. Ich sagte zu Els: Wie ein Akrobat. Ich will ja auch körperlich kräftig sein, ich will auch etwas gelten. Dadurch daß ich durch Rank aufgefordert werden mußte (scheinbar!), meine Braut dem F. vorzustellen, habe ich mich vor ihm blamiert. Gerade vor ihm, meinem Nebenbuhler, mein Ideal, auf den ich eifersüchtig bin. Körperlich kräftig zu werden: Ich besann mich ernstlich, als mich ein Vetter von mir aufforderte, mit ihm Boxunterricht zu nehmen, ob ich es nicht sollte. Dann kann ich ja auftreten gegenüber anderen. Auf Beleidigungen herausgeben. Besonders auf Beleidigungen gegen das

Judentum. Erinnerung an die Szene, als Ganzoni die Juden beschimpfte und Fleisch ihm eine Ohrfeige gab. Eigentlich rächte er sich bei ihm, weil er ein Konkurrent bei seiner jetzigen Frau war. Fleisch ist kein Jude, seine Frau nicht, beide jüdische Namen. Also wie getaufte Juden. Ich war damals auch wieder recht passiv.

Die übereinandergestellten Stühle: Im Caféhaus, morgens, wird man auf diese Art und Weise hinausgeworfen. Man sagt einem damit höflich, aber sehr deutlich, daß man wünscht, daß man gehe. Auch in der Analyse sagt man alles sehr deutlich. Hinauswerfen, Lokal verlassen, Analyse aufhören.

Die wilden Tiere sind offenbar alle meine Braut, über die der Weg zu der anderen führt. Aber gerade in diesem Traumteil verschmelzen die zwei Frauenideale. Ich werfe mein Hemd weg, verächtlich. Ich werfe den Kondom weg, der mich nicht befriedigt.

Der Tiger erinnert mich an den Film «Das indische Grabmal». Da kommen Tiger vor. Der indische Fürst hat wunderbare Mimik und ein ganz hervorragendes Lächeln. Meine Braut war recht verliebt in ihn, und sie schaute immer, ob ich auch so lächeln könne wie der Fürst. Er ähnelt auch etwas einem Brasilianer, der sehr gut bekannt war mit meiner Braut (Chico) und auf den ich eifersüchtig bin. Er ist also ein Ideal meiner Braut, dem ich gleichkommen will. Auch Rank. Rank kam ja schon früher vor, ich habe mich vor ihm blamiert.

Der Bär: Mein Freund Bär. Er ist ein geistig hochintelligenter Physiker, vor der Habilitation. Meine Braut kennt ihn auch flüchtig, schätzt aber seinen Intellekt und hat (mit) mir darüber gesprochen. Körperlich ist er etwas unbeholfen beim Reiten und Skifahren. Das ist nun ein Jude. Dagegen hat sich, wie es heißt, sein zweiter Bruder das Judentum verleugnet, damit er Kavallerieoffizier werden konnte. Er ist im Geschäft seines Vaters, Bankiers, guter Reiter, in jener «noblen» Kavallerieoffiziersgesellschaft, welche ich als Antisemiten betrachte. Hat viel Geld, ein Auto. Also auch begehrenswert. Der dritte scheint so ein Konglomerat von den beiden zu sein.

Das dritte Tier?

36.) 12. V. 22

Die drei Brüder Bär sitzen jetzt ganz allein in ihrer großen Villa, da der Vater gestorben ist. Das muß gar keine unangenehme Situation sein. Die zwei jüngeren fahren viel mit ihrem Auto die Bahnhofstraße auf und ab, um sich Damen zu fangen. Vielleicht auch ein Wunsch von mir. Und das Auto!

Das dritte Tier war offenbar ein Giraffe. Groß, schlank. Ähnlich ist das Kamel. Ich bewundere Kamele sehr. Eleganter Gang, gute Läufer. Möchte gern einmal nach Afrika und Kamele reiten. Erinnerung in dem Kino: Atlantis. Ich sage aber nicht Atlantis, sondern: Das indische Grabmal! In Atlantis ist nämlich die begehrenswerte Frau, im Indischen Grabmal der begehrenswerte Mann. Auch Elefanten habe ich gern. Die plumpe Gemütlichkeit und Beharrlichkeit und Gescheitheit.

Giraffe, ein etwas lächerliches Tier. Langer Hals, kleiner Kopf. Meine Braut. Gerade umgekehrt: Kurzer Hals, großer Kopf. In ihrem kleinen Hut hat Els ein besonders kleines niedliches Köpfchen. Sie gefällt mir sehr gut darin. Ich will es ihr aber nicht recht eingestehen. Von Giraffe sah ich in den Fliegenden ein Bild: Wie sie sich im zoologischen Garten über das Gitter beugt mit ihrem langen Hals und einer Dame die Blumen vom Hut wegfrißt. Auch weiß ich, daß die Giraffe spuckt. Also sehr niedliche Eigenschaft, die ich meiner Braut anhänge.

Gir-Affe. Der gierige Affe. Sexuelle Gier. Geldgier. Das Geld, das meine Braut braucht für die Kleider. Sie versteht es zwar mit sehr wenig sich geschmackvoll und hübsch zu kleiden, ich bewundere sie sogar darin, aber ich ärgere mich doch, wenn sie sich wieder etwas Neues kauft oder wenn sie von einem Kleid spricht, das ihr gefällt. Und jetzt kommt sie wieder mit einer Bluse oder einem Kleid usw. Sie ist auch recht eitel und bleibt lange vor dem Spiegel stehen. Darüber ärgere ich mich; aber anders wäre ich natürlich noch weniger zufrieden.

Gestern abend Kopfweh gehabt, als Ausrede, daß ich meine Englischaufgaben nicht machen mußte. Ich habe sie dann aber doch gemacht. Dann heute vormittag wieder Kopfweh, als ich die Berggasse hinunter in die Analysestunde ging. Wenn man Kopfweh hat, kann man nicht arbeiten. Also auch nicht analysiert werden. Widerstand. Früher ja auch viel Kopfweh gehabt.

Auch weitere Widerstände: Ich lobe das Kolleg von Wagner-Jauregg. Ich fange eine Arbeit bei Marburg an usw.

37.) 13. V. 22

Gestern habe ich es fertig gebracht, die Englischstunde zu versäumen. Ich ging mit Els in die Anthropologische Gesellschaft. Da war gerade ein Vortrag, wo ich auch blieb. Plötzlich erinnerte mich Els, daß ich ja Englischstunde habe. Es war natürlich zu spät, um zu gehen.

Nun hatte ich ja vorgestern auch Kopfschmerz, als ich meine Englisch-Aufgaben machen sollte, und auch Kopfschmerz, als ich in die Analysestunde gehen sollte gestern. Ich habe das Nicht-in-die-Stunde-Gehen einfach von der Analysestunde auf die Englischstunde verschoben. Ich habe auch ein gewisses Unlustgefühl, ich könne heute nichts produzieren. Oder vielmehr umgekehrt, ich kann nichts produzieren, weil ich ein Unlustgefühl habe.

Noch ein Vergessen. Ich erzählte gestern, daß ich mit Els zusammen einträchtig im Bette lag und es nicht zu einem Koitus kam. Nun hat Els ja Menses. Das hatte ich sowohl ganz vergessen, als wir zusammen im Bette lagen, als auch gestern in der Analysestunde. Sonst erinnere ich mich natürlich sehr genau, wann Els Periode bekommen soll, und es hat auch ein großes Interesse für mich. Ob nun ein Wunsch dahinter steckt, sie möchte keine Menses haben? Dann müßte es heißen: Der Wunsch, daß sie gravid ist, oder der Wunsch, daß ich sexuell mit ihr verkehren kann.

Nun bin ich in den letzten Tagen auch auffallend sexuell ruhig. Man kann ja natürlich nicht die ganze Woche libidinös sein. Aber es ist mir doch aufgefallen. Meiner Braut gegenüber verhalte ich mich auch sehr ruhig. Es ist zu gar keinen Streitereien oder Zänkereien gekommen, wovon die letzten Wochen ja sonst voll waren. Das liegt zum Teil natürlich an ihr. Zum Teil aber auch wohl an mir. Einmal ist es, daß ich nicht mehr die kleinlichen Anlässe zum Zank suche. Andrerseits muß es aber doch auch eine gewisse Gleichgültigkeit sein. Dann hinter dem Zank steht doch auch Liebe, hinter dem Nebeneinanderher-Leben ohne Zank aber weniger.

Es geht nun nicht weiter. Und **F.** macht mich aufmerksam, daß wir gestern beim Kopfschmerz stehengeblieben sind.

Den Kopfschmerz habe ich wahrscheinlich schon in Stuttgart gehabt, als ich in die 3. Klasse kam. Damals einen sehr strengen Lehrer gehabt. Hatte Angst vor der Strafe und Angst, nicht der erste zu sein. Damals ja auch Erbrechen. Der Lehrer hat während der Stunde Bier getrunken. Er hatte zwei Lieblinge. Der eine, Landauer, ein Jude, der ihm das Bier holen durfte, und der andere ein verzogener dummer Junge. Einmal war dessen Mutter da, und sie muß gesagt haben, der Lehrer möchte nicht so viel Rücksicht auf den Sohn nehmen. Ich nahm an, daß er so rücksichtsvoll war, weil er Geld von den Eltern erhielt. (Das ganze bezieht sich ja auch auf die analytische Situation: Der Analytiker treibt während der Stunde etwas anderes (trinkt Bier).) Ich mußte in der Schule immer vorlesen, während der Lehrer sein Bier trank und nichts tat. (Ebenfalls analytische Situation.) Nun, als die Mutter des Knaben fort war, rief er ihn sofort an die Tafel und gab ihm eine sehr schwere Rechenaufgabe. Er konnte sie nicht lösen und bekam gehörig Prügel. Dann rief er den kleinen Landauer vor. Der konnte die Aufgabe auch nicht und bekam ebenfalls seine Prügel. Die Aufgabe war schwer, und ich konnte sie wahrscheinlich auch nicht. Hatte sehr Angst vor Prügel[6]. Der Lehrer steht an Vaters Stelle. In der Analyse stelle ich mich nun auch so ein, als ob ich Prügel verdiente. Ich mache meine Aufgabe nicht (Englisch). Kopfweh, kann nicht arbeiten; will dafür meine Prügel.

In Gymnasialzeiten auch Kopfschmerz. Lateinlehrer sehr streng. Strafnoten. Große Angst vor ihm. Im Gymnasium war ich plötzlich nicht mehr der beste Schüler. Jedenfalls harter Schlag für meinen Ehrgeiz.

Als ich von Stuttgart fortging, sagte der Lehrer: Immer die Besten gehen weg. Damals bedauerte ich, nicht doch noch bis Ende des Jahres

6 Das ist verdrängter Wunsch nach Prügel.

bleiben zu können, weil ich dann als bester Schüler eine Medaille bekommen hätte.

In Zürich erinnere ich mich, daß ich als mit einem nassen Tuch auf der Veranda gelegen bin. Konjunktivitis und Kopfschmerz. Jedenfalls habe ich den Kopfschmerz recht ausgenützt, um gepflegt zu werden von der Mutter. Die Mutter hat auch viel Kopfschmerz. Wahrscheinlich habe ich sie direkt imitiert, um an ihre Stelle beim Vater zu kommen. Der Wunsch, geschlagen zu werden, anale Befriedigung, geht ja auf die frühe Vorstellung des analen Koitus zurück.

Ob ich geprügelt wurde? Ich kann mich nicht erinnern. Dagegen erinnere ich mich, daß ich in Stuttgart früher bei Schelte, die ich bekommen hatte, sehr weinte, so daß es schließlich zu einer kleinen absence kam. Ähnlich wie die Anspannung beim Koitus. Die war sehr lustbetont. Ich bin auch oft «weggeblieben», bis ich blau wurde, so daß man mich anspritzte, damit ich wieder zu Atem kam. Dieses Wegbleiben war sehr lustbesetzt. In Karlsruhe bin ich wegen des Wegbleibens einmal von dem Kindermädchen unter die Wasserleitung gehalten worden.

Es geht abermals nicht weiter, und **F.** fragt, ob vielleicht in vergangenen Tagen irgendein Ereignis war. Ich erinnere die analytische Sitzung, wo die Bedeutung der perinealen Zone als erogene Zone erörtert wurde. Damals kam mir Traum in Gedächtnis, als ich neben Fleisch im Bette lag und im Traum den erigierten Penis betastete. Ich betastete die Hoden und strich dem Glied entlang aufwärts. Gegen die Glans. Meine Hodengegend ist auch stark erogen. Die Glans aber auch. Mein Anus ist sehr erogen, so daß ich beim Koitus suchte, daß Els die Hand dort hinbringt. Nach einem Koitus werde ich rasch wieder erregt, wenn meine testes betastet werden, rascher als wenn der Penis betastet wird. Dann ist mir vorgestern plötzlich aufgefallen, daß ich mit dem Finger an den Haaren um den After herumzupfe. Ich nahm mir vor, es in der Sitzung zu erzählen, d.h. nicht in der Sitzung, sondern in der Analysestunde. Ich vergaß es aber. Auch grüble ich abends gern zwischen meinen Zehen. Jedenfalls schon lange Zeit. **F.**: Das ist ja eine direkte Übernahme von dem Manipulieren am Anus.

Beim Onanieren hatte ich einen Finger auch immer oder sehr oft am Anus. Merkwürdig, wie diese letzten Dinge mit den zuerst erzählten doch eng zusammenhängen. Ganz das gleiche Thema. Das ist verdrängter Wunsch nach Prügel.

NB. Ich hatte gestern einen Traum, den ich zu erzählen vergaß! Meine Mutter tadelt mich, daß ich neue Sockenhalter gekauft habe, und sagt, die alten seien noch gut genug. Tatsächlich habe ich vorgestern neue Sockenhalter angezogen, weil die andern nicht mehr elastisch sind, obwohl sie noch sehr schön aussehen.

38.) 15. V. 22

Die heutige Sitzung ergab, daß ich Els solange liebte, als ich zu Hause auf Widerstand stieß, und von dem Moment ab, wo die Eltern einverstanden waren, ich mich nicht zufrieden zeigte. Stimmt!

39.) 16. V. 22 (Dienstag)

Von letzten Freitag auf Samstag hatte ich einen Traum, den ich jedesmal vergaß zu erzählen: Meine Mutter sagt zu mir: Warum hast du dir neue Sockenhalter gekauft, die alten waren ja noch ganz gut. Ich habe mir tatsächlich neue Sockenhalter gekauft. Die alten sehen noch gut aus, sind aber nicht mehr elastisch.

Ich wollte mir auch einen neuen Füllfederhalter kaufen und sagte: Warum denn einen neuen, der alte ich ja noch ganz gut. Füllfeder = Penis. Aber auch = Vagina. Wenn ich den Federhalter von Els fülle mit einer besonderen spitz zulaufenden Flasche, habe ich schon öfters den Witz gemacht, daß meine Flasche der Penis ist und ihr Federhalter die Vagina.

40.) 17. V. 22

Traum v. 15./16. Ich fahre auf einem Dampfer. Schwarzes Schiff. Ozeandampfer. Auf Deck passiert allerlei, ich weiß nicht, was. Dann muß der Dampfer von mir über eine seichte Stelle hinweggezogen werden. Dann ist er in einem engen Kanal mit hohen Wänden beiderseits. Darin ist ein starker Sturm. Das Schiff geht offenbar unter. Els und ich schwimmen an das Land. Der Dampfer sollte nach Nervi fahren. Am Lande sieht man Nervi von weitem: Ein Felsvorsprung mit ein paar Säulen. Ich sage zu Els: Es ist auch hier ganz schön. Dann bin ich allein am Strande in einem Hotel. Ich bin sehr gastfreundlich aufgenommen. Es ist sehr schön und bequem, fast wie zu Hause.

Die Mutter sagt mir also: Warum willst du Els verlassen, sie ist doch sehr recht. Während ich früher mich und meine Braut im Gegensatz zu den Eltern setzte, zählte ich sie nur zu ihrer Partei. Vergleiche die Bemerkung vom 15.! Ich bin aber immer im Gegensatz zu den Eltern!

Erklärungen zum Traum 15./16.

Dampfer: Ozeandampfer. Fliegender Holländer. Meine Reiselust, Exogamie, Flucht von zu Hause. Der Kanal: Weibliches Genitale. Ich schwimme nachher an Land = Geburtsphantasie.

Nervi = Nervus, Nervi, die Nerven. Neurose, Neurologie. Im Gegensatz zur Analyse.

Am Schiff: Oben spielt sich etwas ab, wahrscheinlich etwas Sexuelles. Unten? Wohl Unbewußtes. Schiff = Analyse. Der Sturm im Kanal: Im Kanal ist doch sonst gar kein Sturm. Skylla und Charybdis. Odysseus, Theseus, Jason, das goldene Vlies. Medea soll die erste Blutspenderin bei Bluttransfusion gewesen sein. Gestern gelesen über Bluttransfusion. Daran anschließend die Phantasie, meine Braut sei sehr krank, und ich spende das Blut zu einer Transfusion. Ich phantasiere, daß ich dem F. erzählen werde: Obwohl ich von der guten Wirkung oder Ungefährlichkeit der Transfusion absolut nicht überzeugt bin, habe ich diesmal meine eigene Kritik ausgeschaltet und bin ganz den Anweisungen des Professors gefolgt. Meine Braut hustet in letzter Zeit, überhaupt seit sie in Wien ist, sehr viel, und ich frage mich, ob sie keine Tbc habe. Auch schon gedacht, wenn sie nur keine Hämoptoe bekommt. Sie hat hier eine Schweizerin, eine Medizinerin getroffen und mir von ihr erzählt, daß sie offenbar auf der Lunge nicht ganz gut sei, da die in Mariazell gewesen sei. Ich dachte mir: Wenn Els krank ist, muß sie doch in ein Sanatorium. Krankheitswunsch für Els, dann ist sie weg von mir, geht in ein Sanatorium oder nach Hause. Das Hotel, wo wir hin schwimmen, ist das Sanatorium. Ich bin dort, ich identifiziere mich mit Els dabei. Es gibt natürlich zwei Wege, um aus dem Konflikt zu kommen: Die Eltern sterben (frühere Phantasie), oder Els geht weg (stirbt).

Das Schiff: Ich habe solche gesehen in Marseille. Seichte Stellen: Wirklich nicht tief, oberflächlich sein, leichtes Leben führen. Sandbank.

NB. Ich ziehe das Schiff selbst über die seichte Stelle = meine eigenen Ausschweifungen. Austernbänke in Marseille. Man sagt, man solle keine Austern essen wegen Typhus. Ich habe aber recht viele kleine Muscheln gegessen in Montpellier, obwohl ich immer an Typhus dachte. Also wiederum mich über die Infektionsgefahr hinweggesetzt. Wenn man von Montpellier an das Mittelmeer fährt, nach Palavas, ein kleiner Badeort mit Kasino, so fährt man auf einem Dampfer. Links und rechts sind so seichte Stellen, salzige Sümpfe. Hier hat es wirklich so hohe Wellen gehabt. Dort in Palavas habe ich eifrig Roulette gespielt. Wiederum eine Ausschweifung. In Marseille verfolgte mich auch lange ein Kerl, der mir die Schönheiten seines Bordells und seiner Frauen ausmalte und mich einlud hinzukommen. Weitere Erinnerungen an *Atte* (?), ebenfalls Hafen und Handelsstadt. Dort hat es so Kanäle, welche die Stadt durchziehen, so daß die Schiffe hineinfahren können, um ausgeladen zu werden. Im Mittelmeer übrigens starke Wellen, wie im Traum. In Münsterlingen auch sehr starke Wellen, in denen ich sehr gern weit hinausgeschwommen bin. Mit Els auch zusammen geschwommen.

Als ich dann von Montpellier heimreiste, hatte ich tatsächlich vor, nach Nervi noch zu gehen. In der letzten Stunde hatte ich noch nicht recht gewußt, wo Nervi gelegen ist, jetzt ist es mir ganz klar, daß es bei Genua ist, und zwar, von meiner Reise aus gesehen, weiter als Genua. Ich verzichtete darauf. Damals doch starke Sehnsucht, nach Hause zu fahren. «Im Hotel fühlt man sich ja wie zu Hause!» Rückkehr nach Hause.

Der Traum hat 4 verschiedene Dinge behandelt:

1. Die Analyse. Das Schiff. Auf der Oberfläche geht etwas vor, ich weiß nicht, was. In der Tiefe? Dann der Sturm: Die Stimmung, in der ich bin, innerer Aufruhr. Nervi: Sind Stationen der Analyse. Wozu zu Ende

machen? Ich gehe nach Hause, dort habe ich es gut und brauche keine weitere Analyse.

2. Die Analyse meiner Braut. Sie ist mit mir auf dem Schiffend schwimmt mit mir von der Analyse weg.

3. Wunsch, meine Braut in ein Sanatorium oder nach Hause zu schicken. Dann kann ich ich auch wieder nach Hause zurück. Alles ist gut.

4. Wunsch, selbst nach Hause zurückkehren und nicht nach Estland. Nervi dann die neurologische Klinik in Dorpat. Ich kann ja dort nicht ankommen, dort hat es schon berühmte Leute (Prof. *Pusep* (?) aus Petersburg). Das habe ich schon einige Male meiner Braut gesagt.

41.) 18. V. 22

Die beiden Säulen in Nervi: Ich habe sie auf einer Karte gesehen.

F.: Es stimmt nicht, in Nervi hat es sicher keine Säulen.

Ich: Dann habe ich sie von einem Bild. Es scheint, von einem alten Stich. Es ist eine Säule mit einem Kapitell und eine gebrochene Säule.

F. führt mich hinaus ins Wartezimmer, und ich sehe auf einem alten Stich, der dort hängt, gerade gegenüber wo ich zu sitzen pflege, einen Stich, auf welchem drei Säulen dargestellt sind. Zwei tragen noch gemeinsam einen Balken, die dritte ist gebrochen. Merkwürdigerweise habe ich mich vor dieser Stunde im Wartezimmer um ein anderes Bild interessiert: Ein alter Stich, auf dem ein Mädchen nackt liegt. Es hängt aber dicht neben der Türe, die ins Analytikerzimmer führt. Ich wagte aber nicht, das Bild näher zu betrachten, da im Nebenzimmer eine Analyse war. Die Säulen: Die Säulen des Herkules. Eine Brücke zwischen Afrika und Europa. In Wirklichkeit hat er aber die Trennung geschaffen. Zuerst kam es mir wirklich vor, er schuf eine Brücke, und zwar so, daß er sich wie Atlas hinstellte: Das eine Bein in Europa, das andere in Afrika. Das wären dann die beiden Säulen. Die dritte Säule ist dann der Penis. Er ist abgebrochen = beschnitten. (Auf dem Bild sind es 3.)

F: Zwei Säulen bedeuten immer die Kastration (ich habe 2 geträumt).

Die Säule = der Penis. Zwei Säulen = kein Penis. Also Kastration = Judentum. Der Konflikt, der in mir ist, da meine Braut eine Christin ist.

Die Säulen als die beiden Beine sind auch die meines Vaters. Die Säulen: Überreste aus dem Altertum. Also in meiner Jugend. Nervi sehe ich aus der Ferne. Hier räumlich angedeutet, was zeitlich gemeint ist.

Die Säulen des Herkules trennen zwei Weltteile, zwei Rassen, zwei Religionen. Christentum und Judentum. Ich will den Kompromiß nicht schließen, sondern auch die Trennung herbeiführen. Trennung von meiner Braut.

(Jetziger Einfall: In der Stunde ist mir der Name der Meerenge nicht eingefallen: Gibraltar = Altar, Traualtar. Die Engländer haben sich das unrechtmäßigerweise angeeignet. Engländer vom Norden kommend = meine Braut. Ich führe sie nicht zum Altar, sondern in ein Sanatorium, Bordell? Und sage: Es ist auch da recht schön.) –

Gestern war ich in meinem äußerst gereizten Zustande. Nörgelte und kritisierte an Els herum. Glücklicherweise ist sie jetzt ruhig und nimmt die Sache nicht so tragisch. Sie suchte in einem Atlas nach. Ich sagte: Schau doch im Inhaltsverzeichnis. Da mußt du suchen. Das E kommt vor dem F usw. Es kam dann auch zu einem mißglückten Koitus. Ich weiß nicht, warum ich kein Kondom anzog. Infolgedessen coitus reservatus. Beide nicht zufrieden. Streit. Heute morgen wieder Frieden, aber ich immer noch so gereizt. Als sie fragte, warum ich so gereizt sei, was sie getan habe, sagte ich, ich sei doch nicht ihretwegen, sondern meinetwegen gereizt. Es ist, wie wenn ich auf ein unbewußtes Etwas, das ich noch nicht kenne, einen Zorn hätte.

Gestern Abend auf der Karte noch Estland studiert. Mich nach Pernau erkundigt. Es muß eine sehr hübsche Stadt sein. An einem Meerbusen gelegen und sehr schöne Vegetation. Ich habe überhaupt eine Vorliebe für Orte, welche an einem Strand gelegen sind. Wie Münsterlingen oder Pernau. Zürichsee ist zu schmal und zu verstädtert. Überhaupt große Lust für das Landleben. Landarzt nicht mein Geschmack, vielleicht auch wegen meines Insuffizienzgefühls, daß ich der Sache nicht gewachsen bin. Namentlich immer wieder ein unsicheres Gefühl, wenn ich daran denke, daß ich einen schwierigen geburtshilflichen Eingriff zu machen habe. Anknüpfend an die Phantasie der Bluttransfusion bei meiner Braut. Es handelt sich also um eine Blutung.

42.) 19. V. 22

Traum: Es ist eine Judenverfolgung, aber dann ist es eine Christenverfolgung wie im Altertum. Dann bin ich in der Analyse, und F. zeigt mir 2 Bilder, gleichsam als ob er mich überführt habe: Da schauen sie, die Bilder. Ich habe sie selbst gemalt. Das eine ist eine einfach gekleidete Jungfrau, welche kniet, und ein Engel schwebt herab. Also wie Mariä Empfängnis. Das zweite ist aus zwei Teilen: Ein Hintergrund und der Vordergrund auf einem besonderen Blatt. Darüber Pauspapier, so daß damit eine gewisse Perspektive erzielt wird[7]. Dann sitze sich in einem kleinen Rokoko-Café mit F, welcher mir die Haare schneidet. Dann bittet er mich, auf das Sofa zu liegen. Ich sage, ist die Zeit nicht vorbei? Er sagt: Das macht nichts, ich analysiere dafür das nächste Mal nur ¼ Stunde. Nun kommt meine Schwester. Ich werde gereizt und sage in ärgerlichem Ton: Was tust du hier, du kommst ja zu spät in die Analyse. Sie sagt, das sei ihr gleich. Es gibt nun noch einige Schimpfereien, glaube ich. Es ist, wie wenn sie mich bei F verklagen wollte.

Dann sage ich zu F: Ich sei froh, daß ich als kleines Kind auf die Nase gefallen bin und das Nasenbein brach. Dadurch sei meine krumme Nase gerade geworden. Fortsetzung s. später.

Dann nimmt F einen Zirkel, es ist kein Tasterzirkel, sondern ein Stechzirkel und mißt meinen Schädel von dem Nasenhöcker bis zum Scheitel und vom Nasenhöcker bis zum Kinn. Dann nimmt er einen Zirkel mit einer offenen Reißfeder und mißt mittels der offenen Reißfeder die Breite meines Schädels und sagt: Sie sind ja gar nicht dolichocephal, sondern brachycephal. Was weiter vorgekommen ist, habe ich vergessen.

Einfälle:

Judenverfolgung: Ich sagte einmal zu Els, es müsse nur irgendwo begonnen und entfacht werden, dann haben wir auch in Westeuropa die gleichen Pogrome wie im Osten. Wenn der Bolschewismus gestürzt wird, so wird ein entsetzliches Pogrom kommen, und die Juden müssen

7 F sagt, die Bilder habe er von Susi Wolf oder Hanna Bay bekommen. Ich habe sie für eine Schnitzelbank gemalt gehabt.

die Suppe ausfressen. Solange ich Jude bin, fürchte ich mich vor dem Pogrom.

Aber als Christ verfolgt man mich auch. In meiner jetzigen Stellung bin ich weder da noch dort anerkannt.

Die 2 Bilder: Das eine ist ausgesprochen christlich religiös. In Wirklichkeit habe ich in der gleichen Ausgestaltung des Raumes ein Bild gemalt, wo eine blonde nackte Frau von einem knienden Jüngling angebetet wird. Es handelt sich um Els. Ich malte dies Bild in meiner ersten Zeit unserer Bekanntschaft. Es ist sehr gut gelungen und hat Schwung darin. Also Anbetung der Christin.

Die Landschaft: Mehrere Bilder übereinander. Ich versuchte einmal etwas Derartiges zu machen, ein Menschenpaar nackt, das eine Sphinx anbetet. Zeichnete in mehreren Farben auf Pauspapier übereinander und schaute, was für einen Effekt es gibt. Susi Wolf: Eine Christin mit einem Judennamen. Sieht ähnlich aus wie meine Braut, nur in schwarz, während Els ganz blond ist. Susi Wolf gefällt mir sehr gut, besonders ist sie jetzt eine sehr pikante Frau des Analytikers Prüel aus der Jung-Schule. Hanna Bay: Eine Malerin, die ich durch Walter Jegher kennenlernte. Sie ging mit uns nach Parpan. Sie war sehr erstaunt, daß ich ein Jude sei, man sehe es mir gar nicht an. Jägher sagte damals: Vielleicht an meinen etwas wulstigen Lippen. Als sie dann eine Ölskizze von mir machte, zeichnete sie mir besonders wulstige Lippen. Unterstrich also mein Judentum sehr. Ich dachte damals: Das ist auch eine Antisemitin. Ich ärgerte mich, daß sie mich so jüdisch gemalt hatte.

Haare abschneiden: Kastrieren, zum Juden machen.

Auf die Nase gefallen: Wenn man auf die Nase fällt, so wird ja die Nase noch krummer. Els sagte gestern zu mir: Ich habe eine so gerade Nase bekommen, ob das die Analyse mache? Ich sagte: Vielleicht wachse mir auch noch ein Praeputium. Ich bin als ganz klein ja wirklich einmal die Treppe hinuntergefallen und habe davon eine Narbe auf der Stirn. Sie weise mir nach, daß meine Nase aber doch krumm ist!

Zirkel: Mit dem Zirkel zeichnet man. Ich bin ein Gezeichneter! Ausgestoßen von der Gesellschaft. Zirkel: Anthropologische Messungen. In dem anthropologischen Vortrag, in dem ich mit Els war, hat man viel über die krummen Nasen der Assyrer gesprochen. Man sprach da von den «kühn» geschwungenen Nasen.

F sagt (im Traum): ich sei doch brachycephal. Die Juden sind dolichocephal. Ich sei also doch kein echter Jude. Ich war bis jetzt immer sehr stolz, daß ich dolichocephal bin.

Brachycephal: Dickschädel, tête carrée. Der Stechzirkel: Man kann damit mit beiden Spitzen auf einmal die Augen ausstechen. Blenden: Kastrieren. Der Zirkel mit der offenen Reißfeder: Zwei Schenkel wie eine Frau. Mit der Reißfeder kann man auch Flecke machen. Es wird eigentlich an einem Totenschädel gemessen. Ich habe die Phantasie gehabt oder Els hat sie gehabt: Man sollte die Schädel seiner verstorbenen Angehörigen aufbewahren. Ich sagte ihr, sie könne ja, wenn ich gestorben bin, meinen Schädel mit nach Estland nehmen. Ein gewisser Ahnenkult in dem Schädel-Aufbewahren.

Reißzeug: Ich liebe mein Reißzeug sehr, habe es in einem Futteral aufbewahrt. Mein Mathematiklehrer hat es mir besorgt. Damals ärgerte ich mich, da man für das gleiche Geld ein sehr schönes, nicht-schweizerisches Fabrikat kaufen konnte, das mir besser gefiel, während das meine eine schweizerisches Erzeugnis war. Vielleicht handelt es sich hier um eine schweizerische, jüdische Frau. (Zirkel zum Beckenmessen wurde auch assoziiert.) Ich habe eigentlich gar nicht so sehr die jüdische Gesellschaft gemieden. Habe mehrere jüdische Freunde. Es wird über Hugo Rosenstiel, Dr. Wyler, Otto und Paul Heim, Sylvain Guggenheim gesprochen, die ich alle sehr lobe. Nur die Judenleute, welche da die Lebemänner und Schieber spielen, in Autos herumfahren usw., kann ich unter den Juden nicht leiden. Und das sind leider doch sehr viele.

43.) 20. V. 22

Besprechung des letzten Traums. Schon früher zusammengefaßt.

44.) 22. V. 22

Am Samstagabend waren wir in der Vorlesung von Schilder, psychoanalytische Demonstration. Sehr schön.

Sonntagnachmittag zum Tee bei Prof. Pribram. Abends ist Els zu mir ins Bett gekrochen. Wir haben beide geschlafen. In der Nacht wurde ich plötzlich ungemütlich. Es war mir zu enge im Bett. Els sagte früher immer: Wenn dir zu enge ist, dann sage mir, dann gehe ich weg. Ich bequemte mich aber, und wir schliefen sonst sehr gut nebeneinander. Gestern fuhr ich sie plötzlich hart an: Jetzt geh du in dein Bett, oder ich gehe hinüber. Sie hatte geschlafen, war ganz perplex, ging schweigend hinaus. Jetzt erst sehe ich eigentlich, wie grob sich hier das Unbewußte gegen Els benommen hat. Ich habe sie hinausgeworfen. Glücklicherweise hat sie mir es nicht nachgetragen.

Daraufhin hatte ich folgenden Traum: Ich bin in einer anthropologischen Vorlesung. Ich schimpfe auf die Vorlesung. Unter meiner Bank habe ich verschiedene Schachteln und Etuis liegen. Neben mir sitzt irgendeine Studentin. Ich gehe hinaus. Ich bin mit einem grünen Pyjama bekleidet. Und der ist schmutzig. Nun wird meine Schwester nackt fotografiert, gleichsam um an dem Bild anthropologische Studien machen zu können. Der Photograph sagt: So, in dieser Stellung wird es gut und mit dieser Beleuchtung. Als ob schon vorher einmal ein Bild von ihr gemacht wurde, das nicht gelungen war. Dann bin ich auf der Straße, in Lumpen gekleidet, krank. Ich treffe Bührer. Er hat Mitleid mit mir. Er bestellt ein Taxameter, und ich setze mich zusammen mit Bührers Schwiegermutter hinein. Es ist sehr eng, wo wir nebeneinander sitzen müssen. Er sitzt zwischen Chauffeur und uns. Es scheint, daß er mich nach Hause bringen will.

Einfälle: Anthropologische Vorlesung: Ich war mit Els in einer, sie hat mich hingeführt. Ich schimpfe aber darüber und gehe weg. Neben mir sitzt irgendeine Studentin. Meine Braut war neben mir gesessen, aber sie ist mir im Traum entfremdet. Die Schachteln: Meine Braut neckt mich immer, daß ich Schachteln aufbewahre oder meine Dinge in Schachteln aufbewahre. Also wieder Auflehnung gegen Els. Die vielen Schachteln bedeuten aber auch viele weibliche Genitalien, viele Frauen, die ich an Stelle von Els haben möchte. Ich schaue mich ja in letzter Zeit sehr viel nach andern Mädels um. Ich gehe hinaus, d.h. weg von Els. Der grüne Pyjama: Ich hatte einen von Richard bekommen und zum erstenmal bei Els angezogen.

Er war für die Liebe von Els reserviert. Nun ist er abgebraucht, alt. Die Liebe ist abgebraucht und schmutzig. Ich trage ihn auf die Straße, d.h. ich suche auch der Straße eine neue Liebe.

Meine Schwester wird nackt photographiert.: D.h., sie erscheint in bestem Lichte. Sie tritt an Stelle der Els, d.h. sie vertritt wohl eine andere Frau. Vergleiche letzten Traum! Eine Jüdin, Schweizerin, reich (?). Beleuchten: Es war eine Bestrahlung wie eine hohe Lichtlampe. Die verwendet man ja bei verschiedenen Krankheiten, z.B. Tuberkulose. Husten meiner Braut ist vielleicht Tbc? Merkwürdig, wenn sie hustet, so werde ich immer gereizt: Was hustest du schon wieder? usw. Am Hause: Warum erinnerst du mich mit deinem Husten daran, daß ich dich krank oder tot wünsche?

Bestrahlen auch gleich Durchleuchten, Haupt-Diagnostikum bei Tbc. Die Schwester wird anthropologisch untersucht: Ersatz für die Anthropologie der Braut.

Bührer ist derjenige, mit dessen Heirat ich nicht zufrieden war. Jetzt sehe ich, daß er ganz recht gehandelt hatte. Die Schwiegermutter von B. ist mir sehr unsympathisch. Sie ist sehr reich. Ich sage mir: Man kann auch eine solche Schwiegermutter akzeptieren, ich setze mich nahe neben sie. Bührer sitzt vor mir: Vorbild. D.h., ich nehme mir auch eine reiche Frau. Ich fahre nach Hause: D.h., ich willfahre den Wünschen meiner Eltern. Das Automobil erinnert mich an den Typus, den ich mir gern kaufen möchte.

45.) 23. V. 22

Traum: Ich bin in der Universität in der Vorhalle. Es steht ein kleiner runder Mann mit einer dicken Brille da und macht Propaganda für sein Kolleg über den Nucleus centralis ovalis superior oder Ähnliches. Er hält ein Präparat in der Hand und preist es an. Nachher gehe ich durch die Halle und Treppen, verschiedenen Mädchen nach, u.a. am Schluß einer mit einem roten Hut, welche von einem Herrn begleitet ist.

Der kleine Professor erinnert mich an Professor Nägeli. Das ist so ein Bonze, der alles am besten wissen will. Das ganze ist ein Lächerlich-Machen der neurologischen Wissenschaft. Die dicke Brille wie

Dr. Rank. Die ganze Figur überhaupt entspricht einem Dr. X, welcher in einem Psychoanalyseverlag tätig ist und an den ich mich wenden mußte zwecks Zuschickung meiner Zeitschriften. Ein kleiner lebhafter Mann, aber etwas drollig. Noch genauer entspricht er dem Violinspieler Bossi aus Zürich. Der rennt immer äußerst rasch auf der Straße herum, so daß ich dachte, er sei nicht recht im Kopf. Er rennt aber nun schon seit 10 oder 15 Jahren. Einmal sprang er aus einem fahrenden Tram und fiel zu Boden. Meine Braut hat gestern geträumt, daß F auf Krücken gehe. Hier ist in letzter Linie doch Dr. Analytiker gemeint, der mir lächerlich gemacht wird. Einstimmen in den Protest meiner Braut. Das Präparat: Es ist ganz durchsichtig, hat einen dunklen Kern. Durchsichtig: Zweck der Analyse. Der dunkle Kern ist eine Verunreinigung, ein Makel.

Es ist aber auch das Präparat an sich, das Durchsichtige ist das Einbettungsmaterial.

Das Präparat: Hinteres langes Bündel: Vermittelt die Vestibularis-Augen-Kopfstellungsreflexe. Wird von mir sehr stark gebraucht, wenn ich mich nach den Mädels umdrehe. Es ist also das Flirt-Zentrum.

Der gelbe Salon und das Haarschneiden:

Das gelbe Zimmer erinnert mich an ein Salönchen bei Dr. Guggenheim in Zürich. Ich hatte dort mit Els Besuch gemacht. Ich bin sehr begierig, was eigentlich die Leute über meine Verlobung denken und von meiner Braut halten. In letzter Linie will ich es auch von F. wissen.

Haareschneiden: Meine Haare werden gerade so geschnitten, wie es Els nicht haben will. Entweder lang und anliegend oder ganz kurz soll ich sie tragen. Ich habe ja meine Frisur geändert durch ihren Einfluß, weil sie es wünschte. Wichtig ist, daß ich F. etwas fragen will und unsicher bin, was er von der ganzen Verlobung hält.

Der ganze vorletzte Traum ist eine Ablehnung von Els zugunsten einer anderen, noch Unbekannten.

46.) 24. V. 22

Der kleine dicke Mann erinnert mich an einen Franzosen aus Toulon, den ich in den Pyrenäen getroffen habe. Er war klein und ein unheimlicher Blagueur. Hielt sich für einen zweiten Napoleon, infolge seiner Größe und nur durch die Ungunst der Zeiten sei er nicht so bedeutend. Hielt Reden auf Frankreich und die Schweiz. Dann Erinnerung, daß ich so gut französisch gesprochen habe. Ich blagiere selbst. Ich erhebe mich über die Analyse. Ich bin selbst der kleine Mann. Ich wollte mir ja auch eine Brille kaufen, eine dunkle, weil mir mein dunkler Zwicker nicht sitzt. Merkwürdig ist übrigens, daß ich gar keinen Heuschnupfen bekomme, obwohl es nach F.s Aussage sehr starke Saison dafür ist! Ich sagte mir, dann habe ich eine Brille wie Rank.

Die Dame, der ich nachgehe und die ich dem Herrn ausspannen will, ist Frau Dr. Rank! Ich habe sie ja bei der Besichtigung der analytischen Poliklinik gesehen, oder glaubte, daß sie es sei. Sie ist so ähnlich, hat ein schmales Gesicht. Sie gefällt mir gut. Also einerseits Rache an Rank. Wie du mir die Frau wegnimmst, so ich dir. Andererseits Identifizierung mit ihm (Brille!). Sie hat einen roten Hut: Ist für mich das Zeichen des Leichtsinns. «Deine Frau ist ja gerade so leichtsinnig wie meine.»

47.) 25. V.

48.) 26. V.

49.) 27. V.

Die Träume werden weiter besprochen. Merkwürdigerweise habe ich gar keine weiteren Träume gehabt. Es ist ein Widerstand gegen ein weiteres Geheimnis, das ich verberge. Oft wieder Verstimmungen. Ablehnendes Verhalten gegen Els.

50.) 29. V. 22

Traum von gestern Nacht:

Ich bin in Estland auf der Fahrt zum Bruder meiner Braut. Aber es ist alles umgekehrt, als ich es mir durch die Erzählungen von Els vorgestellt habe: Es ist eine sehr steile Bergbahn, welche langsam den Berg hinaufkriecht. Der Bruder ist auch gar nicht groß und blond, sondern klein und schwarz. Dann ist die Kusine von Els noch da. Es soll auch eine große, sehr energische Frau sein. Sie ist aber hier klein und dick wie eine Haushälterin und unbedeutend. Das Haus liegt auch nicht in der Ebene, sondern auf einem Hügel. Auf einem anderen steilen Hügel ist eine Burg mit Türmen. Dazwischen ist eine tiefe Schlucht. Nun rede ich mit einem Arzt, wie es scheint über elektromedizinische Apparate.

Bemerkungen: Gestern vormittag sind wir mit dem Tram an die Donau gefahren. Die große Ebene erinnerte meine Braut lebhaft an die Heimat. Sie wiederholte, es würde mir sicher gut gefallen, den Sommer auf dem Lande zu leben. Nachmittags fuhren wir zum Rennen nach Freudenau. Wir kamen am Gaswerk vorbei. Hat dort Kamine. Meine Braut sagte, daß diese Kamine gar nicht störend wirken, sondern eher schön. Ich mußte ihr beistimmen.

Abends saßen wir im Prater. Es war Gesang und Musik in diesem Restaurant. Ich war plötzlich stark verstimmt und bekam dann ein ganz fürchterliches Kopfweh, wie ich mich überhaupt nicht erinnern kann, es je in der Stärke gehabt zu haben. Beim Nachhausegehen schmerzte mich jeder Schritt. Ich sagte zu Els: Wenn es organisch wäre, würde ich an eine Meningitis serosa denken. Sie sagte: Es wird wohl ein Hydrocephalus acutus sein. Während wir dort saßen, überreichte mir der Kellner hinter dem Rücken von Els eine Visitenkarte. Es war der Name der einen dieser Sängerinnen, und es stand geschrieben:

«Kommen sie morgen Abend allein.» Ich zeigte es lachend Els und sagte: Dies ist meine erste Eroberung. Sie sagte: Ich hätte gar keinen Grund, auf den Alkoholismus zu schimpfen und für die Abstinenz zu propagieren. Denn diese Eroberung hätte ich sicher dem Umstand zu verdanken, daß diese Dame sehr alkoholisiert sei.

Nachher zu Hause im Bett ließ das Kopfweh nach. Wir lagen zusammen im Bett, ohne Koitus. Überhaupt in letzter Zeit fast nicht verkehrt.

Das ganze ist ein Hohn und eine Auflehnung auf die Bemerkung von Els: Alle deine Aussagen über Estland stimmen ja gar nicht! Estland ist nicht eben, sondern steil. Eine lächerliche Bergbahn führt hinauf. Der Bruder ist gar nicht groß, sondern klein. Auch die Kusine ist eine unfähige Person. Bergbahn: Wie Bahn auf den Rigi. Meine Schwester geht diesen Juli auf den Rigi. Ich will auch gehen. Rückkehr zur Schwester.

Dann wie die Bahn nach Arosa. In Arosa war ich dreimal: Das erste Mal mit Fleisch. Damals kannte ich Els noch nicht. Aber ich hatte mich einmal hinter sie gesetzt und ziemlich laut über meine Winterpläne gesprochen. Ich erwartete eigentlich, daß sie auch nach Arosa komme, und erwartete sie im Hotel täglich.

Damals lernte ich eine Dame kennen, d.h. Fleisch wollte gern mit ihr tanzen, und ich stellte mich ihr vor, um dann Fleisch mit ihr bekannt zu machen. So war es immer: Ich machte die Eroberungen für Fleisch.

Das zweite Mal ging ich mit den Eltern nach Arosa. Ich war damals in Münsterlingen. Es war eine recht schöne Zeit. Ich wollte eine Bergbesteigung machen und trainierte so lange, bis ich infolge Schmerzen im Knie nicht mehr gehen konnte. Ich fuhr meist allein. Flirt mit dieser dicken Luzernerin, was ich heute gar nicht mehr begreifen kann.

Das 3. Mal traf ich mich mit Els in Chur. Damals war ein Streit zwischen uns, so daß sie fast nicht mehr hinauf gekommen wäre. Arosa war also eigentlich der Ort, wo mich Els enttäuscht hat: Das erste Mal kam sie nicht hinauf, das letzte Mal hatten wir Streit.

Die Burg: Die Türme, wie die Gasanstalt in Wien Schornsteine hat. Ähnlich wie die Burgen in Sion. Da sind auch zwei Burgen, dazwischen eine Schlucht. Wir übernachteten einmal auf einer botanischen Exkursion in dieser zur Kaserne umgebauten Burg. Burg Sion auch Burg Zion **(F.)**. Ich habe in einer Zeitschrift, welche im Wartezimmer liegt, über Zionismus gelesen. Bedeutet also den Gegensatz zu der Heimat meiner Braut. Dazwischen liegt ja die Schlucht. Sion ist im Wallis. Einmal machte ich eine Tour durch das Wallis ganz allein. Ich wünschte, ich hätte einen Begleiter, besonders in einer gefährlichen Situation. Els war damals in Münsterlingen. Einmal machte ich mit Els eine Pfingsttour. Wir waren auch an eine gefährliche Stelle gekommen. Wobei Els plötzlich ganz unbekümmert voraussprang. Das war furchtbar leichtsinnig, und ich ärgerte mich, daß sie meinen Anordnungen nicht folgte und hinter mir ging. Wir waren damals im Nebel, und ich war sehr stolz, daß ich mich mit Karten und Kompaß so gut aus dem Nebel fand. Sie lachte mich aber aus, das sei doch keine Kunst gewesen. Also auch für Bergtouren eignet sie sich nicht, obwohl ich es mir immer gewünscht habe, mit ihr Touren zu machen. Sie ist zwar eine ausgezeichnete Bergsteigerin.

Es kommen nun eine ganze Menge Anklagen über Els. Wie sie mich auslacht wegen meiner Kleidung, ich bin ihr nicht schön genug angezogen. Ich bin nichts wert, in keiner Hinsicht. Andere werden immer im schönsten Licht geschildert, so daß ich öfters sagen mußte: Warum hast du mich eigentlich genommen? usw. usw. Sehr heftige Anklagen.

Es ist offenbar, daß ich unter einem Zwang stehe. Ich muß diese Vorwürfe akzeptieren oder mich von dem Zwang lösen.

51.) 30. V. 22

52.) 31. V. 22

29./30. träumte ich: Daß ich zu Irma *Jensen* (?) Irma *Sunberg* (?) sagte: Ich ärgere mich, daß ihr zwei mit Chico so geflirtet habt und daß ich nicht mehr in Münsterlingen war, als sie in Münsterlingen Ferien machte. Weiterer Vorwurf gegen Els. Chico wird vorgezogen, der blöde Fiertz wird vorgezogen. Er versteht ja viel besser den Kavalier zu spielen als ich! usw.

Zu der kleinen dicken Frau fällt mir Fr. Rhonheimer ein. Sie mußte viel unter ihren Söhnen leiden. Beide haben ihre Jugendliebe geheiratet. Meine Jugendliebe ist ja meine Schwester. Siegfried sollte auch wirklich meine Schwester heiraten. Das wäre eine Gelegenheit gewesen, von ihr wegzukommen. Der Bruder von Els soll ja auch heiraten. Er ist nach Liplapi gefahren, «weil es dort viele hübsche Mädchen hat.»

53.) 1. VI. 22

Gestern war analytische Sitzung, in welcher die Tochter Fs einen Vortrag hielt über: Tagphantasien zu «Ein Kind wird geschlagen».

Auf dem Heimweg sagte mir Els, ich sollte doch die Tochter von F. heiraten!

Dies ist die Phantasie, welche mich unbewußt schon seit langer Zeit beschäftigen muß. Ich habe sie auch sofort aufgegriffen heute und gestern nacht und stark ausgesponnen. Ich sagte mir: Ich würde sie schon nehmen, wenn Els nicht wäre. Zu Els sagte ich: Selbstverständlich muß ich sie heiraten. Denn in der Analyse ist ja F mein Vater, sie also meine Schwester, und ich will ja meine Schwester heiraten.

In einem Traum von früher, der recht dunkel war (von da an wurden überhaupt alle Träume dunkel), kam heraus, daß ich Els verlasse und daß schon eine Konkurrentin dasein muß, welche wohl alle gegenteiligen Merkmale von meiner Braut besitzt.

Die Burg Sion ist die Burg Zion. Burg = an Stelle des unbezwungenen Mädchens = Tochter Zion. Schon vor 8 Tagen in der Sitzung war Fräulein F anwesend. ich will sie aber damals nicht gekannt haben, sondern glaubte, erst heute sie zu erkennen.

In Tat und Wahrheit war es nicht so. Sie saß auf der anderen Seite von mir und gefiel mir sehr gut. Als ich dann nachher in der Nähe von F bei Prof. Frink stand, stelle F sie ihm vor. Ich wandte mich ab, als wollte ich es nicht hören, ging dann zu Els und sagte: Das ist offenbar die Tochter von F! Diesen Ausspruch habe ich aber total verdrängt gehabt, und Els hat es mir erst heute gesagt, daß ich ihn getan habe. Ich war damals auch eifersüchtig auf Frink, daß er ihr vorgestellt wurde. Ich hatte ausgemacht, ihn nach der Sitzung zu treffen, lief ihm aber ohne Grund und ohne zu wissen warum, davon.

Daß sich schon lange diese Heiratsphantasie vorbereitete, zeigt auch folgendes: Es war einmal von einem Fräulein die Rede, welche in der Sitzung war und den gleichen Heimweg wie ich hatte. Ich verstand damals, daß F sagte, es sei die Tochter von Prof. Karplus. F sagt nun heute, er habe das bestimmt nicht gesagt, denn Karplus habe nur 3 Söhne und gar keine Tochter. Ich habe ihn also falsch verstanden und sie in eine Professorentochter verwandelt! Els sagte auch damals zu mir: Du willst sicher eine Professorentochter heiraten. Nimm doch Freuds Tochter. Es ist großartig, wie Els herausgewittert hat, was in meinem Unbewußten vorgeht. Ich habe mich gestern auch an genau den gleichen Platz gesetzt gehabt, den Fräulein Freud die Sitzung vorher eingenommen hatte.

Die Phantasie, sie zu heiraten, wurde wie gesagt gestern abend und heute vormittag sehr intensiv ausgemalt!

F: Nun kann der Endkampf beginnen! Die beiden Parteien sind da: Die zwanghafte Neigung zu Els und die zwanghafte Neigung zum anderen Extrem: Schwester-Imago.

54.) 2. VI.

Gestern einen außerordentlich friedlichen und schönen Tag gehabt, sogar fast euphorisch. Nie gereizt. Sehr zärtlich zu Els!

Vom 31./1. hatte ich ja einen Traum: Ich war mit Prof. Frink und Dr. *Polone* (?), den zwei Amerikanern, im Café. Das war ja wirklich der Fall. Nur war Els mit dabei und im Traum nicht. Von gestern auf heute hat sich dieser Traum wiederholt. Er macht sich nochmals geltend, weil er gestern nicht vorgebracht wurde. Es ist deutlich, daß ich hier meine Braut los haben will.

Dann wieder der Wunsch, nach Amerika zu gehen. Ich habe dies in letzten Tagen tatsächlich phantasiert: Du gehst mit Frink nach Amerika. Ich nahm damals an, ich gehe mit Els, verheiratet. Hier im Traum aber deutlich ohne sie. Mein Vater hat kürzlich, d. h. vor meiner Abreise von Zürich gesagt: An meiner Stelle ginge er noch nach England, Italien, Amerika, um die Welt zu sehen. Ich hatte den Eindruck, er rate mir dies an, um von Els wegzukommen. Der Traum akzeptiert diesen Rat.

55.) 3. VI. 22

Traum: Prof. Frink übergibt mir seine ins Deutsche übersetzten Werke in Gestalt einer Reihe von Büchern zur Aufbewahrung. Das erste Buch ist nicht übersetzt, der Titel ist: The human body. Das zweite ist Der leere Raum. Das dritte Die Freiheit.

Erklärungen: Prof. Frink ist der Amerikaner, auf den ich eifersüchtig bin wegen Fräulein Freud. Ich identifiziere mich mit ihm (er gibt mir seine Bücher). Ich will gleich ihm sein, damit ich auch etwas wert bin. Besonders weil F ihn so lobt. Wenn ich so bin wie er, dann lobt mich F auch, und ich bin eher als Schwiegersohn akzeptabel.

Die Bücher: Els las eine Annonce in irgendeiner Zeitung: Für Junggesellen, pikante Lektüre, dann einige sehr pikante Titel, Verfasser Dr. E. Blum. Sie sagte, ich solle doch diese Bücher nach Zürich meiner Schwester schicken und schreiben: Endlich sei ich auch unter die Schriftsteller gegangen, und hier meine Produkte.

Der leere Raum: Erinnert mich an die Arbeiten von dem Physiker Baer, die er mir gezeigt hat.

The human body: Vielleicht diese Tänzerin im Pan. Sie paßt nicht als Tänzerin, «aber als Geliebte würde sie ganz gut passen» (Ausspruch, den ich zu Els machte).

Der leere Raum: Auch Erinnerung an die Vorführung im Pan: Ein Detektivstück, in welchem einer hypnotisiert wird, die Weichen falsch zu stellen. Gespielt von einer Person, die sich hinter der Bühne immer verwandelt.

56.

Traum von 3./4.VI.: Ich spreche mit Dr. Hanhart, es sei mir unmöglich gewesen, zu kommen, oder ähnliches. Er hat gar keinen Kopf, sondern stattdessen nur ein großes Gehirn, aber eher Form eines Hundehirns. Ich denke, wenn er da darauf drückt, bekommt er eine Zuckung in den Beinen. Dann wandern wir zusammen über die Ebene. Ich muß über ein Bächlein springen. Es ist etwas sumpfig, und wir landen vor dem Gebäude im Stadtpark. Viele Leute. Wir gehen die Treppe hinauf, und es ist als ob A. Bonvicini (liest über Hirnlokalisation) uns etwas interessantes zeigen wollte. Er ist, glaube ich, auch da. In der Marmorwand ist ein merkwürdiger runder Ausschnitt wie eine Medaille. Dr. B. scheint ähnlich wie F. auszusehen im Traum.

3.3 Die Aufzeichnungen nach den stenographischen Protokollen von 1972/1973

Die Aufzeichnungen seiner Analyse von 1922 wurden von Ernst Blum 1972 bis 1973 nach den damals noch nicht übersetzten stenographischen Protokollen für mich (M. P.) angefertigt. Mit einer persönlichen Widmung für mich versehen sollten diese Aufzeichnungen nach dem Willen Blums unverändert veröffentlicht werden. Die Übersetzung der stenographischen Sitzungsprotokolle durch einen vereidigten Sachverständigen habe ich erst zehn Jahre später vornehmen lassen, um neben der von Blum angefertigten Aufzeichnung eine originalgetreue Übersetzung für die Dokumentation zur Verfügung zu haben.

Die Aufzeichnungen Blums sind deshalb so von Bedeutung, weil sie Nachkommentierungen zur Analyse enthalten, die «unerhörte Einsichten» (Blum) formulieren und in ihrem nacherzählenden Charakter den originalen Sitzungsprotokollen noch andere Bedeutungsaspekte hinzufügen, welche in der Haeger'schen Übersetzung fehlen; wie auch Träume und Bemerkungen über Träume in unterschiedlicher Darstellung gebracht werden oder, wie die Bemerkungen über den «Fliegenden Holländer» (9. Stunde), in den Aufzeichnungen weggelassen wurden. Man muß davon ausgehen, dass Blum neben seinen stenographischen Protokollen zusätzliche Notizen machte, wie es sich an jener Geschichte vom Aalschwindel aufzeigen läßt, die im «Rückblick und Ausblick der Analyse von 1972/73» berichtet wird, in den Protokollen ebenso wie die Geschichte vom Heiratsangebot (53. Stunde) nicht enthalten ist.

Blum verfügte also, wie ich von ihm hörte, über zusätzliche Aufzeichnungen aus der damaligen Zeit (1922) über seine Analyse, die er allerdings nie geordnet hatte. Die Nachkommentierungen enthalten neben Teilen der damaligen Aufzeichnungen auch Überlegungen aus seiner Sicht der Analyse 50 Jahre danach (1972/1973).

Es ist sehr bedauerlich, dass der Nachlass Blums nach der Auflösung seiner Praxis durch das Verhalten der Erben nicht nach fachlichen und wissenschaftlichen Gesichtspunkten bewahrt werden konnte.

Für Manfred Pohlen aufgezeichnet
Blum

29. 11. 72

Ist es überhaupt möglich, eine Biographie zu schreiben? Wie gelangt man von der Reflexion zur Selbstreflexion (auf die sich ja die psychoanalytischen Heilungsprozesse aufbauen sollen (Habermas)). Kann man das, was hier geschieht, überhaupt diskursiv erklären? Es geschieht etwas mit mir und in mir, ich erlebe. Erkenne ich auch? Es geht mir etwas auf, es lichtet sich (nicht etwas). Diese Erhellung kann ein Blitz sein. Aber auch wie das Erwachen aus einem Traum, während ich Bedeutendes erlebe und nach dem Erwachen weiss, dass ich es erlebt habe, aber nicht was. Trotzdem bleibt sie Stimmung und ein (fast) sicheres Gefühl der Klärung. Und oft viel später gibt es Momente, wieder blitzartig, in denen ich weiss, diese Klärung (Einfall) hast du einmal im Traum erfahren, hast du einmal erlebt, vielleicht «nur» beim Lesen eines Gedichts, beim In-Sein in einer Landschaft, die du erwandert hast und die dir plötzlich aufgeht, oder beim Betrachten eines Bildes, oder bei dem hellen Denken vor dem Einschlafen, in dem dir eine Sprache gelingt, wie sie dir sonst nicht zu Gebote steht – oder in einem geglückten Gespräch.

Als ein solches geglücktes, unreflektiertes Gespräch erscheint mir meine Analyse bei Freud. Dass dieses eine Gespräch 8[1] Monate dauerte, erscheint nur dem eigenartig, der die Zeit misst. Ohne Freuds Führung wäre es mir wohl nicht möglich geworden, derart aus der präsenten Historie herauszutreten und andenklich zu sein. Es war doch wohl so, als ob sich von der ersten Stunde an ein Bann gelöst hätte, oder wohl richtiger ein Ver-bannt-sein aufgehoben wurde und ich ergriffen wurde von der Vehemenz eines Bewegtseins, das sich Bahn bricht und sich bahnt, gebahnt wird von der Präsenz eines gelassen Zu-Hörenden.

5. 2. 73

Ja, wer ist dieser Zu-Hörer? Welche Beziehungen bestehen zu ihm? Wie wird er zu dem, was er ist: Zuhörer, Mit-Zuhörer, Beteiligter, Gesprächsführer ohne zu führen. Schweigender Partner, der einen sprechen lässt, mich zum sprechen freigibt, anregt und der unvermutet viel sagt, weil er im echten Augenblick das echte Kund tut, dabei verblüfft und erlöst.

Begegnung: die Tür öffnet sich und er steht da, nicht imponierend, wartend. Er streckt die Hand nicht hin zum Gruss. Rechtwinklig gebeugt nach unten «bietet» sich die Hand zum Gruss der einen Möglichkeit: meine Hand hineinzuschieben. Und da liegt man schon, von der begrüssend hinabgestreckten Hand auf die Couch verwiesen – es geht kein anderer Weg. Er bleibt zurück und man weiss, er sitzt und ich liege. Sonst ist zu sehen nichts und ich hab zu sagen viel.

Die 2. Stunde: «Haben Sie schon ein Zimmer?» Staunendes Verneinen. Er verweist mich (geschrieben habe ich richtig: sich) an seinen Freund, Prof. Pribram, Geschichtsprofessor. «Ich möchte meinen Freunden in dieser Zeit (1922) helfen und Sie werden sich dort gut fühlen».

Ein paar Wochen (nein Monate) später: Freud: «Ich war bei meinem Freund Pribram. Er hat Sie sehr gelobt. Es freut mich, wenn meine Freunde mit meinen Schülern zufrieden sind.»

1 Die Analyse dauerte nur vier Monate: von März bis Juni 1922.

8. 2. 73

Die Erinnerungen an meine Analyse scheinen sich auf ein paar Anekdoten zu beschränken, oder besser gesagt, anekdotenhaft einzustellen. Solche wären noch manche zu erzählen. Als Erlebnis bleibt mir dabei, dass solche scheinbar unanalytische Bemerkungen Freuds immer «sassen», d. h. Analyse-situationsgerecht waren. Die oben erzählte z. B. in einer Verfassung mangelnden Selbstvertrauens und Versunkenheit, dass ausser der Analysestunde überhaupt nichts relevantes geschehe und ich sozusagen asozial-beziehungslos existiere. Ich werde mit meinem Verhalten Pribram gegenüber konfrontiert und der noch unformulierten Neugier: was macht Freud eigentlich ausserhalb meiner Analysestunde. Existiert auch er, wie ich, dann nicht mehr, ist er nur ganz und gar und ausschliesslich für mich da? Antwort: wir leben Beide in einer gemeinsamen Welt und sozialen Zugehörigkeit. Meine (schon oft) erzählte «Parade-Anekdote»: Vom hirnanatomischen Institut und der neurologischen Poliklinik von Zürich und meinem dortigen Meister Konstantin von Monakow ans hirnanatomische Institut Wien zu Prof. Marburg verwiesen, suchte ich alsbald diesen auf, um unter ihm zu arbeiten. (Es ging um einen Beitrag in die Festschrift zum 70. Geburtstag Monakows). Mein Freund Hermann Nunberg (eine Freundschaft, die in Wien begann), mit dem ich täglich mindestens einmal im Café sass, meinte spöttisch-ironisch: «Was, Sie schauen noch ins Mikroskop? Das wird Ihnen Freud schon austreiben.» Betroffen von diesem «Verrat an der Psychoanalyse» hatte ich keine andere Befürchtung, als dass einmal meine Einfälle in der Analyse diesen Verrat verraten würden. Tatsächlich gelang es mir, in der Analyse nie daran zu denken ohne die mir bekannte – nicht von Freud gestellte – Grundregel zu verletzen. Eine Tages oder eine Stunde später sprach mich Freud in der Stunde an: «Hören Sie mal, Blum. Was treiben Sie eigentlich in Wien. So wie ich Sie kenne werden Sie wohl kaum den ganzen Tag nur im Kaffeehaus sitzen.» Jetzt muss es raus – so dachte es in mir blitzschnell – und schuldbewusst und erleichtert beichte ich. Freuds Antwort: «Das freut mich sehr. Auch ich habe mit Neurologie angefangen und ohne sie wäre ich nie zur Psychoanalyse gekommen. Ich lasse meinen Freund Marburg herzlich grüssen.»

Kommentar überflüssig. Aber doch zu bemerken: das – scheinbar – unanalytische Verhalten Freuds. (Was hätte der dogmatisierte Analytiker gesagt?: erst die Abwehr deuten, dann den Inhalt). Freuds Verhalten verstehe ich heute als im besten Sinne analytisch. Ich bewundere heute noch immer: wie hat er meinen Widerstand herausgespürt? Wie hat er die Art meines Widerstands herausgespürt? Und wie hat er ihn aufgelöst (was ist «glösen»?). Er hat nicht nur eine Identifizierung mit ihm hergestellt, sondern meine Identität gefestigt. (Dies sollte mir zu gute kommen, als ich bei Beginn meiner Praxis in Bern in analoger Weise wie Freud als Analytiker angefeindet und als Neurologe anerkannt wurde). («glösen» sind Klösse. Es war ein analer Widerstand, dass ich etwas zurückhalten und nicht hergeben wollte).

20. 3. 73

Soweit ich mich erinnern kann und wie ich mein Verhalten in der Analyse heute wiederbelebend beurteile, habe ich während der ganzen Analyse nicht eine Frage gestellt! Kann der «freie Einfall» überhaupt fragen? Ich glaube nein. Sowenig wie das Ubw (Unbewusste) verneinen. Ich expliziere: dass ich mich wohl ständig in frage gestellt habe. Ich erwartete wohl auch keine Deutungen und es scheint mir, dass die Deutungen Freuds eigentlich Zustimmungen, Ergänzungen waren, oder auch Er-Klärungen. Vielfach waren seine «Deutungen» Erzählungen, öfters in Form von Witzen. Wie er den Widerstand anging, davon habe ich ein Beispiel erzählt. Eine Stunde des Widerstandes (zweites Drittel der Analyse), in der die Einfälle stockten und ich mich deshalb in Not fühlte, hellte er mit der Bemerkung auf: «Man kann vom Unbewussten nicht verlangen, dass es ohne Unterbruch Material liefert», also als etwas Herkömmliches, nichts Aussergewöhnliches.

Äusserung Freuds im Verlaufe der 1. Analyse-Stunde (29. III. 22) laut einer Notiz von mir:

«Die Lösung der Symptome geschieht nicht dadurch, dass das Symptom verschwindet, wenn der Zusammenhang zwischen ihm und dem verdrängten Traume hergestellt ist; sondern dass man dann fähig ist, das Symptom zum Verschwinden zu bringen. Meistens wird der Betroffene es ja tun, da ihn das ja in die Analyse geführt hat. Wenn das Symptom aber ich-gerecht ist, kann er es beibehalten, zum Beispiel: seine Liebe, diese als Symptom betrachtet. (Die Bemerkung galt offensichtlich dem Problem «meiner Liebe», meiner Liebesbeziehung, das schon in der ersten Stunde auftauchte).

Freud fährt fort: «Wenn die Zusammenhänge hergestellt sind, kann man sich der Liebe entledigen; man kann sie beibehalten, wenn man sie ich-gerecht findet. Es wird aber immer eine Liebe sein (von mir heute unterstrichen). Ebenso verhält es sich mit der Kunst-Schöpfung (!): ein Hamlet, ein Moses usw. wird, wenn analysiert, nicht, wie man vorwirft, desillusioniert. Das Kunstwerk wird nicht zerstört, sondern das Verhältnis zu ihm vertieft. Das heisst: man entledigt sich seines Symptoms nach dessen Analyse nicht. Ebensowenig wird der unbewusst schaffende Künstler, wenn er analysiert ist, schaffensunfähig, er braucht sich dieses ‹Symptoms› nicht zu entledigen».

Diese grossartige und grundlegende Erklärung (keine Deutung, keine Interpretation!) in der ersten (!) Stunde macht den Analysanden ein für allemal frei zu seinem Selbstentscheid, legt sein Schicksal nicht in die Hände der Analyse und des Analytikers, die ihm zwar Einsicht und Selbsterkenntnis geben und ihm dadurch die Möglichkeiten seiner Selbstgestaltung eröffnen.

27. 3. 1973

Erste bis 4. Stunde rollt sich bereits die Inzestproblematik ab, ausgehend von 3 Frauen, die in Wien an mir vorbeigingen und der Bemerkung von Fr., ob vielleicht 3 Frauen eine besondere Rolle in meinem Leben gespielt haben. Es stellt sich heraus, dass ich Begegnungen mit allen Frauen und Mädchen vermied, die mit irgendeiner «Eigenschaft» an meine Inzestscheu rührten. Dies nur als Einleitung zu der darauffolgenden Erklärung Freuds: «Sie haben lebhafte exogame Tendenzen. Alle Frauen, die irgendwie mit dem Elternhaus in Verbindung stehen (Name, Rasse, Verwandtschaft, Kusine, Mutter) lehnen Sie ab. Die Exogamie ist eine normale Reaktion auf den Inzestwunsch». Die «Deutung» meiner exogamen Tendenzen hatte ich selber gegeben. Interessant ist die darauffolgende «Erklärung» Freuds über die Exogamie. Nach unserer (heutigen) Regel würden wir auf die Abwehr des Inzestwunsches hin deuten.

Eine Halbwach-Phantasie, dass mein Vater nach Wien gekommen ist und ich ihm versichere, er soll Vertrauen in mich (!) haben, es stehe und gehe alles zum Besten, wird von Freud nicht gedeutet. Es genügten ihm offenbar meine Einfälle und er verzichtet auf eine spezielle Deutung der Übertragungs-Situation!

Ebenso wird die Schilderung meiner bald aggressiven, bald friedlichen Auseinandersetzungen mit meinem Vater nicht als Übertragungs-Einfälle gedeutet (5. Stunde).

Dann kamen Deckerinnerungen inbezug auf die Geräusche (Schnarchen etc.), die ich aus dem elterlichen Schlafzimmer vernahm. (Keine Bemerkung von Freud, dass es sich um Deckerinnerungen handle). Dann Schulnöte (Klassen-Erster!). Dann: Sexualforschungsspiele im 4. Altersjahr. Dann früheste Kindheitserinnerungen (3. Altersjahr): Wasserspiele, Versuche, den Hahnen zuzudrehen. Von mir als Beherrschung des Urinstrahls gedeutet. Ohne Bemerkungen von Freud. (Alles in der 5. Stunde). Weitere Daten meiner Sexualforschung (Lexikon) etc. Keine Bemerkungen von Freud.

3. 4. 73

Ich übergehe interessante Feststellungen meinerseits (6. Stunde, 11. IV. 22), trotz meiner intensiven Verdrängungsbereitschaft, speziell inbezug auf meine Schwester. Dann (anschliessend!) meine kleinen Abenteuer und Flirts und kleinen Sex-Begegnungen, die ich mit Mühe zusammen-erinnere. Meine Schwierigkeiten, mich zu erinnern, meint Freud (Deutung!) hängt wahrscheinlich mit meiner jetzigen starken Bindung zusammen. «Wenn man sich stark verliebt, will man alles frühere gleichsam ungeschehen machen. Diese Frauen stellen gleichsam Vorstufen dar zur aktuellen Liebe. Gleich wie man zu einem Kunstwerk verschiedene Entwürfe macht, die man nicht akzeptiert und schliesslich den Entwurf findet, aus dem man dann das Werk gestaltet» (Freud). (Wieder der Vergleich mit dem Kunstwerk, siehe 1. Stunde!). (Die Folge der Einfälle: infantile Sexualforschung – Schwester – Schwesternersatz –

Befreiung von der Schwesternliebe durch verschiedene Entwürfe zum «Kunstwerk» [aktuelle Liebe?]). (Die Schwierigkeiten, die ich im Studium der Anatomie hatte und die ich jetzt im Zusammenhang mit meiner Sex-Forschung sehe, werden von Fr. nicht gedeutet). (Man muss offenbar nicht alles deuten, was gedeutet werden kann!).

3. 4. 73

7. Stunde: 5. IV. 22
(auf der «Suche» nach Daten meiner Lebensgeschichte)

Freud: «Wenn man nach etwas sucht, findet man es nicht. Hier gilt nicht der Ausspruch des Evangelisten: Suchet, so werdet ihr finden, klopfet an, so wird euch aufgetan, sondern: Suchet und ihr werdet nicht finden».

8. Stunde: 6. IV. 22
(Die exogamen Tendenzen einiger Freunde):

Freud sagt, dass die Exogamie überhaupt in der Schweiz häufig sei. «Die Schweizerinnen besitzen auch einen Überfluss an Reizlosigkeit».

10. Stunde: 8. IV. 22
Es sind unerhörte Einsichten: frühere ganz aus dem Zusammenhang gerissene, scheinbar ganz belanglose Einfälle verknüpfen sich mit Deckerinnerungen, die zu evidenten Schlüssen und oft auch Erinnerungen verdrängter Erlebnisse mit Schwester und Mutter führen. (Ein «wissenschaftlicher» Beweis dieser Zusammenhänge gibt es nicht, aber es gestaltet sich alles zu einem erlebten Zusammenhang, den ich übrigens selbst hergestellt habe, d. h. der mir selbst «aufgegangen» ist und der nicht von Freud hergestellt wurde. Die Zusammenhänge kommen «wie von selbst» und doch ist ihre Herstellung ohne Freuds beteiligt-unbeteiligter Anwesenheit und seinem Mit-Sein unvorstellbar).

Übrigens: vor 2 Stunden sprach ich von der finanziellen Schlechterstellung durch meinen Vater, ohne dass Freud mich auf den (mir jetzt sehr durchsichtigen) analen Übertragungswiderstand auf und gegen ihn aufmerksam machte. [Dies nicht als Kritik, sondern als Kennzeichen seiner Haltung als Analytiker]). Es kommen jetzt auch Erinnerungen an anale Ängste auf dem Klosett (Wasserspülung) etc. Zusammenhang mit den Geräuschen des Urinierens von Vater und Mutter und der analen Kastration (nicht von Freud gedeutet!).

Geschlechtsunterschied, der grosse Penis des Vaters, der fehlende der Mutter, Kastrationsängste. Alles in intensiv gedrängter Form bewusst geworden durch Erinnerungen an entsprechende Erlebnisse. All das übersprudelnd und eindringlich.

11. Stunde: 10. IV. 22

Freuds deutende Bemerkung über die Preisgabe meiner Erinnerungen aus dem 4. bis 12. Altersjahr und ihre Folgen nach der Pubertät, die jetzt so bereitwillig erfolgt ist. «Der Widerstand zieht sich auf den eigentlichen Ödipus-Komplex zurück, der sich früher ereignet hat». Prompt kommt der Einfall der Geburt meiner 5/4 Jahren jüngeren Schwester und Erinnerungen aus dem zweiten (?) und dritten Altersjahr. Es kommen eine Reihe Erinnerungen von phobischem Verhalten in der Pubertät im Zusammenhang mit ihrer «ersten Auflage» aus der Zeit der ersten ödipalen Phase. Ferner: Kastrationskomplex, «feminine» Einstellung, da ich «beschnitten» bin. «Diese ‹Teil-Kastration› hat Sie vom Judentum entfernt. Darin liegt ja allgemein auch die Wurzel des Antisemitismus».

«Sie haben sich aus den infantilen Konflikten nicht durch Verdrängung und neurotische Symptome befreit, sondern durch Flucht». Durch die Flucht zu meiner Freundin (Verlobte) habe ich mich von Eltern, Judentum, Onanie losgemacht.

«Da Ihnen diese Flucht gelungen ist, geben Sie auch all diese Erinnerungen gerne preis, resp. ihr Ubw. Der Widerstand bezieht sich auf den eigentlichen Ödipus-Komplex».

(Deck-)Erinnerung aus der ödipalen Phase und die Reaktion auf die Geburt meiner Schwester: Im Garten meines Geburtshauses war ein Bassin mit Springbrunnen. Im Bassin soll ein Storch gestanden sein, der gestohlen wurde. (Am Rande des Bassins sassen vier Frösche, die Wasser spien). Obwohl der Storch mir nur aus Erzählung bekannt schien, muss ich ihn doch «gesehen» haben; denn er kam mir sehr gross vor. Als ich später einen lebendigen Storch sah, kam er mir sehr klein vor. (Altersunterschied, Relativität der Grösse zu mir). Ich muss mich über den Diebstahl des Storches gefreut haben. Nun bekomme ich keine Geschwister mehr. Die Diebstahls(phantasie) im Zusammenhang mit der Geburt des Schwesterchens (ich war damals 5/4-jährig!).

Freud: «Wer bringt die Kinder? Nicht der Storch, sondern der Penis des Vaters. Es stimmt auch darin, dass Ihnen der Storch = väterlicher Penis, damals so gross vorkam. Daher auch die Befriedigung, dass der Storch gestohlen wurde, d.h. dass der Penis des Vaters nicht mehr da ist».

Die zweite Deckerinnerung: die wasserspeienden Frösche und dass es mir nicht gelang, den Springbrunnen ganz abzustellen, wenn ich mein Spielzeugschiff im Bassin fahren lassen wollte. Freud: «Das weist auf Ihr Bettnässen hin. Sie wollten Ihre Blase bemeistern und konnten es nicht. Ich nehme an, dass Sie ziemlich lang das Bett genässt haben». Unmittelbar darauf: eine Erinnerung an eine Überschwemmung im Keller (nach Regen) und an den Hausburschen, der den Garten spritzte. Ich wollte unbedingt den Schlauch halten und selbst spritzen, obwohl ich ja zu schwach dazu war. Der Schlauch glitt mir aus der Hand, sodass das Wasser dem Burschen ins Gesicht spritzte. Dabei: eine Menge Zuschauer vor dem Garten, die lachten. Ich konnte auch damals den Strahl nicht beherrschen.

(Dieser Einfall nach der Erklärung von Freud scheint mir die Bestätigung seiner Deutung zu sein).

12. Stunde: 11. IV. 22

Traum: Ich fahre mit einem Freund in einem Wagen mit 2 Pferden eine Allee hinunter. Der Freund kutschiert; denn der Kutscher ist abgesprungen, um uns im Hause zu melden. Aber wir kutschieren zuerst eine Allee hinunter und wieder hinauf. Es regnet fein. Dann gehe ich ins Haus und begrüsse meine Mutter. Sie sieht zwar nicht wie meine Mutter aus. Ich begrüsse sie. Dann befinde ich mich am Meeresstrand und patsche in dem nassen Sand herum. Dann sehe ich einen Fluss mit überhängenden Bäumen, darin ein Ruderboot, dessen Ruder an dem Ende, wo sie gehalten werden, eigentümliche runde Verdickungen aufweisen, wie Holzgewichte. Das scheint mir sehr praktisch, denn durch die schweren Holzkugeln war es leichter, die Ruder zu heben. Die Gewichte wie Hoden.

Der Fluss: Montpellier (1914), wo ich mit einem Freund eine Ruderpartie machte. Ich ruderte, er sass mit einer Frau (Kokotte) am Bootsende und griff ihr unter die Röcke. Sie blickte immer mich an. Nach gemeinsamem Nachtessen ging ich mit ihr ins Kino. Trotz ihres Drängens habe ich nicht mit ihr geschlafen. Wahrscheinlich aus Angst vor Infektion.

Das Meer: der Strand von Palavas bei Montpellier. Das verbindende im ganzen Traum ist das Wasser: Regen, Meer, Fluss. Mutter und Kokotte. Ich nehme sie dem anderen weg. Er kutschiert zuerst und ich rudere dann.

Freud: «Die meisten Dreiecksverhältnisse stellen die Vater-Mutter-Sohn-Situation dar. Es ist merkwürdig, dass der Mann-Vater dabei wirklich eine ähnliche Rolle spielt zu dem Liebhaber wie zu dem Knaben. Er ist sehr oft sein guter Freund und oft übersieht er absichtlich, bewusst oder unbewusst, die sexuellen Beziehungen des Freundes zur Frau».

Ich will mich also an die Stelle des Vaters setzen. Erinnerung, dass ich im elterlichen Schlafzimmer geschlafen habe, die Schwester mit dem Kindermädchen in einem anderen Zimmer. Bei der häufigen Abwesenheit des Vaters schlief ich in seinem Bett.

Weitere Erinnerung (4./5. Jahr): Angst unter einem Viadukt durchzugehen, während ein Zug darüber fuhr. Belauschung des elterlichen Verkehrs (darüber fahrender Zug).

Freud: «Viadukt = Mutterleib. Die Traumen, die Sie im Mutterleib erlitten haben während des elterlichen Verkehrs».

Aus derselben Zeit stammt folgende Angstphantasie:

Ich hatte damals grossen Ekel vor Milch. Offenbar hat es eine Zeit gegeben, wo ich sehr gerne Milch getrunken habe (Mutterbrust) und wo ich es auch sehr übel nahm, als man sie mir nicht mehr gab.

Freud: «Auf nichts reagiert das Kind so stark, als wenn die orale Phase durch Abbruch des Stillgeschäfts zu sehr abgekürzt wird».

Offenbar muss ich dann auch mit Neid gesehen haben, wie meine Schwester von der Mutter trinken bekam. Damals wird sich mein Hass auf die Schwester sehr verstärkt haben.
Mit vier Jahren hatte ich nun die angstbetonte Vorstellung, dass ein Rabe aus einem hohen Glas Milch trinke und das Glas mit Milch beschmiere. Nichts war mir ekelhafter als solch ein mit Milch beschlagenes Glas. Nachher hätte ich aus diesem vom Raben beschmutzten Glase trinken sollen. Der Rabe kam mir ausserordentlich unheimlich vor. Ich hatte Angst.
Ebenso stellte ich mir wahrscheinlich auch eine Eule vor, die mir sehr Angst machte. Diese unheimlichen Dinge muss ich meiner im gleichen Zimmer schlafenden (!) Schwester auch mitgeteilt haben, denn sie bekam auch Angst, schrie und rief den Eltern, ich mache ihr Angst (ist da nicht etwas anderes passiert, was ihr Angst machte?). Erinnerung nicht sicher.
Woher habe ich die Vorstellung von Rabe und Eule als unheimliche Tiere? In einem Bilderbuch – ich sehe es deutlich vor mir – (mein kleiner Neffe besitzt es jetzt), war eine Eule abgebildet. Dieses Bild machte mir immer sehr Angst. In einem anderen Buch war eine Abbildung von den frechen Knaben, welche junge Raben aus dem Nest holen wollten (Wilh. Busch). Die Rabeneltern kamen hinzu und zerhackten die Kinder jämmerlich. Offenbar haben sie die Kinder auch fortgetragen. Jedenfalls hatten sie auf dem Bilde die Grösse, dass sie das imstande waren.
Freud: «Rabe als schwarzer Vogel steht bei Ihnen im Gegensatz zum weissen Storch. Dieser bringt die Kinder, jener trägt sie fort».
Die angstvollen Vorstellungen von Rabe und Eule hatte ich auch aus Märchen (Kalif Storch). Ich erinnere mich ganz genau, wie dieses alte Märchenbuch ausgesehen hat, aus dem man uns vorlas. Die Geschichte von einem Wechselbalg, der nachher von den Zwergen geholt wurde, ist mir noch in Erinnerung. Die Schwester ist der Wechselbalg.
Freud: «Sie sollen das, die Symbolik des Raben und des Storchs, publizieren».

24. 4. 73

13. Stunde: 12. IV. 22

Die ganze Periode meines 4. Altersjahrs steht momentan bei mir unter dem Affekt des Unheimlichen, Schwülen. Erinnerungen an Tante Julie im düsteren Salon, vor der ich Angst hatte. Ähnlich den krächzenden Alten in Strindbergs Gespenstersonate (Eule). Meine von mir geliebte Grossmutter. Von dem Städtchen, in dem sie wohnte, blieb mir das Zuchthaus in Erinnerung und nicht das schöne Schloss und der Schlosspark, ferner vor dem Tor der gekreuzigte Christus, der mir Angst machte, ferner ein Onkel, der gelähmt war und mir Angst machte. Es kam mir vor, als ob seine Frau auf seinen Tod wartete. Unsere Spaziergänge an unserem Wohnort (4. Altersjahr) führten viel in einen alten Friedhof, mit grossen Bäumen, kühl, schattig und düster und dem Grab von Wilh. Hauff (Kalif Storch!). Ich sehe das Grab noch deutlich vor mir: ein bemooster Stein, Efeu, Immergrün. Dort, auf dem Grabstein sitzt auch die Eule. Bei den Spaziergängen wurde meine Schwester noch im Wagen gefahren.

Freud: «Sie wurde auf den Friedhof gefahren!»

Eine Broschüre, das uns unser Kindermädchen zeigte: ein Mann, in dessen Brust der Teufel sitzt. Bei der Reue wird er von den Engeln vertrieben.

Die Stimmung von damals kann ich vielleicht vergleichen, als ich den Golem von Meyrinck las. Ich versuchte mehrmals ihn zu zeichnen. «Ein Lieblingsmotiv» war aber ein am Galgen hängender, auf den ein Rabe (!) kaktiert. Während des Staatsexamens las ich den Golem in einer Nacht. Zu meinem Erstaunen stimmte der Gesichtsausdruck meines gezeichneten Golem mit den später erschienenen Steindrucken von Steiner überein. Damals (Staatsexamen) sah ich auch die Gespenstersonate von Stringberg, das Gekrächz der «Frau in Grün», welche einen Papagei darstellt, blieb lang in den Ohren.

Freud: «All diese Phantasien beschäftigen sich mit dem Unheimlichen. Es ist das Problem des Todes».

14. Stunde: 13. IV. 22

Freud teilt mir mit, dass während der letzten Stunde meine Stimme eigentümlich stockend gewesen sei, was vielleicht den beginnenden Widerstand verrät.

Gestern Abend war Sitzung der psychoanalytischen Gesellschaft. Thema «Die sexuelle Aufklärung des Kindes»; oder von Freud besser formuliert: «Wie sollen wir zur Sexualforschung des Kindes Stellung nehmen?»

Gegen Morgen hatte ich folgenden Traum: Ich gehe mit meiner Schwester einen Berg hinauf auf einem Waldweg. Ich sehe eine Schildkröte. Aus ihr heraus kommt ein Hund. Der Hund beisst der Schildkröte etwas aus dem Bauch heraus und frisst es. Beide verschwinden dann im Gebüsch des Waldes. Nachher muss ich dann noch auf dem Berggipfel gewesen sein. Es ist wohl eine deutliche Geburts- und Kastrationsphantasie. Der gewölbte Panzer der Schildkröte erinnert mich an den schwangeren Leib. Die Kröte war mir ein unheimliches Tier.

Freud: «Die Kröte war von jeher das Symbol für die weiblichen Genitalien».

Beide, Schildkröte und Kröte stammen aus dem gleichen Bilderbuch wie die Eule. Der Hund, der aus dem Mutterleib kriecht, bin ich. Dass das Kind aber die Mutter kastriert, kann ich nicht erklären.

(Keine Deutung Freuds!).

Ein kleiner Hund in unserer 2. Wohnung (4-jährig) diente mir wahrscheinlich zur Sexualforschung, ebenso kleine Katzen.

Freud: «Der Hund ist für die Kinder ein ausserordentlich günstiges Objekt für die Sexualforschung».

Die jungen Katzen sind ertränkt worden. Beziehung zwischen Geburt und Tod. Eine Kuh mit einem neugeborenen Kälbchen (auf einem Spaziergang). Damals machte ich mir Gedanken, wie ein so grosses Tier aus einem so kleinen Loch herauskommen kann (4 oder 8 Lj.) und wie ist es bei Menschen?

Freud: «Der Hund im Traum kastriert die Mutter. Wahrscheinlich soll es umgekehrt heissen: Ich werde durch die Mutter kastriert. Aber da dieser Gedanke unangenehm ist, kehren Sie ihn um».

Meine Mutter legte Wert darauf, dass ich die Hände im Bett nicht unter die Bettdecke halte. Vielleicht hat sie mich einmal beim Onanieren entdeckt und mit der Kastration gedroht?

Lange Pause. Keine Einfälle. Es kommt mir nun Aktuelles in den Sinn (!). Warum habe ich meine Verlobte gestern nicht zur Sitzung mitgenommen? Ich dachte, Dr. Rank soll sie einführen, nicht ich. (Sie ist bei Rank in Analyse).

Freud: «Sie haben von einer gewissen Zeit weg ganz und gar nichts mehr von Ihrer Verlobten erzählt, obwohl Sie das doch sehr beschäftigen muss. Es ist wie wenn eine Mauer zwischen Ihrer Jetztzeit und Ihrer Jugend errichtet wäre. Hier wissen Sie nur von Ihrer Jugend, draussen nur von der Jetztzeit».

Ich habe mich auch gewundert, warum ich absolut keine Verbindung zwischen meiner Jugenderinnerung und der Gegenwart herstelle. Warum ich meine Verlobte nicht mit zur Sitzung mitgenommen habe: ich hatte Furcht, zu frech zu sein. Ich habe überhaupt eine recht kindliche Einstellung zu ihnen + zu der ganzen Versammlung.

Freud: «Sie wollen offenbar Ihre Braut vor mir verstecken und mir nichts über sie erzählen. Nur der gibt seine Vergangenheit so leicht preis, der Konflikte in der Gegenwart hat. Und wer seine Gegenwart leicht preisgibt, hat sicher Konflikte in der Vergangenheit. Wie ein von einem Räuber Überfallener, der dem Räuber seine Brieftasche anbietet, weil er noch grössere Schätze in seiner Westentasche hat und meint, er müsse sie dann nicht hergeben».

15. Stunde: 14. IV. 22

Aus einem Traum (Inspektion meines Kochgeschirrs im Militärdienst), wo offenbar ist, was ich verstecken wollte, siehe letzte Stunde) kommt die Homosexualität zur (Einfalls-)Sprache. Wie weit bestimmen Homosexualität und Exogamie meine Objektwahl. Oder ist die Exogamie nur ein «Symptom» der Homosexualität?

16. Stunde: 18. IV. 22 (nach Ostern)
Gestern Abend wurde ich von einer undefinierbaren Traurigkeit befallen, mit Angst gemischt. Gefühl der Nichtigkeit, Pessimismus, aussichtslose Zukunft.

Freud meint, dass diese Stimmung bestimmt sein könnte durch die Entdeckung meiner Homosexualität, d. h. meiner homosexuellen Komponente. Auch das Problem meiner Heirat und die diesbezüglichen Bedenken meiner Verlobten. Freud glaubt, dass die Hauptschwierigkeit in der Heiratsfrage nicht bei mir, sondern bei meiner Verlobten liege.

Eigene «Argumente» für meine Homosexualität: langwährende «Fixierung» an meine Freunde. Spät einsetzende und zögernde, schüchterne Versuche sexueller Beziehungen zu Frauen. Passive Haltung gegenüber Vorgesetzten, besonders im Militär (siehe früherer Traum von der Inspektion). Die Vorgesetzten beurteilten mich als unsoldatisch, bei den Untergebenen war ich immer sehr beliebt. Kann nicht die Rolle eines Vorgesetzten übernehmen.

Freud: «Sie bemühen sich auch einen Modus zu finden, wie Sie von Ihren Eltern loskommen zu Ihrer Verlobten, ohne die Eltern ganz zu verlieren». Todeswünsche gegenüber den Eltern als einzige Möglichkeit von ihnen loszukommen. Auch lustbetonte Todesphantasien gegen mich selbst (vgl. meine plötzliche depressive Verstimmung).

4. 5. 73

17. Stunde: 19. IV. 22
Traum: Ich bin in einem dreckigen düsteren Haus, ein Zimmer. Wie ein schmutziges Bordell, aber kein Bordell. Auch eine alte Hexe, Bordellmutter, ist da. Unheimliche Angst, sadistische Furcht, Beklemmung. Ein bleicher junger Mann steht auf. Er muss büssen, irgend eine Schuld, ein schlechtes Gewissen. Er geht an den Ofen, der von einem Schirm verdeckt ist. Er brennt sich an dem glühenden Ofen beide Oberschenkel ab, wie man sie mit einem glühenden Messer durchschneidet. So liegt er da, die Unterschenkel abgetrennt. Aber die Hosen sind unversehrt und verdecken die Wunde.

Nun bin ich im Traum plötzlich in Analyse. Es ist dunkel. Ich schlafe dabei. Plötzlich sagen Sie (Freud) triumphierend: Jetzt haben Sie es gesagt. Sie haben ja geschlafen und im Raum haben Sie «Flecktyphus» gesagt. Ob es «Flecktyphus» war oder Kohlenoxydvergiftung?

Wiederum Angst und Grauen. Ich liege am Boden. Plötzlich jagt mich die Idee auf: Du musst nach Elsa schauen. Sie ist im anderen Zimmer. Ich will stehen und kann nicht. Ich bin gelähmt oder vergiftet. Ja, vergiftet. Um mich herum liegen grosse Fleischbrocken, die ich erbrochen habe. Mit unendlicher Mühe krieche ich nun doch durch das Mittelzimmer in das Zimmer von Elsa. Auch sie liegt am Boden, bewusstlos. Auch sie ist vergiftet. Um sie herum liegen erbrochene Fleischstücke. Es dämmert mir: hier ist ein Attentat auf uns beide verübt worden.

Nun erwache ich. Immer noch Angst und Furcht und Grauen. Es ist mir, als ob ich tatsächlich nach Elsa schauen müsste. Es braucht lange, bis ich mich überzeugt habe, dass es nicht nötig ist.

Der bleiche Jüngling mit den abgeschnittenen Beinen bin ich. Selbstkastration aus Schuldgefühl. Meine Verlobte und ich sind beide vergiftet. Gleiches Schicksal, beide sind in Analyse.

Fleischstücke: abgeschnittene Penisse, gegessen und erbrochen. Mein Erbrechen vor einer Klausurarbeit in der 3. Schulklasse.

Vergiftung: Kohlenoxyd – Flecktyphus, Fleck – befleckt – Typhus – Fuss, meine Mutter, eine geborene Dreifuss.

3 Füsse: zwei Beine und Penis. Mutter mit Penis. Kohlenoxyd, Kohle, glühende Kohle, abgebrannte Beine. Den Schwanz verbrennen. Infektionsangst nach Bordellbesuch in Montpellier (1914). Selbstbestrafung.

12. 5. 73

18. Stunde: 20. IV. 22

Kastration als Selbstbestrafung wegen Verführung der Schwester. Als Deck- und Trotzerinnerung die Erinnerung, dass ich gerade <u>nicht</u> im Zimmer der Schwester geschlafen habe, sondern im Schlafzimmer der Eltern, während die Schwester mit dem Kindermädchen das Zimmer teilte. (Deck- und Trotzerinnerung: eine Erklärung von <u>Freud</u>!).

Freud: Belauschung der Eltern und Phantasie, dasselbe mit der Schwester zu tun.

Erinnerung: mit meiner Schwester über «Majestätsbeleidigung» gesprochen, die ich begangen habe (im Spiel, ca. 5 J.).

Ich klage mich also an, dass ich meine Schwester verführt habe, dass meine Schwester dafür bestraft (kastriert) wurde, während ich frei ausgehe. Ich suche deshalb auch Bestrafung, um meine Sünden an ihr gut zu machen.

Freud: «Genau die gleichen Gefühle lassen sich von der Schwester auf die Braut übertragen».

Ich suche meine Braut glücklich zu machen, indem ich leide und mache eine Schuld aus meiner Verlobung, um mich zu bestrafen.

Jetzt erinnere ich mich an einen Theaterbesuch (5./6. Altersjahr): Reise um die Erde in 80 Tagen. Haine mit Schlangen, eine furchtbar lange Treppe, eine Frau, welche die Reise mitmacht (meine Verlobte, die mit mir nach Wien gereist ist).

Freud: «Es war eine indische Fürstin, die vom Flammentod gerettet wurde und nachher den Forscher heiratet!»

Ein früherer Gedanke: als Schiffsarzt eine Reise um die Erde zu machen.

Flammentod: Verbrennen im letzten Traum = kastrieren. Die Schwester wird kastriert. Ich errette sie und heirate sie nachher.

19. Stunde: 21. IV. 22

Traum: Ich suche die Mutter meiner Braut. Sie ist in Zürich (mein damaliger Wohnort und der meiner Familie). Sie ist gross, mager, eingefallenes Gesicht, grau meliertes Haar. Meine Weltreise (– phantasie).

Peer Gynt. Dieser flieht vor der Mutter. Statt zu suchen wie im Traum fliehe ich auch vor der Mutter. Meine Braut ist Nordländerin. Ich nörgle viel an ihr herum zur Zeit und bin gleichzeitig auch zuvorkommend.

Freud: «Diese beiden Faktoren: die Bereitwilligkeit aus Schuldgefühl und das Herum-Nörgeln ist direkt von der Schwester übernommen. Ihre Dienstbereitschaft und Ihr Masochismus sind als Folge des Schuldgefühls aufgetreten und haben den natürlichen Sadismus ganz verdrängt.

Das Verhalten zu Ihrer Schwester war zu zeitlich verschiedenen Epochen, zu Ihrer Braut, als Übertragung von der Schwester auf Sie, nun zu gleicher Zeit. Also: Superposition zweier Komponenten. Hier kann dann Ihr Sadmismus wieder hervortreten, sodass also Sadismus und Masochismus zu gleicher Zeit bestehen.»

In letzter Zeit treten bei mir öfter heftige Darm-Spasmen oder Koliken auf. Ich habe sie einmal mit Geburtswehen verglichen. Der Gebärsaal hat einen abschreckenden Eindruck auf mich gemacht. Selbstvorwürfe, der Mutter solche Schmerzen bereitet zu haben. Ich imitiere die Geburtswehen. Und Selbstvorwürfe, der Schwester ihren Vaginismus (an dem sie in ihrer Ehe leidet) angehängt zu haben. Ich imitiere auch den Vaginismus. Dies stimmt zu meinem früheren Ausspruch: Ich will die Leiden der Schwester übernehmen, d.h. kastriert werden und der Schwester meinen Penis schenken.

20. Stunde: 22. IV. 22

Traum: Es ist Krieg zwischen Frankreich und Italien. Ich bin in Lugano und muss in eine Festung einrücken. Es ist geheimnisvoll. (Im Krieg 1914 rückte ich in eine Festung, Gotthardt, ein. Ich gebe einem Soldaten meinen Rucksack zu tragen und ich gehe in die Festung. Man geht nicht durch das Tor und auf dem üblichen Weg, sondern durch viele Gänge von oben durch Öffnungen, durch dunkle Räume, durch Fenster und so weiter. Sehr geheimnisvoll. Es befinden sich auch einige Freunde in der Festung, merkwürdigerweise auch Damen. Unter anderem liegt eine im Bett mit einem merkwürdigen Kopfputz aus Federn. Vielleicht ist es auch ein kleiner mit viel Federn geschmückter Hut. Nun steht sie auf und geht mit einem Kinde hinaus. Ich will ihr folgen, obwohl ich keinerlei sexuelle oder sonstige Regungen zu ihr spüre. Ich bin bei irgendeiner Beschäftigung – ankleiden oder rasieren – gestern habe ich mich rasiert und geschnitten, heute morgen übrigens auch, was ich noch erzählen muss. Ich mache mich schnell fertig und eile ihr nach. Am Ausgang treffe ich meinen Vorgesetzten. Er ist sehr schlaff und alt am Arm einer Frau, die ihn stützt. Es ist Prof. Schlatter. Ich gehe hinaus auf die Promenade von Lugano, wo ich die Dame mit dem Kinderwagen sehe.

Einfälle: Frankreich – reich, Franken, Geld.

Italien – gen-italien.

Rucksack: ich hätte nie meinen Rucksack einem Untergebenen zum Tragen gegeben, im Gegenteil.

Freud: «Wenn sich im Traum etwas als eine Verkehrung herausstellt, so kann man sicher sein, dass im Trauminhalt etwas umgekehrt dargestellt worden ist».

Der Vorgesetzte (Vater) nimmt mir meinen Rucksack (Genitale). Kastration. (Keine Deutung der Übertragungssituation durch Freud!) Die Festung ist die Analyse, viele dunkle Gänge und so weiter.

Freud: «Die Analyse wird im Traum regelmässig so dargestellt».

Es hat auch Frauen darin – Bordell. In Lugano hat es verbotene Bordells. Die Frau im Bett, sie interessiert mich nicht.

In der Mittagspension ist eine hübsche Schauspielerin. Sie macht auf mich keinen erotischen Eindruck, obwohl meine Braut mich auf sie aufmerksam machte.

Freud: «Es ist merkwürdig, dass Sie schon zum zweiten Mal betonen, dass sowohl die Frau im Traum als auch in der Wirklichkeit keinen Eindruck auf Sie machte. Es wird also umgekehrt und stark verdrängt sein.»

Die Frau ist in letzter Linie die Mutter. Ich lauf ihr nach, wie ich in Wirklichkeit den Frauen nachgelaufen bin.

Prof. Schlatter: Ein unzulänglicher Chirurg aus der Sanitätsanstalt W. (im Militärdienst). Scharfe Kritik an seiner Operationsmethode. Er fuhr mich einmal ungerechterweise an. Ich ging weg und kam nie mehr zu einer Operation. In letzter Linie geht die Schmähung auch auf Sie (Freud), den Analytiker. Sie sind ja der Vorgesetzte dieser Festung (Analyse). Sie sind schlaff und müssen gestützt werden, impotent. Mein Vater will mich kastrieren, aus Rache mache ich ihn impotent. Der Rucksack ist auch der Geldbeutel. Mein Vater schickt mir kein Geld. Der Analytiker nimmt mir so viel Geld.

Die Frau auf der Promenade ist eine Frau Dr. M., von ihr komme ich auf Dr. B., der sich jetzt als einziger jüdischer Augenarzt in Zürich niederlässt. Beim Rasieren heute dachte ich, ich hätte auch Aussicht auf eine gute Praxis als einziger jüdischer Nervenarzt in Zürich. Nun, alle Nervenärzte benehmen sich ja wie Juden! In diesem Moment schnitt ich mich beim Rasieren. Wenn sie sich benehmen wie Juden, so sollen sie auch kastriert werden. Freud ist auch Nervenarzt und benimmt sich auch wie ein Jude. Ich meine wohl in Geldsachen. Vielleicht will ich auch Freuds Einstellung zum Judentum wissen und ob er auch beschnitten – kastriert ist wie ich.

Ich komme nun zum wiederholten Male auf Lugano. Es fiel mir nie etwas dazu ein.

Freud sagt, es muss doch etwas stark Verdrängtes dahinterstecken, dass mir nichts eingefällt.

Im gleichen Moment assoziiere ich: Lu = Lues. Gano – gono (rhoe). Lug – Lüge.

Freud: Ingano ist Italienisch und heisst Gauner.

Gano – ganef (jüdisch: Dieb). Man kann es auch umkehren: ona – gul, ona = Onanie.

Da habe ich alle meine Komplexe, die in der Analyse (Festung) abgehandelt werden: meine Infektions-Ansteckungsangst und -sucht. Lug und Trug, vielleicht gegen die Analyse.

Dieb: den Penis stehlen. Onanie und Bestrafung. Onanie, Verführung der Schwester.

5. 6. 73

21. Stunde: 24. IV. 22

Traum vom 22./23.

Ich sehe das Mädchen wieder, dem ich z. Zt. in St. die Genitalien betrachtet und betastet habe (ca. 4 J.). Es ist inzwischen gross geworden, eine üppige Jungfrau mit grossem Busen. Sie trägt eine rote Bluse. Ich mache mit ihr ein Rendez-vous ab, bestelle sie in den oberen Stock auf die Treppe. Dort betaste ich ihr intensiv die Brüste.

Ich bin gar kein Freund von so grossen Brüsten.

Rote Bluse: ein Mädchen aus der Tanzstunde (13.–14. J.). Ich traf sie einmal beim Schlittschuhfahren mit einer roten Bluse. (Korrektur: Es war in meiner zweiten Tanzstunde [17./18. J.]). Ich sagte ihr, die Bluse stehe ihr sehr gut, warum sie die nicht in der Tanzstunde trage. In der nächsten Tanzstunde erschien sie zwar nicht mit einer roten Bluse, sondern in einem roten Rock und erklärte, die Mutter habe gesagt, die Bluse sei zu eng. Statt dessen habe sie den roten Rock angezogen, mir zu liebe. Mir gefiel die rote Bluse wohl nur, weil sie zu eng war. Sie meinte wohl, sie habe nicht nur ihre Brüste zu zeigen, sondern noch etwas viel Schöneres, das der rote Rock verbirgt (wie das kleine Hauswartmädchen in St.). Das Hauswarttöchterchen hatte übrigens rotkarierte Flanellhosen an.

Der grosse Busen erinnert mich an den Busen der Mutter, den ich durch die dünne Bluse gern betrachtete, und zugleich verstohlen. Grosser Busen: gestillt werden.

Eine weitere Umkehrung (die Verkehrung spielt in meinen Träumen eine grosse Rolle): ich bestelle das Mädchen die Treppe hinauf, in Wirklichkeit habe ich sie «unten» im Hof betastet.

Rote Bluse – rotes Genitale, blutendes Genitale (Kastration?).

Zweiter Traum vom 23./24.

Es muss ein neuer Turm gebaut werden, da der alte nichts mehr taugt. Es sind Entwürfe da, die ich prüfe. Der neue soll etwa so werden, wie der auf der Herrmannskogel. Der Vater ist auch da. Dann etwas, das ich vergessen habe, Reue, vielleicht auch geweint. Nun soll ich ein Modell aussuchen, ein weibliches Modell, also etwas, was mit dem Turm gar nichts zu tun hat. (Lachend) Natürlich hat es etwas mit dem Turm zu tun. Es sind eine Menge Frauen oder Damen in einem Raum. Ich prüfe und suche mir eine aus. Ich nehme sie in einen Nebenraum und lasse sie sich ausziehen. Es zeigt sich, dass sie sehr welke Brüste hat, die durch die ausgefütterte Bluse verborgen und schöne Formen vortäuschen. Nun schicke ich sie weg und suche mir gleich eine andere, von der ich sehe, dass sie sehr grosse Brüste hat. Ich nehme sie ins Nebenzimmer und taste ihre grossen Brüste. Das Merkwürdige ist aber der Aufzug, in dem ich mich befinde: meine Hosen sind vorn geöffnet und meine Unterhosen sind mir derart herunter gerutscht, dass sie unter den Hosen hervorschauen, ja sie reichen mir weit über meine Füsse, so dass ich im Gehen sehr behindert bin und auf ihnen herumtrete.

Einfälle:

Der Turm ist klar. Mein «Turm» = Penis gefällt mir nicht (und er tritt im weiteren Traum auch gar nicht in Funktion). Ich will mir einen neuen schönen Turm bauen. Der Herrmanns-Kogel, habe ich gelesen, ist einer der schönsten Türme. Mein Penis ist mir gegenüber dem väterlichen zu klein. (Sind die Untersuchungen des weiblichen Genitales und die Grösse der Brüste nicht vorgeschobene homosexuell gefärbte Vergleiche mit dem Penis?)

Andererseits schreibe ich dem Vater wieder einen sehr defekten Penis zu, mache ihn impotent. Der alte Turm ist nichts mehr wert. Ob ich ihm aber einen neuen Turm geben will?

Ich hatte eine Zeit, noch in den letzten Studiensemestern, wo ich bedauerte, nicht Architekt geworden zu sein. Mein Vorbild als Architekt war mein Kommilitone Hermann R. (Herrmannskogel!). (Herrmanns Kogel = Kegel = Penis?!). Es ist derselbe, dem ich einmal für eine Nacht seinen Schatz wegschnappte. Dieses Mädchen machte mich darauf aufmerksam, ob sie nicht schöne Brüste habe!

Ich suche ein Modell. Doch (auch) ein Modell zum Turmbau. Hier handelt es sich um Busen, also Turm = Busen. (Ich meine heute, dass hier die Homosexualität die grosse Rolle spielt – von Freud [noch] nicht gedeutet.)

Nun das lächerliche «Kostüm», in dem ich mich befinde: ich mache mich dabei lächerlich. Aber dieses Lächerliche bezieht sich nicht auf mich (?), sondern auf meinen Vater, von dem ich wünsche, dass er sich bei meiner Mutter lächerlich mache. Mein erster Einfall war nämlich, dass bei meinem Vater einmal die Unterhose über die Socken gerutscht war und ich ihm sagte, das sehe lächerlich aus. Die Hosen sind mir ja viel zu lang. Ich befinde mich in den Unterhosen meines Vaters. Er braucht so grosse Hosen, um seine Genitalien zu verdecken. Ich wünsche mir auch solche (da haben wir es ja!), finde aber, dass mein Genitale noch recht klein ist im Vergleich zu seinem. Die Unterhosen sehen auch aus wie eine Zwangsjacke. Ich fühle die Aufdeckung meines Unterbewusstseins als Zwang, lehne mich dagegen auf. Es ist als ob es mich an einem Entscheid zu hindern droht. Meine Beziehungen zur Braut, die bis jetzt so eindeutig zu sein schienen, werden plötzlich ins Wanken gebracht. Es wird verschiedenes Zwangsartiges aufgedeckt. In Wirklichkeit ist die Analyse und das frei werden des Bewusstseins eben kein Zwang, sondern das Gegenteil. Darum wird es im Traum aber so dargestellt. Man sieht, wie der Mensch sich gegen das Freisein wehrt.

Freud: «Wie ein unreiner Kristall, der in Wasser gelöst wird, um daraus wieder einen neuen, aber reinen Kristall zu gewinnen, dies ist der Vorgang in der Analyse. Die Schüler mögen es in dem Augenblick bedauern, wo der Lehrer diesen Kristall im Wasser auflöst».

22. Stunde: 25. IV. 22

Traum: Ich bin auf einem Schiff. Einer Dame sind die Schmuckstücke gestohlen worden. Ich kenne die Dame. Ich suche die Schmuckstücke. Nun befinde ich mich in Analyse. Der Analytiker will offenbar etwas ganz Besonderes mit mir vornehmen. Ich habe die Augen zugebunden und er nähert mir eine glühende Zigarette oder Zigarre. Er berührt meine Nase, ich spüre aber offenbar nichts davon. Dann eile ich durch verschiedene Strassen in Zürich. Zuerst offenbar noch mit verbundenen Augen. Nachher sehe ich aber. Vor der Turnhalle, wo sonst die Anzeigen (Plakate) angeklebt werden, finde ich den Schmuck. Er hängt an dieser Wand. Es ist dies eine Zigarren- oder Zigaretten-Spitze. (hier doch «offenbar» [bei der Traumerzählung sage ich zweimal «offenbar»], offenbar mit geschlossenen Augen – was wird mir hier offenbar? Der weibliche Schmuck ist eine Zigarrenspitze! Die Zigarre, mit der mich der Analytiker berührt, ist doch «offenbar» eine homosexuelle Berührung [notiert bei der heutigen Niederschrift]).

Jetzt sehe ich meine Braut auf der Strasse. Sie trägt ein ganz riesig grosses Paket, das auf einer Anzahl sehr grosser viereckiger Karton-Hut-Schachteln besteht. Ich frage sie, wozu das ist. Sie sagt: Proviant für die Heimreise (in ihre Heimat). Ein unsäglich wehmütiges Gefühl befällt mich. Sie ist übrigens nicht allein, sondern in eine Reihe hintereinander gehender Menschen eingereiht, als ob sie nun geordnet hintereinander aufs Schiff geführt würden. (Eine Reihe hintereinander gehender Menschen sind nach meiner heutigen Erfahrung homosexuelle [Männer]).

Dann stehe ich mit meiner Braut auf einer Brücke.

Einfälle: Schiff: wie bei einer Reise um die Erde (vgl. meinen früheren Traum, Reise um die Erde in 80 Tagen, wo es nach Freuds Bemerkung um die Errettung einer Frau geht), wie die anderen Schiffe, die ich früher erwähnte. (Auch heute habe ich noch grosse Freude an Segelschiffen!). Die Frau ist gross und mager; wie die Schwester meines Schwagers, Jeanne. Meine Schwester ist auch so mager. Ich sage ihr öfters, sie müsse eine Brosche tragen (Schmuck!!), dann wüsste man, was bei ihr vorne ist (Schmuck – Genitale – Zigarre). (Woran erkennt man, was «vorn» ist? Bei der Frau durch den Schmuck und die Brüste, beim Mann durch die «Zigarre»).

«Ich suche nach dem Schmuck» wäre eher zu übersetzen: ich suche nach dem Schmuck, und infolgedessen geht er verloren, bei meiner Schwester. (Meine Braut reist nach Hause und ich kehre zur Schwester zurück?)

Nun die Situation in der Analyse: deutliche Kastration, wieder durch Feuer. Sie brennt mich nicht, sie macht mir nichts. (Die Kastrationsangst wird offenbar abgewehrt durch die homosexuelle Beziehung).

Tonhalle: wo es tönt + hallt.

Freud: Anspielung aufs Anale. Wir wohnten neben der Tonhalle. Meine Braut reist in ihre Heimat, ohne mir etwas zu sagen. Hut = Schachtel = Genitale, Proviant. Sie sagte mir einmal, wenn sie sich genügend ausgelebt habe in Westeuropa kehre sie in ihre Heimat nach Osteuropa in die Einsamkeit zurück.

Viele Schachteln, viel Sexualität, Kokotte.

Meine Schwester hat auch viel mit fast allen meinen Freunden geflirtet.

Nun ist dieser Traumteil doch die unmittelbare Fortsetzung des ersten Traumteils. Er bezieht sich auf meine Schwester, der der Vowurf gemacht wird, sie sei eine Kokotte. Ich übertrage dies auf meine Braut (wie schon früher, vgl. diesbezügliche Bemerkung von Freud).

Letzter Traumteil: ich bin mit meiner Braut auf einer Brücke. Die Entscheidung ist noch nicht gefallen, auf welche Uferseite wir oder jeder geht.

23. Stunde: 26. IV. 22

Traum: Ich bin wieder in Analyse. Diesmal liege ich aber nicht, sondern sitze vor einem Tisch. Der Analytiker sagt: heute gebe es etwas Besonderes. Dann bin ich im Vorzimmer. Frau Prof. Freud ist auch da. Sie trägt eine Platte mit Tassen. Davon fallen zwei grüne Tassen herunter und zerbrechen auf dem Steinboden. Die Frau Professor ist gross und korpulent. Es ist, wie wenn ich eingeladen würde, und von meiner Braut ist auch die Rede.

Dann befinden wir uns an der Tramhaltestelle. Sie (Prof. Freud), ihre Frau, die nun plötzlich viel hübsche und schlanker ist und offenbar auch meine Braut und noch zwei Herren.

Dann bin ich plötzlich in Br. im Hause der Grossmutter. Es ist ein merkwürdiges Haus, die Treppe mündet direkt in die Zimmer. Ich wundere mich auch über die vielen hübschen Mädchen, welche hier hinaufgehen. Einer Dame gehe ich nach und rede sie französisch an. Sie ist eine Französin.

Hinter dem Hause statt des Hofes ist ein künstlicher Teich. Darin schwimmen Schiffe und Personen herum. Ich wundere mich über diesen Teich. Dann befinde ich mich auf einer steilen Strasse mit dieser Französin. Ich gehe mit ihr die steile Strasse hinauf. Dann ist etwas, was ich nicht mehr weiss.

Einfälle: Analyse, ich sitze auf, Auflehnung. Ich sitze mit aufgestützten Ellbogen, wie ich gestern in der Sitzung der neurologischen Gesellschaft gesessen bin. Heute ist auch Sitzung (psychoanalytische). Aus der Situation spricht etwas, was meine Braut betrifft. Ich sagte gestern, sie solle Dr. Rank mitteilen, dass sie kommen will. Sie sagte, es sei nicht nötig, es genüge doch, dass ich es Freud sage. Sie will nichts selber machen und mich alles besorgen lassen. Auch gestern für die neurologische Sitzung machte sie mir gleichsam Vorwürfe, dass ich sie nicht mitnehme.

Ich hätte aber heute meine Braut gerne Ihnen (Freud) gezeigt. Dies geht aus dem Traum hervor. Sie zeigen mir Ihre Frau und ich möchte Ihnen die meine zeigen.

Die zwei Tassen: es waren grüne, wie ich solche in der psychiatrischen Klinik M. besass. In M. habe ich ja einmal eine auf den Boden geworfen aus Wut. Es deutet also auf Streit.

Ich kam gestern erst nach 10 Uhr nach Hause. Meine Braut bemerkte, sie hätte geglaubt, ich übernachte überhaupt anderswo. Als ich ihr sagte, sie habe doch gewusst, dass ich in die neurologische Sitzung gehe, antwortete sie, sie habe das nicht für ernst genommen. Ich zürnte ihr darüber und sie machte mir Vorwürfe über meine schlechte Laune, ich benähme mich wie ein Alkoholiker, der nachts zu spät nach hause komme. Diese Streitereien sind natürlich nur Bemerkungen, über die man später lacht. Bei Zorn bemächtigt sich meiner immer gleichzeitig eine grosse Zärtlichkeit.

Tramhaltestelle: Tram wie Zug – Coitus.

Halt: Verbot, weiter zu verkehren. Dass meine Braut dabei ist, ist vielleicht gerade der Beweis, dass ich sie weghaben will.

Die 2 Männer: vielleicht Nunberg + Rank. Andeutung auf die Fahrt in die analytische Sitzung.

Der zweite Teil des Traums ist eine wichtige Rache gegen meine Braut. Ich verkehre mit anderen, nehme andere.

Das Haus der Grossmutter: Treppe führt gerade ins Zimmer, wie ein Bordell, aber auch direkter Zugang zum weiblichen Genitale.

Die Tassen zerbrechen: Bruch mit meiner Braut. Der Wohnort meiner Grossmutter war Bruch-sal.

Ich spreche eine Französin an: vielleicht Exogamie in der Exogamie.

Gestern Nachmittag im Café sass eine geschminkte Dame, die den «Matin» las. Ich dachte: eine Französin und knüpfte in Gedanken ein Gespräch mit ihr an.

Die steile Gasse, wo nachher etwas passiert: offenbar Coitus.

Der Teich: in einem Park meines Geburtsortes K. ist ein künstlicher Teich, auf dem man in kleinen Booten fahren konnte. Ich muss häufig im Kinderwagen dorthin gefahren worden sein. Mein Vater erzählte mir von einem alten Bootsvermieter, der mich «Schoppenmeier» nannte, da ich stets aus der <u>Flasche</u> trank, wenn ich dort war.

Die Angstträume, dass ich aus einem von einem Raben beschmutzten <u>Glas</u> Milch trinken musste. Der Teich und der Springbrunnen in unserem

Garten, aus dem ein Storch gestohlen worden sei (Deckphantasie?), der Storch, der die Schwester gebracht hat und die mir die Milch verekelt hat. Als «Schoppenmeier» war ich wohl noch Alleinbesitzer der Flasche ohne Schwesterchen. Der Teich im Park und im väterlichen Garten ist der Kleinkinderteich = Mutterleib[2].

24. Stunde: 27. IV. 22

Professor Marburg rügt seinen Assistenten Bollag, dass er mir ein Präparat zum Färben gegeben hat (im hirnanatomischen Institut). Marburg enttäuscht mich und ist mir unsympathisch. Bollag ist ein sehr netter Mensch, der mir viel hilft. Er hat eine besondere Rednergabe. Rank habe ich gestern auch bewundert wegen seines Vortrags. Ich will es Rank gleichtun, weil meine Braut einmal gesagt hat: Wenn du einmal so weit bist wie Rank, habe ich Respekt vor dir. Die Arbeit bei Rank ist sehr diffizil. Schnitte machen, färben, Ordnung halten, Gläser, Gläschen usw. Man muss dazu eine gehörige Portion Analerotik haben. Die ich ja besitze. Meine Doktorarbeit stellte ähnliche Anforderungen.

25. Stunde: 28. IV. 22

Traum: ein ganzes Chaos von Träumen und Gefühlen.

1. In zwei verschiedenen Zimmern sehe ich je einen Mann gegen einen Löwen kämpfen. Die eine Türe öffne ich, trete ein, bestreichle kurz den Löwen, schliesse die Türe dann wieder.

2. Meine Eltern sitzen auf einem Balkon. Der Balkon ist aber ganz deutlich ein Storchennest. Es ist auch nicht am Hause, sondern auf einem Baum. Ich will noch zurufen, gebt acht, dass ihr nicht fallt. Da kippt das Nest um und die Eltern fallen heraus. Ich schaue nach der Mutter, sie hat sich nicht verletzt. Nach meinem Vater schaue ich nicht, er ist nicht mehr da.

3. Ich bin mit meiner Schwester in einem Zimmer. Es stehen viele Schüsseln mit Wasser herum. Ich uriniere in eine Waschschüssel. Meine Schwester rügt mich, die Zeichnung in der Schüssel gehe weg, wenn

2 (Über Frau Prof. Freud kein weiterer Einfall!)

ich hineinuriniere (wir hatten in St. Waschschüsseln, auf denen blaue Fische gemalt waren). Ich sage, das ist einfach zu ändern und giesse den Urin in eine andere Schüssel.

4. Ein alter gebrechlicher Mann in einem schmutzigen engen Stall. Es soll derselbe sein, der mit dem Löwen gekämpft hat. Er ist krank. Ich pflege ihn.

Einfälle: Vorauszuschicken sind die Erlebnisse, die ich gestern hatte. Meine Braut befindet sich offenbar in einem starken Widerstand in der Analyse. Zu Mittag kam sie und sagte: «Also, ich bin eigensinnig und hysterisch. Es ist besser, ich gehe spazieren als in die Analyse. Ich hätte grosse Lust die ganze Sache an den Nagel zu hängen». Nach dem Essen wollte ich Billette für das Mahler-Konzert besorgen. Sie wollte sich ein Billett für Samstag ins Burgtheater besorgen. Ich kann nicht gehen, da ich Englisch-Stunden habe. Sie sagte, sie gehe trotzdem. Die einzige Freude in dieser Woche lasse sie sich nicht nehmen. Abends zeigte es sich, dass sie auch ein Billett für den heutigen Abend (Macbeth) besorgt hatte. Ich war betrübt. Abends holte ich sie am Theater ab. Am nächsten Morgen Versöhnung mit Emotion.

Löwe – «Lölli»: Als ich meiner Braut den Vorschlag machte, dass ich sie abhole, sagte sie, ich brauche nicht zu warten wie ein «Lölli» (= Dummkopf, Blödling).

Kampf mit dem Löwen, stark, männlich. Es ist ein starker und ein schwacher Mann, welche kämpfen. Meine Braut und ich in der Analyse. Ich streichle den Löwen, wohl meinen Analytiker, denn ich gehe gerne in die Analyse, während meiner Braut sich dagegen auflehnt. Es könnte aber auch sein, dass der schwache Mann mein Analytiker ist, der starke Rank, der von meiner Braut gerühmte und der mit ihr kämpft (ihr Widerstand).

Das Storchennest: ich akzeptiere nicht das Storchenmärchen, sondern setze die Eltern ins Nest. Zu gleicher Zeit Wunsch, keine Geschwister mehr zu bekommen. Ich werfe die Eltern aus dem Nest. Gleichzeitig auch Wunsch, nur den Vater zu entfernen. Auch der Mann im Stall ist der Vater, gebrechlich, aber ich pflege ihn. Es ist dies die beste Art, den Vater als Konkurrent auszuschalten und ihn doch noch zu lieben.

Zu dem Mist erinnere ich Ziegenmist und Pferdemist. Pockenkranke muss man zur Heilung in Schafmist legen. Wünsche ich den Vater pockenkrank? Dabei bleiben Narben zurück und Entstellung. Narbe und Entstellung meines Penis. Schwächeanfall meines Vaters in der Badeanstalt (ca. 5-jährig). Urinieren in die Waschschüssel – Exhibition. Sehr viel Wasser – Bettnässen.

7. 05. 73

26. Stunde: 29. IV. 22

Nichts geträumt. Dagegen wieder starke Darmkoliken, die nach Defäkation wichen.

Versöhnung mit Els (meine Braut, das erste Mal, dass ich ihren Namen nenne!). Sie erklärte, sie habe sich nun gerächt dafür, dass ich sie nicht in die analytische Sitzung mitgenommen habe.

Ich komme auf den Löwen (letzter Traum) zurück. Simson und der Löwe. Dalila meine Braut. Kastration durch Haare abschneiden. Die Assoziationen kommen nur ruckweise und gezwungen.

Freud sagt, dass die Zerrissenheit des Traumes vielleicht durch rezentes Material bedingt ist. Der Teil des Traumes ist nicht erklärt, wo meine Schwester rügt, dass ich in die Schüssel hineinuriniere – sie rügt mich vor meiner Braut. Die blaue Farbe wurde ausgelöscht: mein Charakter werde untergehen. Ich folge meiner Schwester, nehme eine andere Schüssel, eine andere Frau.

Meine Braut löscht meine eigenen Verdienste aus und sucht mich herab zu setzen. Zweifelt, dass es mir gelinge, unsere gemeinsame Zukunft aufzubauen. Sie sagte: in mir liebe sie zwei Dinge, meine Intelligenz und meinen Penis. Aber mir scheint, dass es nur mein Penis ist. Ich spreche von meiner masochistischen Einstellung zur Frau.

Freud: Durch die Flucht vom Mann zur Frau habe ich mich in eine noch abhängigere Stellung gebracht als ich vielleicht beim Mann gekommen wäre.

27. Stunde: 1. V. 22

Ich spreche über meine aktivere und potentere Haltung beim Coitus gegenüber früher, die gegenseitige Rücksicht auf Orgasmus.

Freud: Die Frage der Gleichberechtigung der Frau mit dem Mann oder vielmehr der Gleichstellung ist eine völlig falsche. So lange die Frau Kinder bekommen kann, wird sie auch eine andere Stellung einnehmen müssen als der Mann. Sie muss die Konsequenzen ziehen, die ihr aus ihrer Stellung erwachsen, und nur wenn sie dies tut, d. h., wenn sie ohne Rücksicht darauf den Sexualverkehr ausübt, hat sie ihre richtige Stellung. Sie kann, wie dies z. B. die Schauspielerin macht, ihre Kinder abtreiben lassen. Aus den Schilderungen meines Geschlechtsverkehrs (coitus condomnatus) gehe hervor, dass nur der kinderzeugende Coitus einen vollen Wert besitze. Meine Braut sei nichts anderes als der Studiengenosse, der infolge seiner anatomischen Beschaffenheit zum Coitus mit mir befähigt sei, aber nicht die Frau im physiologischen Sinn.

Traum: Ich befinde mich mit meiner Braut in Indien, an den 7 Ursprüngen des Ganges. Vielleicht um zu jagen. Nun befinden wir uns in einem Tunnel + zwar kauern wir oben an der Wölbung und heben uns an einer Stange. Wir müssen uns festhalten, damit wir nicht vom Zuge überfahren werden. Jetzt kommt noch eine dritte Person, die sich sehr breit macht und aufdrängt, sodass wir fast keinen Platz haben.

Zweites Bild: Meine Braut + ich bekommen ein Vermächtnis von 80 000 frs von Frau Bö, die in unserer Anstalt war. Der Verwalter präsentiert die Urkunde. Ich sehe, dass etwas weggestrichen ist von meinem Vater und denke, dass der Vater hier wieder sich einmischen müsse.

Drittens: 2 Männer graben in einem Acker wie wenn sie Kartoffeln pflanzen wollen. Aber statt den Kartoffeln geben sie kleine runde Käse in die Erde. Ein dritter Mann sitzt vor den beiden mit einer Gabel und isst die Käse wieder aus dem Boden heraus auf und sagt: Ihr pflanzt sie hinein und ich esse sie euch weg.

Einfälle: Indien, Reise um die Erde, wiederum Schiffsarzt. Alle meine Versuche, von zu Hause wegzukommen. Hinterindien und Vorderindien. Es ist ja ganz ungeografisch etwas als vorn und hinter zu bezeichnen.

Die 7 Ursprünge des Ganges, ich träumte aber von den 7 Mündungen. Die Mündung des Stuhlganges. Mund und Anus. Geschlechtsverkehr vergangene Nacht: zuerst war ich in der Vagina, dann im Mund.

7 Mündungen: es muss etwas mit der Zahl 7 sein. Die böse 7.

Freud: 7 ist auch im Namen Elsa enthalten. Elsa ist die Abkürzung von Elisabeth. Elisabeth ist chaläisch Elisabat. Eli = Gott, Sabatt = 7. Ich bete an den Gott der Sieben, heisst es. (Hier spricht Freud, der chassidisch-kabbalistische Rabbi!)

Meine Braut erzählte mir einmal, sie sei stolz auf ihren Namen, da Elisabet mit Eli – Gott zu tun habe. Die sieben Mündungen sind also die Mündungen von Elisabet. (Das ist aber sicher nicht alles, Mündung – Ursprung – Geburt [Tunnel] – Ackerbau – Käse??)

Tunnel: Das schwarze Loch, Anus. Wir befinden uns darin, im Mutterleib. Dann ist wohl diese Frau, die mit darin ist, meine Schwester und die Arrogante, die sich einen Platz einräumen will, meine Braut. Der durchfahrende Zug ist der Penis des Vaters.

Freud: «Es ist eine der grossartigsten und ursprünglichsten Phantasien, man befinde sich im Mutterleib und habe Anteil an dem Coitus, den Coitus mit dem Vater. Besonders bei Frauen ist diese Phantasie sehr häufig».

Freud hat auch einen Witz darüber gehört, den er mir erzählt: Ein berühmter Musiker hier hatte eine Tochter, die ebenso leichtsinnig war wie er. Als man ihn darauf aufmerksam machte, dass seine Tochter schon wieder in anderen Umständen sei – sie hatte bereits einige uneheliche Kinder – sagte er: ja, ich habe ihr schon gesagt, wenn es noch einmal vorkommt, bekommt sie 8 Tage lang keine Mehlspeise (also eine Strafe für Kinder). Als sie aber dann doch noch einmal in andere Umstände kam, sagte er, es nichts zu machen. Die hat sich im Mutterleib schon so gelegt, dass sie etwas vom Geschlechtsverkehr abbekam.

«Eines der schönsten Gedichte unserer Literatur ist eine solche Mutterleibsphantasie und der Wunsch, im Mutterleib vom Coitus des Vaters etwas zu bekommen: Mignon».

Ich befinde mich also mit meiner Schwester im Mutterleib. Ich kann auch mit ihr verkehren.

Erbschaft von 80 000 frs: meine Braut sagte öfters: wenn sie das erste Los der Züricher Theater-Lotterie gewinne (frs 50000), könnte sie noch über den Winter hier in Wien bleiben und müsse sich keine Vorwürfe machen, dass sie auf meine Kosten lebe.

Der Vater hat etwas durchgestrichen: Das Vermächtnis ist ja für beide. Der Vater will die Beteiligung meiner Braut durchstreichen. Ich habe ihn oft als kalten Geldmenschen innerlich beschimpft – was er durchaus nicht war. Auch hat er sich mit meiner Braut sehr gut verstanden, sodass ich zu mir sagte, er liebe sie wahrer als ich. Ich bin also auf den Vater eifersüchtig.

15. 4. 73

28. Stunde: 2. V. 22

Noch nicht geklärt ist der Traum mit den Käsen. Ich wiederhole: Es sind zwei Männer, welche graben, wie wenn sie Kartoffeln setzen würden. Statt dessen verpacken sie aber kleine runde Käse. Davor sitzt ein Mann mit einer höhnisch grinsenden Miene und einer Gabel und isst die Käse aus dem Boden auf und sagt, so müsse man es machen. Ausdruck, wiewenn er sagen wollte: vergrabt nur und seid fleissig, ich mache es euch zunichte. Wie ein Engerling an den Wurzeln nagt und die Ernte vernichtet.

Was ich zum Traum Neues gesagt habe ist, dass der Mann höhnisch grinst. Ferner habe ich das letzte Mal gesagt, es ist meine Braut, welche auf dem Feld arbeitet. Ich habe meine Braut also hier zu einem Mann gemacht.

Käse erinnert mich an den Geruch von Stuhlgang. Dann auch an Geld, Geldrollen, Blut. Beziehung zwischen Geld und Blut als Austausch der wichtigsten Stoffe, als intermediäres Glied im grossen Handel. Warum hat man das Geld rund gemacht wie Blutkörperchen, bevor man es wissen konnte.

Warum sagte man, dass Blut rollt in den Adern, bevor man wusste, dass es tatsächlich rollt. Warum sagt man blut-arm.

Es wird also Geld vergraben. Mein Vater will das Geld für seine Blutsverwandten aufbewahren und es Elsa nicht geben. Merkwürdige

Ambivalenz zum Vater. Einerseits werfe ich ihm vor, andererseits bin ich sogar eifersüchtig über seine Zuneigung zu Elsa. Auch Eifersucht, dass sie sich in den Tunnel hineindrängt und so vom Coitus des Vaters etwas abbekommt.

Das Geld ist aber auch meines, das ich vor dem Vater verstecke, das ich zusammengespart habe für die Analyse. Das Graben im Boden stellt sehr gut die Arbeit der Analyse dar. Der grinsende Mann ist also auch der Analytiker, der sagt: vergrabt nur das Geld, ich hole es euch schon heraus. Tatsächlich habe ich heute ja das Geld bezahlt und die Rechnung schon vor dem Traum erwartet. Auch habe ich diese Rechnung aus meinem eigenen Geld bezahlt, da das Geld vom Vater noch nicht gekommen ist. Der Mann ist aber auch der Tod und die Beiden, welche Geld verpacken, sind die Eltern. Der Tod und ich in einer Person sagen: vergrabt nur euer Geld. Ich bekomme es schon noch, wenn ihr gestorben seid.

Freud: Statt den Anteil der Homosexualität zu dem Vater, der aus dem Wunsche, kastriert zu werden und mit ihm zu verkehren, hervorgeht, zu sublimieren, habe ich mich davor geflüchtet. Aber wiederum ein Beweis, wie unnütz alle Flucht ist; dass man keiner Sache entgehen kann. Bei meiner zweiten Flucht vor der Mutter – Schwester bin ich wieder diesem Masochismus verfallen, in dem ich mir eine Frau gewählt habe, bei der ich die Frauenrolle spielen kann. Damit wird aber meine Einstellung zur Frau eine ganz falsche, aber auch die zum Mann. Denn Frau und Mann sind mir ja gleich. Die Frau verkörpert mir den Mann.

29. Stunde: 3. V. 22

Nach der gestrigen Stunde eine ziemlich starke Leere. Ich erzähle Verschiedenes über Aktuelles über Monakow, Blum, Meyer (alle aus dem hirnanatomischen Institut Zürich, Oberholzer) usw.

Auch über die grossen therapeutischen Fähigkeiten von Elsa, die sie in der Irrenanstalt entwickelt hat. Schimpfe auf Irrenanstalt und die unruhige Abteilung. Dann wieder von Oberholzer und Frau (er ist Präsident der Schweizerischen Gesellschaft für Psychoanalyse).

Freud erzählt, weder Oberholzer noch Frau O. seien analysiert.

30. Stunde: 4. V. 22

Gestern beim Mittagstisch erzählte mir Elsa, Rank habe sie gefragt, wie lange sie eigentlich in Wien zu bleiben gedenke. Er beabsichtige nämlich, diesen Sommer zu verreisen. Ich sagte ihr, ich werde mich wohl nach einem Verdienst umsehen müssen, damit sie noch einige Jahrzehnte in der Analyse bleiben könne. Sie sagte, sie sei wohl damit einverstanden. Am Abend war ich in der Englischstunde. Als bei meiner Rückkehr der Tee nicht bereitet war und Els keine Anstalten machte, ihn zuzubereiten, stritten wir uns spasshaft zusammen. Sie sagte, ich sei ein Philister. Ich sagte, sie sei vielleicht einmal froh darüber. Schliesslich versuchte ich, sie zum Scherz von ihrem Stuhl wegzutragen. Da sie aber so zappelte, musste ich sie auf den Boden setzen. Sie stand auf und ging ziemlich unvermittelt in ihr Zimmer schlafen. Ich schlief auch recht tief. Morgens um 6 Uhr erwachte ich und dachte, jetzt hast du gar nichts geträumt. Dann schlief ich wieder ein und hatte einen Traum.

Übrigens hat Freud uns gestern auf der Strasse gesehen. Allerdings entdeckte er uns etwas zu spät, so dass er Els nicht recht sehen konnte. Freud sagte, sie sei ein zierliches nettes Ding, der man den starken Männlichkeitskomplex gar nicht ansehe.

Traum: Ich sitze mit Hämmerli und Gloor (zwei befreundete Studienkollegen) zusammen in meinem Zimmer. Wahrscheinlich tranken wir Tee. Dann kommt Dr. Rank. Er benimmt sich sehr kollegial, wie wenn wir gute Freunde wären. Er überreicht mir ein Buch und sagt, ich erhalte von ihm dann noch 1000 frs mit Zins + Zinseszinsen. Dann trat er zu Gloors Stuhl und lehnte ihn so zurück, dass er gegen sich geneigt wurde. Wenn es ein Mädchen gewesen wäre, würde ich sagen, er poussiere mit ihr.

Die Stellung von Hämmerli und Gloor wird präzisiert: Kollegen, gemeinsame Erlebnisse im Militärdienst. Hämmerli tat den Ausspruch, dass der Beschnittene weniger Genuss habe. Beides sind gute Bergsteiger. Ich bin dabei etwas insuffizient. Beide sind sehr gute Ärzte. Ich weiss nicht, ob sie mich für vollwertig halten.

Rank benimmt sich wie ein alter Bekannter. Ich habe für ihn noch 1000 frs reserviert für die Analyse von Els. Ich gebe sie offenbar nicht gern. Das Buch bedeutet die Aufklärung der Analyse meiner Braut, der

Bericht darüber, auf den ich natürlich sehr neugierig bin. Andererseits ist das Buch auch die Frau. Er gibt sich mir wieder zurück, nachdem er sie in Besitz hatte. Gehörige Eifersucht auf ihn. Meine Braut sagte auch schon, wenn sie den Rank verführen könnte, würde sie die ganze Analyse an den Nagel hängen. Zins und Zinseszinsen heissen Kinder und Kindeskinder. Ich muss die Kinder aufziehen, die er mit meiner Braut gezeugt hat. Meine Braut vermutete auch, dass hinter meinen Englischstunden irgendein Flirt stecke. Nun ist die Lehrerin eine ganz alte Frau, die mich sehr an meine Grossmutter erinnert. Daher Kindeskinder, Enkel. Els hat mich auch als Philister bezeichnet und ich sagte, sie könne einmal froh darüber sein, ergänze: wenn ich die Kinder der fremden Männer als meine eigenen aufziehe.

Gloor und Hämmerli bedeuten zusammen meine Braut und Rank poussiert ja mit Gloor. Gloor macht prächtigen Kaffee nach türkischer Methode, wie er auch hier gemacht hat. Wir haben auch Tee getrunken. Der Tee wurde eben nicht getrunken gestern Abend. Die Bewegung mit dem Stuhl, das an sich heranziehen wie das Tragen gestern Abend.

Zinsen: ich muss Militärsteuer zahlen, auf dem Zettel mein Vermögen und mein zu erwartendes Vermögen angeben. Wer das Letztere hingesetzt hat, weiss ich nicht. Damals dachte ich: wo sind eigentlich die Zinsen meines Vermögens, was wird damit gemacht, ich könnte sie doch jetzt gut brauchen und habe sie nicht. (Was steckt doch noch ungeheuer viel Deutbares in diesem Traum und in den Einfällen, das ungesprochen geblieben ist!!)

17. 6. 73

31. Stunde: 5. V. 22

Traum: Ich bin auf einer grossen Wiese, vielleicht ist meine Schwester und meine Braut dabei. Wir treffen einen grossen Vogel, wie ein Storch, und grösser wie ein Vogel Strauss. Es ist ein richtiger Geistervogel. Statt des Halses sieht man die nackte Wirbelsäule, die Knochen. Statt der Federn hat er zerknittertes Pergament. Es ist ein Unglücksvogel, man sollte ihn töten. Ich tue es aber nicht, der Vogel verschwindet. Nun gehe ich allein über die Wiese, einen Graben, in dem Wasser fliesst entlang. Es ist kein Weg, sondern nur das Gras etwas niedergetreten von den Bauern. Da begegnet mir der Vogel wieder. Ich töte ihn mit einem spitzen Instrument.

Ich reite zusammen mit meinem Reitlehrer aus der Militärzeit. Wir reiten ohne Bügel und ich glaube auch ohne Sattel. Wir nehmen verschiedene Hindernisse und Hürden, sehr flott, gute Pferde, recht euphorisch. Nachher reiten wir noch einen Waldweg. Beim Heimreiten sage ich zu dem Lehrer: die Psychoanalyse ist die einzig rechte Psychotherapie.

Erklärung: Diesen Ausspruch habe ich gestern einem Japaner im Marburg-Institut getan, als er mich fragte, welche Psychotherapie man in Zürich an der Poliklinik treibe. Wenn ich also über Psychotherapie rede, muss der Lehrer der Analytiker sein. Ich reite sehr gut, die Analyse geht gut vorwärts, ja, ich kann schon ohne Bügel und Sattel reiten, also ich bin freier, mache Fortschritte.

Der Reitlehrer: er ist Morphinist und Alkoholiker, sehr grob und roh, aber ein vortrefflicher Reiter, und was ich besonders an ihm schätze, er war sehr ehrlich und scheute sich nicht, seine Unzufriedenheit über Dinge im Militärdienst zu äussern, die andere verschweigen, um es mit den Vorgesetzten nicht zu verderben. Er korrigierte viel an mir herum, wollte mir unbedingt einen anderen Sitz beibringen, während ich schon früher viel geritten hatte und mir einen anderen Sitz angewöhnt. Ich fuhr auch nicht gut mit diesem neuen Sitz, sodass ich jetzt wieder nach der alten Methode reite.

Nun doch voll Auflehnung gegen die Analyse. Schmähung des Analytikers. Allerdings lässt mein Unbewusstes doch eine gute Seite an ihm: Ehrlichkeit, guter Reiter. Ich akzeptiere den neuen Sitz gar nicht und zuletzt belehre ich ihn noch, setze mich gleichsam an seine Stelle, indem ich mit wichtiger Miene über die Analyse spreche.

Zweiter Traum: Die weite Ebene erinnert mich an Estland. Meine Braut sagte mir, ich werde mich nicht wohlfühlen, wenn ich nichts als Ebenen und Ebenen zu sehen bekomme.

Der Vogel: Ein Gerippe, ähnlich wie ich es im naturhistorischen Museum gesehen habe, so ein riesiger Ichthiosaurus. Ich sagte damals zu

Els: wenn solche Tiere wieder auferstehen würden und den Menschen zeigen würden, wie nichtig sie sind. Aber die Menschen würden diese Tiere ja nur mit ihren Kanonen und Mordinstrumenten töten und ausrotten und sich wunderweis einbilden, was sie getan haben. Aber ich töte ihn ja auch und bilde mir ein, etwas Grosses getan zu haben.

Zerknittertes Pergament statt Flügel: erinnert mich an eine Mumie, welche ausgestellt ist in einem Geschäft mit Orientteppichen, orientalischer Kunst Nähe Kärntner Strasse. Ein Kopf und eine Hand einer Mumie liegen hier auf einem grob gewirkten orientalischen Teppich. Wirklich ganz raffiniert. Überhaupt sehr schönes Geschäft. Els und ich waren einmal drin und der Alte, der Inhaber, zeigte uns mit grosser Liebe seine indischen und chinesischen Gottheiten. Es ist selbst so ein halber Buddha. Indische Sittenbilder sind auch riesig gross, wie ein Ichthiosaurus. Der ganze Vogel erinnert mich an eine Zeichnung eines mit Haut überzogenen Skeletts mit Kopfschmuck usw., die ich einmal anfertigte und mors sklelettika nannte. Eine ähnliche Zeichnung von mir, wo ein Mann mit in der Hand vergrabenem Kopf ein zum Skelett abgemagertes Kind hinter sich herzieht. Im Hintergrund hängen am Galgen mehrere Skelette von Kindern. Drüber schrieb ich: Orandum est ut sit meus sana in corpore sano. Eine Schmähung auf Menschheit und Kultur. Ich spiele mich hier offenbar als Weltverbesserer auf und kritisiere die Menschheit und die Analyse.

Ich gehe den Graben entlang. Es ist ein Graben, wie man ihn macht, um die Wiesen zu entwässern und das Land zu verbessern. Erinnert mich an Faust letzten Teil, wie er das Land dem Meer abringen will. Wiederum so eine Weltverbesserungsidee. Ich töte den Vogel mit einem spitzen Instrument. Es ist wie eine Punktionsnadel zur Lumbalpunktion. Ich hatte immer Angst, die Nadel könnte bei der Punktion abbrechen. Ich habe zwar selbst nur eine einzige Lumbalpunktion gemacht. Ich finde auch, dass das absolut kein gleichgültiger Eingriff ist und staunte, dass in einigen deutschen Kliniken die Lumbalpunktion an jedem Patienten ausgeführt wird wie eine Hämoglobin-Bestimmung. Also wieder eine Auflehnung gegen Bestehendes. Heute macht man die Diagnose einer Paralyse ja mit der Lumbalpunktion, früher mit psychischer Exploration.

Der Vogel ist ein Todesvogel. Er ist der Storch, welcher Kinder bringt. Also auch Mutter und Vater. Ich wünsche meine Eltern fort, um mich in den Besitz des Geldes zu setzen, aber auch um volle Handlungsfreiheit zu haben. Wenn ich jetzt meine Braut verlassen sollte, was ich nicht hoffe, so kann ich mir gar nicht denken, wie ich nach Zürich zurückkehren kann und ertragen muss, wie mir Eltern und Schwester sagen: Siehst du, wir haben recht gehabt, hättest du uns nur immer gefolgt!

Kinder bekommen (Storch), meine früheren Ausführungen, wie qualvoll es ist, das Kinderbekommen. Damals habe ich mich wirklich in Gedanken gegen die Natureinrichtung aufgelehnt und dagegen gelästert. Obwohl ich ganz überzeugt bin, dass die Schmerzen auch erst sekundär sind, dass die Frau ursprünglich ganz ohne Schmerzen geboren hat und erst unsere Kultur das Kinderkriegen schmerzvoll gestaltet hat. Daher sind auch all diese Dämmerschlafmittel und der ganze Schwindel nicht am Platze. Der Schmerz dabei ist auch ein halb wollüstiger. Die Töne sind doch nicht sehr verschieden, wie man sie bei einem Coitus zu hören bekommt. Sehr instruktiv. Auch der Stolz, den die Mütter bezeugen, wenn sie einen Sohn geboren haben. Die erste Frage ist immer: Was ist es? Wenn es ein Mädchen ist, dann zuerst eine Enttäuschung einen Moment lang. Dann Zärtlichkeit; du bist ja das gleiche Wesen wie ich.

Den Vogel töten: ist auch ein Coitus. Es kam gestern zu keinem Coitus, sondern Els hat nach einem sehr lieben Nachmittag plötzlich wieder einen Umschlag ihrer Stimmung. Meine Braut ist der Vogel. Sie ist ja gegenwärtig auch nicht Fleisch und Blut für mich, sondern gleichsam ein Schemen, solange die Analyse geht.

Zum Reitlehrer: mein späterer Reitlehrer ist Oser. Er hat die reiche amerikanische Milliardärstochter Miss Cormic geheiratet. Diese ist die Tochter jener Frau, die so lange von Jung analysiert wurde und die ihm und seiner Gesellschaft ein grossartiges Haus schenkte. (Was ist nicht alles in diesen Einfällen enthalten! Geburt und Tod, Analyse-Kritik, Analytiker-Kritik, Todeswünsche etc. etc. etc.)

32. Stunde: 8. V. 22

Traum: Ein Kind soll von einer Hexe vergiftet werden. Meine Schwester und ich oder meine Braut und ich ermöglichen es aber dem Kind fortzugehen. Dann sollen wir beide vergiftet werden aus Rache. Ich bin nun aber eigentlich doch allein. Ich bekomme einen Brei vorgesetzt, den ich essen soll. Daneben sitzt die Hexe und schläft. Ich esse aber den Brei nicht, sondern schütte Löffel für Löffel in das Klosett, das gerade neben mir ist.

Einfälle: Es ist fast wie ein Märchen. Wie Hänsel und Gretel (Hänsel wird ja von der Hexe auch gefüttert). Hänsel wird von der Hexe so lange im Käfig gehalten, bis sein Penis gross genug ist. Er steckt aber immer einen dürren Penis hinaus. Dürrer Penis erinnert mich an den dürren Vogel vom letzten Traum. Meine Liebe ist auch dürr. Vorgestern war meine Braut bei mir. Sie war völlig frigid. Beim zweiten Coitus hatte ich das Gefühl, als ob sie etwas ganz anderes dächte. Sie hatte mir schon einige Mal gesagt, dass sie beim Coitus an ganz andere Dinge (Analyse) denke. Am Morgen nach diesem Coitus war sie wie umgewandelt. Sie sagte, nun sei sie überzeugt, dass sie vielleicht frigid sei, was sie früher nie zugeben wollte und sie habe mich falsch beschuldigt, indem sie die ganze Schuld auf mich schob usw.

Das Reiten ohne Bügel und Sattel erinnert mich an Geschlechtsverkehr ohne Kondom. Offenbar befriedigt mich der Kondom doch nicht ganz wie ich behauptet habe.

Freud: Der Vogel hat ja auch so eine pergamentartige Haut wie ein Kondom. Es ist also der unbefriedigte Penis. Zugleich der zum Skelett gemagerte Penis des Vaters.

Vergiften heisst auch konzipieren?

Freud: Es scheint, dass mit der Hexe die Analyse gemeint ist.

Die uns vergiften will. Eine Auflehnung gegen die Analyse. Ich schicke das Mädchen, meine Braut fort, ich lasse sie nicht weiter vergiften (konzipieren durch Dr. Rank). Sie wird durch die Analyse verdorben. Aber ich selbst lehne mich auch dagegen auf. Die Analyse will ja einen anderen Menschen aus mir machen, will mich verhexen. Will auch meinen Penis ändern (wie bei Hänsel und Gretel). Mein Unbewusstes sträubt sich offenbar dagegen. Will sich dieses nicht gefallen lassen. Es war ja so schön, den Masochisten zu spielen. Meine Braut und ich sind dabei so gut ausgekommen. Jetzt ist alles verpfuscht zwischen uns zwei, vorläufig wenigstens. Streit und Nörgelei usw.

Die Hexe schläft. Die Hexe ist der Analytiker. Es ist eine Frau. Sie will mir beweisen, dass ich eine Frau bin. Auflehnung. Ich bin so wenig eine Frau wie du, oder: wenn ich eine Frau bin, bist du gerade so gut eine. Hexe ist überhaupt eine Beleidigung gegen den Analytiker.

Nun das Klosett: Analerotik. Als Kind hatte ich Angst vor dem Rauschen der Spülung. Es ist ein enger Raum, wie eine Telefonkabine. Ich telefoniere nicht gern. Wenn man sich nicht sieht, so kann man gar keinen Rapport miteinander bekommen. (Analysesituation) Genau wie in der Analyse, wo man sich ja auch nicht sieht. Also neue Bestätigung, dass es sich hier im Traum um die Analyse handelt. Ins Telefon spricht man hinein, Entleerung der Oral-Öffnung, im Klosett der analen.

Brei habe ich auch als Kind nie gern gegessen. Ich wurde immer dazu gezwungen. Meine Schwester zeigte noch grösseren Widerwillen. Sie wälzte ihn immer vor die Zähne, bevor sie ihn schluckte. Auch jetzt noch ein widerwärtiges Gefühl, wenn ich an Brei denke.

Ich werfe den Brei ins Klosett. Ich werfe jeden Morgen die Kondome ins Klosett.

33. Stunde: 9. V. 22

Ich habe nichts geträumt. Nur mehr kinästhetisch, wenn ich von einem Raum in den anderen und wieder in andere hinüber gleite. Es war wie wenn sich auch die Räume wellenartig bewegen würden. Das Ganze scheint sich auf dem «Ring» abgespielt zu haben.

Wir waren gestern auf dem Ring (Wiener Strassentrakt). Zuerst im Kino. Dann noch in einem Ring-Café. Es war ein wunderbarer Abend. Alles so blau getönt. Wir waren sehr guter Stimmung. Meine Braut war sehr lieb. Am Abend kam sie zu mir. Es verlief alles sehr schön und gut. Allerdings weiss ich nicht, ob sie zu einem Orgasmus kam. Sie war aber sehr zärtlich zu mir. Ich glaube nicht, dass ich wieder in mein altes Wesen zurückgefallen bin, sondern dass die Wandlung wirklich von meiner

Braut ausgegangen ist. Allerdings habe ich bei der Erzählung, wie alles schön und gut ist, doch ein etwas schlechtes Gewissen. Vielleicht will ich nur damit sagen: ich brauche ja gar nicht die Analyse, es geht ja auch so schön und gut. Wie ein Schüler, der einen irgendwo abgeschriebenen Aufsatz abliefert, um zu zeigen, wie fleissig und intelligent er ist.

Es scheint wirklich, dass mein Unbewusstes nicht zufrieden ist mit der Els. Gerade vor der Stunde ging ich durch den Votiv-Park und habe eine Eroberung gemacht. Eine Dame blickte plötzlich von ihrer Lektüre auf und verfolgte mich lange mit Blicken. Ich blickte auch zurück und war etwas erregt. Es ist doch so, dass wenn Els nicht hier wäre, ich ihr untreu werden würde. Es scheint, dass ich auch schon ein männlicheres Auftreten habe und Erfolg habe bei Frauen. Andererseits gefällt mir die Els doch so gut, ich bin wirklich verliebt in sie.

Der heutige Traum bedeutet auch, dass ich von einem Zimmer zum anderen gehe, das heisst von einer Frau zur anderen.

[Die beiden Zimmer hängen auch mit Kindheitserinnerungen zusammen: Das elterliche Schlafzimmer und das Kinderzimmer.]

Eine Erinnerung: Ich schlafe in meinem Kinderbett (3 J.?) im elterlichen Schlafzimmer, meine Schwester mit dem Kindermädchen (wunschgemäss) im Kinderzimmer. Ich rufe, man soll mich zudecken. Als der Vater es tun will, sage ich weinend, die Mutter soll mich zudecken. Daraufhin erhalte ich vom Vater eine Tracht Prügel und werde von ihm zugedeckt. Im Kinderzimmer muss irgend etwas «passiert» sein. Das Kindermädchen (dem ich immer unter den Rock kriechen wollte) oder Schwester? (ev. Phantasie).

In der letzten Analysestunde (!) taucht nochmals das Kinderzimmer auf, diesmal mit den beiden Kinderbetten und dem Eindruck: Es muss etwas vorgefallen sein! Aber die Erinnerung kommt nicht und Freud sagte damals: «Das Unbewusste will die Erinnerung nicht hergeben». Damit schloss eigentlich die Analyse ab.]

Nun kommt mir der Brief in den Sinn, den ich heute von den Eltern bekommen habe. Der Vater schrieb die Adresse. Aber statt des B bei Blum schreibt er zuerst ein W – Wormser, der Name meines Schwagers. Ob er mir den Schwager vorzieht oder umgekehrt ist mir unklar. Erinnerung an eine «Szene» zwischen dem Schwager und Vater, wo der Schwager dem Vater erklärte, er sei der Chef im Geschäft. Ich bedauerte den Vater sehr. Er hat sein Leben lang gearbeitet und nachher wird er einfach aus dem, was er mit Mühe geschafft hat, hinausgeworfen. Auch in mich hat er viel Hoffnung gesetzt und ich habe sie doch gar nicht verwirklicht. Starke Rührung und Tränen bei dem Gefühl an den Vater. Jetzt überhaupt sehr zärtliche Einstellung zum Vater, während es früher mehr zur Mutter war. Auch schon vor meiner Verlobung. Das Klimakterium wirkt bei ihr sehr lange nach. Jetzt fällt mir mein Motorrad ein. Sehr schönes Ding. Kaufte es mir, um zu Els fahren zu können. Ich konnte es nach Wien nicht mitnehmen. Werde auch später nicht mehr so rumfahren können. Daher zum Verkauf weggegeben. Erinnert mich an die schönen Tage in Zürich, wo ich mit ihm fuhr.

Als ich von meinen Eltern redete, bekomme ich plötzlich die heftigen Magen- + Darmkrämpfe, die ich schon früher einmal erwähnt habe. Ich assoziiere: mit Schmerzen bin ich geboren worden und meinen Eltern habe ich immerfort Schmerzen bereitet. Nun will ich dafür etwas büssen.

34. Stunde: 10. V. 22

Meine Liebe zum Motorrad: Vielleicht der Wunsch, ein männliches Genitale zu sehen. Beziehungen zu meinem Freund F., der auch ein Motorrad hat.

Zu F. der Traum, den ich hatte, als ich bei einem Ausflug neben ihm im Bett schlief: ich sah ein männliches Genitale und bestrich die Hoden und den Penis von hinten nach vorn. Die Frau von F.: Sie gefällt mir äusserlich nicht. Eine zarte Seele, welcher der Mann nicht gerecht wird. Dann mein Freund B., der einmal meine Schwester heiraten wollte.

Wichtig zu erwähnen, dass ich gestern 5 Briefe geschrieben habe: an die Eltern, an Schwester und Schwager, an meinen Freund V. in Schaffhausen mit der Bemerkung, er gelte auch für Freund B., an V. in Zürich und an F. Also Rapport mit der Heimat wieder aufgenommen.

35. Stunde: 11. V. 22

Gestern Abend war psychoanalytische Sitzung, an welcher zum ersten Mal endlich meine Braut mitging, die bisher immer Widerstand dagegen hatte. In der Sitzung stellte ich mich Sarasin vor. Wiederum Anknüpfung an die Schweiz. (Sarasin ist der spätere langjährige Präsident der Schweizer Psychoanalytischen Gesellschaft, mit dem ich eng verbunden war.)

In der Sitzung sprach man von dem neu gegründeten psychoanalytischen Ambulatorium (Poliklinik) und ich sagte nachher zu meiner Braut, ich hätte grosse Lust hier zu bleiben und an der Poliklinik zu analysieren. Auf der Heimfahrt stieg ein Fräulein zu uns, das ebenfalls aus der Sitzung war. Ich sass, als ich das erste Mal ohne Braut bei einer Sitzung war, aus Zufall neben ihr oder sie setzte sich vielmehr neben mich. Ich stellte mich ihr vor, ihren Namen verstand ich nicht. Bei der zweiten Sitzung fuhr sie mit dem gleichen Bus heim bis an Gymnasiumstrasse. Es ist ein sehr nettes Mädel. Ich erzählte meiner Braut von ihr, als sie sagte: Ich weiss nicht, was du in der Sitzung treibst, dass du mich nicht mitnehmen willst. Damals antwortete ich: Ich habe ein sehr nettes Mädel kennen gelernt und sie nach Hause begleitet. Diesmal stellte ich sie meiner Braut vor und sie unterhielten sich zusammen. Ich dachte, es wäre nicht übel, wenn meine Braut mit ihr verkehren würde, da sie hier so ganz isoliert ist.

Anfangs der Sitzung wollte ich meine Braut gleich Freud vorstellen. Sie sagte aber, es habe später noch Zeit. Darauf wurde sie von Dr. Rank gebeten, ich möchte sie vorstellen. Es hatte also den Anschein, als ob ich nicht wüsste, was sich gehöre und von Rank darauf aufmerksam gemacht werden müsse.

Traum: Ich gehe in die Poliklinik mit jenem Mädchen aus der analytischen Sitzung. Ich gehe durch die Stadelhofer Strasse zum Bahnhof Stadelhofen (Zürich). Sie lädt mich zu ihr ein. Ich steige über viele Stühle und Tische und Treppen, die übereinandergetürmt sind, hinauf und setze mich zuoberst aufs Bett. Der Vater sieht einen Moment mit zufriedenem Gesicht auf uns. Nun will ich offenbar zu ihr ins Bett. Da befinde ich mich vor dem Tor. Es ist das Tor und Gitter, an welchem der Autobus hält, wo das Fräulein ausstieg. Dahinter sind wilde Tiere. Ich muss durch diesen Hof hindurch, wenn ich zu ihr will. Zuerst zögere ich mit Angst, dann ziehe ich kurz entschlossen mein Hemd aus, werfe es über den Zaun der Frau zu und gehe stolz zwischen ihnen hindurch («Der Handschuh» von Schiller). Ich banne sie durch meinen Stolz. Es ist ein Löwe, ein Bär und noch ein drittes Tier.

Einfälle:

Poliklinik – das Gespräch über die Poliklinik am Vorabend. Stadelhofer Bahnhof: An der Stadelhofer Strasse wohnt Kollege Denzler. Er arbeitet seit einigen Monaten an der Monakowschen Poliklinik (wiederum Poliklinik). Ein sehr netter Mensch. Gut intern ausgebildet. Jetzt lernt er noch etwas Neurologie. Hat auch wohl psychologisches Verständnis. War auch einmal in einer psychoanalytischen Versammlung (wieder Beziehung zu gestern). Er war auch verlobt, als er bei uns an der Poliklinik war und da frug er sich, wer wohl zuerst heiraten werde. Damals glaubte ich natürlich sicher, ich werde es. Dann habe ich einen Brief von Dr. Maier erhalten, Denzler sei von der Hochzeitsreise zurückgekehrt und rate mir, bald seinem Beispiel zu folgen und zu heiraten. Ich muss aber die Analyse abwarten. Warum? Vorwurf gegen die Psychoanalyse. Poliklinik: Erinnert mich an Minkowski. Ich sagte einmal, die Poliklinik müsse doch auch dazu dienen, unbemittelte Ärzte zu Analytikern auszubilden. Wieder ein Vorwurf, dass ich Geld für die Analyse ausgeben muss. Minkowski äusserte, würde sich so gerne analysieren lassen, aber er habe nicht die Mittel. Er war verheiratet, aber nach den ersten Tagen reiste seine Frau zu den Eltern nach Frankreich zurück. Jetzt geschieden. Oberholzer sagte damals zu mir: so geht es, wenn ein Zwangsneurotiker heiratet, ohne analysiert zu sein. So wäre es auch mir ergangen.

Der Bahnhof ist das weibliche Genitale; die Strasse, sie ist ja eng, die Vagina. Es ist ein dichter Verkehr mit dem Fräulein. Der Vater schaut befriedigt zu: ich heirate sie offenbar. Bahnhof = Abreise auf Hochzeitsreise (Denzler). Ich klettere über Stühle hinauf. Hinauf = Coitusbewegung.

Der Traum ist um so merkwürdiger, als er nach einem (realen) Coitus auftritt, der mich bewusst sehr befriedigte. Els ist sehr lieb, zärtlich zu mir usw. Im Unbewussten befriedigt er mich also doch nicht.

Stuhl = Stuhlgang, wiederum Geld, wiederum die teure Analyse. Aber auch Reichtum. Ich heirate offenbar eine reiche Frau zur Zufriedenheit des Vaters. Merkwürdig ist doch, dass dieses Mädchen keine Jüdin ist und auch nicht jüdisch aussieht. Hier verschmelzt sie wieder mit Els.

Das Bett steht oben. Ich stecke meine Ziele höher, vergrössere meine Ansprüche.

Hinaufklettern: Akrobatik. Erinnert mich an Prof. Stransky. Bei seinem Vortrag arbeitet er mit seinem ganzen Körper, presst die Sätze heraus, spannt die Muskeln an. Ich sagte zu Els: wie ein Akrobat. Ich will ja auch körperlich kräftig sein, ich will auch etwas gelten. Dadurch, dass ich durch Rank aufgefordert werden musste – scheinbar –, meine Braut vorzustellen, habe ich mich vor ihm blamiert. Gerade vor ihm, meinem Nebenbuhler, auf den ich eifersüchtig bin. Körperlich kräftig werden: ich besann mich ernstlich, als mich ein Vetter aufforderte, mit ihm Boxunterricht zu nehmen, ob ich es tun sollte. Dann kann ich ja auftreten gegenüber anderen, auf Beleidigungen herausgeben.

Besonders auf Beleidigungen gegen das Judentum.

Erinnerungen an die Szene, als Ganzoni die Juden beschimpfte und mein Freund F. ihm eine Ohrfeige gab. Eigentlich rächte er sich an ihm, weil er ein Konkurrent bei seiner Frau war. Ich war damals wieder recht passiv.

Die übereinandergestellten Stühle: im Café-Haus, morgens, wird man auf diese Art und Weise hinausgeworfen. Man sagt einem damit höflich, aber sehr deutlich, dass man wünscht, dass man gehe. Auch in der Analyse sagt man alles sehr deutlich. Hinauswerfen, Lokal verlassen, Analyse aufhören.

Die wilden Tiere sind offenbar alle meine Braut (vagina dentata, Kastrationsgefahr), über die der Weg zur anderen führt. Aber gerade in diesem Traumteil verschmelzen die zwei Frauenideale. Ich werfe mein Hemd weg, verächtlich. Ich werfe den Kondom weg, der mich nicht befriedigt.

Der Tiger erinnert mich an den Film: Das indische Grabmal. Da kommen Tiger vor. Der indische Fürst hatte wunderbare Mimik und ein ganz hervorragendes Lächeln. Meine Braut war recht verliebt in ihn und sie schaute immer, ob ich auch so lächeln könne wie der Fürst. Er ähnelt auch etwas einem Brasilianer, der mit meiner Braut gut bekannt war. Ich will also ihm gleich sein, auch Rank.

Der Bär: mein Freund Bär. Er ist ein hochintelligenter Physiker, steht kurz vor der Habilitation. Körperlich ist er etwas unbeholfen beim Reiten und Skifahren. Das ist nun ein Jude. Dagegen hat sein Bruder, wie es heisst, das Judentum verleugnet, damit er Kavallerie-Offizier werden konnte. Er ist im Geschäft seines Vaters, Bankier, guter Reiter; in der noblen Kavallerie-Offiziers-Gesellschaft, die ich für antisemitisch halte.

Der dritte Bruder Bär scheint so ein Konglomerat der beiden zu sein.

Das dritte Tier?

36. Stunde: 12. V. 22

Die drei Brüder Bär sitzen ja ganz allein in ihrer grossen Villa, da der Vater gestorben ist. Das muss gar keine unangenehme Situation sein. Die zwei Jüngeren fahren viel mit ihrem Auto die Bahnhofstrasse auf und ab, um sich Damen zu fangen. Vielleicht auch ein Wunsch von mir. Und das Auto!

Das dritte Tier (letzter Traum) war offenbar eine Giraffe. Gross, schlank. Ähnlich ist das Kamel. Ich bewundere Kamele sehr. Eleganter Gang, gute Läufer. Möchte gerne einmal nach Afrika und Kamele reiten. Erinnerungen an das Kino: Atlantis. Ich sage aber nicht Atlantis, sondern «Das indische Grabmal». In Atlantis ist nämlich die begehrenswerte Frau, im indischen Grabmal der begehrenswerte Mann. Auch Elefanten habe ich gerne. Die plumpe Gemütlichkeit und Beharrlichkeit und Gescheitheit.

Giraffe, ein etwas lächerliches Tier. Langer Hals, kleiner Kopf.

Meine Braut. Gerade umgekehrt: kurzer Hals, grosser Kopf. In ihrem kleinen Hut hat Els ein besonders niedliches Köpfchen. Sie gefällt mir sehr gut darin. Ich will aber nicht recht eingestehen. Von Giraffe sah ich in den «Fliegenden» ein Bild: wie sie sich im Zoologischen Garten über das Gitter beugt mit ihrem langen Hals und einer Dame die Blumen vom Kopfe wegfrisst. Auch weiss ich, dass die Giraffe spuckt. Also recht niedliche Eigenschaften, die ich meiner Braut anhänge.

Gier = Affe, der gierige Affe, sexuelle Gier. Geldgier.

Gestern Abend Kopfweh gehabt, als Ausrede, dass ich meine Englisch-Aufgaben nicht machen musste. Ich habe sie aber doch gemacht. Dann heute Vormittag wieder Kopfweh, als ich die Berggasse hinunter in die Analysestunde ging. Wenn man Kopfweh hat, kann man nicht arbeiten. Also auch nicht analysiert werden. Widerstand. Früher auch viel Kopfweh gehabt.

Auch weitere Widerstände: Ich lobte das Kolleg von Wagner-Jauregg. Ich fange eine Arbeit bei Marburg an usw.

37. Stunde: 13. V. 22

Gestern habe ich es fertig gebracht, die Englischstunde zu versäumen. Ich ging mit Els in die anthropologische Gesellschaft. Da war gerade ein Vortrag, wo ich auch blieb. Plötzlich erinnerte mich Els, dass ich ja Englischstunde habe. Es war natürlich zu spät, um zu gehen. Nun hatte ich ja vorgestern Kopfschmerzen, als ich meine Englischaufgaben machen wollte. Und auch Kopfschmerzen gestern, als ich in die Analyse gehen sollte. Ich habe das nicht in die Stunde gehen einfach von der Analysestunde auf die Englischstunde verschoben. Ich habe auch ein gewisses Unlustgefühl, ich könnte heute nichts produzieren. Oder vielmehr umgekehrt, ich kann nichts produzieren, weil ich ein Unlustgefühl habe.

Noch ein Vergessen: Ich erzählte, dass ich mit Els zusammen einträchtig im Bett lag und es nicht zu einem Coitus kam. Nun hat Els ja Menses. Das hatte ich sowohl ganz vergessen, als wir zusammen im Bett lagen als auch gestern in der Analyse-Stunde. Sonst erinnere ich mich natürlich sehr genau, wann Els Periode bekommen soll und es hat auch ein grosses Interesse für mich. Ob nun ein Wunsch dahintersteckt, sie möchte keine Menses haben? Dann müsste es heissen: der Wunsch, dass sie gravide ist oder der Wunsch, dass ich sexuell mit ihr verkehren kann.

Nun bin ich in den letzten Tagen auch auffallend sexuell ruhig. Man kann ja natürlich nicht die ganze Woche leidenschaftlich sein. Aber es ist mir doch aufgefallen. Meiner Braut gegenüber verhalte ich mich auch sehr ruhig. Es ist zu gar keinen Streitereien und Zänkereien gekommen, wovon die letzten Wochen ja sonst voll waren. Das liegt zum Teil natürlich an ihr. Zum Teil aber auch wohl an mir. Einmal ist es so, dass ich nicht mehr die kleinlichen Anlässe zum Zank brauche. Andererseits muss es aber doch auch eine gewisse Gleichgültigkeit sein; denn hinter dem Zank steckt doch auch Liebe, hinter dem neben einander her leben ohne Zank weniger. Es geht mit uns nicht weiter.

Freud macht mich darauf aufmerksam, dass wir gestern beim Kopfschmerz stehengeblieben sind. Den Kopfschmerz habe ich wahrscheinlich schon in St. gehabt, als ich in die dritte Klasse kam. Damals einen sehr strengen Lehrer gehabt, den Präzeptor Wenzel. Ich habe Angst vor Strafe und Angst, nicht Klassen-Erster zu sein. Vor jeder Probe-Arbeit hatte ich Erbrechen. Der Lehrer hat während der Stunde Bier getrunken. Er hatte zwei Lieblingsschüler. Der eine Landauer, ein Jude, der ihm das Bier holen durfte, und der andere ein verzogener dummer Junge. Einmal war dessen Mutter da und sie muss gesagt haben, der Lehrer möchte nicht so viel Rücksicht auf den Sohn nehmen. Ich nahm an, dass er so rücksichtsvoll zu ihm war, weil er Geld von den Eltern bekam. (Das Ganze bezieht sich ja auch auf die analytische Situation: der Analytiker treibt während der Stunde etwas anderes [trinkt Bier?] Ich musste in der Schule der Klasse immer vorlesen, während der Lehrer sein Bier trank und nichts tat [ebenfalls analytische Situation].) Nun, als die Mutter des Knaben fort war, rief er ihn sofort an die Wandtafel und gab ihm eine schwere Rechenaufgabe. Er konnte sie nicht lösen und bekam gehörig Prügel. Dann rief er den kleinen Landauer vor. Er konnte die Aufgabe auch nicht und bekam ebenfalls seine Prügel. Ich hätte die Aufgabe wahrscheinlich auch nicht gekonnt. Hatte sehr Angst vor Prügel (Bis jetzt hatte ich nie Prügel bekommen). Der Lehrer steht an Vaters Stelle. In der Analyse stelle ich mich auch so, als ob ich Prügel verdiente. Ich mache meine Aufgaben nicht (Englisch), ich habe Kopfweh, kann nicht arbeiten und will dafür meine Prügel.

In der Gymnasialzeit auch Kopfschmerzen. Strenger Lateinlehrer, grosse Angst vor ihm. Im Gymnasium war ich plötzlich nicht mehr der beste Schüler. Jedenfalls harter Schlag für meinen Ehrgeiz.

Als ich von St. fortging, sagte der Lehrer, immer die Besten gehen weg. Damals bedauerte ich, nicht doch noch bis Ende des Jahres bleiben zu können, weil ich dann als bester Schüler eine Medaille bekommen hätte. (Möchte ich der beste Schüler von Freud sein?) Wir zogen damals von St. nach Zürich (1902). In Zürich erinnere ich mich, dass ich mit einem nassen Tuch auf der Stirn auf der Veranda gelegen bin. Konjunktivitis, Kopfschmerzen, Heufieber. Jedenfalls habe ich den Kopfschmerz recht ausgenutzt, um von der Mutter gepflegt zu werden. Die Mutter hatte auch viel Kopfschmerzen. Wahrscheinlich habe ich sie direkt imitiert, um an ihre Stelle beim Vater zu kommen. Der Wunsch, geschlagen zu werden, anale Befriedigung, geht ja auf die frühe Vorstellung des analen Coitus zurück.

Ob ich geprügelt wurde? Ich kann mich nicht erinnern (siehe indes früher die Schlafzimmerszene). Dagegen erinnere ich mich, dass ich in St. bei Schelte, die ich bekam, heftig und lange weinte, so dass es schliesslich zu kleinen Absencen kam, die eigentlich lustbetont waren. Ich bin auch oft «weggeblieben», bis ich blau wurde (anhalten des Atems), sodass man mich anspritzte, damit ich wieder zu Atem kam. In K. bin ich wegen des «Wegbleibens» vom Kindermädchen einmal unter den Wasserhahn gehalten worden.

Es geht abermals nicht weiter und Freud frägt, ob vielleicht in den vergangenen Tagen irgend etwas vorgefallen sei. Ich erinnere die analytische Sitzung, wo die Bedeutung der perinealen Zone als erogene Zone erwähnt wurde. Es kam mir der Traum ins Gedächtnis, wo ich neben Fl. im Bett lag und im Traum den erigierten Penis betastete. Ich betastete die Hoden und strich dem Glied entlang aufwärts, gegen die Glans. Meine Hodengegend ist stark erogen. Die Glans aber auch. Mein Anus ist sehr erogen. Nach einem Coitus werde ich rasch wieder erregt, wenn meine Testes betastet werden. Dann ist mir vorgestern plötzlich eingefallen, dass ich mit den Fingern an den Haaren am After herumzupfe. Ich nahm mir vor, es in der Analyse zu erzählen. Ich vergass es aber. Auch grübele ich abends gerne zwischen meinen Zehen.

Freud: Das ist ja eine direkte Übernahme von dem Manipulieren am Anus.

38. Stunde: 15. V. 22

Die heutige Sitzung ergab, dass ich Els so lange liebte als ich zu Hause auf Widerstand stiess und von dem Moment an, wo die Eltern einverstanden waren, ich mich nicht zufrieden zeigte. Stimmt!

39. Stunde: 16. V. 22

(Dienstag)

Von letzten Freitag auf Samstag hatte ich einen Traum, den ich jedes mal vergass zu erzählen. Meine Mutter sagte zu mir: warum hast du dir neue Sockenhalter gekauft, die alten sind ja noch ganz gut. Ich habe mir tatsächlich neue Sockenhalter gekauft. Die alten sahen noch gut aus, sind aber nicht mehr elastisch.

Die Mutter sagte mir also: warum willst du Els verlassen, sie ist doch sehr recht. Während ich früher mich und meine Braut im Gegensatz zu den Eltern setzte, zähle ich sie nun zu ihrer Partei. Vergleiche die Bemerkungen vom 15. V. Ich bin immer im Gegensatz zu den Eltern!

40. Stunde: 17. V. 22

Traum vom 15./16.: Ich fahre auf einem Dampfer. Schwarzes Schiff. Ozeandampfer. Auf Deck passiert allerlei, ich weiss nicht was. Dann muss der Dampfer von mir über eine seichte Stelle hinweggezogen werden. Dann ist er in einem engen Kanal mit hohen Wänden beidseits. Darin ist ein starker Sturm. Das Schiff geht offenbar unter. Els und ich schwimmen an das Land. Der Dampfer sollte nach Nervi fahren. Am Land sieht man Nervi von weitem: ein Felsvorsprung mit ein paar Säulen. Ich sage zu Els: es ist auch hier ganz schön. Dann bin ich allein am Strand in einem Hotel. Ich bin sehr gastfreundlich aufgenommen. Es ist sehr schön und bequem, fast wie zu Hause.

Ozeandampfer – fliegender Holländer. Meine Reiselust, Examina, Flucht von zu Hause. Der Kanal – weibliches Genitale. Ich schwimme nachher ans Land: Geburtsphantasie.

Nervi – Nervus, die Nerven, Neurose, Neurologie im Gegensatz zur Analyse.

Das Schiff: Oben spielt sich etwas ab, wahrscheinlich etwas Sexuelles. Unten? Unterbewusstes. Schiff = Analyse. Der Sturm im Kanal: im Kanal ist doch sonst kein Sturm. Skylla + Charybdis. Odysseus, Theseus, Jason, das Goldene Flies.

Medea soll die erste Blutspenderin bei Bluttransfusionen gewesen sein. Gestern gelesen über Bluttransfusion. Dann anschliessend die Phantasie, meine Braut sei sehr krank und ich spende das Blut zu einer Transfusion. Ich phantasierte, dass ich das Freud erzählen werde. Obwohl ich von der guten Wirkung oder Ungefährlichkeit der Transfusion absolut nicht überzeugt bin, habe ich einmal meine Kritik ausgeschaltet und bin ganz den Anweisungen des Professors gefolgt. Meine Braut hustet in letzter Zeit, überhaupt seit sie in Wien ist, sehr viel und ich frage mich, ob sie keine Tbc habe. Auch schon gedacht, wenn sie nur keine Hämoptoe bekommt. Sie hat hier eine schweizer Medizinerin getroffen und mir von ihr erzählt, dass sie offenbar auf der Lunge nicht ganz gut sei und dass sie in Maria Zell gewesen sei. Ich dachte nur: wenn Els krank ist, muss sie doch in ein Sanatorium. Dann ist sie ja weg von mir und geht vielleicht nach Hause. Das Hotel wo wir hinschwimmen ist das Sanatorium. Ich bin dort, also identifiziere ich mich mit Els. Es gibt natürlich zwei Wege, um aus dem Konflikt zu kommen: die Eltern sterben (frühere Phantasie) oder Els geht weg (stirbt).

Das Schiff: ich habe solche in Marseille gesehen.

Seichte Stelle: wirklich nicht tief, oberflächlich sein, leichtes Leben führen. Sandbank. Ich ziehe das Schiff selbst über die seichte Stelle.

Mein Semester in Montpellier. Wenn man von Montpellier aus nach Palavas fährt, fährt man auf einem Damm. Links und rechts sind salzige Sümpfe, seichte Stellen. Im Casino Palavas habe ich eifrig Roulette gespielt, Ausschweifung. In Marseille verfolgte mich auch lange ein Kerl, der mir die Schönheiten seines Bordells und seiner Frauen ausmalte und mich einlud mitzukommen. Weitere Erinnerungen an Sétes, ebenfalls Handel- und Hafenstadt. Dort hat es Kanäle, welche die Stadt durchziehen, sodass die Schiffe hineinfahren können, um geladen zu werden. Im Mittelmeer übrigens starke Wellen wie im Traum. In Münsterlingen (Irrenanstalt, wo ich 1918 Assistent war, am Bodensee) hat es auch oft starke Wellen, in denen ich sehr gerne hinausgeschwommen bin. Dort auch mit Els zusammen geschwommen.

Als ich dann von Montpellier heimreiste (Sommer 1914), hatte ich tatsächlich vor, nach Nervi zu gehen.

Letzte Stunde wusste ich nicht recht, wo Nervi liegt. Jetzt ist es mir ganz klar, dass es bei Genua ist und zwar, von meiner Reise aus gesehen, weiter als Genua. Ich verzichtete auf Nervi, hatte damals doch starke Sehnsucht, nach Hause zu fahren.

Der Traum hat 4 verschiedene Dinge behandelt:

1. Die Analyse. Das Schiff. Auf der Oberfläche geht etwas vor, ich weiss nicht was. In der Tiefe? Dann der Sturm: die Stimmung, in der ich war, innerer Aufruhr. Nervi: Endstation der Analyse. Wozu zu Ende machen? Ich gehe nach Hause, dort habe ich es gut und brauche keine weitere Analyse.

2. Die Analyse meiner Braut. Sie ist mit mir auf dem Schiff und schwimmt mit mir von der Analyse weg.

3. Wunsch, meine Braut in ein Sanatorium oder nach Hause zu schicken. Dann kann ich auch wieder nach Hause zurück und alles ist gut.

4. Wunsch, selbst nach Hause zurückzukehren und nicht nach Estland. Nervi ist dann die neurologische Klinik in Dorpat. Ich kann ja dort nicht ankommen, dort hat es schon berühmte Leute (Prof. Punsep (?) aus Petersburg). Das habe ich schon einige Male meiner Braut gesagt.

41. Stunde: 18. V. 22

Die beiden Säulen in Nervi (letzter Traum in Nervi). Ich habe sie auf einer Karte gesehen.

Freud: Es stimmt nicht! In Nervi hat es sicher keine Säulen.

Ich: Dann habe ich sie von einem Bild. Es scheint von einem alten Stich. Es ist eine Säule mit einem Kapitell und eine gebrochene Säule.

Freud führt mich hinaus ins Wartezimmer und ich sehe auf einem alten Stich, der dort hängt, gerade gegenüber wo ich zu sitzen pflege, einen Stich, auf welchem drei Säulen dargestellt sind. Zwei tragen noch gemeinsam einen Balken, die dritte ist gebrochen. Merkwürdigerweise habe ich mich vor dieser Stunde im Wartezimmer für ein anderes Bild interessiert: ein alter Stich, auf dem ein Mädchen nackt liegt.

Es hängt aber dicht neben der Tür, die ins Analytiker-Zimmer führt. Ich wagte aber nicht, das Bild länger zu betrachten, da im Nebenzimmer analysiert wurde (also nicht den Anschein erwecken wollte, als würde ich lauschen).

Die Säulen: die Säulen des Herkules, eine Brücke zwischen Afrika und Europa. In Wirklichkeit hat er aber die Trennung geschaffen. Zuerst kam es mir wirklich so vor, er schaffe eine Brücke und zwar so, dass er sich wie Atlas hinstellte: das eine Bein in Europa, das andere Bein in Afrika. (Es handelt sich hier wiederum nicht um Atlas, der die Erde trägt, sondern um den Koloss von Rhodos!)

Das wären dann die beiden Säulen. Die dritte Säule ist dann der Penis. Er ist abgebrochen = beschnitten.

Freud: Zwei Säulen bedeuten immer die Kastration. (Ich habe von zwei Säulen geträumt.) Die Säule = der Penis, zwei Säulen = kein Penis. Also Kastration = Judentum. Der Konflikt, der in mir ist, da meine Braut eine Christin ist. Die Säulen als die beiden Beine sind auch die meines Vaters. (Kein deutender Hinweis, dass Atlas, Herkules auch der Analytiker ist. Auch nicht dass er ev. mein grandioses Selbst bedeutet, das durch die Kastration ein narzisstisches Trauma erlitten hat).

Die Säulen: Überreste aus dem Altertum. Also aus meiner Jugend. Nervi sehe ich aus der Ferne. Hier wird räumlich angedeutet, was zeitlich gemeint ist.

Die Säulen des Herkules trennen zwei Erdteile, zwei Rassen, zwei Religionen. Christentum und Judentum.

Ich will den Kompromiss nicht schliessen, sondern auch die Trennung herbeiführen. Trennung von meiner Braut.

In der Analyse ist mir der Name der Meerenge nicht eingefallen: Gibraltar = Altar, Trau-Altar.

Die Engländer haben sich das unrechtmässig angeeignet. Engländer, vom Norden kommend = meine Braut. Ich führe sie nicht zum Altar, sondern in ein Sanatorium, Bordell? und sage: es ist auch da recht schön.

Gestern war ich in einem äusserst gereizten Zustand. Nörgelte und kritisierte an allem herum. Glücklicherweise ist Els jetzt ruhig und nimmt die Sache nicht so tragisch. Es kam dann auch zu einem missglückten Coitus.

Ich weiss nicht, warum ich kein Kondom anzog. Infolgedessen Coitus reservatus. Beide nicht zufrieden. Streit. Heute Morgen wieder Frieden, aber ich immer noch so gereizt. Als sie fragte, warum ich so gereizt sei, was sie getan habe, sagte ich: ich sei doch nicht ihretwegen, sondern meinetwegen gereizt. Es ist, wiewenn ich auf ein unbewusstes Etwas, das ich noch nicht kenne, einen Zorn hätte.

42. Stunde: 19. V. 22

Traum: Es ist eine Judenverfolgung, aber dann ist es eine Christenverfolgung wie im Altertum. Dann bin ich in der Analyse und Freud zeigt mir zwei Bilder, gleichsam als ob er mich überführt habe: «Da schauen Sie die Bilder: Ich habe sie selbst gemalt. Das eine ist eine einfach gekleidete Jungfrau, welche kniet und ein Engel schwebt herab. Also wie Mariae Empfängnis. Das zweite ist aus zwei Teilen: ein Hintergrund und der Vordergrund auf einem besonderen Blatt. Darüber Pauspapier, so dass damit eine gewisse Perspektive erreicht wird.» Freud sagt, die Bilder habe er von Susi Wolf und Hanna Bay bekommen. Ich habe sie für eine Schnitzelbank gemalt gehabt.

Dann sitze ich in einem kleinen gelben Rokoko-Salon mit Freud, welcher mir die Haare schneidet. Dann bittet er mich, auf das Sofa zu liegen. Ich sage: ist die Zeit nicht schon vorbei? Er sagt: das macht nichts, ich analysiere dafür das nächste Mal nur ¼ Stunde. Nun kommt meine Schwester. Ich werde gereizt und sage in ärgerlichem Ton: was tust du hier, du kommst zu spät in die Analyse. Sie sagt, das sei ihr gleich. Es gibt nun noch einige Schimpfereien, glaube ich. Es ist, wie wenn sie mich bei Freud verklagen wollte.

Dann nimmt Freud einen Zirkel. Es ist kein Tasterzirkel, sondern ein Stechzirkel und misst meinen Schädel, vom Nasenhöcker bis zum Scheitel und vom Nasenrücken bis zum Kinn. Dann nimmt er einen Zirkel mit einer offenen Reissfeder und misst mittels der offenen Reissfeder die Breite meines Schädels und sagt: Sie sind ja gar nicht dolichocephal, sondern brachycephal. Was weiter vorgekommen ist, habe ich vergessen.

Einfälle:

Judenverfolgungen: ich sagte einmal zu Els, es müsse nur irgendwo begonnen und entfacht werden, dann haben wir auch in Westeuropa die gleichen Pogrome wie im Osten. Wenn der Bolschewismus gestürzt wird, so wird ein entsetzliches Pogrom kommen und die Juden müssen die Suppe ausfressen. So lange ich Jude bin, fürchte ich mich vor dem Pogrom. Aber als Christ verfolgt man mich auch. In meiner jetzigen Stellung bin ich weder da noch dort anerkannt.

Die zwei Bilder: das eine ist ausgesprochen christlich-religiös. In Wirklichkeit habe ich in der gleichen Ausgestaltung ein Bild gemalt, wo eine blonde Frau, nackt, von einem knieenden Jüngling angebetet wird. Es handelt sich um Els.

Ich malte dieses Bild in der ersten Zeit unserer Bekanntschaft. Es ist sehr gut gelungen und hat Schwung darin. Also Anbetung der Christin.

Die Landschaft: mehrere Bilder übereinander. Ich versuchte einmal etwas derartiges zu machen, ein Menschenpaar, nackt, das eine Sphinx anbetet. Zeichnete in mehreren Farben auf Pauspapier übereinander und schaute, welchen Effekt es gibt.

Susi Wolf: eine Christin mit jüdischem Namen. Sie ähnlich aus wie meine Braut, nur in schwarz, während Els ganz blond ist. Susi Wolf gefällt mir sehr gut, besonders ist sie jetzt eine sehr pikante Frau des Analytikers Trueb aus der Jung-Schule.

Hanna Bay: eine Malerin, die ich durch Walter Jegher kennenlernte. Sie ging mit uns nach Parpan. Sie war sehr erstaunt, dass ich ein Jude sei, man sehe es mir gar nicht an. Jegher sagte damals: vielleicht an meinen wulstigen Lippen. Als sie dann eine Ölskizze von mir machte, malte sie mir besonders wulstige Lippen, unterstrich also sehr mein Judentum. Ich dachte damals: das ist auch eine Antisemitin. Ich ärgerte mich, dass sie mich so jüdisch gemalt hatte.

Haare schneiden: kastrieren, zum Juden machen.

Auf die Nase gefallen: Wenn man auf die Nase fällt, so wird ja die Nase noch krummer. Els sagte gestern zu mir: ich hätte eine so gerade

Nase bekommen, ob das die Analyse macht. Ich sagte: vielleicht wachse mir auch noch ein Praeputium. Ich bin als kleiner Junge wirklich einmal die Treppe hinuntergefallen und habe davon eine Narbe auf der Stirn (ca. 2-jährig?).

Sie (Freud) weisen mir nach, dass meine Nase aber doch krumm ist!

Zirkel: mit dem Zirkel zeichnet man. Ich bin ein Gezeichneter. Ausgestossen von der Gesellschaft.

Zirkel: anthropologische Messungen. In dem anthropologischen Vortrag, in dem ich mit Els war, hat man viel über die krummen Nasen der Assyrer gesprochen. Man sprach da von den «kühnen» geschwungenen Nasen.

Freud sagte im Traum: ich sei doch brachycephal. Die Juden sind doch dolichocephal. Ich sei also doch kein echter Jude. Ich war bis jetzt immer sehr stolz, dass ich dolichocephal bin.

Brachycephal: man kann damit mit beiden Spitzen auf einmal die Augen ausstechen.

Blenden – kastrieren.

Der Zirkel mit der offenen Reissfeder: (zwei Schenkel wie eine Frau). Mit der Reissfeder kann man auch Flecken machen. Es wird eigentlich an einem Totenschädel gemessen. Ich habe die Phantasie gehabt oder Els hat sie gehabt, man sollte die Schädel seiner verstorbenen Angehörigen aufbewahren. Ich sagte ihr, sie könne ja, wenn ich gestorben bin, meinen Schädel nach Estland nehmen. Ein gewisser Ahnenkult in dem Schädel-Aufbewahren.

Reisszeug: Ich liebe mein Reisszeug sehr, habe es in einem Futteral aufbewahrt. Mein Mathematiklehrer hat es mir besorgt. Damals ärgerte ich mich, da man für das gleiche Geld ein sehr schönes, nicht-schweizerisches Fabrikat kaufen konnte, das mir besser gefallen hatte, während das meine ein schweizer Erzeugnis war.

Vielleicht handelt es sich um eine schweizerische jüdische Frau (Zirkel zum Beckenmessen wurde auch assoziiert). Ich habe eigentlich gar nicht so sehr die jüdische Gesellschaft gemieden. Habe mehrere jüdische Freunde. Es wird über Hugo Rosenstiel, Dr. Wyler, Otto und

Paul Herm, Sylvain Guggenheim gesprochen, die ich alle sehr lobe. Nur die jungen Leute, welche da die Lebemänner und Schieber spielen, im Auto herumfahren usw., kann ich unter den Juden nicht leiden. Und das sind leider doch sehr viele.

43. Stunde: 20. V. 22

Besprechung des letzten Traums. Schon vorher zusammengefasst.

44. Stunde: 22. V. 22

Am Samstag Abend waren wir in der Vorlesung von Schilder, psychoanalytische Demonstrationen. Sehr schön. Sonntagnachmittag zum Tee bei Prof. Pribram. Es kamen mehrere ältere Damen, wovon eine, Frau X, mir Grüsse an Freud auftrug.

Freud: «Ja, das ist die Dame, die schuld daran ist, dass ich die Psychoanalyse erfunden habe, weil ich sie nicht hypnotisieren konnte».

Abends ist Els zu mir ins Bett gekrochen. Wir haben beide geschlafen. In der Nacht wurde ich plötzlich ungemütlich. Es war mir zu eng im Bett. Els sagte früher immer: wenn dir zu eng ist, dann sag es mir, dann gehe ich weg in mein Bett. Ich bequemte mich aber und wir schliefen sonst sehr gut nebeneinander. Gestern fuhr ich sie plötzlich hart an: jetzt geh du in dein Bett oder ich gehe hinüber. Sie hatte geschlafen, war ganz perplex, ging schweigend hinaus. Jetzt erst sehe ich eigentlich, wie grob sich hier das Unbewusste gegen Els benommen hat. Ich habe sie hinausgeworfen. Glücklicherweise hat sie es mir nicht nachgetragen. Daraufhin hatte ich folgenden Traum.

Traum: Ich bin in einer anthropologischen Vorlesung. Schimpfe auf die Vorlesung. Unter meiner Bank habe ich verschiedene Schachteln und Etuis liegen. Neben mir sitzt irgend eine Studentin. Ich gehe hinaus. Ich bin nur mit einem grünen Pyjama bekleidet. Und der ist schmutzig. Nun wird meine Schwester nackt fotografiert, gleichsam um an dem Bild anthropologische Studien zu machen. Der Fotograf sagt: So, in dieser Stellung wird es gut und mit dieser Beleuchtung. Als ob schon vorher einmal ein Bild von ihr gemacht wurde, das nicht gelungen war. Dann bin ich auf der Strasse, in Lumpen gekleidet, krank. Ich treffe Bührer. Er hat

Mitleid mit mir. Er bestellt ein Taxameter und ich setze mich zusammen mit Bührers Schwiegermutter hinein. Es ist sehr eng, wo wir nebeneinander sitzen müssen. Er sitzt zwischen Chauffeur und uns. Es scheint, dass er mich nach Hause bringen will.

Einfälle:

Anthropologische Vorlesung: Ich war mit Els in einer, sie hat mich hingeführt. Ich schimpfe aber darüber und gehe weg. Neben mir sitzt irgend eine Studentin. Meine Braut war neben mir gesessen. Aber sie ist mir im Traum entfremdet.

Die Schachteln: Meine Braut neckt mich immer, dass ich Schachteln aufbewahre oder meine Dinge in Schachteln aufbewahre. Also wieder Auflehnung gegen Els. Die vielen Schachteln bedeuten aber auch viele weibliche Genitalien, viele Frauen, die ich anstelle von Els haben möchte. Ich schaue mich ja in letzter Zeit sehr viel nach anderen Mädels um. Ich gehe hinaus, d.h. weg von Els.

Der grüne Pyjama: Ich hatte einen von Richard (meinem Schwager) bekommen und zum ersten Mal bei Els angezogen. Er war für die Liebe von Els reserviert. Nun ist er abgebraucht, alt. Die Liebe ist abgebraucht und schmutzig. Ich trage ihn auf der Strasse, das heisst, ich suche auf der Strasse eine neue Liebe.

Meine Schwester wird nackt fotographiert. Das heisst, sie erscheint in bestem Licht. Sie tritt an Stelle von Els, das heisst, sie vertritt wohl eine andere Frau. Vergleiche letzten Traum! Eine Jüdin, Schweizerin, reich?

Beleuchtung: es war eine Bestrahlung wie eine Höhensonnen-Lampe. Die verwendet man ja bei verschiedenen Krankheiten, z.B. Tuberkulose. Husten meiner Braut ist vielleicht Tbc? Wenn sie hustet, werde ich immer gereizt: was hustet du schon wieder?

Das heisst: warum erinnerst du mich daran mit deinem Husten, dass ich dich krank oder tot wünsche?

Bührer ist derjenige Freund, mit dessen Heirat ich nicht zufrieden war. Jetzt sehe ich, dass er ganz recht gehandelt hatte. Er wollte übrigens vorher ganz ernsthaft meine Schwester heiraten. Die Schwiegermutter von B. ist mir sehr unsympathisch. Sie ist sehr reich. Ich sage mir:

man kann auch eine solche Schwiegermutter akzeptieren. Ich setze mich nahe neben sie.

Bührer sitzt vor mir: Vorbild. Das heisst, ich nehme mir auch eine reiche Frau.

Ich fahre nach Hause: das heisst, ich willfahre den Wünschen meiner Eltern.

Das Automobil erinnert mich an den Typus, den ich mir gerne kaufen möchte.

45. Stunde: 23. V. 22

Traum: Ich bin in der Universität in der Vorhalle. Es steht ein kleiner Mann mit einer dicken Brille da und macht Propaganda für seinen Kolleg über den Nucleus centralis ovalis superior oder ähnliches. Er hält ein Präparat in der Hand und preist es an. Nachher gehe ich durch die Halle und über Treppen verschiedenen Mädchen nach, unter anderem am Schluss einer mit einem roten Hut, welche von einem Herrn begleitet ist. Der kleine Professor erinnert mich an Prof. Naegeli. Das ist ein Bonze, der alles am besten wissen will. Das Ganze ist ein Lächerlich-Machen der neurologischen Wissenschaft. Die dicke Brille wie Dr. Rank. Die ganze Figur überhaupt entspricht Dr. X (Storfer), welcher im psychoanalytischen Verlag tätig ist und an den ich mich wenden musste zwecks Zuschickung meiner Zeitschriften.

Ein kleiner lebhafter Mann, aber etwas drollig. Noch genauer entspricht er dem Violinspieler Bossi aus Zürich. Der rennt immer äusserst rasch auf der Strasse herum, so dass ich dachte, er sei nicht ganz recht im Kopf. Er rennt aber nun schon seit 10 oder 15 Jahren. Einmal sprang er aus einem fahrenden Tram und fiel zu Boden.

Meine Braut hat gestern geträumt, dass Freud auf Krücken gehe. Hier ist in letzter Linie doch der Analytiker gemeint, der hier lächerlich gemacht wird. Einstimmen in den Protest meiner Braut.

Das Präparat: es ist ganz durchsichtig, hat einen dunklen Kern. Durchsichtig: Zweck der Analyse. Der dunkle Kern ist eine Verunreinigung, ein Makel. Der dunkle Kern ist aber auch das Präparat an sich und das Durchsichtige ist das Einbettungsmaterial.

Das Präparat: hinteres Längsbündel – vermittelt die Vestibularis-Augen-Kopfstell-Reflexe. Wird von mir sehr stark gebraucht, wenn ich mich nach den Mädels umsehe. Es ist also ein Flirt-Zentrum.

Der gelbe Salon und das Haarschneiden: Das gelbe Zimmer erinnert mich an ein Salönchen bei Dr. Guggenheim in Zürich. Ich hatte dort mit Els einen Besuch gemacht. Ich bin sehr begierig, was eigentlich die Leute über meine Verlobung denken und von meiner Braut halten. In letzter Linie will ich es auch von Freud wissen.

Haarschneiden: meine Haare werden gerade so geschnitten, wie es Els nicht haben will. Entweder lang und anliegend oder ganz kurz soll ich sie tragen.

Ich habe meine Frisur geändert durch ihren Einfluss, weil sie es wünschte. Wichtig ist, dass ich Freud etwas fragen will und unsicher bin, was er von der ganzen Verlobung hält.

Der ganze vorletzte Traum ist eine Ablösung von Els zugunsten einer anderen noch Unbekannten.

46. Stunde: 24. V. 22

Der kleine dicke Mann (letzter Traum) erinnert mich an einen Franzosen aus Toulouse, den ich (1914) in den Pyrenäen getroffen habe. Er war klein und unheimlicher Blageur (Witzemacher). Hielt sich für einen zweiten Napoleon infolge seiner Grösse und nur durch die Ungunst der Zeiten sei er nicht so bedeutend. Hielt Reden auf Frankreich und die Schweiz. Dann Erinnerung, dass ich so gut französisch gesprochen habe – ich blagiere selbst. Ich erhebe mich über die Analyse. Ich bin selbst der kleine Mann. Ich wollte immer ja auch eine Brille kaufen, eine dunkle, weil mir mein dunkler Zwicker nicht sitzt. Merkwürdig ist übrigens, dass ich gar keinen Heuschnupfen bekomme, obwohl es nach Freuds Aussage sehr stark «Saison» dafür ist. Ich sagte mir, dann habe ich eine Brille wie Rank. Die Dame, der ich nachgehe und die ich dem Herrn ausspannen will, ist Frau Dr. Rank. Ich habe sie bei der Besichtigung der analytischen Poliklinik gesehen oder glaubte, dass sie es sei. Sie gefällt mir sehr gut. Also einerseits Rache an Rank. Wie du mir die Frau wegnimmst, so ich dir. Andererseits Identifizierung mit ihm (Brille).

Sie hat einen roten Hut: Er ist für mich das Zeichen Leichtsinns. «Deine Frau ist ja gerade so leichtsinnig wie meine».

47. Stunde: 25. V. 22

48. Stunde: 26. V. 22

49. Stunde: 27. V. 22
Die Träume werden weiter besprochen. Merkwürdigerweise habe ich gar keinen weiteren Traum gehabt. Es ist ein Widerstand gegen ein weiteres Geheimnis, das ich verberge. Oft wieder Verstimmungen. Ablehnendes Verhalten gegen Els.

50. Stunde: 29. V. 22
Traum von gestern Nacht:

Ich bin auf der Fahrt zum Bruder meiner Braut. Aber es ist alles umgekehrt, als ich es mir durch die Erzählungen von Els vorgestellt habe. Es ist eine sehr steile Bergbahn, welche langsam den Berg hinaufkriecht. Der Bruder ist auch gar nicht gross und blond, sondern klein und schwarz. Dann ist die Kusine von Els noch da. Es soll eine grosse und sehr energische Frau sein. Sie ist aber hier klein und dick wie eine Haushälterin und unbedeutend. Das Haus liegt auch nicht in der Ebene, sondern auf einem Hügel. Auf einem anderen steilen Hügel ist eine Burg mit Türmen. Dazwischen ist eine tiefe Schlucht. Nun rede ich mit einem Arzt, wie es scheint über elektromedizinische Apparate.

Bemerkungen: Gestern vormittag sind wir mit dem Tram an die Donau gefahren. Die grosse Ebene erinnerte meine Braut lebhaft an die Heimat. Sie wiederholte, es würde mir sicher gut gefallen, den Sommer auf dem Lande zu leben. Nachmittags fuhren wir zum Rennen nach Fendenau (?). Wir kamen am Gaswerk vorbei. Hat hohe Kamine. Meine Braut sagte, dass diese Kamine gar nicht störend wirken, sondern eher schön. Ich musste ihr beistimmen.

Abends sassen wir im Prater. Es war Gesang und Musik in diesem Restaurant. Ich war plötzlich stark verstimmt und bekam dann ein ganz fürchterliches Kopfweh, wie ich mich überhaupt nicht erinnern kann, es je in der Stärke gehabt zu haben. Beim nach hause gehen schmerzte mich jeder Schritt. Ich sagte zu Els: Wenn es organisch wäre, würde ich an eine Meningitis serosa denken. Sie sagte: es wird wohl ein Hydrocephalus acutus sein. Während wir dort waren, überreichte mir der Kellner hinter dem Rücken von Els eine Visitenkarte. Es war der Name einer der Sängerinnen und es stand geschrieben: «Kommen sie morgen abend allein.» Ich zeigte es lachend Els und sagte: dies ist meine erste Eroberung. Sie sagte: ich hätte gar keinen Grund, auf den Alkoholismus zu schimpfen und die Abstinenz zu propagieren. Denn diese Eroberung hätte ich dem Umstand zu verdanken, dass diese Dame sehr alkoholisiert sei.

Nachher zu Hause im Bett liess das Kopfweh nach. Wir lagen zusammen im Bett ohne Coitus. Überhaupt in letzter Zeit fast nicht verkehrt.

Der ganze Traum ist ein Hohn und eine Auflehnung gegen die Bemerkung von Els: alle deine Aussagen über Estland stimmen ja gar nicht! Estland ist nicht eben, sondern steil. Eine lächerliche Bergbahn führt hinauf. Der Bruder ist gar nicht gross, sondern klein. Auch die Kusine ist eine unfähige Person.

Bergbahn: meine Schwester geht diesen Juli auf den Rigi. Ich will auch gehen. Rückkehr zur Schwester.

Dann wie die Bahn nach Arosa. In Arosa war ich dreimal: Das erste Mal mit meinem Freund Fleisch. Damals kannte ich Els noch nicht. Aber ich hatte mich einmal im Kolleg hinter sie gesetzt und ziemlich laut über meine Winterpläne gesprochen. Ich hoffte eigentlich, dass sie nach Arosa komme und wartete dort täglich auf sie.

Damals lernte ich eine Dame kennen, d.h. Fleisch wollte sie kennen lernen und gerne mit ihr tanzen. Ich stellte mich ihr vor, um dann Fleisch mit ihr bekannt zu machen. So war es immer: ich machte die Eroberungen für Fleisch.

Das zweite Mal ging ich mit den Eltern nach Arosa. Ich war damals Assistent in Münsterlingen (1918/19). Es war eine recht schöne Zeit. Ich wollte eine Bergbesteigung machen und trainierte so lange, bis ich infolge Knieschmerzen nicht mehr gehen konnte. Ich fahre meist allein Ski. Flirt mit einer dicken Luzernerin, was ich heute gar nicht mehr begreifen kann.

Das dritte Mal traf ich mich mit Els in Chur. Damals war Streit zwischen uns, sodass sie fast nicht mit gekommen wäre. Arosa, der Ort, wo mich Els enttäuscht hatte: das erste Mal kam sie nicht hinauf, das letzte Mal hatten wir Streit.

Die Burg: die Türme, wie die Schornsteine der Wiener Gasanstalt. Ähnlich wie die Burg in Sion. Das sind zwei Burgen, dazwischen eine Schlucht.

Freud: Burg Sion – Burg Zion.

Ich habe in einer Zeitschrift im Wartezimmer über Zionismus gelesen. Bedeutet also den Gegensatz zur Heimat meiner Braut. Dazwischen liegt ja die Schlucht.

Sion im Wallis. 1919 machte ich alleine eine grosse Tour durchs Wallis über mehrere Pässe. Ich wünschte mir einen Begleiter, besonders in exponierten Situationen. Els war damals in Münsterlingen. Einmal machte ich mit Els eine Pfingsttour (Pragel-Pass). Wir waren an eine gefährliche Stelle gekommen, wo Els plötzlich ganz unbekümmert raussprang. Das war furchtbar leichtsinnig und ich ärgerte mich, dass sie meinen Anordnungen nicht folgte und hinter mir ging. Wir waren damals im Nebel, und ich war sehr stolz, dass ich mich mit Karte und Kompass so gut aus dem Nebel fand. Sie lachte mich aber aus, das sei doch keine Kunst gewesen. Also auch für Bergtouren eignet sie sich nicht, obwohl ich es mir gewünscht habe, mit ihr Touren zu machen. Sie ist zwar eine ausgezeichnete Bergsteigerin.

Es kommen nun eine ganze Menge Anklagen über Els, wie sie mich auslacht wegen meiner Kleidung, ich bin ihr nicht schön genug angezogen. Ich bin nichts wert, in keiner Hinsicht. Andere werden im schönsten Licht geschildert, so dass ich öfters sagen musste: warum hast du mich eigentlich gewählt, usw. usw. Sehr heftige Anklagen. Es ist offenbar, dass ich unter einem Zwang stehe. Ich muss diese Vorwürfe akzeptieren oder mich von dem Zwang lösen (Freud).

51. Stunde: 30. V. 22

52. Stunde: 31. V. 22

Vom 29./30. träumte ich: dass ich zu Irma Nunberg (die Frau des Kusins des Wiener Nunberg) sagte: ich ärgere mich, dass ihr zwei mit Chico so geflirtet habt und dass ich nicht mehr in Münsterlingen war, als sie dort bei Els Ferien machte. Weiterer Vorwurf gegen Els. Chico (ein brasilianischer Studienkollege) wird vorgezogen, der blöde Fiertz (mein Nachfolger in Münsterlingen) wird vorgezogen. Er versteht viel besser den Kavalier zu spielen als ich usw.

Zu der kleinen dicken Frau fällt mir Frau Rhonheimer ein. Sie musste viel unter ihren Söhnen leiden. Beide haben ihre Jugendlieben geheiratet. Meine Jugendliebe ist ja meine Schwester. Siegfried Rh. wollte vielleicht meine Schwester heiraten. Das wäre eine Gelegenheit gewesen, von ihr wegzukommen. Der Bruder von Els sollte ja auch heiraten. Er ist nach Liplapi (eine Haushaltsschule von der Kusine von Els geführt) gefahren, weil es dort viele hübsche Mädchen hat.

53. Stunde: 1. VI. 22

Gestern war analytische Sitzung, in welcher Anna Freud einen Vortrag hielt über Tagphantasien zu: Ein Kind wird geschlagen.

Auf dem Heimweg sagte mir Els, ich soll doch die Tochter von Freud heiraten.

Dies ist die Phantasie, welche mich unbewusst schon seit langer Zeit beschäftigen muss. Ich habe sie auch sofort aufgegriffen gestern Nacht und heute und stark ausgesponnen. Ich sagte mir: ich würde sie schon nehmen, wenn Els nicht wäre. Zu Els sagte ich: selbstverständlich muss ich sie heiraten. Denn in der Analyse ist ja Freud mein Vater, sie also meine Schwester und ich will ja meine Schwester heiraten.

In einem Traum von früher, der recht dunkel war – von da an wurden überhaupt alle Träume dunkel – kam heraus, dass ich Els verlasse und dass schon eine Konkurrentin da sein muss, welche wohl alle gegenteiligen Merkmale von meiner Braut besitzt. Die Burg Sion ist die Burg Zion.

Burg = an Stelle des unbezwungenen Mädchens, Tochter Zion. Schon vor 8 Tagen war Fräulein Freud in der Sitzung anwesend. Ich will sie aber damals nicht gekannt haben, sondern glaubte, erst heute sie zu erkennen.

In Tat und Wahrheit war es nicht so. Sie sass auf der anderen Seite von mir und gefiel mir sehr gut. Als ich dann nachher in der Nähe von Freud bei Prof. Frink stand, stellte Freud sie ihm vor. Ich wandte mich ab, als wollte ich es nicht hören, ging dann zu Els und sagte: das ist offenbar die Tochter von Freud. Diesen Ausspruch habe ich aber total verdrängt gehabt und Els hat es mir erst heute gesagt, dass ich ihn getan habe. Ich war damals auch eifersüchtig auf Frink, dass er ihr vorgestellt wurde. Ich hatte mit ihm ausgemacht, ihn nach der Sitzung zu treffen, lief ihm aber ohne Grund und ohne zu wissen warum davon.

Dass sich diese Heiratsphantasie schon lange vorbereitet hat, zeigt auch folgendes: es war einmal von einem Fräulein die Rede, welches in der psychoanalytischen Sitzung war und den gleichen Heimweg wie ich hatte. Ich verstand damals, dass Freud sagte, es sei die Tochter von Prof. Karplus (?). Freud sagt nun heute, er habe das bestimmt nicht gesagt, denn Karplus habe drei Söhne und gar keine Tochter. Ich habe ihn also falsch verstanden und sie in eine Professorentochter verwandelt! Els sagte auch damals zu mir: du willst sicher eine Professorentochter heiraten. Nimm doch Freuds Tochter. Es ist grossartig, wie Els herausgewittert hat, was in meinem Unbewussten vorgeht. Ich habe mich gestern auch an genau den gleichen Platz gesetzt gehabt, den Fräulein Freud die Sitzung vorher eingenommen hatte.

Die Phantasie, sie zu heiraten, wurde wie gesagt gestern Abend und heute Vormittag sehr intensiv ausgemalt.

Freud: Nun kann der Endkampf beginnen!

Die beiden Parteien sind da: die zwanghafte Neigung zu Els und die zwanghafte Neigung zum anderen Extrem: Schwester-Imago. Freud fügt hinzu: ich habe nichts dagegen, wenn Sie meine Tochter heiraten wollen, Sie sind ein junger Mann mit guten Manieren, Sie sind Analytiker, Sie sind Schweizer, alles Eigenschaften, die mir gefallen.

54. Stunde: 2. VI. 22

Gestern habe ich einen ausserordentlich friedlichen und schönen Tag gehabt, sogar fast euphorisch. Nie gereizt. Sehr zärtlich zu Els!

Vom 31. V./1. VI. hatte ich ja einen Traum:

Ich war mit Prof. Frink und Dr. Polone (?), den zwei Amerikanern im Café. Das war ja wirklich der Fall. Nur war Els mit dabei und im Traum nicht.

Von gestern auf heute hat sich dieser Traum wiederholt. Er macht sich nochmals geltend, weil er gestern nicht vorgebracht wurde. Es ist deutlich, dass ich hier meine Braut los haben will.

Dann wieder der Wunsch, nach Amerika zu gehen. Ich habe dies in den letzten Tagen tatsächlich phantasiert: du gehst mit Frink nach Amerika. Ich nahm damals an, ich gehe mit Els, verheiratet.

Hier im Traum aber deutlich ohne sie. Mein Vater hat mir vor meiner Abreise von Zürich gesagt: an meiner Stelle ging er noch nach England, Italien, Amerika, um die Welt zu sehen. Ich hatte den Eindruck, er rate mir dies an, um von Els wegzukommen. Der Traum akzeptiert diesen Rat.

55. Stunde: 3. VI. 22

Traum: Prof. Frink übergibt mir seine ins Deutsche übersetzten Werke in Gestalt einer Reihe von Büchern zur Aufbewahrung. Das erste Buch ist nicht übersetzt, der Titel ist: the human body, das zweite heisst: der leere Raum, das dritte: die Freiheit.

Prof. Frink ist der Amerikaner, auf den ich eifersüchtig bin wegen Fräulein Freud. Ich identifiziere mich mit ihm (er gibt mir seine Bücher). Ich will gleich ihm sein, damit ich auch etwas wert bin, besonders weil Freud ihn so lobt. Wenn ich so bin wie er, dann lobt mich Freud auch und ich bin eher als Schwiegersohn akzeptabel.

Die Bücher: Els las eine Annonce in irgendeiner Zeitung: für Junggesellen, pikante Lektüre und einige sehr pikante Titel, Verfasser E. Blum.

Sie sagte, ich solle doch diese Bücher meiner Schwester nach Zürich schicken und ihr schreiben, endlich sei ich unter die Schriftsteller gegangen und hier meine Produkte.

Der leere Raum: erinnert mich an die Arbeiten meines Schulkameraden, des Physikers Baer, die er mir geschickt hat.

The human body: vielleicht diese Tänzerin im «Pan». Sie passt nicht als Tänzerin, «aber als Geliebte würde sie ganz gut passen» (Ausspruch, den ich zu Els machte).

Der leere Raum: Erinnerung an die Vorführung im Kino, ein Detektivstück, in dem einer hypnotisiert wird, die Weiche zu stellen. Gespielt von einer Person, die sich hinter der Bühne immer verwandelt.

Auch ich soll ja die Weiche stellen.

56. Stunde: 5. VI. 22

Traum vom 3./4. VI.:

Ich spreche mit Dr. Hanhart (?), es sei mir unmöglich gewesen zu kommen oder ähnliches. Er hat gar keinen Kopf und stattdessen nur ein grosses Gehirn, aber eher die Form eines Hundegehirns. Ich denke, wenn er da daran drückt, bekommt er eine Zuckung im Bein. Dann wandern wir zusammen über die Ebene. Ich muss über ein Bächlein springen. Es ist etwas sumpfig und vor dem Gebäude im Stadtpark. Wir gehen die Treppe hinauf, und es ist als ob Bonvierini (?) (liest über Hirnlokalisation) uns etwas Interessantes zeigen wollte.

In der Marmorwand ist ein merkwürdiger runder Ausschnitt, wie eine Medaille. Sie schien ähnlich auszusehen wie Freud.

Hier enden meine Notizen – warum? – aber nicht meine Analyse, die sich bis Ende Juni 22 fortsetzte, so dass sich im ganzen ca. 75 Stunden ergeben.

Die letzte Stunde war am 28. VI. 22. Einige Tage vorher kündete mir Freud an, dass die Analyse beendet wäre, natürlich zu meinem Erstaunen. Die letzte Stunde habe ich noch in guter Erinnerung. Sie führte mich in das Kinderzimmer des 3. Altersjahrs (oder 4.) zurück. Mein Kinderbett, das ich vorher in das elterliche Schlafzimmer verlegte, während ich die Schwester mit dem Kindermädchen im Kinderzimmer schlafen ließ, stand nun hinter dem Bett der Schwester. Das Kindermädchen schlief in einem anderen Zimmer.

Die Stimmung der letzten Stunde war von dem Eindruck getragen, dass damals zwischen meiner Schwester und mir «etwas vorgefallen» war. Aber die Erinnerung daran tauchte nicht auf.

Und Freud sagte beschwichtigend: das Unbewusste will es nicht hergeben. Er verabschiedete mich ungefähr mit den Worten: Jetzt versuchen Sie Ihr Glück als Analytiker. Die Analyse ist beendet. Sie hatten keine Neurose.

Was sich in den ca. 20 Stunden, für die ich keine Notizen habe, zugetragen hat, ist ungefähr folgendes:

Die Analysenstunden wurden immer «dichter», ohne dass ich wusste, dass die Analyse zu Ende ging. Die Konfliktsituation entschärfte sich, um so intensiver wurde das Miterleben (wahrscheinlich ein Grund, dass ich keine Notizen mehr machen konnte). Gleichzeitig richtete sich meine Einstellung mehr und mehr nach der Realität aus. Meine Analysen, die ich seit Anfang Juni im Ambulatorium führte, kamen ab und zu zur Sprache (ich führte sie nach Ende meiner Analyse bis Ende November 22 weiter). Das Wesentliche, das sich zutrug, war aber, dass zusehends (wie schon gesagt) die Konfliktsituation (Inzestzwang – Exogamiezwang) entschärft wurde, indem sich meine Braut mehr und mehr auch als Schwester-Imago erfahren ließ und meine negative Einstellung resp. meine Ambivalenz als Inzestabwehr. Die Inzest-Schuld hatte mir Freud genommen, indem er gleichsam die (inzestuöse) Zuneigung zu seiner Tochter gestattete. Damit fielen auch die inzestbedingten Schuldreaktionen gegenüber meiner Braut ab. Sie wurde damit als Abwehr-Objekt gegen den Inzest zu einem Inzest-Objekt, mit dem der Inzest gestattet ist. Wesentlich scheint mir folgendes: Freud gestattet mir den Inzest mit seiner Tochter, ich gestatte mir den Inzest mit meiner Braut. Damit vollzog sich auch die Übertragungs-Ablösung von Freud – wohl verstanden ohne dass ich etwas von dem baldigen Abschluss der Analyse wusste! Sie machte auch insofern relativ wenig Schwierigkeiten, als Freud sich die ganze Analyse hindurch nicht nur als Übertragungsobjekt anbot, sondern ebenso zuverlässig als Analyse-Gesprächs-Partner, der eine offene Identifizierung mit ihm gestattete oder gar forderte, wobei Übertragung-Identifizierungen (Vater-Imago) als Abwehr sich immer wieder «aufheben» konnten.

Ende November 1922 verliessen meine Braut und ich Wien (Ende September 22 waren wir noch am Kongress in Berlin, wo wir einen guten Kontakt namentlich mit den Berliner Analytiker hatten und fanden). Dann reiste ich nach Zürich, sie nach Estland, wo sie bei Lipschütz (Physiologie) arbeitete, während ich die Eröffnung meiner Praxis in Bern auf Frühling 1923 betrieb.

Herbst 1923 heirateten wir – konfliktfrei mit uns und in herzlichem Einvernehmen mit meinen Eltern, Duldung von meiner Schwester, die von ihrer Inzestbindung an mich nicht loskam.

Wenn ich meine Notizen über meine Analyse durchgehe, so bemerke ich, dass ich anfangs die Bemerkungen Freuds (Interpretationen und Erklärungen) von meine Einfällen häufiger trennte als später, sodass nicht oder kaum mehr unterscheidbar ist, was ich und was Freud «interpretiert» haben. Ich möchte das nicht so auslegen, als ob ich dadurch ausdrücken wollte, dass ich alles selbst gefunden habe. Sondern als der Ausdruck der Gewinnung einer gemeinsamen Sprache und eines echten Dialogs, in dem es nicht mehr darauf ankommt, was der eine oder andere gesagt hat, sondern dass der eine den anderen verstanden hat. Es ist ja auch auffällig, wie ich meistens sofort auf eine Bemerkung Freuds meine Einfälle spontan nach ihr ausrichtete – immer ein Beweis, dass sie «ankam» und sich bestätigte. Es war mehr als Verständnis, es war Ein-Verständnis. So traten ja auch sehr selten Widerstände gegen die Analyse auf. Wo in der Übertragungssituation Freud z. B. als Kastrator (Traum!) erlebt wurde, so wurde das quasi freundschaftlich-kameradschaftlich «erledigt». Dies dürfte nachträglich kaum so ausgelegt werden, als ob ich, sei es in der Analyse, sei es in meiner Darstellung, den Affekt der Kastrationsangst abwehrte. Ich denke an den Traum mit den abgeschnittenen Beinen, der in vollster Angststimmung erlebt und erzählt wurde.

Über den Verlauf der Analyse und ihre inhaltliche Konsequenz liesse sich sehr viel sagen. Aber diese Bemerkungen sollen sich ja mehr nach der Frage: Freud als Analytiker ausrichten und weniger nach dem von mir erlebten. Immerhin kann man dem letzteren nicht ganz ausweichen, wenn man das erstere verstehen will.

Da ist vor allem noch eine Kritik an meinen Aufzeichnungen zu üben, die ja da abbrechen, wo Freud zum Endkampf des Konfliktaustrags geradezu ins Horn stösst: 53. Stunde. Partnerinauswahl, als zwanghafte Neigung zur Schwesternimago oder zwanghafte Wahl einer Antischwester. Der Austrag des Endkampfs währte nicht lange, wurde vor allem als der Grundkonflikt, als das die ganze Analyse durchziehende Thema erlebt, zu dem auch Freud zahlreiche Interpretationen und Erklärungen gegeben hat.

Dass sich die Analyse über diesem Grundthema aufgebaut und vollzogen hat, beweist m. E. die Einheit und Geschlossenheit dieser Analyse.

Die erste Analysestunde schlägt bereits das Grundthema an, ein Verhaltenserlebnis statt einem Initialtraum: die 3 Frauen (analog, wenn nicht identisch zur «Kästchenwahl» (Shakespeares Kaufmann von Venedig und Freuds Arbeit darüber). Das Thema wird in den in der Analyse auftretenden Realgestalten vielfach variiert und permutiert (wie ein musikalisches Thema), setzt sich endlich in der Lebensgeschichte fort (ich habe 3 Frauen geheiratet!). Ist das «noch» Wiederholungszwang? oder «Schicksalszwang»? oder freie Lebensgestaltung?

So oder so, das Thema wurde in der Analyse als (psychologisch-psychoanalytisches) Problem gelöst und die Drei-Einheit in der Gestalt der Verlobten gefunden, die als Lebensschicksal Mutter, Geliebte und Todesgöttin (!) war.

Freud: Das Motiv der Kästchenwahl (BD X) wurde 1913 publiziert.

Es ist nicht meine Absicht und es gehört auch nicht zu der Aufgabe, die ich mir gestellt habe, die Interpretation meiner Analyse weiter zu führen. Ich tue dies nur insoweit, als sie Beiträge zu dem Thema liefert.

Freud als Analytiker

Meiner Auffassung nach ist dies das notwendig aktuellste Thema, das sich die Analyse stellen muss. Dabei geht es nicht um die Frage, ob die von Freud inaugurierte Psychoanalyse heute noch in ihren Grundlagen «aktuell» ist, sondern ob sie endlich aktuell wird. Es geht nicht um eine Renaissance (Wieder-Geburt) der Analyse, sondern es geht um ihre Naissance, um ihre Geburt! Unser Thema könnte darum das Motto tragen: Von Freud zu Freud.

Das heisst in einem gewissen Sinne auch, das «szientistische Selbstmissverständnis», das Freud angelastet wird, in Austrag zu bringen mit dem szientistischen Selbstmissverständnis unseres heutigen Szientismus, der Freud zu verstehen sucht und ihn relativ ebenso sehr missversteht wie seine Zeit ihn missverstanden hat und wie unser heutiges Verstehen in 50 – 100 Jahren missverstanden wird. Ich werde dabei dem Vorwurf und dem Argument nicht entgehen, dass sich in der Zeit meiner Analyse zwei bürgerlich-kapitalistische Zeit-Genossen oder gar ein unkritischer Analysand «seinen» Analytiker verstehen konnten (vielleicht auch aufgrund von Übertragung und Gegenübertragung), nicht aber zwei verschiedene gesellschaftsstrukturierte Menschen. Dieses Argument scheint mir deshalb wegzufallen, weil ja nicht nur Erinnerungen, sondern Aufzeichnungen (Protokolle) jener Zeit mit einem der heutigen Gesellschaftsstruktur und Umstruktur offenen Verstand gesehen werden (was anzuzweifeln jedem freisteht). Jedenfalls vermisse ich in der heutigen Art des Austrags wissenschaftlicher Meinungen in bezug auf die Analyse als Wissenschaft das dialogisch-dialektische Moment (dafür ist es noch zu früh). Jeder will seinen Standpunkt recht-fertigen gegen den des Anderen und Gemeinsames, nämlich der dialektische Austrag wird nicht gesehen, oder gelingt nicht, gesehen zu werden. Jedenfalls geht es heute um durchaus abwegige Bemühungen.

Erstens will man beweisen, dass Psychoanalyse eine Wissenschaft ist (im Sinne dessen, was heute als Wissenschaft verstanden wird, nämlich vorwiegend das Wissen, das der technischen Forderung gerecht wird). Zweitens will man beweisen, dass Psychoanalyse einem dem historischen Materialismus oder dialektischen Materialismus (Marx) gerecht. Wissenschaft ist – wenn man sie von den idealistischen Anhängseln (Freud) befreit.

Wenn man die Begriffe materialistisch und idealistisch von ihrem ideologischen Gepräge befreit, so will mir scheinen, dass die kapitalistische Gesellschaft, der wir den dialektischen Idealismus zu verdanken haben, extrem materialistisch ist und der Marxismus (oder richtiger Marx), dem wir den dialektischen Materialismus zu verdanken haben, nur in einem idealistischen Sinne verstehen und akzeptieren können.

Natürlich kann man sich fragen, ob ein Konfliktproblem, das in meiner Analyse vordergründig (aber erst im Verlaufe der Analyse bewusst) wurde, Ödipus-, Inzest-, Kastrationsproblematik) spezifisch gesellschaftsstrukturell geprägt war und (wie bereits angetönt) bei gesellschaftsskonformen Partnern inbezug auf die Gesellschaftsproblematik total abgelehnt blieb und bleiben musste und dieser Analyse ein Konformismus angelastet werden kann und muss. Eine Art Gegenstück finden wir in den Aufzeichnungen von Reich, der bei Freud lange Jahre offenbar begeisterten Widerhall fand, die letzten Gründe des gegenseitigen Missverstehens (mir wenigstens) undurchsichtig geblieben sind. Es ist nur zu bedauern, dass der Vergleich mit Reich deshalb hinkt, als Reich nicht ein Analysand von Freud war.

Ich erwähne aber Reich nicht nur deshalb, sondern vor allem, weil er meine Einstellung zur psychoanalytischen Gesellschaft (nicht zur Psychoanalyse) entscheidend beeinflusste.

1934 auf dem psa Kongress in Luzern wurde Reich aus der psa Gesellschaft ausgeschlossen. Es war wieder einmal das «Comité» (der oberste Sovjet) der Gesellschaft, der Reich als nicht mehr tragbar erklärte. Meines Erachtens waren die Gründe durchaus «opportunistisch». Reich, obwohl von den Kommunisten exkommuniziert, galt als für die psa Gesellschaft gegenüber dem Nazi-Regime diskriminierender Kommunist und musste deshalb gehen. Kein einziges der Mitglieder nahm sich Reich persönlich an, der, von mir angesprochen, einsam in einem Nebenraum seine Verurteilung erwartete. Sicher war Reich damals in schweren persönlichen seelischen Schwierigkeiten, wurde, statt hilfreich zu sein, aber durch das kollektive Verhalten der Analytiker völlig isoliert und verbannt (vgl. hierzu Peter Weiss: Hölderlin). Ob Reich psychotisch war oder nicht, jedenfalls wurde er durch die psa Gesellschaft in die Psychose gestossen (dasselbe mit Rank, seine Verbannung aus der psa Gesellschaft durch Beschluss des «Comités»).

Damals, in Luzern, vollzog sich mein innerer Bruch mit der (internationalen) psychoanalytischen Gesellschaft. (Nicht mit der Psychoanalyse). Ich besuchte keine Kongresse mehr. Mein Kontakt mit der schweizerischen Gesellschaft blieb tolerant aber kritisch.

Ich glaube, diese Zwischen-Schilderung war notwendig, um meine (jetzige) Einstellung und meine Äusserungen über Freud als (mein) Analytiker ganz zu verstehen.

Ich betrachte heute Freud als einen einsamen, von den Analytikern und der analytischen Gesellschaft missbrauchten und missverstandenen Menschen. Wie er als Mensch missverstanden wurde, so auch als Analytiker. Missverstanden blieb (mit wenigen Ausnahmen) auch sein Werk. Er wurde nicht nur missverstanden, sondern von den Analytikern missbraucht (indem sie ihre Analyse als Freudsche Analyse propagierten und sich den Herrschaftsanspruch über Freud und sein Werk anmassten. Es ist dieser Herrschaftsanspruch, der heute (als Abwehr-Mechanismus (?) gegenüber allem Menschlichen, sozialen und «echtem» Verstehen von Freud) die psychoanalytischen Gesellschaften prägt und mit ihnen ihre psychoanalytische Therapie. Natürlich gibt es Ausnahmen. Vorwiegend sind es solche, die in einem echten menschlichen Kontakt mit Freud gestanden sind (z. B. Schur). Recht auffällig ist auch, dass manche Interpreten Freuds und der Psychoanalyse, die nach meinem Erachten ein echtes Verständnis zeigen, nicht dem psychoanalytischen «Gestellt» verpflichtet sind (so z. B. Brown).

Den «Herrschaftsanspruch», der vom akkreditierten Analytiker innerhalb der Therapie leitend ist, darzustellen und zu belegen, ist hier nicht meine Aufgabe. Dagegen soll und kann die Darstellung meiner Analyse zeigen, dass Freud von diesem Anspruch völlig frei war. Gerade dieses Erfahrungs-Erlebnis scheint es zu sein, das mich gegenüber den psychoanalytischen Gesellschaften zu einer Art Einzelgänger machte (und kaum eine sog. Identifizierung mit Freud, oder dass ich gar auf Freud meine eigene persönliche «Situation» projizierte!).

Es besteht zwar auch heute die Forderung, dass der Analytiker mich dem Ich und nicht mit dem Über-Ich analysieren soll. Aber ich zweifle, dass die Herrschaftsstruktur reine Überich-Funktion ist, sondern glaube vielmehr, dass sie zur Ich-Struktur, also «ichgerecht» geworden ist und der Analytiker damit eine Gesellschaftsklasse verkörpert, die den Dialog Analytiker – Analysand beherrscht.

Dass unsere Gesellschaft und Kultur sich immer noch in der anal-sadistischen Form des In-der-Welt-Seins bewegt, ist schon fast zu einem Gemeinplatz geworden. Kaum reflektiert wird jedoch, dass es auch die analytische Therapie tut und dass in der Forderung, den Patienten zur «Genitalität» zu «entwickeln», Genitalität anal-sadistisch interpretiert wird (Leistungsprinzip).

(Sexuelle «Potenz» Leistung braucht durchaus nicht der «genitalen Stufe» zu entsprechen, vielmehr gehört zu ihr die Konstitution eines wahren Selbst (Winnicott)).

Dieses «wahre Selbst» scheint nun Freud gehabt zu haben. Ich glaube, dies ist keine Idealisierung, sondern kann belegt werden. Es ist die Wahr-ung seines Selbst, das Freud in seiner Selbst-Isolierung geführt hat, ohne dass er die mitmenschliche Beziehung aufgeben musste, er setzte sie eben und gerade da ein, wo ihm der Mensch als Mit-Mensch begegnete, und das war unter anderem in der analytischen Situation.

Ich werde nun versuchen, anhand meiner Aufzeichnungen und Erinnerungen das Verhalten Freuds als Analytiker zu schildern und mit unserer heutigen therapeutischen Technik zu vergleichen. Dass dieser Vergleich nur relative Schlüsse gestattet, ist klar. Denn das Vergleichsmaterial ist im Grunde ungeeignet. Die Schilderungen eines Analyse-Verlaufs (als Kranken-Geschichte) verhüllen geradezu das intim-persönliche Geschehen zwischen Arzt und Patient. Tonbandaufzeichnungen stehen mir nicht zur Verfügung und müssen zudem an einem entsprechenden Tonband-Protokoll meiner eigenen Analyse gemessen werden. Ausser einem einzigen Protokoll stehen auch vergleichbare Schilderungen von Freud-Analysanden aus. Trotzdem wird aus den hier angeführten Beispielen manches zu der therapeutischen Arbeitsweise Freuds geklärt oder wenigstens reflektiert werden können.

(Bereits) in der ersten Stunde gibt Freud folgende Erklärung. Sie erfolgte offenbar als Antwort auf meine Ängste, wie weit durch die kommende Analyse die Bindung an meine Verlobte und die Wahl der zukünftigen Frau erschüttert werden könnte. Die Bemerkung Freuds «tröstet» mich und macht mich zugleich verantwortlich, dass ein späterer Entscheid mein rein persönlicher sein muss und wird: Die Lösung der Symptome geschieht nicht dadurch, dass das Symptom verschwindet, wenn der Zusammenhang mit dem verdrängten Trauma gefunden worden ist, sondern dass der Betreffende fähig ist, das Symptom zum verschwinden zu bringen. Meistens wird er es ja tun, da dies ihn ja in die Analyse geführt hat. Wenn das Symptom aber ich-gerecht ist, kann er es beibehalten, z. B. in dem Falle, in dem wir die Liebe als Symptom ansehen. Wenn die Zusammenhänge hergestellt sind, kann man sich der Liebe entledigen, man kann sie beibehalten, wenn man sie ich-gerecht findet. Es wird aber immer eine Liebe sein.

(Gerade vor diese Frage wurde ich am Schluss meiner Analyse gestellt! Hat Freud dies bereits in der ersten Stunde voraus-gesehen? Gleichzeitig hat mit dieser Ausführung Freud an mein Ich appelliert. Die Entscheidung liegt bei mir und nicht bei ihm. Er hat seine ödipale Vaterrolle entschärft – was er in der Übertragungssituation immer wieder getan hat und zuletzt und vor allem wieder beim Schlussentscheid, wo er bei der Frage, ob ich seine Tochter oder meine Verlobte heiraten wolle, endo- oder extragam wählen werde, mir erklärte, ich sei ihm als Mann seiner Tochter willkommen. Er verbietet mir nicht die Frau, wie der Vater, sondern gestattet mir gleichsam den Inzest.

Aber Freud fährt in seinen Erläuterungen unmittelbar fort: «Ebenso verhält es sich mit der Kunstschöpfung. Ein Hamlet, ein Moses usw. wird, wenn analysiert nicht, wie man vorwirft, desillusioniert. Das Kunstwerk wird durch die Analyse nicht gestört, sondern seine Wirkung vertieft. Das heisst, man entledigt sich seiner Symptome nach seiner Analyse nicht. Ebensowenig wird ein unbewusst schaffender Künstler, wenn er analysiert ist, schaffensunfähig. Er braucht sich dieses Symptoms nicht zu entledigen»:

Hier wird nicht nur das Schöpferische der Symptombildung vertreten, sondern auch die Analyse als ein «Instrument», das das Schöpferische, Künstlerische, nicht zerstören kann. Zugleich ist Sublimierungs-

und Heilungsprozess eins geworden: Sublimierung ist eine Regung, Neigung ich-gerecht zu machen!

Die Erklärung Freuds hat bereits in der ersten Stunde die analytische und Übertragungssituation entschärft und damit die ganze Widerstandsproblematik. Der Analytiker wird nicht zum «Vater als Schicksal», sondern ist der helfende Begleiter (Vergil und Dante).

In der dritten Stunde (31. III. 22) gibt mir Freud einen Brief meiner Schwester zu lesen (datiert vom 16. III. 22), in dem sie zu meiner Verlobung ablehnend Stellung nimmt.

Freud erklärt mir, dass ihm dieser Brief ausserordentlich unangenehm sei. Er zerstöre einen guten Teil des Fortgangs der Analyse, indem er vielem vorgriffe und ungeordnet und von anderen Gesichtspunkten aus vorbringe. Ferner wolle man ihm gleichsam die Verantwortung für den Ausgang meiner Analyse und meiner späteren Entschlüsse überbürden und drittens verlange der Brief, dass Freud mir davon nichts mitteile, also fordere ein Geheimnis, das er nicht halten könne. Man kann erst versprechen, ein Geheimnis zu halten, wenn man, bevor man es mitteilt, fragt, ob man es halten kann und will. Er entbinde sich also von diesem Geheimnis, das seine Äusserungen in der Analyse zu mir beeinträchtigen würde, indem er es mir mitteile, sodass also jetzt ein Geheimnis zwischen mir und meiner Schwester besteht, statt zwischen ihm und mir. Er werde meiner Schwester wohl schreiben, dass er erst geantwortet habe, nachdem er mich kennen lernte, und dass es Aufgabe der Analyse sei, den inneren Menschen frei zu machen und er so ein freies Urteil bekomme und er hoffe, dass auch ich durch die Analyse so frei werde, dass ich mich in dieser Angelegenheit entscheiden könne.

Damit ist die «Atmosphäre» der psa Situation gleichsam «gereinigt», von «äusseren» Störmomenten befreit. Nicht Freud, sondern ich muss mich mit meiner Schwester (in der Analyse) auseinandersetzen.

Freud wendet sich nun unmittelbar meinem in der ersten Stunde berichteten Initial-Symptom zu (statt einem Initialtraum ein Initial-Symptom, also «agiert»), zu dem ich ja bereits meine Bindung an die Schwester «assoziiert» hatte. Wer sind die 3 Frauen? Es zeigt sich, dass im Zusammenhang damit zwei (jüdische) Heiratskandidatinnen stehen, die mir von deren Vätern via meinem Vater angetragen wurden, aber bereits von meinem Vater abgewiesen wurden. Schon wird die Bemerkung Freuds sinnerfüllt, dass in der Analyse nicht er (wie mein Vater!) die Frau zu wählen habe, sondern ich.

Freud bemerkt ferner, dass wir ja nun bereits 2 Frauen meiner Symptomhandlung kennen. «Es wird auch eine dritte da sein». Ob Freud bereits «ahnt», dass diese dritte seine eigene Tochter sein wird?

So werden bereits in der 4. Stunde meine abgewehrten Inzestwünsche und meine Exogamie als Abwehr klar. Zu ihr bemerkt Freud:

«Es ist dies eine Art und Weise, wie der Gesunde mit dem Ödipuskomplex fertig wird, indem er sich eine Frau wählt, welche dem Elternhaus völlig fremd ist». Alle Frauen, welche mit dem Elternhaus irgendwie «assoziativ» in Verbindung stehen: Name, Rasse, Verwandtschaft, gesellschaftliche Stellung etc., Mutter, Kusine, lehne ich ab. Alle dem Elternhaus völlig fremd stehende, akzeptiere ich: Pariser Freundin, Verlobte, alle meine spontanen Verliebtheiten.

Diese von Freud interpretierte (Konflikt-)Situation wird also schon in der 4. Stunde (!) erlebt (und nicht nur verstandesmässig bewusst). Und zwar dank des «offenen» Verhaltens von Freud und seinen wenigen Erläuterungen, die nur scheinbar rein «theoretischen» oder «sachlichen» Charakter und Inhalt haben, sondern den Zugang zum Erleben öffnen.

In der «Übertragungssituation» bleibt (ungedeutet!) das Thema ambivalente Einstellung zum Vater aktuell. Wohl deshalb «ungedeutet», weil es in keiner Weise als Widerstand erscheint, der Vater als Über-Ich-Instanz. Auch später, als schwere Kastrationsträume den Analysanden beunruhigen, werden die Bezüge zur Übertragungssituation nur angedeutet. Freud als Analytiker wird hauptsächlich als die Negation der negativen Übertragung erlebt (und damit wird Sadismus wie Masochismus «entschärft», wie auch der ganze dazugehörige Konflikt).

Freud gibt interpretativ-auslegende (hermeneutische) Erklärungen, welche die Deutungen als erlebte zu Tage fördern.

3.4 Aus den Tonbandtranskriptionen von 1973

Die hier veröffentlichten Texte sind Auszüge aus einem zehntägigen Dialog (1973) zwischen mir (M. P.) und Blum, der im Kontext des Gesamtdiskurses von fast zwei Jahrzehnten steht. Diese Passagen wurden im Hinblick auf Freuds Analyseführung ausgewählt und werden im Originaltext wiedergegeben. Meine Fragen an Blum sind nicht mit aufgeführt, sodass sich die Passagen als fortlaufender Text lesen lassen.

Meine Analyse bei Freud begann am 29. März 1922 und endete am 28. Juni 1922; das ist ein Zeitraum von einem Vierteljahr. Wer die Zeit misst, dem wird es eigenartig erscheinen, dass ein solcher Dialog ein Leben umfassen kann und (vom Zeitmaß her) nur ein Vierteljahr dauerte. Wer bloß misst, der kann nicht ermessen, was ein solcher Dialog (in solcher Zeit) für sein Leben bedeuten kann. Von den 75 Stunden Analyse, die ich bei Freud in jenen drei Monaten hatte, habe ich 55 Stunden protokolliert, und nach der 55. Stunde habe ich keine stenographischen Protokolle mehr geführt.

Meine Analyse hat sich über das Grundthema der drei Frauen aufgebaut, die als Eingangsszene das Thema der Analyse eröffneten und in die Drei-Frauen-Thematik des Inzestproblems einmündeten: Von der ersten Analysestunde bis zur letzten bildete der Dialog eine Einheit und Geschlossenheit. Die Initialszene mit den drei Frauen wurde als Grundthema an den in der Analyse auftretenden Realgestalten vielfach variiert und permutiert wie ein musikalisches Thema. Und so setzte sich dieses Thema als «Schicksalsgeschichte» durch mein ganzes Leben fort. Ist das noch «Wiederholungszwang» oder «Schicksalszwang» oder freie «Lebensgestaltung»?

Der Dialog mit Freud oder überhaupt der (wirkliche) analytische Dialog ist doch nichts anderes als ein geglücktes Gespräch, eine geglückte Begegnung, wenn beide sich im Einverständnis treffen konnten, und so setzte sich meine Analyse ins Leben fort, wie sich früher mein Leben in die Analyse fortsetzte.

Die Dreiergestalt oder die Drei-Einheit der Frau, wie sie sich mir in der Analyse «löste» (als Einheit von Mutter, Geliebte und Todesgöttin), ist mir zum besonderen «Lebensschicksal» geworden.

Zu der Zeit, als ich zu Freud kam (1922) war die Lehranalyse keine Bedingung, sondern mehr oder weniger eine «natürliche» Selbstverständlichkeit. Die stillschweigende Voraussetzung für die Anwendung der Analyse war eben die Erfahrung einer Selbstanalyse.

Es ist doch schon eine merkwürdige Entwicklung, dass irgendeine komische Institution wie das «Komitee» irgendwann einmal und auch anonym festgestellt hat, dass 300 Stunden Lehranalyse die Voraussetzung für die Ausübung des analytischen Berufes wären. Wenn ich mich dazu in Vergleich setze: Ich bin ein Außenseiter; denn ich habe nicht einmal 100 Stunden (75 Stunden) bei Freud gehabt, und dazu hat Freud mir erklärt: Sehen Sie, ich glaube, dass Sie analysieren können. Und damit hat er mir praktisch die Erlaubnis erteilt, meinen analytischen Beruf auszuüben (genauso wie es immer war im Lehrer-Schüler-Verhältnis). Wer sollte auch dagegen Einspruch erheben; dagegen könnten auch sämtliche analytischen, vor allem die orthodoxen Vereinigungen, keinen Einspruch erheben. Es sei denn, dass sie Freud als einen unzulänglichen Analytiker deklarieren.

Nun, damals war das Analysieren noch viel einfacher: Jetzt haben wir ja das Problem der Widerstandsanalyse, und dann ist da noch der ganze Narzissmus ausgebaut worden usw. usw.

Ja, das ist einer der Gründe, warum die so genannte Lehranalyse immer weiter verlängert worden ist. Dann könnte aber die Frage auftauchen: Hat man denn auch ihren Narzissmus genügend analysiert, sind sie auch genügend nachgereift, wie ist es denn mit der grundlegenden Aufarbeitung ihrer Abwehrmechanismen?

Es sind doch alles stupide Fragen von Ignoranten.

In meiner Analyse ist das Wort Narzissmus, das Wort Widerstand, das Wort Abwehr überhaupt nicht gefallen, das Wort Übertragung habe ich nie jemals gehört.

Woher soll ich wissen, wie es mit meinem Narzissmus steht, woher soll ich wissen, was mit meiner Abwehr los ist, woher weiß ich, welchen Grad der Widerstandsanalyse ich nun einnehme; ganz zu schweigen von den einzelnen Phasen: Ich wusste nie, was diese Phasen sind, in welcher Phase XY ich mich gerade in der Analyse befand: ob oral, ob anal, ob phallisch-genital?

Es ist zum «guten» Stil geworden, dass die Kandidaten mit diesen theoretischen Wörtern und Bezeichnungen um sich schmeißen; orale Phase, anale Phase, phallisch-genitale Phase. Und sie sprechen von all diesen Dingen, ohne sich je überhaupt noch etwas dabei zu denken.

Die Kandidaten der Psychoanalyse, die ich nun kennen lernte, sind aber schon alle analytisch deformiert: Sie sprechen nicht mehr, sie verständigen sich nur noch im analytischen Jargon, ohne sich überhaupt etwas dabei zu denken.

Lassen wir doch die Analyse oder den analytischen Prozess bei Freud zu Wort kommen: Ich war ein junger Psychiater von 30 Jahren, als ich von Bern nach Wien ging, um bei Freud Analyse zu machen. Freud war damals 65 Jahre alt.

Mein Vater hatte mir schon zu seinen Lebzeiten ein kleines Vermögen verschrieben, verwaltete es aber selbst. Von diesem Vermögen bestritt ich meine Analyse und auch die Analyse meiner Braut bei Rank.

Es spielte dabei eine große Rolle, dass mein Vater das Geld verwaltete und ich das Gefühl hatte, von dem Geld überhaupt nichts zu sehen, so als ob mein Vater aus meinem Geld leben würde. Diese Geldfrage ist immer wieder aufgetaucht in der Analyse, in den Assoziationen. Ja, ich bringe auch Ihnen mein Geld, Sie leben ja auch aus meinem Geld – wie mein Vater.

Freud hat zu diesen Assoziationen, die eine Verbindungslinie Vater – Analytiker herstellten, geschwiegen. Freud sagte nichts zu dieser Analogie in der Auseinandersetzung mit meinem Vater. Freud hat mich noch nicht einmal darauf aufmerksam gemacht. Ja, er nahm meine Sorgen ernst – das war ja auch ein Stück meiner Realität, dass er mein Vermögen aufbrauchte.

Freud hat fast überhaupt nicht die Verbindungslinie zu sich hergestellt, wenn ich über meinen Vater gesprochen habe; auch hat er nicht umgekehrt die Verbindungslinie von sich auf meinen Vater hergestellt, wenn ich über ihn gesprochen habe. Er hätte ja sonst das analytische Geschehen ganz auf sich konzentriert, und das hat er nie gemacht: Er war immer der aufmerksame Zuhörer, der sich mit Interesse und Verständnis an dem beteiligte, was ich sagte. Er hat sich in das, was ich dann redete, nie durch Deutungen hineingedrängt. Seine Deutungen waren nur Randbemerkungen, Anmerkungen, die beiläufig kamen, und sie waren nie das Zentrum meiner Analyse, im Zentrum meiner Analyse stand das Sprechen über mich.

Wenn ich sprach, dann hat er mir nie durch Deutungen gezeigt, dass ich über etwas anderes spräche als das, was ich gerade gesagt habe und als müsste er nun in seinen Deutungen das Eigentliche zeigen; das, worüber ich sprach, nicht das wäre, worüber ich sprechen sollte. Es war eben nicht so, dass er derjenige war, der wusste, und ich derjenige war, der nicht wusste, sondern Freud hat alles, was ich sagte, jeweils als mein Wissen akzeptiert. Und wenn überhaupt so genannte Deutungen von Freud gegeben wurden, dann waren es Randbemerkungen: Es war immer so, wie wenn er seine eigenen Einfälle meinen Einfällen hinzufügte. Ja, genauso war es: Es war wie ein gegenläufiges Einfällesammeln, wobei die seinen immer nur beiläufig, am Rande kamen, aber seine Einfälle waren.

Dann hat er sich während irgendeines Themas spontan mit seiner Auffassung über die Betrachtung eines Kunstwerkes geäußert oder in Anfügung an ein Urteil von mir seine Beziehung zu einem literarischen Werk genannt.

Er äußerte irgendwann zu Beginn der Analyse wie beiläufig seine Auffassung über den analytischen Prozess: Er sagte mir, es ist gleichsam ein Kristallisationsprozess, der «unreine» Kristall muss aufgelöst werden, und er kristallisiert sich um in einer «reineren» Form, zu einem «reineren» Kristall. Das ist der Vorgang der Analyse, es gilt nur, den Mut zu haben, seinen Kristall «auflösen» zu lassen. Die Kristallstruktur geht nämlich in der «Auflösung» nicht verloren, sondern man wird nur wieder neu nach der je eigenen Struktur restrukturiert.

Analyse als Prozess oder der Analytiker sind ja nur ein Medium, in dem du immer derselbe bleibst, vielleicht deine Beziehungen ein wenig anders strukturieren kannst oder willst. Genau solche Bemerkungen sind auch von ihm in den ersten Wochen gefallen. Ich sagte einmal, gelehriger Schüler analytischer Literatur, der ich damals noch war: Ich bin heute in einem Widerstand, ich habe gar keine Einfälle. Und da sagte Freud mir daraufhin: Sie können doch von sich, von Ihrem Unbewussten, nicht verlangen, daß es ununterbrochen Einfälle produziert, es schweigt manchmal, es ruht sich aus oder hat keine Lust, dann müssen wir eben warten. Also entschärfte er mein Schuld- und Leistungsgefühl, dass ich einen Widerstand hätte und ein schlechter Analysand wäre: Er brauchte mich nicht beim Widerstand zu erwischen, und ich brauchte mich nicht überführt zu fühlen. Es gab da überhaupt keinen Kampf zwischen ihm und mir. Es waren eben Dinge, die vorkommen, die dem Menschen zustoßen, dass er einmal reden will, ein andermal schweigen will. Er hat es mir überlassen, dass ich einmal ich sein wollte, etwas für mich behalten wollte.

Freud gab mir immer zu verstehen, ich bin nichts anderes als dein Medium, du brauchst mir nichts zu geben, ich will auch nichts von dir nehmen.

Wenn du eben eine Viertelstunde schweigen musst, wenn du jetzt über ein Kunstwerk sprechen musst und mir deine intellektuellen Interessen zeigen willst, nun gut, dann musst du mich auf diese Weise gebrauchen.

Ein orthodoxer Analytiker würde die Überlegung anstellen: Ja, er hat keine Einfälle, Widerstand, er beschäftigt sich mit meiner Person, homosexuelle Übertragungssituation, Widerstand aus Abwehr homosexueller Unterwerfungslust ... Dann würde er auf dieser Reflexionslinie nach einer Deutung suchen und sich mit dieser Deutung als Interpretator in den Mittelpunkt stellen. Dies hat Freud nie gemacht. Er hat mich mir selbst überlassen können, und er hat aber auch sich mir gegenüber sich selbst überlassen können: Wir waren immer zwei, die sich lassen konnten. Und das scheint mir sehr wesentlich für das innere Befinden eines Analysanden zu sein. Und zum anderen: Er hat mir dabei ständig Mut gemacht, sozusagen ununterbrochen während der ganzen Kur mich aufgemuntert: Ob ich geschwiegen habe oder gesprochen, Angst vor Bloßstellung hatte oder triumphieren wollte, gleichgültig in welcher Verfassung ich mich befand, Freud hat mich immer ermutigt, meinen Weg zu gehen, diese Reise in mein Unbewusstes zu unternehmen und zu wissen, dass er alles, aber auch alles gutheißen würde. Er war mein treuer Begleiter auf dieser Reise.

Die so genannte Widerstandsanalyse ist mir immer unverständlich geblieben. Die Widerstandsdeutungen: heißt das nicht immer wieder, alles auf den Analytiker als der zentralen Person zu beziehen; heißt es nicht für das Unbewusste des Patienten: Was du auch bringst, wie du es auch sagst, ich muss dir sagen, wie es zu sagen ist, was es zu bedeuten hat. Und das hat doch etwas unmittelbar mit der analen Dressur des Kindes zu tun, der Bemächtigung eines Kleinkindes in der analen Phase durch die Sauberkeitsdressur. Die so genannte Widerstandsanalyse wäre doch hier nichts anderes als eine einzigartige Sauberkeitsdressur: hergeben müssen oder behalten dürfen, wie es auf analem Niveau heißt.

Eine solche Widerstandsanalyse läuft doch beim Analytiker letztlich darauf hinaus, dass er verletzt ist: Er als der grandiose Meister der Situation, der verletzt ist, wenn der Patient nicht das bringt, was er erwartungsgemäß bringen soll. Oder überhaupt nichts bringt, wo er doch assoziieren müsste, etwas bringen müsste.

All das war Freud unbekannt; ich erinnere mich lebhaft all dieser Szenen in der Analyse: Es war bei ihm eher eine orale, zärtliche, wärmende Atmosphäre, und seine ständigen Ermunterungen hatten für mich etwas Tröstendes.

Freud war ein verlässlicher Wegbegleiter, und was auch immer er sagen mochte, er sagte es, meine Einfälle unterstützend, quasi ebnend, den Weg ausbauend, den ich schon selber eingeschlagen hatte. Und wie anders könnte es denn sein?

Der Analytiker kann sich doch mit seiner Person dem Analysanden nicht in den Weg stellen; nun, er ist doch qua Analyse nichts als ein Mittler. Stellt er sich selbst ins Zentrum, in dem er alles auf sich bezieht, was auch immer der Patient sagen mag, ob er über ihn spricht oder nicht über ihn spricht, über seine Infantil-Konflikte spricht oder über seine Eltern spricht, der Analytiker stände jeweils im Zentrum. Na ja, das ist aber für mich doch nichts anderes als das, was der Psychotiker in seinen Wahnideen macht; es ist ein sensitiver Beziehungswahn: Alles, was der andere auch sagen mag, auf sich selbst zu beziehen.

Das ist also eine Wahnstruktur. Aber lassen wir diese Diagnosen, es reicht auch, wenn wir davon sprechen, dass es sich hier um narzisstische Größenideen, unausgetragene und meist uneingestandene Größenideen des Analytikers handelt, wenn er sich so in den Mittelpunkt eines gesamten Kosmos von Beziehungen setzen muss. Der Analytiker benimmt sich narzisstisch (psychotisch), und wie soll der Analysand mit seinem psychotischen Analytiker fertig werden? Das entspricht meinen Schwierigkeiten, die ich in der Sprechstunde habe, um mit einem Paranoiden fertig zu werden, der von der Polizei, den Freimaurern, den Juden und was weiß ich verfolgt wird. Ich begebe mich in sein Wahnsystem, identifiziere mich mit seiner einzigartigen Position, im Mittelpunkt totaler Verfolgung zu stehen, werde selbst Teil seines Wahns und kann dadurch mit ihm sprechen, eine Kommunikation herstellen, mit jemandem, der sonst (in der normalen Kommunikation) total isoliert und entsetzlich vereinsamt und verloren ist. Und so muss es auch Analysanden ergehen, auch Patienten, die darauf angewiesen sind, selbst die «verrückteste» Sprache ihres Analytikers zu erlernen, wenn sie auf diesem Weg, über eine solche Sprache, verstanden werden und nicht mehr allein sind in der Not ihrer Einsamkeit.

Diese paranoide Situation, in die ich mich mit einem Paranoiden begeben muß, wird für mich pervertiert in einem solchen Verhalten der bloßen Übertragungsdeutung: dass eben nicht der Analytiker auf den Analysanden eingeht, sondern der Analysand muss auf den im Zentrum stehenden Analytiker eingehen, um für sich selbst ein Stück Verständnis zu retten.

Nun, Freud hat sich auf meine Sprache eingestellt, es war die Sprache eines jungen schweizer Psychiaters, Sohn aus bürgerlichem Haus, im Grunde ein Emigrant aus Deutschland, weil ich dort im Badischen aufgewachsen bin, meine Eltern gingen in die Schweiz, als ich im Alter von acht bis neun Jahren war.

Ich glaube, dass wir zu Freud zurückkehren müssen, nicht nostalgisch gemeint, sondern zu Freud in seiner Art der analytischen Tätigkeit; also eine Praxis wieder beleben vor jener Entwicklung der Psychoanalyse zur Widerstandsanalyse und zur falsch verstandenen Übertragungsanalyse: Freud war ein verlässlicher, verständiger, mütterlicher Wegbegleiter in der Praxis seines Dialogs.

Ich kann auch überhaupt nicht verstehen, was es mit dem Begriff der Reflexion auf sich hat, der nun in der Psychoanalyse Einzug gehalten hat, und was Reflexion überhaupt für die analytische Situation bedeuten soll. Die Psychoanalyse ist nun heute zur Reflexionspsychologie verkommen, einer Scheinreflexion, weil doch alle Reflexionen schon durch die Theorie so gefiltert sind, wie sie sich dann im Scheindialog vollziehen. Der Begriff der Selbstreflexion, wie auch der Begriff der Selbstbildung oder des Selbstbildungsprozesses von Habermas und Lorenzer, weckt in mir nur die Assoziation des bürgerlichen Bildungsromans, einer Entwicklung zur Reife oder zur Nachreifung, wie es dann so schön von den Vertretern jener Richtung formuliert wird. Der psychoanalytische Dialog, wie ich ihn bei Freud gelernt habe und in meiner Praxis anwende, hat nichts mit Reflexion zu tun und sicher auch nichts mit Sprachrekonstruktion. Der Dialog zwischen mir und Freud ist am besten dadurch charakterisiert, dass wir eine gemeinsame Sprache gefunden haben. Sicher ist die Voraussetzung für eine solche gemeinsame Sprache eine gegenseitige Einstimmung. Freuds Erklärungen, besser Bemerkungen, waren keine

Erklärungen im Sinne von typischen Deutungen (von Begründungen), sondern nur Klärungen, bestätigende Klarstellungen, die über einem Ein-Verständnis zwischen uns herrührten. Seine Klarstellungen muss man sich vorstellen wie Assoziationsanknüpfungen an meine Assoziationen, sodass sich ein gegenläufiger Assoziationsstrom als Dialog herstellte. Aus diesem Einverständnis zwischen uns ergaben sich wie beiläufig Einsichten, die plötzlich meine Szene erhellten, gelegentlich auch wie Blitze; überhaupt ist dieses blitzartige Moment etwas Entscheidendes im Dialog. Ähnlich ergeht es einem doch mit solch blitzartigen Klärungen bei Traumszenen, beim Lesen eines Gedichts, beim In-Sein einer Landschaft, beim Betrachten eines Bildes oder bei dem hellen Denken vor dem Einschlafen, in dem dir eine Sprache gelingt, wie sie dir sonst nicht zu Gebot steht; oder in einem geglückten Gespräch zwischen Freunden, in einem Gespräch zwischen Liebenden, wo das stimmungsvolle Schweigen mehr ausdrückt als lebhaftes Reden.

Als ein solch unreflektiertes Gespräch erscheint mir meine Analyse bei Freud: Es war die Sphäre von Gemeinsamkeit, ein Dialog von gemeinsamer Sprache, ein Einverständnis, das Einsichten als blitzartige Momente neuer Wahrnehmung zuwege brachte.

Freud war ein verlässlicher Wegbegleiter, kein deutender Wegweiser. Und unser Weg war wie die Erschaffung eines Kunstwerkes, in vielen Vorentwürfen bewerkstelligt, bis der Entwurf zum Schluss fertig war, als Freud mit mir in freundschaftlich-kameradschaftlicher Weise den «Ödipus erledigte».

Wir (M. P. und E. B.) haben doch den ganzen Diskurs nur auf uns genommen, um ein anderes Freud-Bild zu vermitteln, um den nachfolgenden Generationen zu zeigen, was authentische Praxis in der Analyse sein kann, wenn wir erinnern, wie Freud tätig war. Es geht also kein Weg daran vorbei, zu Freud zurückzukehren, um mit ihm wieder die Analyse neu zu unternehmen. Hierbei geht es auch, wie in der analytischen Situation, um die Moses-Funktion Freuds, den Weg zu weisen. Diese Wegweisung habe ich von Freud immer erfahren und würde sie auch gerne weitergeben, weil mir in der Psychoanalyse die Wegweisung zu fehlen scheint. Man muss die falsche Tradition in der Analyse einem therapeutischen Verfahren unterziehen. Und das wäre eben die Aufgabe unseres Dialogs. Wir sollten dem zukünftigen Psychoanalytiker ein anderes Leitbild und ein anderes Grundlagenwissen mitgeben; nicht in Form eines neuen Lehrbuchs, sondern in der Art, dass er bei der Lektüre unseres Dialogs selbst eine Wandlung erfährt. Der Leser sollte eine Wandlung erfahren, er sollte aber auch erfahren, dass gerade Psychoanalyse ein Erkenntnismittel ist, sich selbständig der Wandlung innezuwerden und die Welt als eine wandelbare zu erfahren. Und so muss der Leser sich selbst in Frage stellen und die Psychoanalyse in Frage stellen, die Psychoanalyse grundsätzlich wieder als ein Sich-in-Frage-Stellen begreifen (Blum, 1973).

3.5 Rückblick und Ausblick der Analyse von 1972/1973

Diese Kommentierung schrieb Ernst Blum für mich (M. P.) als Begleittext zu den in gleicher Zeit für mich übersetzten stenographischen Sitzungsprotokollen von 1922.

Zum besseren Verständnis seiner Beschreibung des analytischen Prozesses bei Freud wie auch des Verhaltens Freuds als Analytiker wiederholte Blum Szenen aus den in den Protokollen schon wiedergegebenen Vorgängen. Allerdings ist das absolute Novum dieses Rück- und Ausblicks der Bericht über den «Aalschwindel». Es kann nicht mehr und konnte auch damals in unseren Gesprächen nicht geklärt werden, warum eine solch wichtige Geschichte in den Protokollen nicht verzeichnet wurde. Dieses Vergessen ist sicher ein tendenziöses und wie andere «Fehlleistungen», zum Beispiel das Vergessen der Erinnerungen der nichtprotokollierten letzten 18 Sitzungsstunden, zum Gegenstand psychoanalytischer Erörterungen zu machen, wie ich es in den Nachkommentierungen zur Analyse Blums (Kapitel 4) unternehme.

Was ich hier zu unternehmen wage, ist nicht eine Sammlung von Erinnerungen oder Reminiszenzen, wie etwa ein Großvater seinen Enkeln aus «vergangenen Zeiten» erzählt, sondern gehört dem Wesen nach dem erlebten Kontinuum der Wiederkehr einer Vergangenheit in der Gegenwart an. Dem Psychoanalytiker ist es daran gelegen, auch in der Therapie dieses Kontinuum der Zeitlichkeit als Geschichtlichkeit herzustellen, was ihm (unter anderem) nur gelingen kann, wenn er fähig war und ist, seine eigene Analyse kontinuierlich in dem analytischen Gespräch mit seinem Analysanden und Analysierten fortzusetzen, also aus der Übertragungssituation in die der Gegenübertragung zu wandeln.

Dass in diesem meinem Unterfangen gewisse Hilfen nützlich sein können, die gleichsam diese Bemühungen unterbauen und absichern, kann nur begrüßt werden. Sie unterstützen und fächern das Kontinuum «nur» anekdotenhafter, aber um so lebendigere Einzelheiten, die quasi als bedeutsame, wenn nicht bedeutsamste Erlebnisstücke mit dem Gefühl, keiner Entstellung oder Mythifizierung je unterworfen gewesen zu sein, in der Erinnerung haften. Umso mehr sichernden Wert gewinnen diese Erlebnisstücke im Sinne der Unentstelltheit, wenn man sie in der mir nützlichen «Hilfe», nämlich einer gedrängten täglichen Aufzeichnung meiner Analysestunden (und meiner Träume) wieder findet. Natürlich sind auch solche Notizen meiner damaligen Verfassung unzugänglich – auch die inhaltlich getreuere Tonbandaufnahme hat ihre Mängel –, aber sie geben doch begrenzte Möglichkeiten, über die damalige Verfassung des Analysierten etwas zu erfahren und partielle Einblicke über das, was er damals erlebt hat. Freud hatte übrigens Kenntnis davon, dass ich solche Notizen aufschrieb, und billigte es, wohl mehr weil er von ihrem Nutzen oder Schaden nicht viel hielt. Es geht aber in diesen Aufzeichnungen nicht darum, meine Analyse darzustellen, sondern wie ich Freud als Analytiker erlebt und kennen gelernt habe und wie es anhand dieser Erkenntnisse möglich wurde, Freud und in der Folge mich als sein Schüler und Lehrling als Analytiker identifizieren zu können.

Inhaltlich kreiste die ganze Analyse – sie währte vier Monate! – um ein großes Thema, das sich in der Aufdeckung meiner Lebensgeschichte abrollte und das Freud Jahre vorher in seiner Arbeit «Die Kästchenwahl» dargestellt hatte. Aber, obwohl vielfach zum Greifen nahe, hat Freud in der Analyse nie etwas darüber erwähnt. Überhaupt hat er nie von den (Forschungs-)Ergebnissen seines Forschens und von seinen Arbeiten etwas erwähnt, sodass der Eindruck entstehen konnte, als ob ich mehr über Psychoanalyse und die Freud'schen Arbeiten gelesen hätte als er selbst und sein Wissen und seine Einsichten sich als völlig frisch, neu und unmittelbar aus unserem Gespräch ergäben.

Analytische Termini wie z. B. Ödipus-Komplex, Kastration, Strafbedürfnis wurden nicht von ihm, sondern von mir in das analytische Gespräch eingeführt. Wenn er sich dazu äußerte, dämmerte in mir gar bald die Ahnung: du weißt ja viel, aber du weißt es doch nicht, und ich das erlebte Wissen (nicht als Wissen, sondern als Erleben) ganz in Beschlag nehmen konnte und musste.

Freud hat (wie gesprächsweise) sehr viel von seinem persönlichen Gedankengut vermittelt, sodass sich oft die Situation herstellte, nicht in einer didaktisch geregelten Analyse, sondern in einem Meinungsaustausch und einem angeregten Gespräch (Dialog) zu stehen. Dies schuf eine Atmosphäre des freien und ungezwungenen Beziehungsverhältnisses, in das Freud sich ebenso engagierte wie sein Analysierter und sich nicht scheute, Persönliches von sich preiszugeben, wie er es (unausgesprochen) von dem Analysierten erwartete. Man könnte sagen: er ging mit dem guten Beispiel voran, unbefangen und wandelte damit meine Befangenheit gleichermaßen in eine offene Unbefangenheit. Nachträglich könnte man feststellen, dass Freud im analytischen Gespräch viel unmittelbarer und weniger verschwiegen war, als er sich in der psychoanalytischen Gesellschaft und ihren Sitzungen zeigte. In der Analyse konnte ich so Freud als den spontanen, «wahren» und offenen Freud erleben und nicht als den Wissenschaftler und «Verberger», wie er sich in der analytischen Gesellschaft zeigte. («Das Beste, was du wissen kannst, darfst du den Buben doch nicht sagen.»)

Ich habe in diesen einleitenden Worten, die mir den Einstieg in das, was zu sagen mich drängt, einen Meinungsaustausch und ein «angeregtes Gespräch» (Dialog) erwähnt. Ich möchte dies dahin ergänzen, nämlich was ich seit meinem analytischen Erlebnis mit Freud darunter zu verstehen gelernt habe. Es beruht auf einem Mit-Teilen, nicht in der Art, dass durch eine Mitteilung nun ein gemeinsames Wissen erreicht wird, sondern ein gemeinsames Verstehen und Sich-Verstehen. Nicht nur, dass der Andere Anteil hat an den Ent-Äußerungen und Er-Innerungen des Anderen, sondern Anteil nimmt. Im Vergleich zu dem erfühlten Wissen: wir verstehen Ein-ander ist der Begriff «Empathie» ein leeres Wort. Das «Wir verstehen Einander» schließt auch die (rein äußere) Situation mit ein, dass «nur» der Eine redet (sich mitteilend), der Andere verstehend und schweigend hört. Als ein solches unreflektiertes, geglücktes Gespräch ist mir meine Analyse bei Freud er-innert und mir als Konsequenz (nicht als Nachahmung, Identifizierung, Forderung) für jede Analyse vorbildlich.

Dass dieses eine Gespräch vier Monate währte, erscheint nur dem eigenartig, der die Zeit misst. Ohne Freuds «Führung» (Vergil und Dante) wäre es mir wohl nicht möglich gewesen, aus der präsenten Historie herauszutreten und geschichtlich andenklich zu werden. Es war doch wohl so, als ob von der ersten Stunde an sich ein Bann zu lösen begann, oder wohl richtiger ein Verbannt-Sein aufgehoben wurde, ich ergriffen wurde von der Vehemenz eines Bewegtseins, das sich Bahn bricht und sich bahnt, gebahnt wird von der Präsenz eines gelassen Zu-Hörenden.

Lässt sich das, was dabei geschieht, überhaupt (ohne Dichter zu sein) «sachgerecht» darstellen, diskursiv erklären? Es geschieht etwas mit mir, in mir, ich es lebe. Erkenne ich auch? Es geht mir etwas auf, es lichtet sich (nicht «etwas»). Diese Erhellung kann ein Blitz sein. Aber auch wie das Erwachen aus einem Traum, in dem ich etwas Bedeutsames erlebe, nach dem Erwachen weiß, dass ich es erlebt habe, aber nicht sagen kann, was. Trotzdem bleibt die Stimmung und ein (fast) sicheres Gefühl der Klärung. Und oft viel später gibt es Momente, wieder blitzartig, in denen ich weiß, diese Klärung (Einfall) hast du im Traum erfahren, hast du einmal erlebt, vielleicht «nur» beim Lesen eines Gedichtes, beim In-Sein in einer Landschaft, die du erwandert hast und die dir plötzlich aufgeht, oder beim Betrachten eines Bildes, oder bei dem hellen Denken für dem Einschlafen, in dem dir eine Sprache gelingt, wie sie dir sonst nicht zu Gebote steht – oder in einem geglückten Gespräch (der Analyse), in dem dir das Ur-Erlebnis (geschichtlich) aufgeht. Mündet das alles über die Reflexion in die Selbstreflexion, auf der sich ja der psychoanalytische Heilungs- und Erkenntnisprozess aufbauen soll

(Habermas)? Ist nicht die endliche Selbstreflexion nur ein schäbiges diskursives Denkresultat, eine Art Rationalisierung des analytischen (Gesprächs-)Erlebens?

Und wer ist dieser als gelassen zu-hörender Partner? Welche Beziehungen bestehen zu ihm? Wie wird er zu dem, was er ist: Zuhörer, Mit-Zuhörer, Beteiligter, Gesprächsführer ohne zu führen. Schweigender Partner, der mich sprechen lässt, mich zum Sprechen freigibt, anregt und der unvermutet viel sagt, weil er im echten Augenblick das Echte kundtut, dabei verblüfft und erlöst.

Die Tür öffnet sich. Freud steht da, nicht imponierend, wartend. Er streckt die Hand nicht zum Gruß. Rechtswinklig gebeugt nach unten «bietet» sich die Hand zum Gruß der einen Möglichkeit, meine Hand in die seine zu schieben. Und da liegt man schon, von der begrüßend abgewinkelten Hand nun auf die Couch verwiesen – es gibt keinen anderen Weg. Er bleibt zurück, und man weiß, er sitzt und ich liege. Sonst ist zu sagen nichts, und ich hab zu sagen viel.

Aus der 1. bis 4. Analyse-Stunde (1922)

Freud sagt: «Die Lösung der Symptome geschieht nicht dadurch, dass das Symptom verschwindet, wenn der Zusammenhang zwischen ihm und dem verdrängten Trauma hergestellt ist, sondern dass man dann fähig ist, das Symptom zum Verschwinden zu bringen. Meistens wird der Betroffene es ja tun, da ihn das ja in die Analyse geführt hat. Wenn das Symptom aber ichgerecht ist, zum Beispiel seine Liebe, diese als Symptom betrachtet. Wenn die Zusammenhänge hergestellt sind, kann man sich der Liebe entledigen; man kann sie beibehalten, wenn man sie ich-gerecht findet. Es wird aber immer eine Liebe sein. Ebenso verhält es sich mit der Kunstschöpfung (!): ein Hamlet, ein Moses usw. wird durch eine Analyse nicht, wie man ihr vorwirft, desillusioniert. Das Kunstwerk wird nicht zerstört, sondern das Verhältnis zu ihm vertieft. Das heißt: man entledigt sich seines Symptoms nach dessen Analyse nicht. Ebenso wenig wird der unbewusst schaffende Künstler, wenn er analysiert ist, schaffensunfähig, er braucht sich dieses «Symptoms» nicht zu entledigen».

Diese großartige und grundlegende Erklärung (keine Deutung, keine Interpretation!) in der ersten (!) Stunde macht den Analysanden ein für allemal frei zu seinem Selbstentscheid, legt sein Schicksal nicht in die Hände der Analyse oder des Analytikers, die ihm zwar Einsicht und Selbsterkenntnis geben und ihm dadurch die Möglichkeit seiner Selbstgestaltung eröffnen.

Diese Ausführungen Freuds sind natürlich keine «Eröffnungsrede», sondern ergeben sich zwanglos aus meinem an Stelle eines Initialtraumes stehenden Berichts eines passageren Interesses an 3 am Vorabend vorbeigehenden Frauen, also der Auftakt zu dem Grundthema. Die darin auftauchenden «exogamen Tendenzen» werden ein für allemal mit der zusätzlichen Erklärung realitätsgerecht entschärft durch seine Erklärung: «Die Exogamie ist eine normale Reaktion auf den Inzestwunsch»[1]; auf eine Reihe meiner «Verliebtheiten» eintretend, kommt die Äußerung: Diese Frauen stellen gleichsam Vorstufen dar zur aktuellen Liebe. Gleich wie man zu einem Kunstwerk verschiedene Entwürfe macht, die man nicht akzeptiert und schließlich den Entwurf findet, aus dem man dann das Werk gestaltet. Wiederum die Beziehung zum Kunstwerk, die nun nicht mehr als ein illustrierender Vergleich, sondern als Analogon verstanden wird (das Kunstwerk ist die schöpferische Liebe des Künstlers, die schöpferische Liebe ist das Kunstwerk des Liebenden).

Aus der 2. Stunde (und einige Folgen)

Sie wird mit Freuds Frage eröffnet: «Haben Sie schon ein Zimmer?» Staunendes Verneinen meinerseits. Er verweist mich (in meinen Notizen habe ich mich ebenso bedeutungsvoll richtig verschrieben: Er verweist sich!) an seinen Freund P. (Professor für Geschichte) und fährt fort: «Ich möchte meinen Freunden in diesen Zeiten helfen, und Sie werden sich dort wohl fühlen».

1 In einer späteren Stunde (8. Stunde), in der die exogamen Tendenzen einiger Freunde erwähnt werden, sagt Freud, dass die Exogamie in der Schweiz überhaupt häufig sei. «Die Schweizerinnen besitzen auch einen Überfluss an Reizlosigkeit». (Wieder eine Andeutung, dass Exogamie wie Wahl des Liebesobjekts überhaupt auch eine ästhetisch-künstlerische Komponente enthält.)

Einige Monate später; Freud: «Ich war bei meinem Freund P. auf Besuch. Er hat Sie sehr gelobt. Es freut mich, wenn meine Freunde mit meinen Schülern zufrieden sind». Kurz darauf bin ich zu einer kleinen Gesellschaft bei P.s zum Tee eingeladen. Eine reizende alte Dame trägt mir schelmisch-lächelnd Grüsse an meinen Analytiker auf. Freud nimmt diese entgegen mit der Erklärung: «Das ist die Dame, welche daran schuld ist, dass ich die Analyse erfinden musste, weil sie sich nicht hypnotisieren ließ».

Ich erzähle diese Episoden nicht als anekdotisches Beiwerk, sondern als Beispiele für die «unbefangene» Gesprächs-Atmosphäre, die, wenn die Gelegenheit sich bot, nicht aus der Analyse «verbannt» wurde. Es besteht für mich kein Zweifel, dass ein derart «undogmatisches» Verhalten Freuds die Analyse nur fördern konnte. Fördern auch deshalb, weil Freud damit das «Beziehungsfeld» erweiterte. Zunächst, dass er sich um mein Unterkommen bemühend, sich ebenso um seine Freunde sorgte und mich zugleich an diesem Kreis teilnehmen ließ, dabei eine Art Familienatmosphäre schaffend. Die zweite Äußerung von seinem Besuch bei seinem Freunde P. traf mich in einer Verfassung mangelnden Selbstvertrauens, in einer Versunkenheit, als ob außer der Analysestunde überhaupt nichts Relevantes geschehe und ich sozusagen asozial-beziehungslos existiere. Durch die Bemerkung Freuds wurde ich mit meinem Verhalten P. gegenüber konfrontiert und von ihm belobt (!), gleichzeitig zum Ausdruck bringend: wir leben Beide in einer gemeinsamen Welt und sozialen Zugehörigkeit.

In der 8. Stunde überrascht und überrumpelt mich Freud mit der Frage: «Blum, was treiben Sie eigentlich außer der Analysestunde? Ich nehme nicht an, dass Sie den ganzen Tag nur im Caféhaus sitzen.» So überraschend mir diese Frage kam, so (analytisch) gerechtfertigt war sie, und sie war genau in der analytischen Situation gestellt, in der sie gestellt werden musste! Denn wenn ich meinen Aufzeichnungen folgte, vermied ich es bis dahin sorgfältig, darüber zu reden. Freud bemerkte diesen «Widerstand» (intuitiv und klar die Situation erfassend).

Er hat eine längere Vorgeschichte: Vom hirnanatomischen Institut und der neurologischen Poliklinik in Zürich und meinem dortigen Meister

Konstantin von Monakow (einem Kritiker Freuds und der Psychoanalyse, mit denen er andererseits in seiner Sprache übereinstimmte) ans hirnanatomische Institut zu Prof. Marburg verwiesen, suchte ich alsbald diesen auf, um bei ihm zu arbeiten. (Es ging um einen Beitrag in die Festschrift zum 70. Geburtstag Monakows.) Mein Freund Hermann Nunberg (eine Freundschaft, die in Wien begann)[2], mit dem ich mindestens einmal täglich im Café sass, meinte in der ihm eigenen ironisch-spöttischen Art: «Was, Sie schauen noch ins Mikroskop? Das wird Ihnen Freud schon austreiben». Betroffen von diesem Fehltritt, einem «Verrat» an der Psychoanalyse, hatte ich keine andere Befürchtung, als dass einmal meine Einfälle in der Analyse diesen Verrat verraten würden. Aber Freud kam dem mit seiner Frage zuvor. Jetzt muss es raus, fährt es mir blitzschnell durch den Kopf, und schuldbewußt-erleichtert «beichtete» ich. Freuds Antwort: «Das freut mich sehr. Auch ich habe mit der Neurologie angefangen, und ohne sie wäre ich nie zur Psychoanalyse gekommen. Ich lasse meinen Freund Marburg herzlich grüssen».

Kommentar überflüssig! Aber doch ist zu bemerken: das (nur scheinbar unanalytische und nach unseren heutigen Begriffen unorthodoxe Verhalten Freuds verstehe ich heute als im besten Sinn analytisch, d. h. analysegerecht. Noch heute bewundere ich: Wie hat Freud meinen Widerstand herausgespürt, wie hat er die Art meines Widerstandes herausgespürt, wie hat sein Ingenium dies als Fragestellung äußern lassen, und wie hat er meinen Widerstand aufgelöst? Er hat mir zu verstehen gegeben: das ist das Beste was du tun kannst, ich habe es auch so gemacht. (Ich vermeide absichtlich (pseudo-)analytische Interpretationen dieses «Eingriffs», möchte nur erwähnen, wie sehr mir diese von Freud hergestellte Analogie seines Werdegangs zum Analytiker mit dem meinen zu gute kommen sollte, als ich zu Beginn meiner Praxis in Bern wie einst Freud als Analytiker angefeindet und als Neurologe anerkannt wurde.)

2 Hermann Nunberg war übrigens der einzige Wiener Analytiker, der unbekümmert um meine Analyse bei Freud und der Möglichkeit, dass er in meiner Analyse erwähnt werden könnte, sich völlig unbefangen bei mir und mit mir verhielt.

Soweit ich mich erinnern kann, habe ich während meiner Analyse nie eine Frage gestellt. Dies soll weniger mein Verhalten schildern als das «fraglose» Gespräch mit Freud. Kann der «freie Einfall» überhaupt fragen? Er kann es m. E. so wenig als das Ubw [Unbewusste] verneinen. Und wer sich ständig in frage stellt, frägt nicht mehr. Ich erwartete wohl auch keine Deutungen; denn die «Deutungen» Freuds waren eigentlich Ergänzungen, Zustimmungen, Bestätigungen, Erklärungen und Klärungen. Vielfach waren seine «Deutungen» kurze Erzählungen, Anekdoten, treffliche und treffende Witze: Ich äußerte einmal auf eine Bemerkung Freuds, dass ich dasselbe gerade auch sagen wollte.

Darauf Freud:
Also das ist ein Aal. Kennen Sie die Geschichte vom Aal? Ein Jude wird von seiner Frau in die Stadt geschickt, um für Sabbat einen Karpfen einzukaufen. Zwei Juden bemerken ihn mit einem schönen Karpfen nach Haus gehen und beschließen, ihm diesen Fisch «abzuschwindeln». Sie kennen sich, der eine spricht ihn wie zufällig an: Was hast du eingekauft? Einen Karpfen. Zeig her. Aber das ist ja ein Aal. (Aal ist eine für den Juden verbotene Speise, eine Schlange.) Ein Aal, und noch am Sabbat, nun, ich will nichts gesehen haben. Und er kehrt sich von ihm ab. An der nächsten Ecke begegnet ihm der zweite Jude, der ebenfalls, diesmal empört, ihm Vorwürfe macht, dass er einen Aal eingekauft hat und ihm den Vorschlag macht, ihm den Aal zu überlassen. Ohne Fisch nach Hause zurückgekehrt argumentiert der Mann gegen die Vorwürfe seiner Frau: Wenn zwei Juden sagen, es ist ein Aal, dann ist es ein Aal!

Nicht nur ein guter Witz, sondern die analytische Situation kann nicht besser zum Ausdruck gebracht, «gedeutet» werden: Er und ich sind zwei Juden, die fälschlicherweise und absichtlich schwindelnd vorgeben, etwas gefunden zu haben, das sie als Aal bezeichnen, aber keiner ist und nur insofern damit Erfolg haben, einen Dritten zu prellen, der mit seiner sturen und gläubigen Rechtfertigung (seiner Frau gegenüber!) schließlich über den Aalschwindel doch zum «Wahrheitskarpfen» (Polonius in

«Hamlet») zu gelangen. Um den Karpfen ist er zwar betrogen, aber er findet sich durch seine Argumente gerechtfertigt. Das heißt: im Grunde wissen wir alle, dass der Aal ein Karpfen ist. Eine vorzügliche und tiefsinnige Parabel über Wert und Sinn einer Deutung als gemeinsames Übereinstimmen.

Dafür, wie Freud den «Widerstand» anging, habe ich ein Beispiel gebracht. Eine Stunde (zweites Drittel der Analyse), in der die Einfälle stockten und ich mich deshalb in Not fühlte, hellte er mit der Bemerkung auf: «Sie können von Ihrem Unbewussten nicht verlangen, dass es ohne Unterbruch Material liefert».

Freud zieht es vor, die in der Analyse sichtbar werdenden «Phänomene» nicht auf Konfliktsituationen zurückzuführen. So wie das Versiegen der Einfälle eine «natürliche» Erscheinung (eine eigene Überforderung beruhigend) ist, so ist z.B. Exogamie eine «normale» Reaktion auf den «normalen» Inzestwunsch, die «Flucht» eine «normale» Abwehr nach dem «normalen» Verdrängungsschub der Oedipus-Phase. (Für Freud ist die Psychoanalyse so einfach und heute ist sie so kompliziert, und zwar nicht aus Wissensfortschritt!).

Ebenso kann Freud auf eine spezifische «Deutung» der Übertragungssituation verzichten. Mein analogisches Verhalten zu ihm als Bezugsperson als Wiederholung wird zur Selbstverständlichkeit und nicht zum Wiederholungs-«Zwang» deformiert (der von Freud in ganz andere Zusammenhänge verwiesen wird).

Offenbar liegt es Freud ferne, alles zu deuten, was deutbar wäre. Immer wieder zieht er den Vergleich mit der künstlerischen Gestaltung vor: «Wie man zu einem Kunstwerk verschiedene Entwürfe macht, die man nicht akzeptiert, schließlich den Entwurf findet, aus dem man das Werk gestaltet, gibt es auch ähnliche Vorentwürfe in der Frauenwahl». Die Befreiung von der Schwesternbindung vollzieht sich mittels solcher verschiedenen Entwürfe zum «Kunstwerk».

Bereits in der 10. Stunde spreche ich von «unerhörten Einsichten». Frühere ganz zusammenhanglose und scheinbar belanglose Einfälle verknüpfen sich mit (Deck-)Erinnerungen, die zu evidenten Erinnerungen verdrängter Erlebnisse mit Schwester und Mutter führen. Einen «wissenschaftlichen» Beweis dafür gibt es nicht, aber es gestaltet sich alles zu einem erlebten Zusammenhang, der sich wie von selbst herstellt, oder von mir herstellbar wurde aus dem vertrauenden Gefühl von Freuds schweigender Zustimmung heraus. Bemerkungen über das väterliche Verhalten in Geldsachen verraten einen analen Übertragungs-«Widerstand». Kennzeichnend für Freuds analytisches Verhalten ist wiederum, dass er ihn nicht deutete und keine Bemerkung dazu machte. Trotzdem (oder deswegen?!) stellen sich «Ent-Innerungen» ein an anale (Kastrations-)Ängste (von Freud abermals nicht gedeutet), genitale Kastrationsängste im Zusammenhang mit Sexualforschung, Entdeckung des Geschlechtsunterschieds, des großen väterlichen Penis etc., alles in intensiv gedrängter Form eindringlich «bewusst» geworden durch entsprechende Erlebnisse, eine bereitwillige Preisgabe meiner Lebensgeschichte aus dem 4. bis 12. Altersjahr. «Der Verdrängungswiderstand hat sich auf den eigentlichen Oedipus-Komplex zurückgezogen, der sich früher ereignet hat», meint Freud. Und prompt stellt sich eine Reihe Erinnerungen an phobisches Verhalten in der Pubertät ein im Zusammenhang und ihrer «ersten Auflage» in der ödipalen Phase. Freud: «Sie haben sich aus den infantilen Konflikten nicht durch Verdrängung und neurotische Symptome, sondern mittels unneurotischer Flucht befreit».

Diese Feststellung gestattete es mir offenbar, meine «Flucht» in die Phase meines Ödipus-Komplexes und noch weiter zurück aufdeckend fortzusetzen und erlebend wieder- und nachzuvollziehen. Auch hier griffen Bemerkungen Freuds konfliktentschärfend ein, indem er verschiedentlich das gütige Verhalten des Vaters herausstellte. Dies sollte sich bei meinem «analytischen Endkonflikt» (Analytiker = der gütige Vater) bewähren!

Und zum präödipalen Konflikt bemerkt Freud schon damals: «Auf nichts reagiert das Kind so stark, als wenn die orale Phase durch Abbruch des Stillgeschäfts zu sehr abgekürzt wird» (Neid und Hass auf das jüngere Schwesterchen). (Ich übergehe hier eine Großzahl überzeugender Dokumentationen aus meiner Lebensgeschichte, die Freud zu der Bemerkung veranlassten: «All diese Phantasien beschäftigen sich mit dem Unheimlichen. Es ist das Problem des Todes».)

Allerdings wird diese Stimmung «einer undefinierbaren, mit Angst gemischten Traurigkeit und das Gefühl von Nichtigkeit», das mich eines Abends wie eine Aktualisierung des Unheimlichen befällt, von Freud «vermutlich» mit der Entdeckung einer homosexuellen Komponente zusammengebracht.

Die Analyse wird erlebnisintensiver und erlebnisdichter. Dementsprechend vermehren sich die deutenden Erklärungen Freuds, welche vor allem die Zusammenhänge zwischen meiner Kindheitsgeschichte und dem gegenwärtigen Verhalten betreffen. Die Beziehungen zur Übertragungssituation werden kaum erwähnt! Nur einmal, als ich von einer Hexe träumte: «Es scheint, dass mit der Hexe die Analyse gemeint ist». Die Übertragungssituation (der Analytiker als Hexe) wird von mir hergestellt, ohne dass Freud etwas dazu bemerkt. Ebenso schweigend verhält er sich zu meinen Einfällen zu einem Traum, in dem ich ein Telefongespräch zu der analytischen Situation in Beziehung bringe: Gespräch, ohne dass man den Partner sieht. Ich gebe mehr und mehr deutende Einfälle, ohne dass Freud sich dazu äußert, auch dann noch nicht, als ich in Träumen und Einfällen deutlich eine Abwendung von Freud feststelle. Erst viel später, als meine Einfälle mehrmals ins Stocken geraten, die Frage, ob vielleicht in den letzten Tagen irgend etwas vorgefallen sei.

(Allerdings muss ich dazu bemerken, dass in meinen Notizen die Bemerkungen von Freud und meine persönlichen Einsichten zunehmend weniger auseinander gehalten werden. Die Feststellung meiner zunehmenden Einsichten und Erweiterung meines Erlebens und Verstehenshorizonts wird dadurch nicht in Frage gestellt. Immerhin stoße ich nochmals auf die Notiz, dass Freud nicht deutend oder korrigierend eingreift.)

Nachdem Träume und mein aktuelles Verhalten mehr und mehr meine Wahl zwischen Frauen vom «Inzesttypus» Schwester und exogamem Typus (blonde Madonna, ein Traum von der Burg in Sion [Wallis, Schweiz], zu dem Freud deutend Sion – Zion «assoziierte»] darstellte, kam (wie vorprogrammiert) am 1. Juni 22 ein entscheidendes Erlebnis. Anna Freud hielt in der psychoanalytischen Gesellschaft ihren ersten

Vortrag über Schlagephantasien (Bezug nehmend auf die Arbeit ihres Vaters: Ein Kind wird geschlagen). Auf dem Heimweg stellte ich mir die Frage, ob ich nicht die Tochter von Freud heiraten könne oder wolle, eine Phantasie, die mich offenbar (unbewusst) schon seit langer Zeit beschäftigt hat. Ich entledigte mich der Feststellung: Selbstverständlich muss ich sie heiraten. Denn in der Analyse ist ja Freud mein Vater, seine Tochter also meine Schwester, und ich will oder wollte ja meine Schwester heiraten.

Aber – aus früheren Träumen war (zwar recht dunkel – und von da an wurden alle Träume dunkel) – zu erfahren, dass ich den exogamen Frauentyp verlassen möchte und bereits eine gegentypische Konkurrentin da sein muss (Burg Sion – Zion; Tochter Zion freue dich, juble laut Jerusalem!).

In der Tat war Fräulein Freud schon eine Woche vorher (vor meinem Sion-Zion-Traum) in der psychoanalytischen Gesellschaft gesehen. Ich behauptete, sie damals nicht gekannt zu haben, bemerkte aber zu meinem Nachbar, wie mir später wieder bewusst wurde, das ist offenbar die Tochter von Freud. Sie saß mir gegenüber und gefiel mir (als scheinbar Unbekannte) sehr gut. Als ich später in der Nähe Freuds bei Prof. F. stand, stellte Freud sie ihm vor. Ich wandte mich ab, als wollte ich es nicht hören. Ich war offenbar eifersüchtig, dass F. ihr vorgestellt wurde. Ich hatte mit F. verabredet, ihn nach der Sitzung zu treffen, lief ihm aber (scheinbar!) ohne Grund und ohne zu wissen warum davon.

Dass sich diese Heiratsphantasie schon lange vorbereitet hatte, zeigt auch folgendes: es war damals von einem Fräulein die Rede, welchem ich in einer psa [psychoanalytischen] Sitzung begegnete und den gleichen Heimweg wie ich hatte. Damals glaubte ich zu verstehen, dass Freud mir sagte, es sei die Tochter von Prof. K. Freud sagt nun heute, er habe das bestimmt nicht gesagt, denn K. habe gar keine Tochter. Also ein Missverstehen (Fehl-Erinnerung), das als Deckerinnerung dafür steht, dass ich eine (die!) Professorentochter kennen gelernt habe. Deckerinnerung im Dienste der (akuten!) Verdrängung meines Wissens, wer die Professorentochter ist.

Und darauf Freud mit der Stimme eines ankündigenden Herolds

(nach langem Schweigen doppelt eindrücklich): «Nun kann der Endkampf beginnen: Die beiden Parteien sind da: die zwanghafte Neigung zur exogamen Frau und die zwanghafte Neigung zum anderen Extrem, der Schwester-Imago». Sofort fügt er hinzu: «Ich habe nichts dagegen, wenn Sie meine Tochter heiraten wollen. Sie sind ein junger Mann mit guten Manieren, Sie sind Analytiker, Sie sind Schweizer, alles Eigenschaften, die mir gut gefallen.»

Niemand wird bestreiten, dass diese Analyse sich dramatisch bewegt «abspielte» – und dies war der vierte Akt, in dem ich dank Freud «in die Freiheit der Wahl» gelangte!

Nach der Krisis die Lysis, sie spielte sich in ca. 20 Stunden ab. Ohne dass ich wusste (oder «ahnte» ich es doch?), dass die dem Ende zusteuerte, wurde das Einfalls-«Material» nochmals «dichter». Die «Konfliktsituation» entschärfte sich, umso intensiver wurde das Miterleben. Der «Endkampf» endete friedlich mit der versöhnten «Verschmelzung» (kein Kompromiss) der beiden Frauentypen zu einer Einheit (die «exogame» Frau ließ sich aus als «Inzest-Imago» schuldfrei erfahren und umgekehrt). Freud gestattet mir den (schuldfreien) Inzest mit seiner Tochter, ich gestatte mir den Inzest mit der (früher) exogamen Frau.

Die Ablösung von Freud konnte keine Schwierigkeiten bereiten, da sich Freud während der ganzen Analyse nie als Übertragungsobjekt «anbot», sondern als zuverlässiger Analyse-Gesprächs-Partner, der eine offene Gleichsetzung mit ihm gestattete oder gar forderte, wobei die Übertragungs-Identifizierungen (Vater-Imago) als Abwehr sich immer wieder «aufheben» konnten. So konnte ich die wenige Tage vorher erfolgte Ankündigung der Beendigung meiner Analyse zwar überrascht und staunend aber nicht als «Trennungstrauma» entgegennehmen. Zwar wendete ich mich, was uns aus den Erfahrungen meines Verhaltens in der Analyse nicht überraschte, nochmals von der aktuellen Situation ab und den frühesten Kindheitserlebnissen zu von der Stimmung getragen, dass damals im Kinderzimmer zwischen meiner Schwester und mir etwas «vorgefallen» war. Aber die Erinnerung daran tauchte nicht auf, und Freud sagte beschwichtigend: das Unbewusste will es nicht hergeben. Er verabschiedete mich ungefähr mit den Worten: Versuchen

Sie jetzt Ihr Glück als Analytiker. Die Analyse ist beendet, Sie hatten keine Neurose.

Freud als Analytiker

Ich versuchte, Freuds Verhalten in der Analyse zu illustrieren und dieses Verhalten mit der Gestaltung und dem Verlauf meiner Analyse in Verbindung und Beziehung zu bringen. Es ist, wie gesagt, ein Versuch, der schon deshalb nur einige (oder mehrere) Lichter auf das Verhalten werfen konnte, weil zu einer vollkommenen Darstellung die (soweit möglich) vollständige Darstellung meiner Analyse notwendig wäre, was andererseits wieder mein Vorhaben in der Überfülle des Berichts ertränken würde. Vor allem deshalb war die Beschränkung eine notwendige.

Wenn ich die Notizen über meine Analyse durchgehe, von denen ich nur einen Bruchteil verwendet habe, so stelle ich fest, dass ich anfangs die Bemerkungen Freuds (Interpretationen und Erklärungen) von meinen Einfällen deutlicher trennte als später. Dadurch wurde der dialogische Charakter des analytischen Gesprächs besser zum Ausdruck gebracht. Wenn dies später weniger und weniger deutlich wurde und ich mehr und mehr die Ergebnisse des Gesprächs als stetig sich erweiternde Einsichten notiert habe, so ist dies nichts anderes als der Ausdruck der Gewinnung einer gemeinsamen Sprache, also gerade einer Vertiefung des Dialogs, in dem es nicht darauf ankommt, was der eine oder andere gesagt hat, sondern dass es gesagt wird, und zwar so, dass man sich gegenseitig verstanden ist. Es ist ja auch auffällig, wie auf eine Bemerkung Freuds meine Einfälle sich sofort und spontan nach ihr ausrichteten (was ja immer als Beweis anzusehen ist, dass die Interpretation «ankam» und sich bestätigte). Dies führt nicht nur zum Verstehen, Verständnis, sondern weiter zum Ein-Verständnis. So treten auch sehr selten (so genannte) Widerstände gegen die Analyse auf. Wo in einer (so genannten) Übertragungssituation Freud z. B. als Kastrator erlebt wird (Traum!), wurde das quasi freundschaftlich-kameradschaftlich «erledigt» (und entschärft!).

Dies dürfte nachträglich kaum so ausgelegt werden, als ob ich – sei es in der Analyse, sei es in meiner Darstellung – den Affekt der Kastrationsangst abwehrte (ich denke an einen solchen Traum, der in vollster Angststimmung erlebt und erzählt wurde).

Diese Entschärfung der Konfliktsituation durch die freundschaftliche und billigende Haltung des Analytikers zeigt sich selbst da, wo Freud zum Endkampf des Konfliktaustrags geradezu ins Horn stößt (siehe früher).

Nicht ohne Absicht habe ich diese «Szene» als den vierten Akt des Dramas Analyse benannt, und eigentlich blieb mir auch keine andere Wahl. Wie oft hat Freud doch die Vergleiche mit dem Kunstwerk gebraucht. Auch meine Analyse ist das von dem Künstler Freud und dank seiner Kunst sich abspielende «Drama», in dem bereits das erste Wort des ersten Akts die Thematik des Dramas eröffnet. Es wäre nicht schwer, den Verlauf der ganzen Analyse als analogen Aufbau eines Dramas darzustellen. Mit anderen Worten: Freud ist als Analytiker und Künstler der Schöpfer und Gestalter meiner Analyse als Drama[3].

Balint (Therapeutische Aspekte der Regression) unterscheidet drei seelische Bereiche: den des Ödipus-Konflikts (Dreiersituation), den der Grundstörung (Zweiersituation) und den des Schöpferischen (ohne äußeres Objekt).

Natürlich durchdringen sich diese drei Bereiche zu einer Einheit und treten neu in spezifischen Situationen relativ isoliert in Erscheinung (ähnlich wie der «psychische Apparat», Waelder). Dem kreativen Bereich entspricht nicht nur eine Entwicklungs-Phase, sondern «das Kreative» ist auch eine (entfaltungsmögliche) Tätigkeit, die im Künstler ihre ideale Vollendung findet. Deshalb ist der Vergleich mit dem Künstler und seinem Werk besonders einleuchtend, wie es Freud in meiner Analyse

3 Anmerkung Blum: Ob Freud selbst mit dieser Auffassung (Analyse als Drama) einverstanden wäre, dies auch nur zu vermuten, fehlt mir jeder Anhaltspunkt. Er selbst (hat) ja in der Analyse mehrmals den Vergleich mit Vergil und Dante und die Führung durch Inferno und Purgatorium gebraucht und dabei auch die Situation erwähnt, in der Vergil zurückbleibt und Dante ohne ihn weitergehen kann. Ein andermal verglich er die Analyse mit einem Kristall, der aufgelöst wird, ohne seine Struktur zu verlieren und in größerer Reinheit sich wieder als Kristall bildet. «Es braucht den Mut, sich ‹auflösen› zu lassen».

gemacht hat, wenn er ihm besondere Bedeutung zuspricht. Im kreativen Bereich wird das Problem der Objektsuche, Objektfindung zur Objektgestaltung. In seinen «Entwürfen» gestaltet sich langsam das Objekt (als Kunstwerk). Die «Entwürfe» (des Nichtkünstlers) sind die Darstellung des Lebenswegs seiner Objektfindung (als das ihm «ich-gerechte» Objekt). So hat es Freud in meiner Analyse beschrieben und gehandhabt. Aber der Vorgang ist weit dialektischer: Nicht nur der Meister führt den Schüler den Weg, sein Werk (Objektfindung) zu schaffen. Sondern der Analysierte tritt ja selbst als eine Art «Präobjekt» (Balint) in seine Lehre. Der Meister muss also schöpferisch-gestaltend aus dem «Präobjekt» Analysierter ein «Werk» gestalten. Je mehr er ihn, den Analysierten, gestaltet, umso gestaltungsfähiger wird dieser. Und je gestaltungsfähiger dieser wird, um so mehr «Skizzen» liefert er seinen Gestalten zu seinem «Werk». Dieser in Beiden (reziprok) sich vollziehende kreative Prozess ist also voll und ganz dialektisch. Der «einende», wiederum kreative Vollzug des Dialektischen mit dem Dialogischen kann hier nicht dargestellt werden, wie ja diese Ausführungen nur ein skizzenhafter Entwurf sind. Was zu zeigen war, dass die Einführung des dritten (kreativen) Bereichs als Gewinnung einer Einheit der drei Bereiche, ist schon von Freud vollzogen worden. Sie wird heute wieder neu gefordert und gesucht.

Ich wiederhole die illustrative Äußerung Freuds zu der Abfolge meiner Objektsuche: Es stellen diese Frauen gleichsam Vorstufen zur Gestaltung des aktuellen Liebesobjektes. Gleich wie man zu einem Kunstwerk verschiedene Entwürfe macht, die man noch nicht akzeptiert und schließlich den Entwurf findet, aus dem man dann das Werk gestaltet. Es ist (analytisch gedacht) fast selbstverständlich, dass dieser letzte werkgestaltende Entwurf das Objekt, die Schöpfung des konfliktgelösten «Ich» ist, die Kreation das Werk des schöpferischen Eros ist, der durch Freuds Äußerung aufgerufen ist, damit zugleich und immer wieder die Konfliktsituation entschärfend. Das Geschehen und Erleben wird damit gerade in die Bezugsebene gestellt, die man Freud oft vorwirft, so vernachlässigt zu haben und die heute z. B. Marcuse wieder postuliert.

Die Aufgabe des Analytikers wird in dieser «Dimension» zu der des Meister-Künstlers. Er leitet den Schüler an, aus seinen Modell-Entwürfen die Frau zu wählen und «festzuhalten» (auf dem Bild wie im Leben), die ihm als die «geeignete» (zu-geeignete) «erscheint». Die Bezüge von dem idealen Mutter-Bild werden bei diesen Objekt-Modellwahlen immer deutlicher. Der Schüler soll, kann und darf ohne Einspruch des Vaters und Meisters auch das Meister-Modell, die Frau, die Tochter des Meisters und seine eigene Mutter wählen. Er kann Schuld und Kastrationsangst überwinden (mehrere Träume aus meiner Analyse); denn der Meister ist kein Kastrator, sondern er führt den Adepten durch alle Gefahren und Ängste vertrauensvoll und sicher (Vergil – Dante) zur geliebten Frau.

So auch eine Bemerkung von Freud zu der sich mehrfach wiederholenden Situation (jedem Analytiker als das ödipale Dreierverhältnis wohlbekannt), in der die Freundin eines Freundes ohne aktives Zutun meinerseits Interesse an mir gewinnt: Es ist auffällig, dass der Mann(-Vater) dabei wirklich eine ähnliche Rolle spielt gegenüber dem Liebhaber wie zu dem Knaben. Er ist sehr oft sein guter Freund und oft übersieht er wie absichtlich die Sexualbeziehung des Freundes zur Frau und die sexuellen Wünsche des Knaben zur Mutter. Der Vater ist also nicht (mehr) der Verbietende, sondern der Gewährende, und dem entsprechend auch der Analytiker.

Wenn sich nun in der Erfahrung meiner Analyse der Analytiker Freud durchwegs (auch) als der tolerante Gewährende verhält und damit eine verlässliche Basis schafft, der die eigentlichen Übertragungskonflikte (Ödipus, feminine Einstellung, Homosexualität etc.) nichts «anhaben» und deshalb gelöst werden konnten, so können wir dies als das herrschaftsfreie Verhalten charakterisieren.

Dies wird damit wieder zum notwendig aktuellsten Thema, das die Analyse stellt und mit dem sich der Analytiker befassen muss.

Dabei geht es für den Psychoanalytiker nicht um die Frage, ob die «klassische» Analyse Freuds in ihren Grundlagen noch «aktuell» ist, sondern ob sie endlich aktuell wird. Es geht nicht um ihre «Renaissance», sondern um ihre «Naissance», um ihre Geburt. Unser Thema könnte darum das Motto tragen: Von Freud zu Freud.

Das heißt in einem gewissen Sinne, das «szientistische Missverständnis» (Habermas), das Freud angelastet wird, mit dem szientistischen Selbstmissverständnis unseres heutigen Szientismus, der Freud relativ ebenso missversteht wie seine Zeit ihn missverstanden hat. Ich werde dabei dem Einwand nicht entgehen, dass sich in meiner Analyse zwei bürgerlich-kapitalistische Zeitgenossen oder gar ein unkritischer Analysierter «seinen» Analytiker verstehen konnten (vielleicht auch auf Grund von Übertragung und Gegenübertragung), nicht aber zwei verschiedene gesellschaftsstrukturierte Menschen. Dieser Einwand scheint mir deshalb ungewichtig, weil ja nicht nur Erinnerungen, sondern Aufzeichnungen jener Zeit mit einem der heutigen Gesellschaftsstruktur und Unstruktur offenen Verstand gesehen werden (was anzuzweifeln Jedem freisteht). Jedenfalls vermisse ich in der heutigen Form des Austrags wissenschaftlicher Meinungen in Bezug auf die Analyse als Wissenschaft das dialogisch-dialektische Moment (dafür ist es wohl noch zu früh). Jeder will seinen Standpunkt recht-fertigen gegen den des Anderen und Gemeinsames, nämlich der dialektische Ausstieg wird nicht gesehen oder scheint nicht gesehen zu werden. Es geht heute um durchaus abwegige Bemühungen. Einmal will man beweisen, dass die Psychoanalyse eine Wissenschaft ist (zu dem sich Freud schon gezwungen fühlte) im Sinne dessen, was heute als Wissenschaft verstanden wird, nämlich vorwiegend das Wissen, das der technischen Forderung gerecht wird. Zweitens will man beweisen, dass Psychoanalyse eine dem historischen oder dialektischen Materialismus gerechte Wissenschaft ist – wenn man sie von den idealistischen Anhängseln (Freud) befreit.

Natürlich kann man sich fragen, ob ein Konfliktproblem, das in der Analyse aufgedeckt wurde (Ödipus-, Inzest-, Kastrationsproblematik etc.) spezifisch gesellschaftsstrukturell geprägt war und (wie bereits angetönt) bei gesellschaftskonformen Partnern in Bezug auf die Gesellschaftsproblematik abgeblendet blieb und bleiben musste und dieser Analyse ein Konformismus angelastet werden kann oder muss. Eine Art Gegenstück finden wir in den Aufzeichnungen von Reich, der bei Freud lange Zeit wohlwollende Zustimmung fand, die letzten Gründe des gegenseitigen Nicht-mehr-Verstehens (mir wenigstens) undurchsichtig geblieben sind. Es ist nur zu bedauern, dass der Vergleich mit Reich sich deshalb nicht völlig durchführen lässt, als Reich kein Analysand von Freud war und wir über seine Analyse wenig orientiert sind.

Welche Stellung nahm Freud dabei ein? Er enthielt sich jeder persönlichen Stellungnahme und hatte (bereits bei der Exkommunikation seines Lieblingsschülers Rank) das Schicksal der internationalen psa Gesellschaft ganz dem «Comité» anvertraut, das, obwohl von ihm geschaffen, eine «Herrschaft» ausübte, die Freud in neue Isolation trieb (man denke an die Hoffnungsschimmer von Freud, dass Rank wieder «gesellschaftsfähig» werden könnte! Man denke auch an die geduldigen Bemühungen, den Bruch mit Jung zu verhindern. Man muss sich aber auch an sein abweisendes Verhalten gegenüber dem von ihm früher hochgeschätzten Tausk erinnern. Und schließlich, quasi «initial» an die Lösung seiner großen Bindung an Fliess mit einbeziehen). Diese «Rätsel» seines manchmal zwiespältigen Verhaltens versprechen ihre Lösung zu finden durch die vertieften Kenntnisse seines Briefwechsels und wohl durch andere noch nicht zugängliche Dokumente. Sie berühren aber nicht die Feststellungen und Erfahrungen, die ich persönlich von Freud als Analytiker gemacht und hier darzustellen gesucht habe.

4 **DIE PROTOKOLLE:**
EINE AUTHENTISCHE QUELLE FREUD'SCHER THEORIE UND PRAXIS

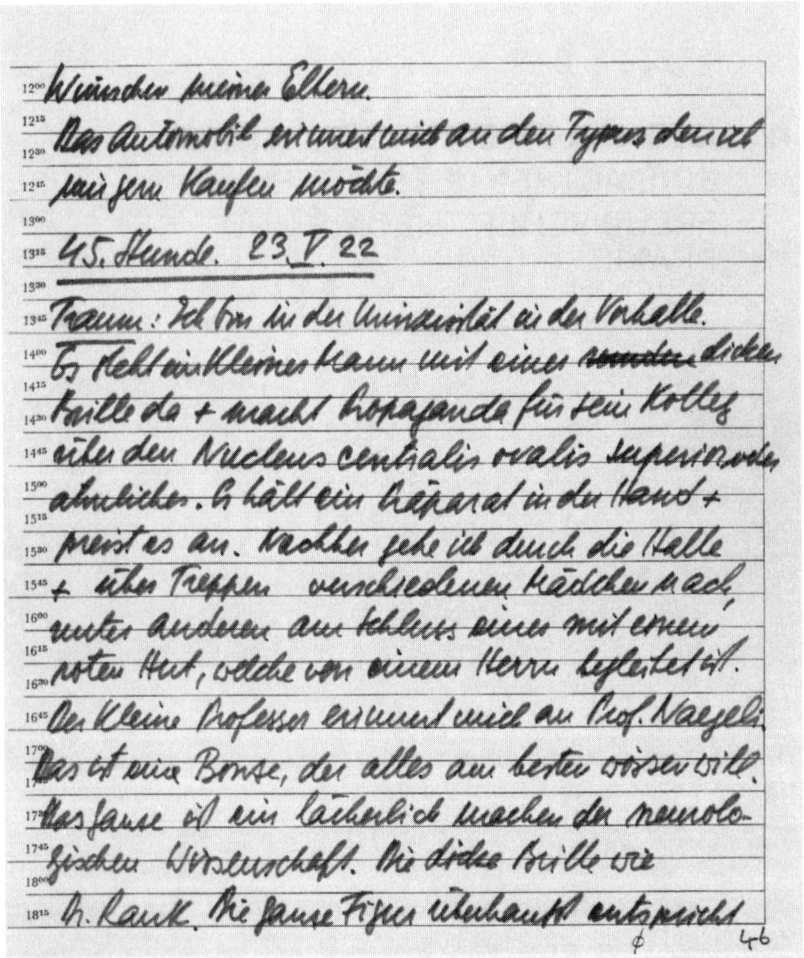

45. Stunde vom 23. 5. 1922: Der Traum vom Makel (Aufzeichnungen)

In den nachfolgenden Geschichten vom Aalschwindel, dem Heiratsangebot Freuds, dem Paradigma seiner geistigen Führung und nicht zuletzt der Geschichte vom «mosaischen» Problem Freuds und Blums, das die Grundlage dieser Analyse bildet, geht es immer um die Wahrheitsfrage; um das Verhältnis von Wahrheit und Lüge, um den «Schwindel» jenseits der Moral. Die Sinnsuche der Freud'schen Analyse mit Blum stellt sich in diesen Geschichten exemplarisch dar, und dem Leser wird vor Augen geführt, wie sich Wahrheit jeweils im «Schwindel» offenbart.

In den psychoanalytischen Nachkommentierungen zum Text der Blum'schen Analyse wird die im Subtext verborgene Wahrheit sichtbar gemacht: wie sich Blum um sein Jüdischsein und um die Nachfolge Freuds «beschwindelt» und wie sich Freud um seine Nachfolge von Moses «beschwindelt». Die Wahrheit findet sich im psychoanalytischen Prozess in der Aufdeckung der verborgenen unbewussten Motive, auf deren Weg uns der «Schwindelgeist» führt, Proteus der Allverwandler. Und am Ende seines Lebens ist Blum in der Wiederkehr des Verdrängten auf die von Freud gelegte Spur zurückgekommen und tatsächlich nach den vorliegenden Texten zum Joshua geworden, der Freuds authentische Praxis verkündet und damit die «Rückkehr Freuds» für uns offen stellt. Nirgendwo sonst als in Freuds Analyse wird die Dialektik von Wahrheit und Lüge so offen gelegt und der Schleier der Trugbilder über dem Abgrund der menschlichen Triebnatur gehoben.

4.1 Vom Aalschwindel Freuds zur Wahrheit von Shylock

Wenn man sich die Blum'schen Dokumente vor Augen führt, dann zeigt sich in ihnen eine Spur, die als unbewusste Leitlinie den ganzen Text durchzieht. Blums Lesart der ödipalen Phänomene auf der empirischen Ebene der biologischen ödipalen Familie lässt sich in den Protokollen wie auch in seinen Aufzeichnungen erkennen. Das Beharren auf dieser Lesart zeigt sich auch in der Interpretation der Interventionen von Vater und Schwester bei Freud: Beide Briefe hat Blum, obwohl sie von großer Wichtigkeit für die Analyse wie für seinen Lebensgang sind, nicht aufbewahrt, nachdem ihm Freud diese Briefe übergeben hatte.

Die Einmischung des Vaters in Blums Analyse war eher von der väterlichen Sorge getragen, dass der Sohn nicht die Tradition der Familie verlassen sollte, und hatte eher ein Werben des Vaters um Verständnis bei Freud zum Inhalt; während der Brief der Schwester eine wütende Attacke gegen Blum und seine arische Braut und gegen Blums Bruch mit dem Judentum darstellte. Er enthielt die unmittelbare Aufforderung an Freud, in der analytischen Arbeit Blums Verrat an der Familie durch Rückkehr Blums zum Judentum wieder gutzumachen und die Trennung von der arischen Braut als Ziel der Analyse durchzusetzen. Beide Briefe konnten von Blum durch die Einordnung auf die Ebene ödipaler Konfliktaustragungen in ihren eigentlichen Ansprüchen leicht verkannt werden, sich nämlich mit den jüdischen Traditionsverpflichtungen der Familie auseinander zu setzen.

Es ist nun bemerkenswert, dass Blum sich sowohl in der Analyse bei Freud als auch in den späteren Reflexionen seiner nachanalytischen Gespräche mit mir überhaupt nicht darauf einlassen mochte, dass seine Schwester eigentlich die Mutter vertrat, die in traditioneller Weise die Weitergabe der jüdischen Kultur besorgte. Die Schwester hatte stellvertretend für die Mutter Blums Bruch mit der jüdischen Kultur als Schande empfunden. Und es ist auffallend, dass die Kränkung der Mutter durch den Sohn, der grundsätzlich jüdische Frauen verschmähte, Blum überhaupt nicht zu Bewusstsein kam, obwohl seine Mutter eine besonders sensible und zärtliche Bindung zu ihm hatte und ihm in der frühen Kindheit, im Gegensatz zur Schwester, eine besondere Liebe zuteil werden ließ.

Das Verschweigen der Mutter in den Sitzungsprotokollen und ihr Verschwindenlassen hinter der Erörterung abstrakter ödipaler Beziehungen wirft ein Licht auf die für Blum notwendige Rationalisierung seiner Flucht vor ihren verpflichtenden Ansprüchen. Eine Wiederholung dieser Flucht vor traditionellen Verpflichtungen geschah dann wieder, als Blum das Heiratsangebot Freuds für seine Tochter Anna nur als geglückte Lösung seiner ödipalen Konflikte verstehen wollte, als souveräne Geste des Vaters, der dem Sohn die Tochter stellvertretend für die Mutter freigibt und ihn nicht mit der Drohung der Kastration in dem Moment verfolgt, wo er sein erotisches Begehren gegenüber den Frauen des Vaters zeigt. Ich werde später noch darauf zurückkommen, auch auf den anekdotischen Umgang mit dem «Aalschwindel» und die Leerstellen des Textes von 18 Analysestunden, die Blum mit ähnlichen Rationalisierungen zu erklären suchte.

Freuds erfinderische Handhabung der Analyse ist eine Mäeutik, eine Kunst der Entbindung von Bildern und Parabeln, um dem Analysanden den verborgenen Sinn seiner Lebenswelt zu erschließen. Es ist ein anschauendes Denken im Gegensatz zum erklärenden und schlussfolgernden Denken und lebt vom Figurenlesen und Figurenerkennen, das nur im Rahmen eines gemeinsamen Überzeugungssystems zu seiner Wahrheit kommt. Freuds analytische Grundhaltung, sich mit dem Anderen und den Anderen mit sich in Übereinstimmung zu bringen und der gegenseitigen Übertragung sich zu versichern, öffnet den Vorhang zu einer anderen Bühne, einer Tiefendimension des Wahrnehmens gegenseitiger Überzeugung (siehe Pohlen und Bautz-Holzherr 2001).

Es gibt in Blums Analyse zwei Kristallisationspunkte, an denen diese tiefere Dimension sichtbar wird.

Der erste ist der «Aalschwindel» und der zweite das Heiratsangebot Freuds für seine Tochter Anna.

Als Blum auf eine Bemerkung Freuds wiederum einmal äußerte, dass er dasselbe auch gerade sagen wollte, antwortete Freud:

«Also das ist ein Aal. Kennen Sie die Geschichte vom Aal? Ein Jude wird von seiner Frau in die Stadt geschickt, um für Sabbat einen Karpfen einzukaufen. Zwei Juden bemerken ihn mit einem schönen Karpfen nach Haus gehen und beschließen, ihm diesen Fisch ‹abzuschwindeln›. Sie kennen sich; der eine spricht ihn wie zufällig an: Was hast du eingekauft? Einen Karpfen. Zeig her. Aber das ist ja ein Aal! (Aal ist eine für den Juden verbotene Speise, eine Schlange.) Ein Aal, und noch am Sabbat, nun, ich will nichts gesehen haben. Und er kehrt sich von ihm ab. An der nächsten Ecke begegnet ihm der zweite Jude, der ebenfalls, diesmal empört, ihm Vorwürfe macht, dass er einen Aal eingekauft hat und ihm den Vorschlag macht, ihm den Aal zu überlassen. Ohne Fisch nach Hause zurückgekehrt argumentiert der Mann gegen die Vorwürfe seiner Frau: Wenn zwei Juden sagen, es ist ein Aal, dann ist es ein Aal!» (Freud in Blum, Rückblick und Ausblick)

«Nicht nur ein guter Witz, sondern die analytische Situation kann nicht besser zum Ausdruck gebracht, ‹gedeutet› werden: Er und ich sind zwei Juden, die fälschlicherweise und absichtlich schwindelnd vorgeben, etwas gefunden zu haben, das sie als Aal bezeichnen, der aber keiner ist und nur insofern damit Erfolg haben, einen Dritten zu prellen, der mit seiner sturen und gläubigen Rechtfertigung (seiner Frau gegenüber!) schließlich über den Aalschwindel doch zum ‹Wahrheitskarpfen› (Polonius in ‹Hamlet›) gelangt. Um den Karpfen ist er zwar betrogen, aber er findet sich durch seine Argumente gerechtfertigt. Das heißt: im Grunde wissen wir alle, dass der Aal ein Karpfen ist. Eine vorzügliche und tiefsinnige Parabel über Wert und Sinn einer Deutung als gemeinsames Übereinstimmen.» (Blum, Rückblick und Ausblick)

Das Übereinstimmungsargument wird hier zum Dreh- und Angelpunkt der Wahrheitsfrage im dialogischen Prozess der Analyse gemacht. Freud sagt in diesem Zusammenhang an anderer Stelle, dass man in manchen Fällen den Eindruck gewinnt, als hätte man, mit Polonius zu reden, gerade den Wahrheitskarpfen mit Hilfe des Lügenköders gefangen (Freud GW XVI, S. 48).

Diese Textstelle ist von besonderer Bedeutung, weil sie auf Shakespeare verweist, wo ein Stück in einem Schauspiel als Lüge aufgeführt zur Wahrheit wird: Die inszenierte Lüge Hamlets vom Tod des Königs wird nachträglich zur Wahrheit des Königs und der Königin. So erweist sich am Ausgang des Schauspiels, dass die Lüge Hamlets zur

Wahrheit der Anderen wird. So erweist sich am Ausgang des Schauspiels, dass die Lüge Hamlets zur Wahrheit der Anderen wird. Ähnlich situiert sich für Blum die Analyse Freuds, in der durch die Arbeit Freuds der analytische Prozess, als Vorspiel entworfen, zur Wahrheit des (Lebens-)Stücks wird. Das Hamlet-Thema der Freud'schen Psychoanalyse: die Lüge des (Vor-)Spiels wird zur Wahrheit der Geschichte (im Stück), macht die Wahrheitsfrage zu einem ödipalen Problem. Auf dieser Dimension stellt sich dann die Wahrheit ein, wenn sich der Analytiker mit dem Analysanden in Übereinstimmung befindet, welche die Ausschließung der Wahrheit des Anderen zur Bedingung hat, sie mithin zur Lüge macht. Die Wahrheitsfrage in der Freud'schen Analyse stellt sich aber erst jenseits der vordergründigen ödipalen Bestimmung, nach der zwei durch Ausschluss und auf Kosten des Dritten zu ihrer Wahrheit kommen.

Es bedarf allerdings der Aufklärung, dass die Geschichte des Aalschwindels von Blum damals nicht in den Sitzungsprotokollen niedergeschrieben worden ist, sondern nur in gesonderten Niederschriften erscheint. Es bedarf auch der Aufklärung, warum die Protokolle eine Lücke von 18 Sitzungen aufweisen und dass Blum mit der ödipalen Deutung des Aalschwindels und der Konfliktlösung der ödipalen Konstellation im Heiratsangebot für Anna Freud die Analyse als beendet ansah und nur noch die letzte Sitzung in den Protokollen niederschrieb.

Die Aalgeschichte, die in den Protokollen auffallenderweise nicht enthalten ist, hat Blum aus seinen gesonderten Notizen aus den 1920er Jahren für mich in seinen «Rückblick und Ausblick» aufgenommen: Sie ist ein Grund-Satz der Freud'schen Psychoanalyse und das Kernstück der Blum'schen Analyse, das bezeichnenderweise separat von ihm aufgeschrieben wurde.

Die Deutung muss schon deshalb einer kritischen Analyse unterzogen werden, da Freud nie je einen einfachen jüdischen Witz in seiner Analyse gebracht hätte, der nicht von tieferer Bedeutung gewesen wäre für die analytische Situation und das Schicksal des Analysanden. Und in diesem besonderen Fall, wo zwei Juden zur Analyse zusammenkommen, hat das «Abschwindeln» wie bei allen psychischen Phänomenen eine mehrfache Determination, eine Mehrfachbedeutung, vor allem im Zusammenhang mit Shakespeare, dessen Autorenschaft von Freud immer bezweifelt wurde. Denn nichts konnte Freud so aus der Fassung bringen, wie er Eitingon gestand (siehe Jones 1962, III): die Bacon-Shakespeare-Kontroverse und der Okkultismus.

In der Bacon-Shakespeare-Kontroverse, die Freud mit Besessenheit verfolgte, ging es um die Urheberschaft von Shakespeares Werken – ein anderer Schauplatz für Freuds Kampf um die Urheberrechte an seiner Schöpfung, der Psychoanalyse. Im Okkultismus stellt sich Freuds Kampf dar, dem mystischen Okkultismus oder dem religiösen Phänomen die Psychoanalyse als Wissenschaft abzuringen und die Mystik in Psychologie zu überführen (siehe Pohlen und Bautz-Holzherr 1991, S. 391 f.).

Freud war ständig von der Sorge um seinen Anspruch auf die Urheberschaft der Psychoanalyse umgetrieben: Ähnlich Moses, der nach Freuds Vorstellung als ein Fremder, der nicht Jude war, der Begründer der jüdischen Religion wurde, so definierte sich Freud als gottloser Jude, der eine nichtjüdische Wissenschaft erfunden hat. In der Bacon-Shakespeare-Kontroverse vermischen sich beide Seiten der Freud'schen Grundangst vor einem doppelten Verrat, nicht nur als Urheber der neuen Gesetze verraten zu werden, sondern durch die Rückkehr der Anhänger zum Okkultismus ein zweites Mal verraten zu werden.

Freud, der das Gesetz der jüdischen Überlieferung für sich als gottloser Jude abgewiesen hat, folgte unerbittlich einem «mosaischen» Begehren im Anspruch auf die Überlieferung seiner Wissenschaft und im Anspruch auf die apostolische Funktion seiner Analysanden in der Verbreitung der Psychoanalyse.

Der «Aalschwindel» ist im subjektiven Aspekt als reales Schwindelerleben ein existenzielles Phänomen Blums, der sich vermutlich dem Umstand verdankt, dass er die schweizer Identität seiner jüdischen «abgeschwindelt» hatte. Die abgeschwindelten Verhältnisse, in denen er in der Schweiz lebte, sind eine Dimension des Schwindelns; die andere Dimension, weit reichender und tiefer, liegt im Abschwindeln seiner jüdischen Tradition durch die Assimilation an die christliche Kultur der Schweiz. Dieses Entgegenkommen im Abschwindeln seiner jüdischen Identität und Tradition fügt sich in jene Tradition des christlichen Schwindels am Judentum, dem in der christlichen Kultur alles abgeschwindelt wurde außer der «Heiligen Schrift», um die sie sich in der Verfolgung noch versammeln konnten.

Blum hatte sich zurückgezogen auf eine eindimensionale Deutung des Schwindelproblems und den Ausgang der Geschichte vom Aalschwindel auf dieser empirisch-ödipalen Stufe belassen und gerade dadurch das Doppelbödige des jüdischen Denkens für sich zum Schweigen gebracht.

In seinen Aufzeichnungen bringt er uns aber unfreiwillig auf die religiöse Spur der Aalgeschichte, wenn er davon spricht, dass dieser geprellte Jude sich in seinem Glauben vor seiner Frau gerechtfertigt fühlt: Um den Karpfen ist er zwar betrogen, er kommt mit leeren Händen nach Hause, aber er hält den Glauben in seiner Hand. Er hat den Fisch verloren, aber den Glauben gewonnen, der ihn rechtfertigt. Das ödipale Problem wird zum Glaubensproblem, indem in den leeren Händen nur die Schrift zurückbleibt. Und um diese Schrift haben sich die Juden seit Jahrtausenden versammelt, und diese Schrift hat sie bei der Versprengung in alle Welt stets zusammengehalten. Es geht also bei der Parabel vom Aalschwindel um eine viel tiefere Dimension als die ödipale Konkretion, auf die sich Blum aus Abwehr seines Judentums fixiert hatte.

Den tieferen Sinn des Aalschwindels müssen wir in Shakespeares Figur des Shylock suchen, dem alles, selbst die Schrift, abgeschwindelt wurde und in der ein jüdisches Schicksal zum Ausdruck gebracht wird, das sich jenseits von Ödipus in der Moderne als «Endlösung» für die christliche Kultur darstellt.

Blum beklagte sich immer über Schwindelanfälle und Schwindelzustände, die ihn später körperlich so plagten und eine Wiederkehr seiner pubertären Schwindelsymptomatik darzustellen schienen. Aber die tiefere, existenzielle Schwindelproblematik seiner Heimkehr in die Schweiz statt einer Rückkehr zur offensiven Auseinandersetzung für die Psychoanalyse Freuds offenbart die Konfliktverschärfung seines lebenslangen Dilemmas: die Abweisung von jüdischer Traditionsverpflichtung und die Entledigung von Freuds dynastischer Nachfolge und apostolischer Beauftragung, wie ich noch zeigen werde.

Der existenzielle Aspekt des Blum'schen Schwindels verweist aber auf die Figur des Shylock, dem von der christlichen Welt alles und jedes abgeschwindelt wurde: Die Selbstbeschwindelung Blums liegt in der Umkehrung der Abwehr und ist zugleich der Schutz vor jeglichem Abschwindeln durch die christliche Welt, wie es Shylock angetan wurde.

Shylock symbolisiert jene Figur des Juden vom Aalschwindel, der mit leeren Händen zu seiner Frau zurückkehrt und uns die Frage aufgibt: Was hatte jener Jude in der Hand, wo er nichts hatte als seinen Glauben, der ihn rechtfertigen konnte? Das heißt umgekehrt, was hätte jener Jude in der Hand, wenn er seinen Glauben nicht hätte, wenn ihm die Schrift genommen wäre? – Das existenzielle Thema Ernst Blums.

Als Freud aus Wien vertrieben wurde und das Schicksal Ahasvers teilte, wie er sagte, musste er, entgegen seiner ganzen Lebensauffassung, endgültig annehmen, dass «Shylock wieder modern geworden» ist (Freud in Blanton 1975, S. 103).

Die Figur des Shylock gibt die Geschichte der Juden in der christlichen Welt seit ihrem Beginn wieder und handelt vom Schwindel der Christen an den Juden. Als Shakespeare den «Kaufmann von Venedig» schrieb, dramatisierte er in der Figur des Shylock das universelle Schicksal des vertriebenen Juden, obwohl er persönlich kaum je Erfahrung mit Juden gehabt haben dürfte. Denn zu seiner Zeit war England wie auch ganz Mittel- und Südeuropa nach den schrecklichen Judenvertreibungen im 13./14. Jahrhundert in England, Frankreich und Italien durch die Christen praktisch «judenrein» gemacht worden. In Südspanien wurde durch die almohadische Invasion (1147) von fanatischen muslimischen Stämmen aus Nordafrika das jüdische

Leben in Andalusien ausgelöscht; die überlebenden Juden hatten sich in den christlichen Norden Spaniens geflüchtet, und von dort wurden sie 1492 endgültig nach der christlichen Eroberung Südspaniens aus ganz Spanien vertrieben (siehe Yerushalmi 1993).

Shakespeare konnte also kaum aus historischem Wissen, sondern nur aus seiner Erfahrung des christlichen Glaubens und den antisemitischen Wurzeln des Christlichen die Figur des Shylock entwerfen.

Shylock ist die einzigartige Geschichte des christlichen Schwindels am Juden, ist die Geschichte einer systematischen Entmenschung. Als Zinswucherer bespuckt, gedemütigt und geschlagen, gerät er in die Fänge christlicher Kaufleute, die ihm ein Darlehen abfordern, für das er ein volles Pfund von ihrem Fleisch zur Schuldverschreibung fordert und auf jeden Heller Zins verzichtet. Shylock verlangt körperlich bare Münze und enttäuscht die Christen in der Bestätigung ihres Vorurteils, dass der Jude nur nach Geld giere. In einem anderen Strang der Geschichte schmieden die Freunde des Schuldners und des Gläubigers ein Komplott gegen Shylock, mit dessen Tochter sie die Farce einer Entführung betreiben und sich mit ihrer Hilfe der Schätze Shylocks bedienen, das Vermächtnis seiner toten Frau Lea, den Ring Shylocks mitnehmen, der später von seiner Tochter gegen einen Affen verhökert wird. Der Tochter Jessicas «Scham, seines Blutes Tochter zu sein, aber nicht die seines Herzens» und diesen Makel als «liebend Weib eines Christen» lösen will, ist der Schwindel der Tochter am Vater, die mit den Christen ihm die Tochter abschwindelt, seine Schätze raubt, das Erbe seiner Frau vergeudet, seinem Herzen den schlimmsten Stoß versetzt, als eines «Christen angetraute Frau» die Wurzeln mit dem Vater abschneidet. Shylock, der nicht begreifen kann, dass sein eigen Fleisch und Blut sich so gegen ihn empört, verdammt Jessica und sinnt auf Rache: «Die Bosheit, die ihr mich lehrt, die will ich ausüben; und des muss schlimm hergehen, oder ich will es meinen Meistern zuvor tun.»

Der Jude, der darauf sinnt, es den Christen gleichzutun und Rache zu nehmen für jahrtausendlange mörderische Verfolgung, für Schmach und Schande, wird nun, als er die Schuldverschreibung des Christen einlösen will, um alles betrogen, was sein Eigen ist: sein eigen Fleisch und Blut, sein Vermögen und sein Recht vor dem Gerichtshof der Christen. Denn Shylock begehrt es nach dem Talion, dem Gesetz der Vergeltung, «Auge um Auge», hier: Herz um Herz, was ihn aber nach dem christlichen Recht schuldig macht, das Stück Fleisch zu fordern, das das Herz des christlichen Gläubigers ist. Und darin trifft er das kalte Herz des Christen, das Herz der Finsternis des christlichen Antisemitismus. Die Christen haben Shylock, den sie zum Zinswucherer verdammt haben, das Herz gestohlen, und seine Vergeltung verlangt nach ihrem Herz. Das Begehren des Juden auf Gerechtigkeit bringt ihn vor einen Gerichtshof, der ihm den Anspruch auf Wiedergutmachung abschwindelt in einem fiktiven Prozess mit fingierter Anklage und fingierten Advokaten. Sein Recht, das Herz zu fordern, wird zum Unrecht gemacht, wenn er Christenblut vergießt, und so ist sein rechtmäßiger Anspruch auf das Herz des Christen ein Anschlag auf dessen Leib und Leben. Die Forderung nach Einlösung der Schuldverschreibung liefert ihn dem Schuldspruch des Gerichts aus, das ihn mit Entzug seines Vermögens und der Zwangstaufe bestraft. So hat der gegen sein jüdischen Geschick aufbegehrende Shylock am Ende nicht nur seine Tochter, sein Vermögen, seine Ehre und sein Recht verloren; es ist ihm der Glaube genommen worden durch jenen Schwindelprozess, der ihn aus der Synagoge, aus dem Judentum ausstößt und der Schrift beraubt.

Die Parabel von Shylock klärt darüber auf, was einem Juden widerfährt, wenn er die Schrift verliert: die Ausstoßung ins Nichts. Hier erscheint der so genannte jüdische Fatalismus[4] in einem ganz anderen Licht, dass nämlich die Bewahrung der Schrift das Leben des Judentums ist: «... das politische Unglück der Nation lehrte sie, den einzigen Besitz, der ihnen geblieben war, ihr Schrifttum, seinem Wert nach einzuschätzen» (Freud Bd. IX, S. 561); und Freud erinnert sich bei der Vertreibung aus Wien der Vertreibung der Juden nach der Zerstörung des zweiten Tempels in Jerusalem durch Titus (70 n. Chr.): «Unmittelbar nach der Zerstörung des Tempels in Jerusalem durch Titus erbat sich Rabbi Jochannan ben Sakkai die Erlaubnis, die erste

Thoraschule in Jabne zu eröffnen. Fortan waren es die Heilige Schrift und die geistige Bemühung um sie, die das versprengte Volk zusammenhielt» (Freud l. c., S. 561), und so eröffnete Freud seine Schule in London nach der Vertreibung aus Wien.

Der von Blum so auf die ödipale Konkretion gebannte und von seiner Transzendierung entkleidete Aalschwindel zeugt jedoch von der unheimlichen Macht des Religiösen und den Folgen ihres Vergessens. In seiner Flucht vor dem Judentum, auf dem Weg in die totale Assimilation hat Blum mit der Abkehr von der Schrift alles verloren: seinen Glauben und seine Identität – wie es dem europäischen Judentum zwischen dem 19. und 20. Jahrhundert geschah, als ihm auf seinem Gang durch die Assimilierung sein Glauben abhanden gekommen war und es durch das Vergessen seiner jüdischen Wurzeln seine Schutzmacht gegen den Antisemitismus verloren hatte (siehe Freud l. c).

4.2 Vom Heiratsangebot Freuds und den vergessenen Erinnerungen Blums

Das Heiratsangebot Freuds für seine Tochter Anna an Blum ist der zweite Kristallisationspunkt der Analyse Blums.

Die Parabel vom Aalschwindel erzählt Freud im ersten Drittel der Analyse; das Heiratsangebot Freuds für Anna Freud ereignete sich am Ende des zweiten Drittels nach der 53. Stunde der Analyse. Danach hörte Blum auf, die Sitzungen zu protokollieren.

Der Aalschwindel ist in den Protokollen nicht enthalten, stammt aus separaten Notizen und wurde später zusammen mit dem «Heiratsangebot», das auch in den Protokollen nicht enthalten ist, von Blum in seinen Aufzeichnungen und im Rückblick und Ausblick dargestellt.

Diese Aufspaltung der Mitteilungen über die Freud'sche Analyse ist bemerkenswert und lenkt die Aufmerksamkeit des Analytikers gerade auf die ungeschriebene, unbewusste Bedeutung dieser «doppelten Buchführung», die durch die Textlücke von 18 Sitzungsstunden nach dem Heiratsangebot Freuds noch eine besondere Bedeutung erhält.

Der Sion-Zions-Traum, der Traum der 50. Sitzung, führt im Kontext der Assoziationen und Kommentare von Blum und Freud zum «Heiratsangebot» Freuds für seine Tochter Anna und markiert zugleich einen völligen Umschwung in den Protokollen und Aufzeichnungen Blums, weil die Träume bis zur 56. Stunde eigentlich alle um das Thema der Nachfolge Freuds und der jüdischen Traditionsverpflichtung kreisen; danach, von der 56. bis zur 75. Stunde, bricht die Protokollierung ab. Die Träume in der Nacherinnerung Blums werden immer verworrener, dunkler und unzugänglicher, wie wenn sich ihm nach dieser Zeit das Unbewusste verschlossen hätte. So ist auch die frühere Offenheit, Spontaneität und Freizügigkeit in seinen Mitteilungen verschwunden, und in seiner Nacherinnerung und später im Gespräch mit mir haben sich Alltagsprobleme an die Stelle der Arbeit mit dem Unbewussten gesetzt. Für das Verständnis des nachfolgenden Traums ist dem Leser zu empfehlen, die Nachkommentierungen Blums in den Sitzungsprotokollen und Aufzeichnungen der 50. und 53. Stunde und den Kommentar dazu im «Rückblick und Ausblick meiner Analyse» (Kapitel 3.5) nachzulesen, um sich den Kontext dieses Traums zu vergegenwärtigen.

Traum der 50. Stunde vom 29. V. 1922:
«Ich bin in Estland auf der Fahrt zum Bruder meiner Braut. Aber es ist alles umgekehrt, als ich es mir durch die Erzählungen von Els vorgestellt habe: Es ist eine sehr steile Bergbahn, welche langsam den Berg hinaufkriecht. Der Bruder ist auch gar nicht groß und blond, sondern klein und schwarz. Dann ist die Kusine von Els noch da. Es soll auch eine große, sehr energische Frau sein. Sie ist aber hier klein und dick wie eine Haushälterin und unbedeutend. Das Haus liegt auch nicht in der Ebene, sondern auf einem Hügel. Auf einem anderen steilen Hügel ist eine Burg mit Türmen. Dazwischen ist eine tiefe Schlucht. Nun rede ich mit einem Arzt, wie es scheint über elektromedizinische Apparate.»

Der Sion-Zion-Traum («Burg Sion-Zion: Tochter Zions freue dich, juble laut Jerusalem», Blum) in der 50./53. Analysestunde scheint Entscheidungslinien für Blums Leben aufzuzeichnen, auf deren Spuren er so oder anders gehen könnte, das heißt, so wie bisher oder anders, eben nicht wie bisher seiner phobischen Natur folgend, sich passiv ins Bisherige zu fügen. Die Burg Sion oder Zion, die assoziativ mit dem Wallis, dem Berner Oberland und Arosa verbunden ist; Arosa, der Ort, an dem er mit seiner Braut nicht zur Übereinstimmung kommen konnte, ist eingebettet in seine Tagesphantasien über Anna Freud und eine mögliche Heirat mit ihr.

Nach dem ständigen endogamen oder exogamen Hin und Her der Unentschiedenheit zwischen seiner Braut und Freuds Tochter «verkündete Freud (nach langem Schweigen) doppelt eindrücklich: ‹Nun kann der Endkampf beginnen, die beiden Parteien sind da: die zwanghafte Neigung zu exogamen Frau und die zwanghafte Neigung zum anderen Extrem, der Schwester-Imago.› Sofort fügte er hinzu:

> ‹Ich habe nichts dagegen, wenn Sie meine Tochter heiraten wollen. Sie sind ein junger Mann mit guten Manieren, Sie sind Analytiker, Sie sind Schweizer, alles Eigenschaften, die mir gut gefallen.› (Freud in Blum, Aufzeichnungen)
>
> Niemand wird bestreiten, daß diese Analyse sich dramatisch bewegt ‹abspielte› – und dies war der vierte Akt, in dem ich dank Freud ‹in die Freiheit der Wahl gelangte›. … Der Endkampf endete friedlich mit der ‹versöhnten Verschmelzung› (kein Kompromiß) der beiden Frauentypen zu einer Einheit (die exogame Frau ließ sich auch als Inzestimago schuldfrei erfahren und umgekehrt). Freud gestattete mir, den (schuldfreien) Inzest mit seiner Tochter, ich gestattete mir den Inzest mit der (früher) exogamen Frau.» (Blum, Aufzeichnungen)

In den Sitzungsprotokollen erfolgte jetzt eine Zäs ur, ein Abbruch der Niederschriften. Alle Mitteilungen über diese Ereignisse und das Ende der Analyse finden sich nur in den Aufzeichnungen; über den letzten Verlauf der Analyse werden eher rationalisierende Feststellungen gebracht im Hinweis auf die Besetzung seines Bewusstseins mit den Vorbereitungen seiner Rückkehr, seiner Heirat und seiner Praxiseröffnung; aber keinerlei Hinweis auf die Tätigkeit in der Schweizer Psychoanalytischen Vereinigung und auf mögliche «Weisungen Freuds» für die Aufnahme einer offensiven Arbeit für die Freud'sche Psychoanalyse in der Schweiz.

Die nach diesem Kristallisationspunkt der Analyse folgenden 18 Stunden bleiben im Dunkeln, nicht nur weil Blum sie nicht mehr protokollierte, sondern weil sie, so glaube ich, nach seinen Äußerungen immer mehr von Träumen beherrscht waren, die dunkler und verworrener wurden, nicht mehr erinnerbar schienen und auch von ihm aus dem Gedächtnis, wie man annehmen muss, gelöscht werden mussten. Das Unbewusste schloss sich seit dieser Zeit ab, und ins Licht des Bewusstseins trat jene vermeintliche Lösung der empirisch-ödipalen Konstellation durch Freuds Deutung und durch Freuds Heiratsangebot.

Es ist bemerkenswert, wie Blum hier, identisch mit seiner Einstellung zum Aalschwindel, auf eine Dimension ödipaler Interpretation beharrte, die einen weiteren und tieferen Zugang zu unbewussten Motiven verhinderte, und es schien so, als ob Blum aus innerer, unbewusster Notwendigkeit die Analyse bei Freud auf diesem imaginären Niveau halten wollte, um sich für die Zukunft von jeder Befragung dieser vermeintlichen Lösung abzuschirmen.

Sicher haben wir einen Fall von tendenziösem Erinnern und tendenziösem Vergessen vor uns, dem Erinnern der ödipalen Perspektive des analytischen Prozesses und dem Vergessen des missionarischen Auftrags und der religiösen Ansprüche, die vom jetzt unzugänglich erscheinenden Unbewussten aufgesaugt schienen. Blum hatte jene vermeintliche Lösung seiner ödipalen Konstellation so rationalisiert, dass er diese beiden Kristallisationspunkte jedermann als Typus der Freud'schen Analyse anekdotisch wieder und wieder erzählen musste. Der Wiederholungscharakter war unabweisbar, und die anekdotische Verkürzung jener Geschichten war offensichtlich für jeden, der Ohren hatte zu hören. Blum kokettierte gern mit solch eingängigen «Aperçus», die zum Wohlgefallen seiner schweizer Umgebung jedermann aus erster Hand die «Ungefährlichkeit» der Freud'schen Analyse bestätigen konnte.

Die anekdotische Entstellung der Freud'schen Parabel vom Aalschwindel und die imaginäre Verflüchtigung des Heiratsangebots schienen der Rechtfertigung des Entzugs von der Wahrheitsfrage und der Entledigung von dynastischen Verpflichtungen Freud gegenüber und den Verpflichtungen aus dem jüdischen Erbe zu dienen.

Freilich hatte Freud zu jener Zeit, 1922, bereits alle seine großen Arbeiten über die Auseinandersetzung mit dem Todestrieb geschrieben und war sich über den Wiederholungszwang als Widerstand des Unbewussten klar geworden. Sicherlich kann man in einer Oberflächenperspektive dieses Heiratsangebot auf der imaginären Stufe als Lösungsangebot Freuds verstehen, den Sohn darin zu bestätigen, dass er wegen seines Begehrens auf die Frauen des «Vaters» keine Kastration zu befürchten hat. Aber es war doch damals wie jetzt die Frage zu klären, was in diesem Fall die zwanghafte Neigung zur exogamen Frau und die zwanghafte Neigung zum anderen Extrem der Schwester-Imago, die zwanghafte Neigung zur endogamen Frau ist.

Man könnte in der Interpretation davon ausgehen, dass die zwanghafte Neigung zur exogamen Frau, jener estnischen Braut Elsa, nichts anderes darstellt als die zwanghafte Flucht vor dem Schwesterninzest bzw. dem Mutterinzest. Freuds deutende Feststellung ist also äußerst doppelbödig zu lesen, und seine Hinzufügung, dass er nichts dagegen habe, wenn Blum seine Tochter heiraten wolle, legt doch nahe, dass Freud ihm die Heirat mit einer Jüdin nicht als endogame Entscheidung ausgelegt haben würde, sondern als exogamen Weg. Endogam wäre in diesem Kontext der Blum'schen Analyse freilich das Verbleiben in der ödipal-inzestuösen Fixierung an die Schwester bzw. Mutter und die Flucht vor dieser inzestuösen Fixierung zu einer arischen Frau, die nichts anderes als ein exogames Alibi zu bedeuten scheint.

Der Verweis Freuds auf seine Tochter offenbart aber noch eine ganz andere Dimension der Exogamie: Die Heirat mit Freuds Tochter Anna hätte Blum in die Deszendenzlinie Freuds eingeordnet, in die Abstammungslinie des Gründers der Psychoanalyse und den daraus folgenden apostolischen Auftrag, der in diesem Fall doppelt schwer gewogen hätte als (Schwieger-)Sohn des Gründers. Allerdings kann man diese Intention Freuds nur aus seinen Hinweisen im Heiratsangebot erschließen. Man muss dabei berücksichtigen, dass Freud nach all jenen bitteren Erfahrungen um mögliche Kronprinzen für seine Dynastie wahrscheinlich nie mehr einen «Sohn» wie damals Jung offiziell als Joshua eingesetzt haben würde.

Im Falle des Aalschwindels wie im Heiratsangebot muss sich der Leser immer vor Augen halten, dass der sichtbare, dem unmittelbaren Bewusstsein zugängliche Text strikt zu unterscheiden ist von einem unsichtbaren Subtext, der immer als Negativ des positiven Textes präsent ist, im Widerspruch zu ihm stehen kann, stets aber auf einer tieferen Spur geht, sodass der unsichtbare Subtext als Grundtext immer der entscheidende Text der Schrift ist. Die Psychoanalyse Freuds lebt von der Durchdringung der sichtbaren Phänomene, und es bedarf eines Perspektivwechsels von der äußeren Betrachtung zur inneren, um zur gültigen Lesart zu kommen, wie es auch für das Denken im Judentum bestimmend ist (siehe Yerushalmi 1991).

Die Erwartung an Blum war diskret und angesichts der früheren schmerzlichen Kränkungen Freuds sehr still. Freuds zurückhaltende Anfrage auf einer Postkarte, die er nach Blums Rückkehr in die Schweiz geschrieben hatte, gibt einen Hinweis darauf, wie behutsam Freud jetzt in der Sache einer Beauftragung mit einem Schüler umging. Freuds Nachfrage blieb unbeantwortet: Blum wusste schon, warum er nicht antwortete, weil er sich dem Freud'schen Auftrag schweigend entzogen hatte; und erst im hohen Alter konnte er über dieses Versagen in stiller Trauer schreiben, dass er Freud sehr enttäuscht haben müsse. Blum war wohl die letzte große Enttäuschung Freuds für seine Idee, die Psychoanalyse über die «Pforte der Schweiz» zur Geltung zu bringen in der Psychiatrie, in den Wissenschaften überhaupt und darüber hinaus durch die Schweiz Zugang zur nichtjüdischen Welt zu bekommen. Und die Einsetzung von Anna Freud, die wohl der bessere Sohn für ihn war als Statthalterin und Nachfolgerin, ist Freuds letzte Antwort im Kampf zur Sicherung seiner Nachfolge und zur Bewahrung seiner Lehre und ist Ausdruck endgültiger Resignation in der Nachfolgefrage.

Blums Verkennung des realen Begehrens von Freud und seine Bannung der Freud'schen Interpretationen auf eine imaginäre inzestuöse Konstellation zeigt einen ausdrücklichen Widerstandscharakter; allerdings nicht, wie schon gesagt, als Widerstand gegen angebotene Erklärungen oder Lösungen Freuds, vielmehr als Widerstand ganz anderer Art, der sich als Widerstand des Unbewussten, als Wiederholungszwang lesen lässt.

Blum kehrte nämlich heim, das heißt, er kehrte nicht zurück zu einem neuen Anfang, sondern kehrte heim in die alten Verhältnisse, heiratete kurz nach seiner Rückkehr in die Schweiz seine Braut Elsa mit Zustimmung seiner Eltern und seiner Schwester, die völlig resigniert zu haben schienen, nachdem auch Freud durch seine Analyse Blum nicht dazu bringen konnte, seine familialen und jüdischen Verpflichtungen zu übernehmen. Blum kehrte heim in Fortsetzung des alten Schemas, scheinbar legitimiert durch Freuds letzte Deutung, und wiederholte sein bisheriges Leben als Flucht vor all jenen Verpflichtungen seiner Herkunft, sodass er sich bedingungslos der Assimilation auslieferte.

Das zwanghafte Festhalten an der Vorstellung, dass Freud ihm den Segen zu jener Heirat gegeben hätte, muss uns hellhörig machen, dass sich dahinter ein ridige gewordenes, aber leicht durchschaubares Abwehrmanöver verbirgt: sich einer weiter und tiefer reichenden Klärung jener Frage zwischen Endogamie und Exogamie zu entziehen.

Es ist die Wiederkehr des Immer-Gleichen, der Blum erliegt, und ohne die Wiederholungsidee, des dem Todesprinzip (Todestrieb) innewohnenden Wiederholungszwangs, ist Blums Leben nach der Analyse bei Freud nicht zu begreifen. Freilich kann die Lust am Tod, wie sie sich im Wiederholungszwang verdeckt, darüber hinwegtäuschen, dass das Leben wirklich eines zum Tode ist. Denn Blum bringt sich in Bern, in den Berner Verhältnissen, tatsächlich zu Ende, was sein intellektuelles Vermögen, seine Geisteskraft und seinen den jüdischen Wurzeln entstammenden kritischen Geist angeht. Es ist ein geistiger Tod, auch wenn er noch so sehr verbrämt wird durch das gewisse luxuriöse Leben, in dem sich Blum aufgrund des Erbes seiner Familie einrichten konnte. Auch seine wissenschaftlichen Arbeiten dienten mehr dem Prestige und dem Dekor seiner Position im dortigen Bürgertum, als dass sie dem kritischen Geist der Psychoanalyse gefolgt wären und gerade zur Unterminierung des positiven Denkens beigetragen hätten.

Der Leser der Protokolle könnte jetzt einwenden, dass diese Entwicklung ja kein Wunder sei bei der passiv-femininen, masochistischen und auch homosexuellen Struktur[5] von Blum. Freilich ist dies doch nur eine Struktur, auf die das Subjekt in seinem Lebensgang ganz verschiedene Antworten finden kann. Denn Freuds nährendes und sorgendes Wesen, seine behütende Art, mit dem Menschen und Analysanden umzugehen, zeigt eine starke Weiblichkeit seines Geistes, die aber auf der anderen Seite ihn nicht daran hinderte, seiner männlichen Eroberungslust und seinem analytischen Verstand nachzugehen und gegen allen Widerstand sein Denken voranzubringen – Ähnliches kann man auch von Nietzsche sagen.

Freud hatte wie Blum eine stark passiv-feminine und homoerotische Seite, wie sie sich gerade in seinem Verhältnis zu Wilhelm Fliess dokumentierte und wie sie überhaupt in seinen Erwartungen an Schüler und Nachfolger zum Ausdruck kam, von denen er immer wieder, wie im Wiederholungszwang, in seinen Liebeserwartungen enttäuscht wurde.

Männlicher und weiblicher Geist, die Weiblichkeit und Männlichkeit eines Menschen sind untrennbar im Subjekt verbunden, und es ist immer eine Frage der Lebensentscheidung eines Menschen, ob er die eine oder andere Seite in regressiver Absicht zum Rückzug benutzt und darin seine Rechtfertigung sucht. Das Gleiche gilt für jene berühmten Frauen Freuds, die sich nicht in die gefährdende passive Weiblichkeit der Rolle ihrer Mütter zurückzogen, sondern ihre besondere Begabung weiblicher Wahrnehmungssensibilität lebten und zugleich mit dem Erkenntnisvermögen des eigenen Geistes ihren Platz in der Geistesgeschichte forderten und einlösten.

In unseren letzten Gesprächen ging es darum, was er sich selbst schuldig geblieben ist, seinem Judentum, seiner ersten Frau, der Elsa der Protokolle, die er nicht zurückgehalten hat, noch einmal mit den beiden Töchtern in ihre Heimat Estland zu reisen, obwohl der Einmarsch der Russen nach dem Abkommen zwischen Stalin und Hitler unmittelbar bevorstand. Sein Alter war umdüstert, und in seinen schlaflosen Nächten kamen die Gespenster der Vergangenheit wieder hoch, die er früher durch sein umtriebiges gesellschaftliches Leben noch bannen konnte.

Der Anspruch Freuds und Blums Flucht in den inneren Dialog mit ihm, statt die Psychoanalyse in der Welt zu vertreten und wissenschaftlich wie gesellschaftlich offensiv voranzubringen, seine Trauer um das verlorene jüdische Erbe, wie er im Alter sehen musste: All jene versagten Möglichkeiten kamen ihm zwanghaft vor Augen in seinen nächtlichen Monologen, seinen Mitteilungen und in unseren Gesprächen, die sich zum Schluss nur noch um diese Schuldproblematik drehten. Dass er sich dem Tod und nicht dem Leben überlassen hatte, kam ihm erst spät zu Bewusstsein.

Ich frage mich jetzt, ob ich Blum gerecht werden kann, wenn ich Freud gerecht geworden bin: Im innersten Kern des Urteils über Blums Analyse geht es darum, was Blum, besonders als Jude, sich und Freud schuldig war und schuldig geblieben ist. Nachdem ihm Freud die Perspektive für sein Leben offen gestellt hatte und es nun darauf ankam, was Blum in seiner Identität als jüdischer Analytiker, privilegiert durch die Analyse bei dem Gründer der Psychoanalyse und gesättigt vom Freud'schen Geist, für sein Leben und für seine wissenschaftliche und klinische Tätigkeit daraus zu machen bereit war, um Zukunft für sich und die Freud'sche Analyse zu besorgen.

Freud hatte sicher die schicksalhaften Gefährdungsstellen in Blums Lebensentwicklung im Auge gehabt und ihn dennoch so aus der Analyse entlassen: «Versuchen Sie jetzt Ihr Glück als Analytiker, Ihre Analyse ist beendet, Sie hatten keine Neurose» (Freud in Blum, Aufzeichnungen). Freud wollte ihm damit zeigen, dass er darauf vertraute, und Blum dazu auffordern, nicht neurotisch zu sein; das heißt im Subtext, sich nicht weiterhin (neurotisch) zu verhalten. Und zugleich nahm er Blum als Analytiker in die Pflicht; das heißt im Subtext, sich nicht mehr regressiv-phobischer Fluchtmechanismen zu bedienen und sich den Konflikten des Lebens zu entziehen, sondern sein Leben aktiv und zukunftsbezogen zu bestehen und aus der Freud'schen Hypothek Kapital zu schlagen.

Freilich hatte die Assimilation Blum schon so in ihren Sog gezogen und die Aussichten der Assimilation ihn derart eingenommen, dass er der Flucht aus dem Judentum in die christliche Kultur nicht mehr widerstehen konnte.

Das Traumelement der Burg «Sion-Zion» hat freilich noch eine andere Bewandtnis, die sich auf seine Vor-Freud schon fortgeschrittene Assimilation bezieht: Blum hatte sein «Zion» bereits in jungen Jahren in Bern, im Berner Oberland und in Arosa (Graubünden) gefunden: Bern war «Zion» und das Berner Oberland «Zionsland». Das Wirtsland Schweiz war schon zum «Heimatland» verwandelt, das Exil zum Domizil geworden. Durch «Judaisierung des Exils», durch den Kunstgriff der Übertragung Jerusalems auf den Exilort und die Gleichsetzung der Topographie von dort mit hier konnte man sich im Exil zu Hause fühlen (siehe Yerushalmi 1993, S. 31).

In der Analyse bei Freud kam diese Sehnsucht nach dem Ende des Exils, das Heimweh nach einer festen Bleibe, die zum «Ort Zion» werden konnte, nicht zur Sprache; konnte auch nicht zur Sprache kommen, weil Freud mit dem jüdischen Exil-Denken tief verwurzelt war und keiner Illusion von Heimat nachhängen konnte. Allerdings hatten die Eltern und die Schwester Blums ihr Zuhause im Judentum eingerichtet: «Was den Juden das Gefühl gab, zu Hause zu sein, war die ‹Tragbarkeit der Thora› im weitesten Sinn: Thora-Studium und -Observanz konnten stattfinden, wo immer Juden lebten» (Yerushalmi 1993, S. 31).

Blum musste den lauen Glauben des Vaters anprangern, als ob dieser an nichts mehr glaube, obwohl er an Sabbat immer noch regelmäßig die Synagoge besuchte, und er musste auch verleugnen, dass seine Schwester stellvertretend für die «religiöse Mutter» als gläubige Jüdin für seinen Glauben kämpfte. Die nicht abgerissene Tradition seines Elternhauses machte die Entfernung vom Judentum umso rätselhafter, insbesondere weil dahinter kein jugendlicher Protest oder eine weltanschauliche Rebellion stand.

Das Rätsel der Flucht vor dem Judentum, das bei Freud nicht gelöst wurde, und auch die Flucht vor der «jüdischen Analyse» verbirgt, warum sich Blum als Subjekt seiner jüdischen Geschichte zum Verschwinden brachte durch völlige Assimilation in die deutschschweizerische Kultur. Der so oft als Nothypothese bemühte Begriff vom «jüdischen Selbsthass» und seiner Entledigung durch den Übertritt zur anderen Seite wäre als Grund dieses unfassbaren Geschehens wenig erhellend.

Im Versuch, das Rätsel zu lösen, muss ich die Frage nach dem Makel des Jüdischen neu stellen und die Spur des rassischen Makels aufnehmen, der heute das Mittel der Stigmatisierung ist. Deshalb ist die Befreiung von ihm zur treibenden Kraft in der Moderne geworden, nachdem die religiöse Differenz als Mittel der Diskriminierung ihre Kraft verloren hat.

Es geht um die universelle Geschichte vom menschlichen Makel und der Erlösung von ihm; so wie jener Schwarze mit «weißer» Haut bei Philip Roth («Der menschliche Makel») sich von seinem Makel zu befreien suchte, indem er sich zu einem weißen Juden machte, aber gerade daran zugrunde ging, weil der antirassistische Rassismus seiner kleinbürgerlichen Umwelt absurderweise ihn zu einem weißen Rassisten gegenüber Schwarzen machte.

Der Versuch der Auslöschung des rassischen Makels ist das treibende Motiv in jener amerikanischen Tragödie. Und Blums Tragik liegt in der Transgression seiner ethnisch-biologischen Herkunft, im Versuch der Auslöschung seines jüdischen Makels: Er brachte sich als Subjekt seiner Geschichte (eines Juden) zum Opfer durch Tilgung jenes Makels. Diese Selbst-Opferung ist der Kurz-Schluss der jüdischen Assimilation und Emanzipation: die endlose Anspannung im Warten auf jenes ferne Ereignis der Ankunft des Messias abzukürzen, um im Hier und Jetzt anzukommen, endlich «zu Hause» zu sein und erlöst zu sein von der Heimatlosigkeit eines endlosen Exils – eine menschenverständliche Sehnsucht.

Aber gerade die «Auslöschung» des ethnischen Makels und das falsche Bewusstsein, nun ein Schweizer unter Schweizern, ein Deutscher unter Deutschen zu sein, wurden zum «Grund» des Verhängnisses ihrer Wehrlosigkeit gegenüber den Nazi-Deutschen, die ihr Bewusstsein auf ihr «Blut» gründeten und für ihre Blutreinheit das jüdische Blut zum Opfer brachten: Das Menschheitsverbrechen der Shoa kommt aus diesem Blutwahn der «germanischen Seele».

Unter der Perspektive des Selbstopfers als Befreiung von rassischem Makel und Mittel zur Emanzipation fällt ein anderes Licht auf die Unbedingtheit des Assimilationsbegehrens von Blum: Das Selbstopfer des Jüdischen ist, dialektisch gewendet, ein Selbstrettungsversuch in der Hoffnung auf das Ende von Ausstoßung und Exil. Dieser paradoxe Hoffnungsaspekt, den Yerushalmi (1993) als Hoffnung in der Verzweiflung herausgearbeitet hat, gibt dem Phänomen der Assimilation (Blum) eine neue Wendung, durch die tatsächliche Heimkehr nach «Zion» (Jerusalem) oder durch Verwandlung des Exils in «Zion» die jahrtausendalte Mühsal und Not des Exils zu Ende zu bringen. Eine solche Betrachtungsweise lässt Blums Assimilationsbegehren in einem anderen Licht erscheinen; und seine Flucht vor dem Judentum als Sehnsucht nach dem Ende jüdischer Verfolgung begreifen und auch seine Flucht vor Freuds missionarischer Beauftragung als Rückzug und Heimkehr in das von ihm als «Zionsland» verwandelte schweizer Exil verstehen – die Unaushaltbarkeit des Wartens in der Not des Exils ist eines jener treibenden Motive zur Assimilation.

Solche Überlegungen sind nicht als Exkulpation seiner Versagungen und Fluchten gedacht, vielmehr als ein Versuch der Verständigung über seine Abwehrmanöver, die man als Analytiker gerne begreifen möchte. Meine Schlussgedanken können vielleicht das unbegreiflich Erscheinende seines Lebensgangs einem Verständnis näher bringen.

4.3 Vom Paradigma der geistigen Führung Freuds

Die Frage nach dem Geist, der geistigen Führung der Analyse mag überraschen, weil eine solche Frage nach ihrer geistigen Ordnung nie gestellt und es im Dunkeln belassen wird, welcher geistigen Verpflichtung der Analytiker folgt, Freud folgte.

Die Analyse Ernst Blums ist eine Antwort auf die Fragen Freuds, die dessen Geist in der Orientierung seines Fragens widerspiegeln. Freilich zeigt sich die Entmachtung des Geistes in der psychoanalytischen Tradition allein schon darin, dass nie jemals nach der geistigen Führung der Analyse gefragt wird. Denn ein Urteil darüber, ob die Analyse in einem guten oder schlechten Geist geführt wird, hängt von der Klärung der geistigen Orientierung des Analytikers ab. So könnte man die neueren Entwicklungen in der Analyse, wenn sie einer mystagogischen Orientierung folgen, als Konzepte bezeichnen, deren Wesen von einem schlechten Geist zeugen – einem Geist, welcher der Selbstbemächtigung eines Menschen durch seine Fixierung auf ein retrospektives Jenseits «wahrer» Ursprünglichkeit überhaupt nicht dienlich sein kann.

In der Blum'schen Analyse finden wir Deklarationen Freuds über seine Analyseführung, die den Charakter paradigmatischer Erklärungen haben. Ich verstehe darunter, ohne mich auf den Kuhn'schen Paradigmabegriff (Kuhn 1976) festlegen zu wollen, die Vorstellung von Lichtenberg über Paradigma als Metapher für grundlegende wissenschaftliche Orientierungen.

Freud hat, ohne sich dessen begrifflich bewusst zu sein, in seinen Deklarationen für Blum über die Führung des psychoanalytischen Prozesses paradigmatische Aussagen gemacht, die uns Auskunft über die Grundorientierung seines Vorgehens geben können. Es geht also darum, welche Anschauungen der Wahrnehmung Freuds zugrunde liegen und woran der Analysand Blum in diesem Prozess orientiert war. Deshalb ist der Paradigmabegriff ein entscheidender Ansatz, um die Grundlagen der Wahrnehmung im Prozess durch den Analytiker zu klären und die Bedingungen der Wahrnehmung für den Analysanden klarzustellen.

Freud hat in seinen Deklarationen vor dem Analysanden Blum das Muster (Paradigma) seiner Wahrnehmungserkenntnis zum Ausdruck gebracht, indem er benannte, von welchem Geist er in der

Analyse geführt wird, was der Geist dieser Analyse ist und wohin er den Patienten führen will. Die paradigmatischen Äußerungen Freuds gehen in zwei Richtungen: Die eine betrifft das Vorbild seiner geistigen Führung, der Dichter, der den Dichter führt, Vergil – Dante auf seinem Weg zur «Höhe des Läuterungsberges» als letzter Schritt der Selbsterkenntnis; die andere betrifft grundsätzlich die Bewertung der Phänomene des Menschlichen, die Freud alle unter der Optik der Kunst, der schöpferischen Gestaltung sieht. Das heißt, auch die Symptome als künstlerische Schöpfungen, als Kunstwerke betrachtet, sind kluge Erfindungen des Kindes als Antwort auf die ihm aufgenötigten Konflikte seiner Eltern. Beide paradigmatischen Aspekte stehen für die eine artistische Grundorientierung Freuds, den Menschen als das künstlerisch-schaffende Subjekt zu sehen. Nietzsches Grundaussagen, dass das Menschliche Sein darin beginnt, dass der Mensch als Dichter seiner selbst auftritt, findet sich in den Freud'schen paradigmatischen Erklärungen ungewusst wieder.

In den Aufzeichnungen (3.3) schreibt Blum dazu:

«Immer sucht er den Vergleich mit der künstlerischen Gestaltung. ‹Wie man zu einem Kunstwerk verschiedene Entwürfe macht, die man nicht akzeptiert und schließlich den Entwurf findet, aus dem man das Werk gestaltet, gibt es auch ähnliche Vorentwürfe in der Frauenwahl› (Freud).»

Und weiter heißt es bei Blum:

«Er stellt in der Analyse mehrmals den Vergleich mit Vergil/Dante und (der) Führung durch Inferno und Purgatorium und (erwähnte) dabei auch die Situation, in der Vergil zurückbleibt und Dante ohne ihn weitergehen kann. Ein andermal vergleicht er die Analyse mit einem Kristall, das aufgelöst wird, ohne seine Struktur zu verlieren und in größerer Reinheit sich wieder als Kristall bildet. (Es braucht den Mut, sich ‹auflösen› zu lassen.) Ich wiederhole die illustrativen Äußerungen Freuds zu der Abfolge meiner Objektwahlen: ‹Es stellen diese Frauen gleichsam Vorstufen dar zur Gestaltung des aktuellen Liebesobjekts. Gleichwie man zu einem Kunstwerk verschiedene Entwürfe macht, die man noch nicht akzeptiert und schließlich den Entwurf findet, aus dem man dann das Werk gestaltet› (Freud). Es ist (analytisch gedacht) fast selbstverständlich, dass dieser letzte, werkgestaltende Entwurf des Objekts, die Schöpfung des konfliktgelösten Ichs ist, die Kreation des schöpferischen Eros ist, der durch Freuds Äußerung aufgerufen ist, damit zugleich immer wieder die Konfliktsituation entschärfend. Die Aufgabe des Analytikers wird in dieser Dimension zu der des Meister-Künstlers. Er leitet den Schüler an, aus seinen Modellentwürfen die Frau zu wählen und ‹festzuhalten› (auf dem Bild wie im Leben), die ihm als die geeignete (zu-geeignete) erscheint. Der Analytiker führt den Adepten durch die Gefahren und Ängste vertrauensvoll und sicher (Dante/Vergil) zur geliebten Frau.» (Blum, Aufzeichnungen)

Die paradigmatischen Äußerungen Freuds sind über den ganzen analytischen Prozess verstreut und waren für Blum so bedeutend, dass er immer wieder in seinen Aufzeichnungen darauf verwies, und gerade die Grundaussage Freuds in der später zitierten ersten Analysestunde über die Symptome als schöpferische Erfindungen des Subjekts zeigen nicht nur, wovon Freuds Geist geführt war, viel mehr noch, worin und wohin der Analysand Blum in seiner Analyse geführt werden soll.

Es geht also um mehr als eine bloße Weltanschauungsfrage des Analytikers oder Psychotherapeuten. Die Frage nach dem Geist und der Doppelbödigkeit des Geistes, des *Genius malignus* wie des *Genius benignus*, stellt sich hier: Für die Selbstbefragung des Analytikers bedeutet dies, ob die Frage nach der Führung, der guten wie der schlechten, endlich zu einer Frage nach der grundsätzlichen Orientierung der Analyse werden kann. Nirgends sonst als in dieser Analyse Blums, auch nicht in den Mitteilungen von Analysanden Freuds (siehe Kapitel 2), vor allem auch nicht in seinen technischen Schriften und in den endlosen Schriften zur Technik Nach-Freud wird die Frage nach dem Geist jemals gestellt.

Wenn wir wissen wollen, was das «wahre Modell Freuds» der psychoanalytischen Erfahrung ist, dann müssen wir die Grundorientierung des Freud'schen Vorgehens klären. Das Paradigma der Freud'schen Psychoanalyse ist sozusagen ein apriorisches Gerüst der Orientierung, ein Maßstab der zu überprüfenden Erfahrung. Und dieses Paradigma Freuds scheint wesenskonstitutiv für die Psychoanalyse zu sein, wurde aber bis heute als solches nicht erkannt und die grundsätzliche Frage nach der Orientierung psychoanalytischer Erfahrung nicht gestellt. Im wissenschaftlichen Sinn ist die so genannte «Standardtechnik», die ich auf der wahrnehmungs- und motivationspsychologischen und auch mythologischen Dimension noch untersuchen werde (siehe Kapitel 5), nichts anderes als eine bloß technizistische Formalisierung des Problems, statt die geistige Orientierung des psychoanalytischen Prozesses zu klären.

Die Vorbildfunktion Freuds, die sich nicht in seinen literarischen Falldarstellungen nachlesen oder aus seinen technischen Schriften übernehmen lässt, ist, paradigmatisch gelesen, nur in der Überlieferung seiner wahren Praxis als Maßstab für psychoanalytische Erfahrung zu gewinnen. Seine Tätigkeit ist darin exemplarisch zu nehmen, wie sie die Wahrnehmungserkenntnisse im psychoanalytischen Prozess erzeugt und in welcher Weise psychoanalytische Arbeit Erfahrung und Erkenntnis ermöglichend ist. Die spekulative Rationalität der Psychoanalyse, ihr Status als erzphantastische Wissenschaft, offenbart sich in der paradigmatischen Figur des Dichter-Analytikers als Gestalt schaffender Künstler, der den Analysanden als Dichter seiner selbst anleitet.

Freuds Handhabung des psychoanalytischen Verfahrens, der Standort, von dem er seine Interpretationen unternimmt, zeigt sich in der Vergleichung seiner Tätigkeit mit der Führung des Dichters durch den Dichter: Dante durch Vergil in der «Göttlichen Komödie». Mit dieser Parabel setzt Freud den Analytiker als «Dichter» in Szene und inszeniert das psychoanalytische Verfahren als «Dichtung».

Von welchem Geist die Analyse Freuds geschlagen war und wohin es diesen Geist verschlägt, führt diese Parabel von Dante und Vergil vor Augen, die Freud Blum erzählte, wenn es um die Führung seiner Analyse ging, um die Aussicht dieser Analyse, dass nach dem Inferno und dem Purgatorium Freud/Vergil zurückzubleiben gedenkt und den Analysanden/Dante dann sich selbst überlassen muss, wenn er den letzten Teil seiner Wanderung zu unternehmen hat.

Freuds Einführung in Blums Analyse zeigt, wovon der Analytiker als Führer geführt ist: Er vergleicht die Arbeit des Analytikers mit der des Künstlers, der zur Objektgestaltung sich über verschiedene Entwürfe mit dem letzten Entwurf in Übereinstimmung zu bringen sucht. Und der Künstler wird umso gestaltungsfähiger sein, je mehr

Skizzen sich dieser idealen Gestalt nähern, sodass das Werk zur Vollendung kommen kann.

Die Vergleichung der psychoanalytischen Arbeit mit der künstlerischen setzt Freud fort durch die Übertragung dieser Perspektive auf das Leben, das er unter die Optik der Kunst stellt: Leben als Kunstwerk in den verschiedenen Objektgestaltungen des Lebensvollzugs. Und Freuds Analogie des Lebensentwurfs, des Entwurfcharakters der Liebe mit der Objektgestaltung in den einzelnen Entwürfen in der psychoanalytischen Arbeit, definiert den Analytiker als Künstler, der mit seinem Analysanden aus den Entwürfen und ihren Wiederholungen in den einzelnen Objektgestaltungen der analytischen Situation die endgültige Legende konstruiert. In dieser Sicht wird der Analysand selbst zum (Kunst-)Werk und der Analytiker zu dessen Konstrukteur (Erfinder). Die Arbeit des Analytikers setzt Freud mit der Arbeit des schöpferischen Eros gleich, der aus dem Urbild des Liebesobjekts seine Entwürfe als vorläufige auf dem Weg zum endgültigen bildet.

Freuds Deutung der Analyse am Leitfaden der Kunst zeigt sich schon in seiner Einführung in der ersten Stunde der Blum-Analyse, die die Orientierung seiner Arbeit an ästhetischen Kategorien deutlich macht: die Enträtselung der psychologischen als «künstlerische» Phänomene, das ist die Enträtselung des Lebens als Enträtselung eines Kunstwerks. Unter dieser ästhetischen Optik entfaltet Freud seine Geschichte mit Blum.

«Die Lösung der Symptome geschieht nicht dadurch, dass das Symptom verschwindet, wenn der Zusammenhang zwischen ihm und dem verdrängten Trauma hergestellt ist; sondern dass man fähig ist, das Symptom zum Verschwinden zu bringen. Meistens wird der Betroffene es ja tun, da ihn das ja in die Analyse geführt hat. Wenn das Symptom aber Ich-gerecht ist, kann er es beibehalten, zum Beispiel seine Liebe, diese als Symptom betrachtet. Wenn die Zusammenhänge hergestellt sind, kann man sich der Liebe entledigen; man kann sie beibehalten, wenn man sie Ich-gerecht findet. Es wird aber immer eine Liebe sein. Ebenso verhält es sich mit der Kunstschöpfung: Ein Hamlet, ein Moses usw. wird durch eine Analyse nicht, wie man ihr vorwirft, desillusioniert. Das Kunstwerk wird nicht zerstört, sondern das Verhältnis zu ihm vertieft. Das heißt: Man entledigt sich seines Symptoms nach dessen Analyse nicht. Ebenso wenig wird der unbewußt schaffende Künstler, wenn er analysiert ist, schaffensunfähig, er braucht sich dieses Symptoms nicht zu entledigen.» (Freud in Blum, Aufzeichnungen)

Freuds Einführung in die Analyse handelt von der Liebe als Symptom, die ein Kunstwerk ist. Man kann sich der Liebe entledigen, wenn sie nicht Ich-gerecht ist, das heißt in der Perspektive der Analyse, wenn sie von der Inzest-Imago besetzt ist. Man kann sich ihrer als Inzest-Imago entledigen, indem man ihrer Ersetzung in eine exogame Imago folgt. Die Liebe wird aber immer eine Liebe sein als «Symptom»[6], gleichgültig ob Ich-gerecht oder nicht, weil sie eine genötigte Liebe ist. Das ist eine Liebe, die auf dem Umweg des Lebens in den vielfältigen Schöpfungen der Objektgestaltungen ihre Ersetzung für das ursprüngliche und unersetzliche, primäre Objekt der Liebe suchen muss.

Freud steht in der Auffassung seiner Arbeit und in der Auffassung von Welt in unmittelbarer Nähe Nietzsches, der die Wissenschaft unter die Optik der Kunst und die Kunst unter die Optik des Lebens gestellt hat: Es ist die Wiederholung der Renaissanceidee in der Anschauung des menschlichen Lebens als künstlerischer Schöpfungsprozess, des Lebens als Kunstwerk. Hier kehrt die Renaissanceidee vom Entwurfscharakter der Welt, wonach der Entwurf, die Idee einmalig ist und nicht die Ausführung des Werks, wieder – die Einmaligkeit des einen, unersetzbaren primären Objekts für die Werkgestaltungen im Lebensvollzug ist in jenem Freud'schen Imagobegriff von den primären Imaginationen gefasst.

Freuds Psychologie ist eine «Artisten-Metaphysik» (Nietzsche), die in der Grundeinsicht besteht, die Phänomene der menschlichen Lebenswelt als künstlerische Schöpfungen anzusehen. Die Sublimationsidee einer «Metaphysik der Kunst», nach der das Dasein und die Welt nur ästhetisch zu rechtfertigen sind, entspringt dem lebensnotwendigen Bedürfnis des Subjekts nach «Verklärungsschein» und «Schönheitsschleier» (Nietzsche) über dem Abgrund der Triebnatur.

Die Analyse Ernst Blums macht eine andere Praxis der Psychoanalyse sichtbar, die Freud in einer Weise als Psychoanalytiker tätig zeigt, wie es in der Tradition der Psychoanalyse gerade nicht überliefert wird. Freilich kann die künstlerische Tätigkeit Freuds allzu leicht dem

Genius Freuds zugeschrieben werden, um die Frage nach dem Geist der eigenen Tätigkeit und dem Geist der Psychoanalyse nicht stellen zu müssen.

Freuds Geist zeigt sich in seiner Inspirationskraft, die einem künstlerischen Entdeckungsprinzip folgt. So sagte Freud, als Blum auf der Suche nach Daten seiner Lebensgeschichte war: «Wenn man nach etwas sucht, findet man es nicht. Hier gilt nicht der Ausspruch des Evangelisten: Suchet, so werdet ihr finden, klopfet an, so wird euch aufgetan, sondern: Suchet und ihr werdet nicht finden» (Freud in Blum, Protokolle, 7. Sitzung vom 5. 4. 1922).

In der Freud'schen Welt-Anschauung ist das Finden ein Wieder-Finden, und die Freud'sche Suchenslehre ist immer schon eine Findenslehre, sich ein Bild von dem zu machen, was man sehen, erkennen möchte: «Ich suche nicht, ich finde.» (Picasso) Freuds immer wiederholter Ausspruch Michelangelos über seine Vorstellung von psychoanalytischer Arbeit: «Diesen Engel muß ich aus dem Marmor befreien», meint: Der Therapeut muss ein Bild in sich haben und sich ein Bild machen können über das, was aus dem Universum menschlicher Möglichkeiten die treffenden Fragen und passenden Antworten sein könnten. Die Inspirationskraft und das ingeniöse Talent des Analytikers, seine Kunst, das Verborgene zu erraten und überzeugend darzulegen, führt die ästhetische und rhetorische Dimension der Freud'schen Analyse vor Augen. Die Enträtselung des verborgenen Sinns der Symptome in der immer währenden Frage nach dem Wieso und Wozu ist das treibende Moment des Dialogs zwischen Freud und Blum. Und die Entschlüsselung dieser Fragen mit dem «Phantasieschlüssel» Freuds ist die Essenz der Blum'schen Analyse wie jeder Analyse (siehe Pohlen und Bautz-Holzherr 1991, 2001).

Freuds psychoanalytische Arbeit an der *condition humaine* schöpft aus der Findenslehre der humanistischen Tradition und setzt Phantasie, die imaginative Einsicht, als Möglichkeit des «Eintretens» in den Geist und die Situation des Anderen (Vico) wieder ein: In der «fantasia» ist nach Vico (1981) eine genetische Erkenntnisweise vermittelt, und Freuds «Phantasieschlüssel» als erfinderische Möglichkeit der imaginierenden Entsprechung zum Unbewussten des Analysanden gibt ihr im Sinne Blochs eine erkenntnistheoretische Dimension.

Wenn man das von Freud eingeführte Paradigma vom künstlerischen Entwurfscharakter der analytischen Tätigkeit anerkennt und die analytische Praxis nicht mehr nach der Maßgabe eines fiktiven Regelwerks von Standardtechnik einrichtet, die dem Analytiker die Freiheit nimmt, im Freud'schen Sinne ingeniös zu denken, dann wird auch die Mythisierung der Freud'schen Praxis ein Ende haben. Die Analytiker müssten dann für ein anderes Verständnis ihrer Wissenschaft gegen die positivistische Reglementierung jeder Erfahrung streiten und den Hegemonialanspruch positivistischer Wissenschaftsdoktrin offensiv verneinen.

4.4 Der «Mann Moses»: eine Geschichte jenseits der Psychologie

Bei der Frage nach der Bedeutung der Analyse Blums und dem Sinn des sich darin darstellenden Lebens müssen wir die Antwort im Freud'schen Geist suchen, der diese Analyse bestimmte, im Nachdenken über die jüdischen Wurzeln des Freud'schen Denkens, die bei Blum von gleicher Herkunft sind. Denn nicht ohne Stolz betonte Blum immer wieder, dass in dieser Analyse zwei durch ihr jüdisches Denken Auserwählte zusammengekommen waren und dass diese Begegnung deshalb einen besonderen Charakter hatte. Wenn das Judentum für die beiden Protagonisten das auszeichnende Moment ihrer Beziehung ist, dann gelangen wir in einen Bereich jenseits des Psychologismus und des Evolutionismus. Wir sind im Bezirk des Religiösen angekommen und müssen uns mit dem «religiösen Problem» von Freud und Blum und seiner Auswirkung auf die Gestaltung dieser Analyse auseinander setzen.

Jenseits von psychologischen und religionshistorischen Kategorien müssen wir im Gang unseres Diskurses über Sinn und Bedeutung der Blum-Analyse psychoanalytische Kategorien zur Erforschung der unbewussten Motive der Protagonisten wie zum Symbolverständnis der religiösen Phänomene anwenden. Wenn man nach der bisher dargestellten Erfahrung dieser Analyse der Idee folgen kann, dass Freud durch Blum spricht und Blum wie Freud spricht, dass beide durch ihre außergewöhnliche Seelenverwandtschaft in einem besonderen unbewussten Austauschverhältnis miteinander stehen, dann können wir Blums Schicksal als Jude mit dem Schicksal Freuds als Jude in Beziehung setzen bzw. in Freuds Lösung seines «jüdischen Problems» die von Blum versagte oder entstellte Lösung seines «jüdischen Problems» erkennen. Wir können also Freud durch Blum erkennen und in Blum Freud wieder erkennen: Die unbewusste Verschränkung beider zeigt sich in der Analyse und Lebensgeschichte Blums bis zu seinem Tod.

Der «Mann Moses», dieser Gang durch eine Geschichte jenseits der Psychologie, die das «mosaische Problem» beider Protagonisten klären helfen soll, ist notwendigerweise eine Auseinandersetzung zwischen christlichem und jüdischem Denken, zwischen den christlichen Wurzeln des Antisemitismus und den jüdischen Wurzeln der Psychoanalyse, vor allem unter der Perspektive, dass die Psychoanalyse als Gegenentwurf zum christlichen Denken zu begreifen ist. Die Auseinandersetzung der Blum'schen Analyse wird zur Auseinandersetzung der jüdischen Wurzeln der Psychoanalyse, dem jüdischen Geist Freuds, ohne deren Bestimmung auch keine tiefere Ausleuchtung der Analyse Blums möglich ist; vor allem was die unbewussten Motive von Blums Flucht vor dem Judentum angeht.

In der Aufklärung des «mosaischen Problems» Freuds klärt sich auch die an Freud abgehandelte «mosaische Problematik» Blums auf, und schließlich kann Blum tatsächlich, wenn auch in entstellter Form, als ein Nachfolger Freuds gesehen werden: Am Ende geht Freud im «Mann Moses» auf, im «Moses» eines anderen und insgeheimen «Monotheismus» der Psychoanalyse, und Blum geht im «mosaischen» Freud auf, in Freuds Rückkehr einer authentischen Psychoanalyse.

4.4.1 Von der Differenz zwischen christlichem und jüdischem Denken

Wenn ich den christlichen Wurzeln des Antisemitismus auf den Grund gehen und die jüdischen Wurzeln der Psychoanalyse kenntlich machen will, kann ich an der antagonistischen Beziehung der in ihrem Kern gemeinsamen Herkunft beider Phänomene nicht vorbeisehen. Der Antijudaismus gehört meines Erachtens wesensgemäß zur Struktur des christlichen Glaubens, so wie der jüdische Geist, nicht das Jüdische qua biologischer Bestimmung, konstitutiv für die Psychoanalyse zu sein scheint.

Freuds Analyse bei Ernst Blum war von ihrer beider Überzeugung bestimmt, dass sie als Juden ein tieferes Verständnis und die besseren Voraussetzungen für den analytischen Prozess hätten. Dieses jüdische Problem der Psychoanalyse macht eine Aufklärung des inneren Zusammenhangs zwischen den jüdischen Grundlagen der Psychoanalyse, ihrem antichristlichen Entwurf, ihrer antagonistischen Beziehung zur christlichen Kultur und deren religiösem Antisemitismus unbedingt notwendig.

Der diametral verschiedene Ausgang des «mosaischen» Problems bei Freud und bei Blum, das offensive Bekenntnis Freuds zum Judentum (Der Mann Moses, GW XVI), sein versteckter Glaube an die Ewigkeit des Juden und an die Endlosigkeit des Exils in Zeiten zunehmender Verfolgung und tödlicher Bedrohung; und Blums verdrängte jüdische Heimat und sein Rückzug in dieser Zeit in jene Hoffnung auf Pseudoheimat im Exilland stellt das jüdische Problem in den Brennpunkt von Heimat: «Heimat» in der Schrift oder Pseudoheimat in der Assimilation durch Entfernung der Schrift. Es geht allemal um die Beziehung zur Schrift: die Bibel des Christen gegen die Bibel des Juden einzuwenden bzw. die «Bibel» der Psychoanalyse, das Denkens des jüdischen Geistes als Psychoanalyse gegen die christliche Schrift, wie ich noch zeigen werde.

Die existenzielle Frage eines Juden ist jene aus dem «Aalschwindel»: Was hat man in der Hand, wenn man nichts hat außer der Schrift, die das Subjekt instand setzt, sich durch den Glauben zu rechtfertigen? Oder was hat man nur noch zur Hand, wenn man die Schrift nicht mehr hat? Das Subjekt ist in diesem Fall dem Surrogat von «Heimat» ausgeliefert und ohne seinen Glauben durch nichts mehr gerechtfertigt.

Freud hatte seine Schrift nie verloren; auch wenn er sich als «gottloser Jude» darstellte, so war und blieb er immer der Jude der Schrift, besonders in der Übertragung auf seine Schrift, den Text der Psychoanalyse. Und Blum hatte ohne die biblische Schrift nur noch den Text der Schriften Freuds in Händen, die er in Ersetzung der verlorenen Heiligen Schrift für sich zu der Einzigen Schrift machen musste und wie ein Rabbi in seinem Studierzimmer immer wieder neu lesend interpretierte – das geheime Leben Ernst Blums in der Selbstisolierung seiner Textexegese erinnert an die Geheimstudien von zwangsgetauften Juden. Trotz aller Entfremdung vom Judentum hatte er sich freilich die traditionelle Liebe für Schriften bewahrt wie auch die über Jahrtausende hinwegreichende Skepsis und intellektuelle Verachtung gegenüber dem «christlichen Schwindel» (Blum) von der vorzeitigen Ankunft des Messias. Wir sahen beide in dem durch die Gegenreformation zerstörten Renaissanceversuch, einer europäischen Kultur jenseits des Christentums, den historisch verpassten Glücksfall für eine andere Entwicklungsmöglichkeit der westlichen Kultur.

Unsere Übereinstimmung in der Einschätzung jenes verpassten Glücksfalls war zu Anfang das Bindeglied zwischen uns. Tiefer und von Dauer war jedoch die gemeinsame Liebe zu Freuds Werk, die unsere Beziehung trug und von dessen ständiger Reflexion unsere kritische Analyse des psychoanalytischen Zeitgeistes unterhalten wurde.

Das Zusammentreffen mit Ernst Blum in einer Zeit autoritärer Verkrustung der psychoanalytischen Bewegung war ein besonderer Glücksfall für meine Erkundungen im doktrinär unwegsamen Gelände der Psychoanalyse. Ernst Blums Vortrag über den Narziss-Mythos am psychoanalytischen Seminar Freiburg in den 1960er Jahren brachte uns näher in der Diskussion um die Verchristlichung mythologischer Themen, auch in der Frage nach den antichristlichen Grundlagen der

Psychoanalyse, die gerade dabei war, ihren Frieden mit der Kirche, mit der Gesellschaft und deren Institutionen zu machen. Ich versprach mir von unserem Dialog besonders eine Aufklärung über das «wahre Modell» Freuds. Denn der herrschende dogmatische Freudianismus konnte bei der Rezeption des Freud'schen Denkens auf den Intellekt nur verstörend wirken,

Den Narziss-Mythos, von dessen Interpretation mein jahrelanger Diskurs mit Blum ausging, begriffen wir im gegenchristlichen Sinn nicht als Geschichte einer rücksichtslosen Selbstliebe, an welcher der narzisstische Mensch in der Selbstumarmung seines Spiegelbilds zugrunde geht – in gerechter Strafe für seinen Frevel der Selbstübersteigung. Die christliche Diskriminierung des Narzisstischen als hochmütige Ich- und Selbstbezogenheit schien uns zu verkennen, dass es in der narzisstischen Sehnsucht eigentlich um den Anspruch geht, so zu sein oder so zu werden wie die Unsterblichen, wie die Götter: Es ist der Kampfruf aller Ketzer und Aufständischen – «Sicut Eritis Deus», so zu werden wie Gott, sich den Oberen nicht zu beugen und als Ziel menschlicher Selbstbewusstwerdung sich an deren Stelle setzen zu wollen. Diese säkularisierte christliche Vervollkommnungsidee ist auch das revolutionäre Moment aller religiösen Systeme, auf das auch die Aufklärung und die von ihr ausgehenden Befreiungsbewegungen zurückgreifen.

Es geht hier um das narzisstische Problem der Selbstautorisierung des Menschen, wie es sich in allen großen Schöpfungen zeigt, gerade auch in der Schöpfung Freuds, der sich selber in seiner Bewegung weiterzeugte, wie er sich auch in der Erfindung der Psychoanalyse als Gründer einer neuen Lehre selbst erzeugte: «Si nequeo flectere superos acheronta movebo». Wenn ich die Oberen nicht beugen kann, werde ich die Unterwelt bewegen (Freuds Motto der Traumdeutung, GW II/III). Aber diese Dimension des antichristlichen Aufruhrs transzendiert sich in die humanistische Dimension der ewigen Wiederkehr: Narziss' Verwandlung in eine Narzisse spiegelt die ewige Verwandlung im Kreislauf der Natur: Es ist die Renaissanceidee endloser Transmutation im zyklischen Prozess der Welt und die Abkehr von der linear-christlichen Geschichtsmetaphysik vom Ende der Welt bei der Wiederkunft Christi.

In dem Moment, in dem die Psychoanalyse dabei war, aus den Katakomben herauszukommen, aus einer «Katakombenwissenschaft» (Mitscherlich) zur akademischen Anerkennung zu gelangen, verschwanden auch die religions- und gesellschaftskritischen Arbeiten aus der Psychoanalyse. Es herrschte auch eine Diktatur des Schweigens über die jüdischen Wurzeln der Psychoanalyse, deren Diskussion jeden unweigerlich in den Geruch des Antisemitismus gebracht hätte. Der falsche philosemitische Zungenschlag gerade auch jener Analytiker, die in Deutschland alle bei Mitläufern des Nazi-Systems ihre «Lehrjahre auf der Couch» hinter sich gebracht hatten, war unerträglich und die herrschende Unaufrichtigkeit lähmend für jede intellektuelle Exkursion auf dem so verminten Gelände der Mentalitätsgeschichte der Psychoanalyse.

Der fast zwanzigjährige Diskurs zwischen Blum und mir über die wahren «Gründe» der Psychoanalyse, besonders der verschwiegenen Freud'schen Praxis, über das Judentum und die Psychoanalyse stellte uns außerhalb jeder Dissidenzposition in eine fundamentale Auseinandersetzung über das Freud'sche Denken – jenseits der elendigen Alltagsstreitereien der Psychoanalytischen Vereinigung im Freud-dies- und Freud-das-Exegesestil.

Bei der Erkundung der jüdischen Wurzeln der Psychoanalyse, der Mythisierung ihrer Bewegung und der Selbstmystifikation Freuds zeigte sich mir das Grundproblem der psychoanalytischen Wissenschaft, die wir (Pohlen und Bautz-Holzherr 1991, 1995, 2001) seither in verschiedenen Anläufen zur Selbstaufklärung dieser okkulten Phänomene unternommen haben. Und auch dieses Buch ist der Versuch, durch die Aufklärung der wirklichen Praxis das «wahre Modell» Freuds in den Blick zu bekommen, durch seine Entmystifizierung all jene ungelösten Probleme der analytischen Praxis zur Disposition zu stellen und die psychoanalytische Tradition endlich zu entmythologisieren durch die «Rückkehr» Freuds.

4.4.2 Vom biblischen Gebot: zu erinnern und nicht zu vergessen

In den Aufzeichnungen Ernst Blums erscheint Freud in der Moses-Figur des wegweisenden Führers, der dem Analysanden im unwegsamen Gelände seiner Psyche als Fremdenführer dienlich ist. Die Nachfolgefrage, dieser sonst so konfliktgeladene Anspruch Freuds, tritt in Blums Analyse zurück. Moses verkörpert hier im metaphorischen Sinn den Führer der psychoanalytischen Bewegung, der sein Volk ins gelobte Land der Psychoanalyse zu führen gewillt ist und ständig von der Unbotmäßigkeit dieses halsstarrigen Volks auf seinem Weg aufgehalten wird. Das andere Gesicht Moses' ist aber in diesen Texten verschwunden: Sein Auftrag, als göttlicher Gesandter jene neue Wahrheit von dem einen und einzigen Gott zu verkünden und für die Einhaltung der neuen Gebote zu sorgen. Ähnlich wie Ernst Blum für sich selbst nicht erkennen kann, dass er in seinen Träumen, vor allem am Ende des zweiten Drittels der Analyse (in der 40. bis 55. Stunde), ständig von religiösen Ansprüchen heimgesucht wird, in denen es um den Auftrag der Nachfolge Freuds und die Gebote der jüdischen Überlieferung geht.

In der letzten Niederschrift der stenographischen Protokolle seiner Analyse (56. Stunde vom 5. 6. 1922) erzählt Ernst Blum einen Traum, in dem er einen Kollegen trifft, der statt des Kopfes ein großes offenes Gehirn hat, ein Hundegehirn, und ihn zum Arbeitszimmer eines Hirnphysiologen führt, der sich vor allem mit Hirnlokalisation beschäftigt und ihm etwas Interessantes zeigt: Es ist das in eine Marmorwand geschnittene Gesicht Freuds.

Freud hatte sich doch bei Blum als «Hirnforscher» betätigt, um den Sitz des Blum'schen Problems zu lokalisieren, und am Ende dieses Wegs erscheint nun Blum Freuds Bildnis an der Wand.

Diese Szene erinnert an ein Mausoleum, das ein «Denkmal» für die Lebenden ist. Es ist der Anruf an die Lebenden, ihre Schuldigkeit gegenüber den Toten nicht zu vergessen. Es ist eine biblische Mahnung: Freud als «Denkstein», Stein des Gedenkens als biblische Aufforderung zu erinnern und nicht zu vergessen. Diese Szene ist auch in anderer Hinsicht unheimlich, weil sie an ein Menetekel, an jene Schrift an der Wand erinnert, die dem babylonischen König Belsazar das Ende prophezeite, weil er in frevelhafter Selbstüberhebung und gotteslästerlicher Willkür lebte. Blum findet auf diesen Traum keine Antwort mehr und bricht die Protokollierung der Sitzungen ab, die letzten 18 Stunden bleiben undokumentiert.

Nach dieser letzten Niederschrift bekräftigt Blum in beschwörender Weise das «Wesentliche» seiner Analyse:

«Dass die Konfliktsituation (Inzestzwang, Exogamiezwang) entschärft wurde, indem sich meine Braut mehr und mehr auch als Schwester-Imago erfahren liess und meine negative Einstellung, respekt. meine Ambivalenz als Inzestabwehr. Die Inzestschuld hat mir Freud genommen, indem er gleichsam die inzestuöse Zuneigung zu seiner Tochter gestattete. Damit fielen auch die inzestbedingten Schuldreaktionen gegenüber meiner Braut ab. Sie wurde damit als Abwehrobjekt gegen den Inzest zu einem Inzestobjekt, mit dem der Inzest gestattet ist. Freud gestattete mir den Inzest mit seiner Tochter, ich gestattete mir den Inzest mit meiner Braut.» (Aufzeichnungen)

Das triumphale Gefühl des Abgangs, dass Freud Blums ödipaler Lösung sozusagen den Segen erteilt habe, steht aber in schroffem Gegensatz zu den Heimsuchungen in seinen vorausgegangenen Träumen von der 40. bis 55. Analysestunde.

Was danach kam, war das große Schweigen vom Ende der Analyse bis zu seinem Tod, der Abschied von dem Auftrag, die Psychoanalyse nach den Gesetzen Freuds weiterzutragen.

Nicht nur im Licht der heutigen Zeit, nach der Shoa, auch aus der damaligen Sicht auf den Gesamttext der Blum'schen Analyse wirken seine Äußerungen merkwürdig verblendet. Freuds Reaktionen wurden nicht erinnert, seine Zustimmung zu dieser «Ödipalisierung» der religiösen Phänomene bleibt zweifelhaft, auch wenn man vielleicht Freuds Schweigen auf seine Ambivalenz zur Frage der Assimilation zurückführen könnte. Bei Freuds Hellsichtigkeit wäre aber eher zu vermuten, dass er angesichts der Fluchten Blums vor dem Judentum sich bereits damit abgefunden hatte, dass Blum schon längst seine

«Heimat» im Exilland gefunden und sich dort so fest eingerichtet hatte, dass er den «Anruf» in seinen Träumen nicht mehr hören konnte.

Es bleibt noch die Frage, ob Blum mögliche Hinweise Freuds überhört oder, weil er sie nicht hören wollte, rasch vergessen hat. Denn bei der für Freud typischen Spontaneität und Freizügigkeit seiner Äußerungen, wie es sich im «Heiratsangebot» für seine Tochter Anna zeigte, erscheint Freuds durchgängiges Schweigen zum zentralen Thema dieser Träume von den Fluchten Blums vor seiner jüdischen Bestimmung äußerst ungewöhnlich.

Die Traumserie vom verdrängten Judentum Blums

Ein Blick auf die Chronologie der Träume lässt den Kern der Blum'schen Problematik offenkundig werden.

Der «Nervi-Traum» der 40. Stunde (17. 5. 1922) wirft die Grundfrage auf, wo Blum an Land gehen will, wo er ankommen und seine Heimat finden kann und wo die Heimat seiner Braut ist, wohin diese also gehen kann. Nicht nur die Trennung von ihr ist das ständige Thema dieser Träume zwischen der 40. und 55. Stunde, sondern auch die darin verwickelte Frage, ob er in Afrika oder Europa, in Rom oder Karthago, im Juden- oder Christenland seine Heimat finden muss.

Der Traum von der «Judenverfolgung» (42. Stunde vom 19. 5. 1922) ist jener Traum, in dem mit Zirkel und Bandmaß die rassischen Merkmale bestimmt wurden. Er erinnert an jene deutsche Anthropologie, die im professoralen Ungeheuer (Professor Hirth) der Reichsuniversität Straßburg ihre Perfektion findet. Dieser «Forscher» ließ sich nämlich zu Studienzwecken von Auschwitz und anderen KZs mit «jüdischen Köpfen» frisch beliefern, um seine anthropologische Sammlung auf den neuesten Stand zu bringen.

Und die Unterscheidung zwischen brachy-cephal: Rundkopf = Nichtjude und dolicho-cephal: Langschädel = Jude in diesem Traum führt die Maßstäbe rassischer Bestimmung vor Augen; auch das Bild, das eine Bekannte aus dem Kreis seiner Schweizer Freunde von Blum malte, das ihn mit jüdisch-wulstigen Lippen entstellte; nicht zuletzt der Palimpsestversuch mit übereinander gelegten Zeichnungen, die er versuchsweise anfertigte und die Überlagerung verschiedener Bilder darstellte, Hinter- oder Vordergrundbild Jüdin oder Nichtjüdin ist die Frage. All diese Traumelemente offenbaren in fast aufdringlicher Weise eine Botschaft für Blum, seine jüdische Bestimmung und die Bedrohung durch den Antisemitismus nicht zu verleugnen, auch wenn er in die schweizer Assimilation geflüchtet war.

Die 44. Stunde (vom 22. 5. 1922) führt das Thema fort, jetzt am Aktfoto seiner Schwester aus Gründen anthropologischer Studien, wo es um die (richtige) Beleuchtung geht, in der seine Schwester dargestellt wird, das heißt: Ist sie als Jüdin oder Nichtjüdin zu sehen bei dieser Untersuchung? Oder geht es vielmehr noch darum: Ist sie als seine Schwester das inzestuöse Objekt oder als Jüdin das unbewusst erwünschte Objekt seiner Wahl – und nicht die Christin Elsa?

Im Traum vom «nucleus centralis ovalis superior» (45. Stunde vom 23. 5. 1922) erscheint ein Präparat mit einem dunklen Kern, der von Blum als Verunreinigung, als Makel des Präparats angesehen wird, wo es um den von ihm ausgeblendeten «rassischen Makel» seines Judentums zu gehen scheint, Symbol seiner Herkunft und Grund seines Flüchtens.

Schließlich der Traum von der 50. Stunde (29. 5. 1922), der «Zions-Traum», der die eindringlichste Botschaft aus dem Unbewussten ist und in ausdrücklicher Metapher sich äußert. Die Heimat Elsas wird entstellt, eine tiefe Schlucht trennt zwei Hügel in der Landschaft; auf dem einen steht das Wohnhaus von Elsa, während auf dem anderen Hügel eine Burg mit Türmen ist (Zion-Burg). Es ist der tiefe Graben zwischen zwei Welten, der Lebenswelt von Elsa und seiner im Zions-Land.

Kurz darauf verkündete Freud den Endkampf zwischen Endo- und Exogamie, den man jetzt in der Zusammenschau dieser Träume ganz anders lesen kann: nämlich als die symbolische Aufforderung, das jüdische Objekt in seiner Tochter Anna zu wählen, das Erbe der «jüdischen» Psychoanalyse und dem Überlieferungsauftrag seiner Familie nachzukommen. Aber darüber gibt es in der Folgezeit der Analyse keine schriftlichen Dokumente mehr; denn der Abbruch der Niederschrift setzt ein Ende zur Vermeidung einer bleibenden, mit der Schrift zu erinnernden Wirklichkeit, und Blums Arbeit am Mythos seiner Ödipus-Legende wird immer widerspruchsfreier ausgeführt.

Der Traum von der 55. Stunde (3. 6. 1922) schließt das Thema seines inneren Kampfs in der Einstellung zum Judentum und seiner möglichen Berufung für die Nachfolge Freuds ab. Dieser «Traum der Bücher» macht noch einmal, fast wie ein Tagtraum, unmissverständlich deutlich, worum es geht: Im Titel von «The human body», des nichtübersetzten Buchs, scheint es sich um die körperliche Bestimmung als Jude oder Arier zu handeln, Beschnittener oder nicht Beschnittener, um weibliche oder männliche Identität (siehe das Bild der Tänzerin). Im Titel des Buchs vom «leeren Raum» kommen die Erinnerungen an jenen Physiker zum Vorschein, dessen Bruder aus Karrieregründen konvertiert war, Blum seine Arbeiten über den leeren Raum schickte – der von seiner Herkunft entleerte Raum seiner Seele. Es wird die Erinnerung an einen Film geweckt, in dem jemand hypnotisiert wird, die Weichen zu stellen (welche Weichen für welche Richtung?), von einem Mann, der sich proteushaft hinter der Bühne ständig verwandelt. Und Blum weiß, dass er die Weichen stellen muss. Das dritte Buch, «Die Freiheit», bleibt ohne Bestimmung in Blums Kommentar, das heißt, die Einsicht in die Notwendigkeit seiner Bestimmung könnte die Entscheidung zur Freiheit sein, die Weichen zu stellen nach der Notwendigkeit seines Auftrags und seiner Berufung.

Der Mausoleumstraum in der 56. Stunde (3./4. 6. 1922) war schließlich jenes Menetekel für das, was Blum sich, Freud und seiner Familie schuldig ist und schuldig geblieben ist. Das Bildnis Freuds als «Denkstein» am Grabmal, die Mahnung, zu gedenken und nicht zu vergessen, kann als Metapher letztlich nur besagen: Erinnere Dich Meiner (Freuds) und «Vergiss Mir Nicht Die Psychoanalyse» – «Zachor», das biblische Gebot: Erinnere Dich (Yerushalmi 1996).

Dieser Exkurs über die Traumserie von der 45. zur 56. Stunde soll deutlich machen, warum Blum die Moses-Figur auf metaphorischer

Ebene als wegweisenden Führer festlegen musste, um Freud nach diesem Bild als Führer zur bürgerlichen Selbstwerdung bestimmen zu können. Der Diskurs darüber, ob Freuds «Mann Moses» metaphorisch oder auch symbolisch als religiöses Phänomen zu verstehen sei, führt nicht weiter, weil Blum das religiöse Problem des Jüdischen durch seine Entfernung vom Judentum verdrängt hatte. Ich tat mich als junger Mann aus Respekt schwer, den alten Mann zur Offenbarung zu drängen, und gewann später auch den Eindruck, dass er es mir überlassen wollte, das religiöse Phänomen des «Mann Moses» zu klären; auch für ihn mit aufzuklären, wie wenn er mir diese Aufgabe als Auftrag und Hinterlassenschaft übertragen hätte. Ich glaube heute, dass er aufgrund seiner totalen Assimilierung nicht mehr in der Lage war, im letzten Moment vor seinem Tod das Vergessen seines jüdischen Erbes wie des Freud'schen Auftrags in ihrer Konsequenz für sein Leben wirklich wahrzuhaben. Denn er hätte es sonst als Sinnverlust für sein Leben erkennen müssen – eine vernichtende narzisstische Kränkung.

Aber Freuds «Denkstein», der ein Stein des Anstoßes im buchstäblichen Sinn ist, das ist das in Stein gehauene «Andenken» an Freuds Geist, bleibt mir, bleibt den Nachfahren zur Wiedererinnerung als Auftrag. Es ist das von Blum nicht eingelöste Vermächtnis, dem «Mann Moses» nachzugehen im doppelten Sinn: dem Freud'schen Denken zu folgen wie der von ihm geschaffenen Moses-Figur auf den Grund zu gehen und sie in ihren Ansprüchen für eine andere Überlieferung der Psychoanalyse aufzuklären.

4.4.3 Von den christlichen Wurzeln des Antisemitismus

Die Entfernung Blums aus dem Judentum oder des Judentums aus seinem Leben ist nur zu verstehen, wenn man einen analytischen Blick auf die christlichen Wurzeln des Antisemitismus wirft; dann wird auch Blums Flucht aus dem Judentum als Flucht vor dem Antisemitismus begreiflich. Denn seine Analyse macht deutlich, dass seine Flucht aus dem Judentum als Flucht vor dem bedrohlichen Antisemitismus zu begreifen ist, dessen Schlimmstes er immer in Pogromausbrüchen befürchtete. Der Antisemitismus in Form des Pogroms ist nämlich die totale Austreibung des Juden aus der Gesellschaft; und Blum reagierte auf jede antisemitische Äußerung, wie wenn in ihr schon der Pogrom angekündigt wäre, mit panischer Angst und Widerstandsohnmacht. Seine Flucht aus dem Judentum ist daher auch als Flucht in die Sicherheit der Assimilation zu deuten, als Schutz vor der bedrohlichen Verfolgung durch die Christen.

Es ist an dieser Stelle des Diskurses notwendig, einen psychoanalytischen Blick auf die christliche Theologie zu werfen und zu bedenken, warum die Moses-Identifizierung von Blum und Freud als Bollwerk gegen antisemitische Bedrohung zu sehen ist. Denn es geht um Blums Psychoanalyseverständnis als gegenchristlichen Entwurf und um die christlichen Wurzeln des Antisemitismus in ihrem Zusammenhang mit den jüdischen Wurzeln der Psychoanalyse. Allerdings muss ich mich mit einem «Schlaglicht» auf dieses dunkle Kapitel begnügen, um für den Fortgang des Diskurses zumindest die Verbindungslinien zwischen der christlichen Theologie und der psychoanalytischen Aufklärungspsychologie sichtbar zu machen und das tiefere Motiv der verborgenen Geschichte bloßlegen zu können.

Ich will mich also nicht wegführen lassen zu einer Analyse der Schöpfungslegende von Christus, der Ausgestaltung eines sendungsbewussten Rabbiners mit politischem Anspruch auf das jüdische Königtum zu einem Religionsschöpfer, wie wir ihn nach der Umgestaltung durch Paulus kennen und wie er in der christlichen Tradition nach antikem Vorbild weiter verwandelt wurde. Die Schöpfung des Gottes-Sohnes aus einem Rabbiner unter psychoanalytischen Gesichtspunkten zu untersuchen wäre gewiss interessant, aber für die vorliegende Untersuchung reicht es meines Erachtens zu, die Figur Christi in ihrem inneren Zusammenhang mit der Figur des Judas in den Blick zu nehmen, um die unbewussten Motive dieser Figuration aufzuklären. Denn die eindimensionale Struktur der Christus-Gestalt, wie sie sich dem Gläubigen darstellt, verdeckt in ihrer Homogenität den Widerspruch ihrer Entstehungsgeschichte aus dem Judentum.

Und die Aufklärung der christlichen Wurzeln des Antisemitismus kann ihre Grundlage freilich nur in der psychoanalytischen Aufklärung dieser Figuration finden.

Die Schöpfung der Christus-Figur ist von paradoxaler Verfasstheit in der Ansicht eines nichtjüdischen Christus der oberen Sphäre (des Bewusstseins) und seinen Wurzeln als jüdischer Rabbiner in der unteren Sphäre (des Unbewussten). Das heißt aber auch, die antinomische Struktur dieser Zwillingsfigur zwischen christlichem Christus und seinem dunklen Bruder in der Tiefe, dem jüdischen Christus, diese Spannung zwischen nichtjüdischem oberirdischem Sein und jüdischer Natur des unterirdischen Seins hat die Bildung jener Figur des Judas zur Folge, eines Bruders in der Tiefe, der durch Veräußerlichung (Projektion) der Entfernung des Jüdischen aus der Figur Christi wesensnotwendig zu dienen hat. Das Zwillingspaar Christus und Judas, der für den Juden schlechthin steht, hat in seiner Dialektik eine ständige Verfolgung seines Schattens zur Konsequenz: Der Christ ist immerfort auf der Flucht vor seinem ihn verfolgenden Schatten, dem er nicht entfliehen kann, und die Verfolgung dieses Schattens ist der ständige Antrieb, sich von seinem unbewussten Bruder zu befreien. Der Judenhass des Christen ist in dieser Hinsicht immer schon Selbsthass und zugleich Selbstverrat. Man möge sich die blutrünstigen Hasstiraden in den Evangelien bei Matthäus und Johannes einmal vor Augen führen.

Die Figuration Christi entspricht jenen mythischen Mischgebilden antiker Tradition von menschlichem Oberkörper und tierischem Unterkörper: Das oberirdische Sein des Menschlichen und sein unterirdisches Sein als «Tier».

Der Antisemitismus – wie gesagt, die Entfernung der jüdischen Natur aus der Figur Christi – ist wesenskonstitutiv für die christliche Theologie. Die Verdrängung des Juden Christus als Judas ist die Grundbedingung des Antisemitismus; sie verweist aber auch darauf, dass der Antisemitismus immer schon ein rassischer ist, der auf die Auslöschung des Judentums qua seiner Bestimmung als «jüdisches

Volk» zielt. Die Differenzierung zwischen religiösem, säkularem und rassischem Antisemitismus scheint mir zu formalistisch und geschichtsfremd. Denn der säkulare wie der rassische Antisemitismus, die nach meiner Ansicht aus dem Religiösen stammen und in einer jahrtausendealten Tradition stehen, ist nur auf dem Hintergrund zu verstehen, dass der religiöse Antisemitismus seine Verankerung in «rassischen Wurzeln» hat. Das Judentum wurde und wird nämlich immer identifiziert mit dem «Volk Israel» als Gattungskörper, und die Abspaltung der jüdischen Natur Christi ist die versuchte Auslöschung dieses rassischen Makels im Christentum.

Blums Zwang zur Assimilation hat mit dieser Flucht vor dem jüdischen Makel zu tun: die Auslöschung jenes verunreinigenden Makels im Traum der 45. Stunde, der symbolisch für seine «unreine» Herkunft steht und das unbewusst treibende Motiv der Flucht in die arische Gesellschaft ist; ferner der Traum von der Judenverfolgung (42. Stunde), in dem die rassischen Merkmale an der Kopfform und Physiognomie bestimmt wurden und Blum auch in der Realität mit dem Antisemitismus seiner Umgebung konfrontiert war, als eine Bekannte ihn mit «wulstigen jüdischen Lippen» malte.

Der Makel des Jüdischen ist also immer schon ein «rassischer Makel» gewesen und erklärt die besondere Aufgeladenheit des Christlichen gegen das Jüdische aus der Verleugnung dieses Makels eines gemeinsamen «Blutes» in Christus durch die Identifizierung des Christen mit ihm: Des Christen Blut ist Blut von seinem Blut, und des Christen Fleisch ist Fleisch von seinem Fleisch.

Da sich die Veräußerlichung des Jüdischen in körperlichen Merkmalen wegen des offensichtlichen Widerspruchs zur Wirklichkeit nicht aufrechterhalten ließ, ging man schon früh auf das unsichtbare Merkmal der Blutreinheit zurück und differenzierte zwischen der Blutreinheit des Christen und der Unreinheit des jüdischen Bluts. Denn die Reinheit des Glaubens ließ sich nicht überprüfen, aber die Reinheit des Bluts konnte man durch intensive Stammbaumforschung als Reinheitsbeweis überwachen. Die Deutschen waren auch zu jener Zeit der Nürnberger Rassegesetze ein Volk von Stammbaumforschern geworden zur Erbringung von Reinheitsbeweisen ihres makellos reinen, arischen Bluts – wissenschaftlich bis heute zu wenig beachtet, wie damals der «letzte» Kleinbürger arischen Blutadel erwerben konnte.

Schon die spanischen Blutreinheitsgesetze aus dem 15., 16. und 17. Jahrhundert diskriminierten nicht mehr nach der Religion, sondern das entscheidende Kriterium war das Blut, die Erbringung von Reinheitsbeweisen, dass zum Beispiel Anwärter für öffentliche Ämter und Privilegien keinen Tropfen jüdisches Blut hatten. Diese rassistische Mentalität im Spanien nach der Reconquista folgte damals schon einer biologisch-rassistischen Argumentation (siehe auch Yerushalmi 1993), ähnlich wie die Blutreinheitsgesetze der Nationalsozialisten in den Nürnberger Rassegesetzen von 1935.

Die Forschung scheint sich heute auf das Schema von der Einzigartigkeit des rassischen Antisemitismus als neuzeitlich-säkulares Phänomen geeinigt zu haben und diesen unabhängig vom religiösen sehen zu wollen. Dieses Schema ist aber nur auf den ersten Blick plausibel; denn wir stoßen bald auf beunruhigende Abweichungen von diesem beruhigenden Schema, wie es der rassische Antisemitismus der spanischen Blutreinheitsgesetze demonstriert (siehe auch Yerushalmi 1993). Es wird überhaupt der inneren Beziehung zwischen religiösem und rassischem Antisemitismus aus religiöser Ignoranz zu wenig Beachtung geschenkt, sodass der rassische Antisemitismus, wie er sich in der Bluttheologie des Nationalsozialismus darstellte, mit den bisherigen sozialpsychologischen und religionspsychologischen Erklärungen überhaupt nicht zu begreifen ist. Es müsste die Forscher aber hellhörig gemacht haben, dass der rassische Antisemitismus in Europa, in Deutschland, die vernichtende Gewalt eines allgemeinen Genozids erst annahm, als der christliche Monotheismus an sein Ende gekommen war. Symptom dafür sind die überall in Europa auftretenden nationalistischen Rassenlehren: Die Rassenidee wurde nun statt der religiösen Erlösungsidee zum Mittel der Vervollkommnung. Die Reinheit der Rasse bzw. die Säuberung von aller Unreinheit, diese Beseitigung von allem biologischen Makel, wird nun mit religiöser Inbrunst betrieben. Die Makellosigkeit des Volkskörpers sicherzustellen erfolgte unter der philanthropischen «Fürsorge» einer Optimierung des Menschenmodells und führte im Ergebnis zu der Vorstellung von der «Vernichtung lebensunwerten Lebens» und der «Beseitigung von Ballastexistenzen», die zu den eugenischen Grundlagen im Wissenschaftsdiskurs von Medizin und Psychiatrie wurden. In dessen Gefolge wurde die Euthanasie, die «Beseitigung von Geisteskranken», zum Vorbild der späteren Judenvernichtung.

Nach den vorliegenden Erklärungsmodellen müsste auch der rassische Antisemitismus eine so genannte spezifisch neuzeitliche, säkulare Erscheinung sein, weil er aus den traditionellen Denkmustern herausfiel. Aber warum ist der spezifisch neuzeitliche anders als der alte, und weshalb ist der alte nur religiös und der frühere säkulare nicht religiös? Sind nicht alle Antisemitismen religiös und rassisch zugleich und ohne die Analyse ihrer zugrunde liegenden psychohistorischen Zusammenhänge überhaupt nicht begreifbar?

Es ist doch zu klären, warum am Ende der Moderne eine Ideologie wie die des Nationalsozialismus auftritt, die eine neuheidnisch-imperiale Bluttheologie darstellt mit dem Grunddogma des rassischen Antisemitismus und einer arischen Blutreinheitslehre. Der Nazi-Mythos als Religion der Blutreinheit ist der Mythos von der Erneuerung des deutschen Bluts durch den Heiland Adolf Hitler. Der Führer als Befreier ist der Erlöser vom Makel der Erbsünde, dem Urvatermord: Er ist die Inkarnation der Blutreinheit, über ihn identifizierten sich die Nazi-Deutschen in einer ursprünglichen Blutreinheit.

Den Nationalsozialisten gelang in kurzer Zeit die Zerschlagung überlieferter Formen der europäischen Kulturtradition und eine überraschend schnelle Auflösung des Christentums. Sie haben die Fassade des Christentums zum Einsturz gebracht, als sie den Juden zur Vernichtung freigaben: Das Christentum bedurfte nämlich in seiner Erlösungslehre des Juden, um das Ziel seiner Heilsgeschichte zu erreichen. Am letzten aller Tage, am Jüngsten Tag, wenn Ahasver als Christ erlöst ist, kehrt der Messias auf die Welt zurück. Der oberirdische Christus vereinigt sich mit seinem verdrängten Bruder

Judas-Ahasver, dessen Wiederkehr den ober- mit dem unterirdischen Christus zum triumphierenden Christus vereint, der den christlichen Monotheismus über die Welt triumphieren lässt. In dem Moment, in dem Judas-Ahasver, der sich der Nachfolge Christi damals verweigerte, das Kreuz auf sich nimmt und erlöst ist zum wahren Glauben, kommt die christliche Heilsgeschichte zu ihrem Ende. Christentum und Judentum sind nämlich in dieser Antipodenbildung bis zum Jüngsten Tag untrennbar verbunden, und deshalb sind der so genannte rassische Antisemitismus ein wesensnotwendiger Bestandteil des Christentums und das Christentum mit seiner Kirche unabdingbar darauf angewiesen, dass der Jude bis zum Jüngsten Tag überlebt, um die christliche Heilsgeschichte in ihrem Fortgang bis zum Ende zu sichern (siehe Maccoby 1999).

Die Freigabe der Juden zur totalen Vernichtung durch die Nazi-Deutschen zeigt aber, dass durch die Entzauberung der Aufklärung das christliche Erlösungsprinzip erledigt war, da sich nun das Subjekt selbst befreien konnte zu dem von ihm erwählten Heil, sodass es des christlichen Heilsplans nicht mehr bedurfte. Die so genannte «Endlösung» ist der säkularisierte letzte Akt des christlichen Erlösungsdramas, weil nun, da Gott tot war, es des Letzten Juden nicht mehr bedurfte, um zu seiner Erfüllung zu gelangen. Die «Endlösung» der Nazi-Deutschen bezeichnet das Ende des christlichen Gottes. Menschenopfer im Ausmaß der Shoa gibt oder gab es also nur am Ende des christlichen Monotheismus, als der Jude überflüssig, sozusagen zum Abfall der christlichen Geschichte geworden war.

Der Monotheismus, der Glaube an den einzigen Gott, vor dessen Angesicht alle Menschen Brüder sind, dieser aus dem Judentum hervorgegangene Gott beseitigte das Menschenopfer endgültig, indem sich Gott der Opferung Isaaks durch Abraham verweigerte und stattdessen das Tieropfer annahm. Und der Niedergang des Christentums oder die nihilistische Auflösung des einen Gottes im europäischen Denken hat jene «Entmenschung» freigesetzt, welche die Menschen sich nicht mehr als Brüder vor dem einen und einzigen Gott erkennen ließ. Die Juden waren in dem Moment zur Vernichtung preisgegeben, das heißt keine Menschen mehr, als es den einen Gott für die christlichen Europäer nicht mehr gab.

Die Menschenopferung in unvorstellbar industriellem Ausmaß trat historisch in Europa am Ende des christlichen Monotheismus in Erscheinung unter dem Zeichen des Nationalsozialismus und auch des Bolschewismus. – Die vormonotheistischen Religionen kannten das Menschenopfer nur als rituellen Akt einer singulären Versöhnung mit ihrem Gott.

Die frühere Vernichtungshemmung gegenüber den Juden lag in der beschriebenen, dem Christentum wesenskonstitutiven Ambivalenz: Aufgrund der gemeinsamen Herkunft der monotheistischen Tradition und der Abstammung von einem gemeinsamen Urvater (Abraham) und der dialektischen Verbundenheit zwischen Christus und Judas bestand eine haltbare Hemmschwelle über ein Jahrtausend gegen den Genozid. Diese Vernichtungshemmung, die freilich keine Tötungshemmung bei den provozierten Pogromen war, wurde von den Nazis radikal aufgehoben und führte im Gefolge der Abschaffung des monotheistischen Vatergottes zu jener Aufhebung des uralten Verbots des Brudermords, der den Zivilisationsbruch der Shoa bewirkte. Eschatologisch gesehen haben die Nazis mit ihrer «Endlösung» der Judenfrage zugleich auch die «Endlösung» der Christenfrage erledigt; denn nach der Beseitigung des Juden war die Beseitigung des Christen als letzter Schritt nach dem «Endsieg» ideologisch im Nazi-System vorgegeben.

Der Nationalsozialismus war eine chiliastische Bewegung mit messianischem Auftrag: Hinter dem niedergegangenen Monotheismus kam eine blutrünstige neuheidnisch-imperiale Rassenreligion zum Vorschein, welche die Rasse anstelle des einen Gottes setzte: die eine und einzige Rasse mit dem Anspruch der Vernichtung aller anderen Rassen; die Blutreligion des einen und einzigen Bluts statt der Religion des einen und höchsten Wesens, vor dessen Angesicht alle Menschen gleich sind. Die nationalsozialistische Bluttheologie vom einen und einzigen Blut des Ariers ist als eine regressive Erniedrigung des monotheistischen Geistes anzusehen, als biologistische Entdifferenzierung des Denkens.

4.4.5 Von den jüdischen Wurzeln der Psychoanalyse

Der Jude als Judas-Ahasver, der dunkle Bruder in der Tiefe von gleichem Blut wie Christus, ist der verfemte Teil von Christus, wie das Unbewusste der verfemte Teil des Subjekts ist. Freud hat diesen dunklen Kontinent zu seinem Forschungsgegenstand gemacht und sich nicht gescheut, der Gesellschaft ihre geächtete Abseite zur Wahrnehmung zu bringen – auch um den Preis, ein Verfemter zu werden, weil er zum Anwalt des Verfemten wurde und als Jude alle negativen Projektionen auf sich zog.

Der Jude ist das Heterogene, negative Element an sich der christlichen Gesellschaft, das ganz Andere ihrer positiven Vernünftigkeit im Bewusstsein einer linearen Emanzipation, die im wieder auferstandenen Christus ihre Vollendung findet. In der dialektischen Figuration von Judas und Christus ist eine manichäische Komplementarität, eine Negativ-positiv-Gegensatzbildung, eindeutig. Es ist die Diskriminierung zwischen der oberen, erhabenen und reinen Region und der unteren, niedrigen und unreinen Region, die Differenz zwischen Tugend und Laster, Wollust und Askese, der Macht des Guten und der Macht des Bösen, der Gegensatz zwischen der hellen und lichten Welt des Bewusstseins und der dunklen satanischen Unterwelt, von der alle Versuchungen der Begierde ausgehen. So hat der Jude als Judas im Unbewussten des Christenmenschen seinen Ort gefunden und ist deshalb einer gnadenlosen Verfolgung ausgesetzt.

Das Objekt der Begierde eines Christenmenschen ist der Jude als verfemter Teil seiner selbst, sozusagen als Verkörperung des eigenen unbewussten Wunschensembles, dessen unerträglicher Anteile sich der Christ seit jeher durch Projektion auf den Juden entledigte. Und das Objekt des psychoanalytischen Begehrens ist die Aufklärung des verfemten Teils des Subjekts, des Unbewussten als Ort des nicht assimilierbaren Begehrens.

Die innere Beziehung zwischen Judentum als heterogenes Element und Psychoanalyse als Wissenschaft vom Heterogenen wird hier sichtbar. Die Aufklärung der christlichen Wurzeln des Antisemitismus und der jüdischen Wurzeln der Psychoanalyse hat die antagonistische Beziehung der in ihrem Kern gemeinsamen Herkunft beider Phänomene sichtbar gemacht: in der Judas-Figur eines teuflischen Geistes des Alles-in-Frage-Stellens und, in eins damit, des satanischen Ungeistes grenzenloser Begierde. Die Verteufelung des Juden, symptomatisch in der satanischen Fratze der antisemitischen Projektion, und die Verteufelung der Psychoanalyse entstammen dem gleichen Antisemitismus. Diese Verschränkung zwischen den Wurzeln der Psychoanalyse und den Wurzeln des Antisemitismus gibt auch eine Erklärung für die Ressentiments gegen die Psychoanalyse – vor allem für die neuerdings wieder entfachte Vertreibung der Psychoanalyse aus dem akademischen und gesellschaftlichen Terrain durch die hegemonialen Ansprüche des Positivismus, der für die homogenisierende Bereinigung des Wissenschafts- und Gesellschaftskörpers von negativen und heterogenen Elementen steht: Psychoanalyse als Geist des Alles-in-Frage-Stellens soll das «positive Denken» nicht mehr in Frage stellen dürfen.

Die bewusste wie unbewusste Verschränkung beider Protagonisten in dieser Analyse kann man an ihrer widersprüchlichen Identifizierung mit der Figur des Moses aufzeigen, die auch einen tieferen Blick auf das gegenseitige Eingenommensein vom Unbewussten des Anderen erlaubt. Eine Erkenntnis über die Wurzeln des Jüdischen und die Herkunftsproblematik von Blum und Freud kann man vor allem über die Klärung ihres Verhältnisses zur Moses-Figur gewinnen: Die Enträtselung ihrer unterschiedlichen Moses-Identifizierung wirft auch ein Licht auf den Ausgang dieser Analyse, deren Lösung von Blum ganz anders verstanden wurde als vermutlich von Freud. Eine Analyse der Moses-Identifikation rührt an jenes undefinierbare «Etwas», das für Freud und in verborgener Weise auch für Blum das Unfassbar-Wesentliche am Jüdischen ist und vielleicht auch für Freud unsagbar bleiben sollte. Die Ehrfurcht vor der Größe Freuds darf uns aber nicht davon zurückhalten, an das Innerste der Moses-Identifizierung zu rühren, die das Innerste der Psychoanalyse ist.

Wenn ich nun bei der Analyse des «Mann Moses» (Freud StA. Bd. IX) über die kulturellen Quellen des Diskurses zwischen Freud und Blum nachdenke, bin ich mir bewusst, dass ich dabei auf viele Empfindlichkeiten treffe. Die Idiosynkrasie gegenüber der Beschäftigung mit den jüdischen Wurzeln der Psychoanalyse stammt aber selbst schon aus antisemitischen Ressentiments in der überfürsorglichen Verteidigungshaltung, die Psychoanalyse vor antisemitischen Angriffen schützen zu müssen. Die Psychoanalyse bedarf solcher Verteidigung nicht, der geistige Rang und die universelle Bedeutung des Freud'schen Werks liegen jenseits dieser intellektuellen Dürftigkeit und provinziellen Enge von antisemitischen Vorurteilen. Wenn aber Freuds «Mann Moses» das eindringlichste Zeugnis seines Bekenntnisses zum Judentum wäre, müsste dieses Werk doch Gegenstand einer besonderen Auseinandersetzung in der Psychoanalyse sein, dem jüdischen Geist in Freuds Werken nachzugehen und das Geheimnis seines Judentums ein wenig zu lüften. Denn Freud hat nie einen Hehl daraus gemacht, dass er das «Wesentliche» am Judentum jemals aufgegeben habe. Bei Analytikern weckt jedoch der «Mann Moses» meist peinliches Schweigen oder verlegene Abwehrhaltung, führt in den meisten Fällen zu trivialen biographischen Erklärungen – ähnlich wie Ernest Jones, der Hagiograph Freuds, das jüdische Phänomen in der Psychoanalyse banalisierte, indem er es zu einem lokalen Problem vor allem in Österreich-Ungarn machte, das sich in keinem anderen Land wiederholt hätte.

Auf dieser Linie allgemeiner Trivialisierung des Problems liegt auch die Verklärung des so genannten jüdischen Intellekts. Diese Einstellung, vom besonderen jüdischen Geist oder der geistigen Überlegenheit des Judentums zu sprechen, bleibt freilich einem verdeckt antisemitischen Ressentiment verhaftet, Geistigkeit nach rassischen Kategorien im Sinne von überlegenen oder unterlegenen Rassen zu beurteilen. Es muss sich noch erweisen, wes Geistes das Jüdische ist und wie sich dieser Geist von dem der anderen unterscheidet. Warum sollten wir uns heute immer noch von der alten Angst einnehmen lassen, dass die Psychoanalyse als «jüdisch-nationale Angelegenheit» (Freud) gesehen werden könnte?

Im «Mann Moses» geht es um Freuds Exkurs über das Wesen des Judentums und nicht zuletzt um das «Wesentliche» seines Judentums. Die Frage Freuds an Pfister bleibt doch weiterhin ungeklärt: «warum hat keiner von all den Frommen die Psychoanalyse geschaffen, warum mußte man auf einen ganz gottlosen Juden warten» (Freud an Pfister 1963).

In meinem Diskurs mit Blum über seine Analyse bei Freud waren die Diskussion um Freuds Judentum, die Auseinandersetzung mit dem «Mann Moses» und die jüdische Tradition über lange Zeit die essenziellen Themen des Dialogs. Zwei Brennpunkte des Gesprächs führten zu immer neuer Perspektive im Dialog, aber letztlich kamen wir in der Klärung dieser Punkte nicht weiter: Der eine Punkt war die Amnesie der «verlorenen» 18 Stunden der Analyse, jene vergessenen Erinnerungen, die nicht wiederkehren wollten; der andere war die Einschätzung der Bedeutung des «Mann Moses», ausgehend von der zwischen uns versuchten Aufklärung des «Moses des Michelangelo» (Freud GW X). Es wird noch einmal zu zeigen sein, dass ein innerer Zusammenhang zwischen den verlorenen Erinnerungen und dem verlorenen Judentum Blums besteht. Blum konnte die «verlorene Zeit» nicht wiederholen, und ich musste mich damit und auch mit seiner Festlegung der Moses-Bedeutung auf den gesetzgebenden Moses als Metapher für Freuds gesetzgebende Funktion in der Psychoanalyse abfinden.

Blums Stellung zum «Mann Moses»

Blum verfasste für mich einen bemerkenswerten Essay über seine Sicht von Freuds «Moses des Michelangelo» (GW X) mit dem Titel «Der Moses des Michelangelo, eine Schilderung der Ergriffenheit und der Zerknirschung» und leitete seinen Essay mit jenem Zitat ein, das Freuds seelische Verfassung in seinem Verhältnis zu Moses am treffendsten charakterisiert. Freud spricht dort davon, dass er immer versucht habe, dem verächtlich-zürnenden Blick des Heros standzuhalten, und «manchmal habe ich mich dann behutsam aus dem Halbdunkel des Innenraums (der Kirche S. Pietro in Vinculi, wo die Moses-Statue steht) geschlichen, als gehörte ich selbst zu dem Gesindel, auf das sein

Auge gerichtet ist, das keine Überzeugung festhalten kann, das nicht warten und nicht vertrauen will und jubelt, wenn es die Illusion des Götzenbildes wieder bekommen hat» (GW X, S. 175).

In diesem Essay über Freuds Studie «Der Moses des Michelangelo» hat Blum eine bestimmte Leitlinie der Identifizierung Freuds mit Moses für sich bindend gemacht und ist einem Erklärungsweg gefolgt, der nahe liegend scheint: Der Deutungsweg, Freuds Verhältnis zu Moses durch die Identifizierung mit Moses zu lösen, ist nicht nur der nahe liegendste, sondern auch der Weg, der alle Schwierigkeiten umgehen lässt, die daraus entstehen könnten, einer anderen Identifizierungsleitlinie in diesem Fall nachzugehen. Denn je nach dem Standpunkt, die der Fragende zu Freuds Verhältnis zur Moses-Figur einnimmt, wird er Interpretationswegen folgen, die auf den ersten Blick einleuchtend sind. Auf dem zweiten Blick wird man jedoch veranlasst sein, einer komplexeren Leitlinie der Identifizierung zu folgen.

Es ist von unmittelbarer Konsequenz, auf welche Seite sich der Betrachter der Statue stellt: auf die Seite Moses' oder auf die Seite des «Gesindels» vor seinen Füßen. Blum hatte die ihm nahe liegende Deutung der Identifizierung der Moses-Figur mit Freud gewählt, war sozusagen dem eingängigen Weg einer aufdringlichen Evidenz gefolgt und hatte den komplexeren Deutungsweg gemieden, weil diese Seite, Freuds mögliche Identifizierung mit dem aufrührerischen Gesindel gegen Moses, das persönliche Problem Blums in seinem Aufruhr gegen die jüdische Tradition «wiederholt» hätte.

Der Essay Ernst Blums über den «Moses des Michelangelo» blieb in der von ihm begonnenen Selbstanwendung der Psychoanalyse auf der Ebene der Identifizierung Freuds mit dem Mann Moses begrenzt; wie auch unser Diskurs auf diesem Niveau damals endete und die Perspektive des Aufruhrs, die Identifizierung Freuds mit dem «Gesindel» gegen Moses, ausgeschlossen wurde. Und so war unser Diskurs der Selbstanwendung der Psychoanalyse darauf beschränkt, den Gegensatz von Freud und seiner «Bewegung» herauszustellen und an Freuds Ambivalenz nicht zu rühren.

Blums Selbstanwendung der Psychoanalyse auf das Verhältnis

Freuds zu Moses und der psychoanalytischen Bewegung und nicht auf das Verhältnis Freuds zum Volk Israel, dem aufrührerischen «Gesindel», hat sicher mit seiner Entfernung des Judentums aus seinem Leben zu tun, das in seiner assimilatorischen Identifizierung mit den Herrschenden die Befreiung von Unterdrückung suchte.

Freud ging jedoch bei aller förmlichen Anpassung den Weg des Aufruhrs gegen die «fest-gestellten» Werte seiner Gesellschaft. Im Gegensatz zu Blum hat sich Freud seine «innere Identität» als Jude immer bewahrt und war sich stets der Sonderstellung des Juden in der christlichen Gesellschaft bewusst. Freuds Judentum ist eines der am wenigsten erforschten Aspekte seines Charakters. Und Ernest Jones, Freuds Hagiograph, war am wenigsten in der Lage, diese Seite der Persönlichkeit Freuds zu begreifen. Denn nach Yerushalmi (1992) hat sich Jones in einem offiziellen Artikel noch am Kriegsende (1945) nicht gescheut, seinem Antisemitismus freien Lauf zu lassen und den Juden eine totale Assimilation zu empfehlen. Freud wusste sicher von Jones' antisemitischen Ressentiments, war aber auf seine Hilfe so angewiesen – wie damals bei C. G. Jung –, als dass er entgegen Ranks, Ferenczis und Brills Urteil seine wirklichen Gefühle in dieser Sache hätte zeigen wollen. Jones' Antisemitismus wirft auch ein Licht auf seine Verfolgung von Ferenczi, dem er wahrscheinlich nie verzeihen konnte, dass er (als Jude?) sein Analytiker gewesen war.

Freuds Judentum

In der Vorrede zur hebräischen Ausgabe von «Totem und Tabu» spricht Freud davon, dass er «doch die Zugehörigkeit zu seinem Volk nie verleugnet hat, seine Eigenart als jüdisch empfindet und sie nicht anders wünscht. Fragt man ihn: Was ist an dir noch jüdisch, wenn du alle diese Gemeinsamkeiten mit deinen Volksgenossen aufgegeben hast?, so würde er antworten: Noch sehr viel, wahrscheinlich die Hauptsache. Aber dieses Wesentliche könnte er gegenwärtig nicht in klare Worte fassen. Es wird sicherlich später einmal wissenschaftlicher Einsicht zugänglich sein» (StA. Bd. IX, S. 293).

Freuds bohrender Frage, was eigentlich den besonderen Charakter des Juden geschaffen habe, dieses Geheimnis des Judentums zu lüften, diente seine letzte große Anstrengung in der Analyse des «Mann Moses» (GW XVI). In allen großen Biographien über Freud, bei Peter Gay (1988, 1989), Ronald W. Clark (1981), Paul Roazen (1971, 1976) und nicht zuletzt in der tiefsinnigen Biographie von Marthe Robert (1975), geht es stets um die unheimliche Macht des Religiösen, die wahre Qualität und Autorität der religiösen Tradition und die Macht der religiösen Ideen, die stärker sind als alle materiellen Überlegungen: Es geht immer um das von Freud annoncierte «Wesentliche» des Judentums.

Die Grundfrage, wieso Freud bei aller Gottlosigkeit immer noch so jüdisch war, ist doch die eigentliche Frage nach jenem «geheimnisvollen Etwas», das den Juden ausmacht und jeder Analyse unzugänglich bleibt, also auch der Selbstanalyse Freuds. Dieses «Etwas», das den Juden ausmacht und ihn unabhängig vom religiösen Glauben seinem Volk verbindet, verwischt den substanziellen Unterschied zwischen den Geschichten der Bibel, des Talmuds und dem unerschöpflichen jüdischen Witz und gibt der geringsten Alltagserfahrung so etwas wie einen Hintergrund von Ewigkeit (siehe Marthe Robert l. c.).

Schon im «Moses des Michelangelo» spricht Freud davon, «daß er «fühlen (mußte), hier sei etwas dargestellt, was unverändert so bleiben könnte, dieser Moses wird ewig so dasitzen und so zürnen» (GW X, S. 183). Dieser Ewigkeitsaspekt, die Frage nach dem Ewigen des Judentums, bedrängte Freud im Alter immer mehr, und «Der Mann Moses» ist die versuchte Antwort auf die entscheidende Frage, wie die Juden zu dem wurden, was sie sind, und wie Freud zu dem wurde, was er ist.

Wir wissen aus vielen Quellen (siehe u.a. die angegebenen Biographien), dass Freud eine traditionell-religiöse Erziehung genoss, auch wenn er dies aus Gründen der Verhüllung gern in Abrede stellte; und dass er ein klares Bewusstsein der inneren Identität als Jude hatte, in irgendeinem tieferen Sinn sich als Jude fühlte. Freud war die jüdische Religion nicht einfach egal – wie Ferenczi, Adler, Sachs und anderen (siehe Yerushalmi 1992), und er wusste, dass man nicht aufhören kann, Jude zu sein; so wie er fühlen musste, dass dieser Moses (des Michelangelo) ewig so dasitzen werde.

So insistierte er auch auf seinem undefinierbaren Jüdischsein im Konflikt mit dem Geist der strengen Orthodoxie seiner Frau, Martha Bernays, der er mit Macht die Ausübung jüdischer Rituale versagte und die er im Lessing'schen Sinn in Art der Erziehung des Menschengeschlechts dazu anhalten wollte, gesteigerten logischen Anforderungen nachzukommen und «unseres Gottes Logos» als der einzigen Gottheit zu genügen (siehe Marthe Robert l. c.); unübersehbar, dass dieser Gott der strenge Gott Jahwe geblieben ist, dem sich Freud immer unterordnete, so wie er schon sehr früh, mit 24 Jahren durch die Wahl seiner Braut Martha Bernays, die Einheirat in die Aristokratie deutsch-jüdischer Orthodoxie suchte und sich gerade nicht für ein Reformjudentum entschied oder eine ihm ökonomisch wie gesellschaftlich dienliche Einheirat in eine liberale und reiche Wiener Judenfamilie gewählt hatte: Freuds Einstellung zum Judentum wird trotz all seiner Verhüllungen für die Öffentlichkeit hier eindeutig.

Der entscheidende Vorfall, der das Verhältnis Freuds zum Judentum und zu seinem Vater beleuchtet, ereignete sich, als der Vater, Jakob Freud, seinem Sohn Sigmund im Alter von 35 Jahren die neu gebundene Bibel seiner Kindheit mit hebräischer Widmung (wieder) schenkte, in die sich Freud schon als Kind vertieft hatte. Der Text dieser Widmung, mit dem er das Buch der Bücher überreicht, hat alttestamentarischen Charakter und ist ein einzigartiges Zeugnis unverlierbarer Gemeinsamkeit zwischen Vater und Sohn über die Zugehörigkeit zur Heiligen Schrift. Und in dieses Buch, mit dem Freuds Wahrheitssuche begann, vertiefte er sich wieder bei seiner letzten Anstrengung, sich des Judentums zu vergewissern, bei der Arbeit am «Mann Moses». Das Buch, geschenkt als Beweis der Liebe seines Vaters, wird wieder zum Medium der Liebe des Sohnes zur Wahrheitsfindung bei der Suche nach dem Gott Israels: Das Denken Freuds kehrt zu seinen Ursprüngen zurück, in kreisförmiger Rückkehr seines Lebens zum Anfang.

Das Problem seiner Herkunft beschäftigte Freud bis zur letzten Arbeit vor seinem Tod; ausgetragen über den empirischen Vater, dem Freud ein Denkmal in seiner Traumdeutung setzte. Dies ist aber nicht so zu begreifen, dass es Freud um die Lösung seiner (ödipalen) Vaterprobleme gegangen wäre: Diese «Vater-Revenants» in seinen Träumen sind aber – entgegen der Meinung von Marthe Robert – nur der «empirische Vor-wurf» für sein Ringen um den anderen «Vater», Moses, den Begründer des Judentums, und für sein Verhältnis zu sich selbst, jenem selbst erzeugten «Vater» als Schöpfer der Psychoanalyse, eines anderen «Monotheismus». Der «letzte Roman»: «Der Mann Moses» ist kein «Historienroman», wie ihn Freud zunächst abwehrend bezeichnete, er ist eine Abhandlung über den Erfinder und seine Erfindung, die Psychoanalyse, ein Vermächtnis Freuds für sein «Volk», die Analytiker.

Das Bibelgeschenk des Vaters ist «buchstäblich» der Auftrag, die vergangene Liebe zur Heiligen Schrift nicht zu vergessen. Jakob Freud erinnert seinen Sohn daran, dass er die Bibel in einem Schrein verwahrte, so wie die zerbrochenen Gesetzestafeln Moses' in der Bundeslade aufbewahrt wurden – das zweite Paar Tafeln erhielt Moses, nachdem Israel bereut hatte. Ist es die Aufforderung des Vaters an seinen Sohn, in Reue zurückzukehren und das zweite Paar Tafeln in Empfang zu nehmen: der späte Auftrag Freuds, im «Mann Moses» das Geheimnis jüdischen Wesens zu ergründen?

Der im Bibelgeschenk Jakob Freuds liegende Auftrag besagt für den Sohn: ERINNERE DICH, VERGISS NICHT. Und Freuds Auseinandersetzung mit dem «Mann Moses» ist mit zunehmendem Alter und wachsender Verfolgung von dem Motiv beherrscht, die ungelöste Herkunft des Judentums zu klären; wobei die empirische Familiengeschichte nichts anderes ist als die Folie, auf der das über den empirischen Vater hinausführende religiöse «Vaterproblem» entworfen wird – entgegen biographischen Deutungsansätzen.

Die Transzendierung der empirischen Geschichte der Vater-Sohnesschaft in die der Gottes-Sohnesschaft, die Überschreitung der individuellen Problemstellung in die transzendentale, wird bei der biographischen Deutung der Freud'schen Geschichte mit Moses auf ein triviales Niveau von jedermanns Ödipus erniedrigt. Sicher kehren im Alter dem Subjekt die Eltern zurück, wird in einer Wiederkehr des Verdrängten das Vergangene gegenwärtig und der Mensch damit konfrontiert, dass er das «Ebenbild» seiner Eltern ist und ihnen in «nachträglichem Gehorsam» (Freud) ihre Anerkennung schuldet. Aber in Freuds «Mann Moses» geht es um die transzendentale Ebene des Menschen als Ebenbild seines Gottes, und die Erforschung der Herkunft des Judentums ist für Freud auch die Suche nach Antwort auf das für ihn «Wesentliche» des Juden schlechthin: wes Geistes Kind also der Jude ist. Der kreisförmige Rücklauf des Lebens zu seinem Anfang, von Freud in unerhörter Tiefe in «Das Motiv der Kästchenwahl» (GW X) und in der Arbeit über «Das «Unheimliche» (GW XII) beschrieben, spiegelt den Heimgang des Subjekts in den Aufgang des Lebens in seinen mythischen Implikationen.

Blums Nachfolge Freuds

Im Gegensatz zu Freud war und durfte Blums Vater nicht gegenwärtig sein, hat bei ihm eine immense Verdrängungsleistung die Wiederkehr des Verdrängten verhindert. Blums Familie war im Alter wie ausgelöscht, die Erinnerungen an den Vater und die Mutter vollkommen verblasst, und die Schwester war nur als Störenfried der Analyse bei Freud gegenwärtig – sie schien so verschwunden wie die Eltern.

Die ganze Familie, auch die der Großeltern, war nur schemenhaft vorhanden als Gespenster einer versunkenen Welt, die zu keiner Wiederkehr kommen konnte. Die anhaltende Unterdrückung seiner Herkunft war bei Blum auch der Grund dafür, dass er, wo der empirische Vater keine Folie mehr sein konnte, sich dem Anspruch versagte, sein jüdisches Herkommen zu erinnern und auch seine religiöse Tradition nicht zu vergessen. Für Freud dagegen war der «Vater-Revenant» (Marthe Robert) in seinen Träumen ständig gegenwärtig, und die «Traumdeutung» (GW II/III) ist sein Denkmal für Jakob Freud.

Da Blum die Wiederkehr seiner Herkunft verschlossen war, setzte sich in seinem hohen Alter an deren Stelle die zwanghafte Erinnerung, die alles beherrschende Trauer um den Verlust seiner ersten Frau Elsa, die, zusammen mit ihren beiden Töchtern 1940 aus Estland von den Russen verschleppt, in einem Gulag in Sibirien umkam. Und die Verzweiflung über das Schicksal der beiden Töchter, die er nach dreijähriger Gulaghaft in Sibirien durch seine intensiven Bemühungen über die schwedische Gesandtschaft freibekommen konnte, wurde kurz vor seinem Tod noch einmal verstärkt, als er verspätet mit mir darüber trauerte (1979, zwei Jahre vor seinem Tod), dass er seine Kinder nicht mehr zurückgewinnen konnte. Blum hatte sich nämlich «seelenlosen Frauen» in den nachfolgenden Ehen so ausgeliefert, dass er sich den Weg zu den Töchtern, den einzigen Kindern, versperren ließ. Vermutlich rückte aber Elsa im hohen Alter deshalb in den Mittelpunkt der Wiederkehr des Vergangenen, weil sie durch unsere Gespräche über Blums Analyse bei Freud und durch ihre eigene Analyse bei Rank zu jener Zeit für Blums Anfänge, Erwartungen und Hoffnungen in der Psychoanalyse stand; vor allem, da sie nach Blums Bekundungen ihm auch die Anregung für seine Analyse bei Freud gegeben hatte.

In diesem Zusammenhang der Erinnerung und des Verlusts von Elsa und der verlorenen Zeit ihrer gemeinsamen psychoanalytischen Anfänge ist auch das bis zu seinem Tod anhaltende Verhältnis Blums zu Freud im Sinne eines unbewussten Austauschprozesses zu sehen: Dass also Blum ungewusst für Freud oder insgeheim (?) der neue Joshua in der Schweiz hätte sein sollen, ist nicht so weit hergeholt, wie es zunächst scheinen mag. Denn Freud hat seine Enttäuschung, seine tiefe Verletzung durch Jungs Verrat mehrfach in dieser Analyse gezeigt, wie wenn er durch Blum (als Nachfolger Jungs) Wiedergutmachung erwartet und an Blum insgeheim die Botschaft gerichtet hätte: der «Jung-Revenant» zu sein, der bessere Sohn, der den von Jung verratenen Auftrag wieder aufnimmt und weiterführt. Dies blieb unausgesprochen, aber umso wirksamer, da Blum in dieser Analyse immer erfahren konnte, dass sich hier zwei Juden in besonderem jüdischen Verständnis treffen; und dass Freud sich auch nicht mit Gunstbezeugungen zurückhielt, nicht zuletzt mit der besonderen Gunstbezeugung, die in jenem Heiratsangebot für seine Tochter Anna lag. Aus

Angst vor erneuter Kränkung wurde von Freud vermutlich nie offen angesprochen, was er von Blum eigentlich erwartete – möglicherweise in den «vergessenen» 18 Stunden, aber auch hier wird er sich wohl sehr zurückhaltend geäußert haben. Der Umgang Blums mit dem Heiratsangebot hätte Freud eigentlich zeigen müssen, dass Blum seine Botschaft nicht verstand oder verstehen konnte. Freud wiederum musste durch das unbewusste Entgegenkommen Blums in dem Wunsch bestärkt worden sein, einen neuen Joshua gefunden zu haben.

Blum war nämlich ein kongenialer Schüler, von intellektueller Luzidität, scharfsinniger Intuition und visionärer Kraft. Er war von Freuds Lehre so eingenommen und befand sich in solcher Übereinstimmung mit Freuds Denken, dass überhaupt keine Differenzen in der Analyse zwischen ihnen aufkamen. Es ist ein Phänomen dieser Analyse, dass Blum das denken konnte, was Freud denken mochte, und das sagte, was Freud auch hätte sagen können. Seine Aufzeichnungen zeugen von einer beeindruckenden Offenheit, ungewöhnlichen Reflexivität, sexuellen Freizügigkeit und von einer Wissenskultur, wie sie von späteren Generationen von Analytikern nicht mehr bekannt ist.

Die Bewunderung für Freud und die Liebe zu dessen Werk verdankt sich auch ihrer Zugehörigkeit zur gleichen bürgerlichen Bildungskultur und vor allem der Hochschätzung des antiken Geistes. Sicher mag auch die passiv-rezeptive und homophile Seite Blums dazu beigetragen haben, dass dieser analytische Aufklärungsprozess wie eine Selbstanalyse ablief, wie in Nachfolge der Freud'schen Selbstanalyse, und dass Freud in derselben Weise von Blum eingenommen war. Dieses kongeniale Verhältnis zu Freud und seinem Denken musste Freud auch unbewusst in seinen Erwartungen an Blum als «Joshua-Jung-Revenant» bestärkt haben, was unausgesprochen in der tiefen Einverständigung beider lag. Freud klammerte sich zu jener Zeit, in den 1920er Jahren, noch an die Illusion, aus dem Wiener Ghetto seiner jüdischen Anhänger über die Schweiz «das Tor zur Welt» aufbrechen zu können, weil er immer noch daran glauben wollte, dass «die Schweizer uns (retten) werden. Mich und sie alle» (Spielrein: Freud auf dem 2. Internationalen Psychoanalytischen Kongress 1910, als er die Ernennung C. G. Jungs zum Präsidenten auf Lebenszeit in der neu gegründeten Internationalen Psychoanalytischen Vereinigung, IPV, durchsetzen wollte).

Blum hat dieses außergewöhnliche Verhältnis bis zu seinem Tod bewahrt, seine unvergleichliche Stellung zu Freud, sein Bewusstsein der besonderen Beziehung zwischen zwei «auserwählten» Juden. Blum war der Jude Freuds, der dessen Auftrag in ständiger Sorge um die «Heilige Schrift» erfüllte; jedoch privatistisch in der Abgeschiedenheit und Verschwiegenheit seines Studierzimmers am exegetischen Ausbau des Freud'schen Denkens ständig weiterarbeitend – freilich eine jüdische «Traditionskette» ohne Juden.

So ist es auch zu begreifen, dass Blum im Alter nicht von der «Wiederkehr des Verdrängten» heimgesucht wurde; denn er hatte ja seinen «Vater», der ständig gegenwärtig war und dem er zeitlebens «gehorsam» war: Das Vergangene der vergangenen Herkunft blieb vergangen, der «empirische» Vater musste also nicht wiederkehren. Denn die Wiederkehr des Vergangenen bei Schwächerwerden des Widerstands im Alter ist das von Freud entdeckte Lebensgesetz, nach dem auf der Kreisbahn des Lebens all jene Überlagerungen der vielen Identifizierungen wie im Palimpsest eine «geologische» Schichtung des Ich bewirken, dem am Ende die primären Identifizierungen mit den elterlichen Objekten ins Bewusstsein zurückkehren und die vergessenen Ansprüche in Erinnerung rufen.

Freud, der allmächtige und allgegenwärtige «Vater», hielt jedoch den leiblichen Vater in Verdrängung, und der Glaube an Freud ersetzte den Glauben ans Judentum, sodass es der Wiederkehr des empirischen Vaters nicht mehr bedurfte, den «nachträglichen Gehorsam» für die Glaubenstradition einzufordern: Blum hatte seine Wiederkehr des Vergangenen in der stets gegenwärtigen Erinnerung an Freud.

Und die Veröffentlichung seiner Niederschrift der Analyse bei Freud, die ich für ihn besorge, war für Blum die «Rechtfertigung» vor Freud, der einzige getreue und gehorsame «Schüler», der (insgeheime) «Joshua» in der Schweiz gewesen zu sein. Vielleicht auch darüber hinaus, wie es unsere Gespräche vermuten lassen, sah er sich nicht zu Unrecht als wahrer Sachwalter des Freud'schen Werks – gegen die Verfallserscheinungen in der Psychoanalyse, welcher der «Führer», wie Blum richtig erkannte, abhanden gekommen war und die durch diesen substanziellen Verlust Freuds zu einer vaterlosen Gesellschaft wurde. Blums «Sohnesschaft» eines der größten Juden privilegierte sein ganzes Leben, dessen Weg durch Freud vorgezeichnet und bis zum Tod durch Freuds Autorität bestimmt und getragen war.

Freuds Lebensweg dagegen liest sich wie spiegelverkehrt in seinem Verhältnis zum Vater in der Problematik der Wiederkehr und im Phänomen des «nachträglichen Gehorsams». Freuds einsamer Kampf im Alter um seinen «nachträglichen Gehorsam» gegenüber dem «Vater», der sich als Konflikt um den Gehorsam zum göttlichen Vater austrug und Freuds bohrende Frage nach der Herkunft des Judentums beantworten sollte, ist so gesehen das Versatzstück zu Blums Lebensweg und zeigt auch die unbewusste und bewusste Verschränkung von Blum mit Freud in dieser Spiegelverkehrung. Die Analyse Blums führt das grundlegende Problem der beiden Protagonisten vor Augen: die Besonderheit des Dialogs zweier Juden in der Spanne zwischen Assimilierung und kultureller Selbstbehauptung sowie die messianische Hypothek der Analyse Freuds in der Übertragung auf den als Apostel ausgewählten Schüler Blum.

Freud: der Mann Moses der Psychoanalyse

Freuds Arbeit «Der Mann Moses» kann zu vielerlei Lesarten herausfordern: zur Deutung als «Familienroman», als Freuds Traum von höherer Abstammung; zur biographischen Deutung seines Werks, als Rekonstruktionsversuch Freud'scher Konfliktdynamik; die Lesarten des «Mann Moses» können religionswissenschaftlicher, sozialpsychologischer und psychohistorischer Art sein. Ich habe die Lesart psychoanalytischer Symbolinterpretation gewählt, um der Aufklärung des religiösen Phänomens im «Mann Moses» gerecht zu werden. Denn nach meiner Ansicht müssen die Forschungszugänge so gewählt sein, dass sie diesem «religiösen Phänomen» näher kommen. Voraussetzung dafür ist aber, systemimmanent zu verfahren, das heisst, die Freud'-

schen Begriffe im Zusammenhang des psychoanalytischen Denkens anzuwenden und unbedingt zu berücksichtigen, dass die psychoanalytischen Begriffe ihre eigene Bedeutungsgeschichte haben und jeweils als Folge dieser Geschichte eine Mehrfachbedeutung besitzen.

Die Moses-Studie ist das am wenigsten abgeschlossene Werk Freuds, voller Widersprüche und auch mit bemerkenswerten Lücken im Text; aber gerade deshalb unbewusst so einnehmend, zum analytischen Zwiegespräch mit Freud herausfordernd, ist man Freud doch nie so nah wie bei der Lektüre des «Mann Moses», die den Leser unmittelbar in den psychoanalytischen Schaffensprozess Freuds verwickelt.

Was hat es also mit der Moses-Identifikation Freuds auf sich, muss die Frage lauten, der meines Erachtens, überzeugend für mich, vor allem Yerushalmi (1992) und auch Grubrich-Simitis (1991) nachgegangen sind.

Im Gegensatz zu Grubrich-Simitis, die zu der Ansicht kommt, dass Freud in seiner damaligen Lage nichts anderes übrig geblieben sei, als aus einer unerträglich gewordenen Realität sich tagträumend ins Reich der Phantasie zu begeben und sich zum Helden seiner Geschichte zu machen, komme ich zu der Ansicht, dass der «Mann Moses» eine Machtgeste, eine letzte kraftvolle Anstrengung des jüdischen Ewigkeitsanspruchs gerade angesichts der aussichtslos erscheinenden Lage ist: Der jahrtausendealte Blick des Juden, der die vergangenen babylonischen Reiche, die ägyptischen, griechischen und römischen Reiche an seinen Augen vorbeiziehen lässt, kommt in der Inwendung des Blicks notgedrungen zu der Frage der Juden, woher das Judentum und sein Glaube an das Ewige im Jüdischen kommen.

Gerade die Rückkehr im Alter zu den Anfängen, zu den Quellen der Kindheit, ist der «Grund» der Herausforderung für Freud, sein «gottloses Judentum» endgültig zu bestimmen und zu klären, auf welcher Seite er als Erfinder einer Psychologie des Verfemten steht – auf Moses' Seite, auf der Seite des Gesetzes oder auf der Seite des aufsässigen «Gesindels», der Triebe und Leidenschaften; und was in diesem Zusammenhang der «Fortschritt in der Geistigkeit» bedeutet, der im Bilderverbot des Monotheismus sich ausdrücken soll.

Der «Mann Moses» scheint mir eine Geste der Macht Freuds zu sein im Anspruch auf die welthistorische Bedeutung der «jüdischen Psychoanalyse», gerade und trotz seiner körperlichen Gebrechlichkeit, aber in der Souveränität des Blicks eines alten Juden, der über die Geschichte des endlosen Judentums hinwegschaut und sich am Ende seines Wegs fragt, was denn dieses unbestimmbare und unbestimmte Etwas des Jüdischen ist.

Freud hat seine Antwort versteckt in jenem Psycholamarckismus von der phylogenetischen Erbschaft, die für die endlose jüdische Traditionskette des Glaubens an das Unvergänglich-Unveränderbare des Jüdischen, an das ewige Judentum zu stehen scheint: Es ist eine Rationalisierung für das Numinos-Wirksame in jener archaischen Erbschaft des Judentums. Und Freud ist in dieser Geschichte vom «Mann Moses» der «große Fremde» und zugleich Auserwählte von JHWH (Jahwe), der für seine Schöpfung, die Psychoanalyse, den Ewigkeitsanspruch fordert. Dies wäre allerdings nicht eine so irreale «Tagträumerei», denn dieser Anspruch auf universelle und unvergängliche Geltung ist Freud schon zuteil geworden, ähnlich wie Darwin und Einstein. So zentriert sich im «Mann Moses» alles auf die Frage des Erinnerns, Freud zu erinnern und nicht zu vergessen, was seine Lehre ist. Die merkwürdige Zerrissenheit, die Grubrich-Simitis an diesem Spätwerk Freuds so beeindruckt, mag aber darin ihren «Grund» haben, dass seine Ambivalenz in der Identifikation mit Moses als Gesetzgeber, oder im Gegenteil mit seinem aufsässigen Volk, auch am Ende von Freud nicht gelöst wird, selbst wenn Yerushalmi (1992) glaubt, dass Freud im «nachträglichen Gehorsam» zum «Vater» zurückgekehrt sei.

Im Dialog mit Blum spielte die Lesart der Selbstanwendung der analytischen Methode auf die Rolle Freuds in der Psychoanalyse die entscheidende Rolle; allerdings blieb Freud für Blum der fraglos mit Moses identifizierte, wegweisende Führer, dem von seinem Volk der Gehorsam verweigert wurde.

Freilich leitet aber die analogisierende Betrachtungsweise schon zur symbolischen über – einem Bild von tieferer Bedeutung der Moses-Figur, die über sich selbst hinausweist und für etwas ganz anderes steht: der Verbildlichung einer Tiefengestalt der Wirklichkeit, der Realpräsenz eines unmittelbar Numinos-Wirksamen, wie sie sich auch in der archaischen Erbschaft des Judentums darstellt.

Jenseits der analogisierenden Übersetzung des «Mann Moses» geht es in der Tiefe um eine ganz andere Lesart als religiös-symbolisches Phänomen, dem Phänomen des religiösen Freud, der seine Welt-Anschauung durch jenen Mann aufscheinen lässt: «Der Fortschritt in der Geistigkeit», den Freud im «Mann Moses» (StA. Bd. IX, S. 557 f.) als den entscheidenden Schritt in der Entwicklung zum Monotheismus erklärt, ist aber, auf die Psychoanalyse übertragen, jene Aufklärung des Unbewussten, des Anderen der Vernunft, das die Ergänzung der bewussten Geistigkeit um ihre unbewusste Seite darstellt. Sie ist jene Erhellung des Begehrens, das die vielen kleinen ausgeliehenen Triebe repräsentiert und von der Abseite des Menschen und des Lebens handelt.

Der anschauungs- und erfahrungsleere Gebrauch der Freud'schen Begriffe führte eben zu jenem Missverständnis, den «Fortschritt in der Geistigkeit» als rationalistischen Akt zu begreifen. Die Freud'schen Texte gehen aber immer auf zwei Spuren: der Aufklärung auf der Ebene der argumentativ-zugänglichen Rationalität und der Aufklärung auf der Dimension einer spekulativen Rationalität, eines intuitiven Erkennens der «Un-Vernunft», des Unbewussten, von dem wir eingenommen sind, wenn wir uns mit den Texten Freuds befassen.

Freuds Verkündigung, dass der «Mann Moses» ein Ägypter war, ein «großer Fremder», der das Volk der Juden zu einem neuen Glauben zwang, ist auch als Metapher zu seiner Erfindung der Psychoanalyse in einer ihm fremden Welt mit einem ihm fremden Volk zu lesen. Aber Freud, der Schöpfer der Psychoanalyse, der große Fremde in jener Welt des Christentums, hat durch seine Erfindung eine radikale Gegenwelt geschaffen, eine Subversion des Christlichen.

Wenn wir dieser Lesart folgen, dass der «Mann Moses» eine numinose Neuschöpfung Freuds ist, dieser eine neue Weltauffassung aus den Wurzeln des Judentums entwirft, dann würden wir der üblichen Maxime in der Textkritik folgen, dass die schwierige Lesart immer die bessere ist.

Der von Freud für den Monotheismus reklamierte «Fortschritt in der Geistigkeit», das Verbot der Idolatrie, ist eben nicht als Aufklärung des Religiösen zu lesen; es ist in der Rede Freuds der «Fortschritt» in der Erhebung des Unbewussten zum Rang des Bewusstseins zu sehen: Es ist der eine Gott des Begehrens, dessen bisheriger verdunkelter Eingriff ins Bewusstsein nun aus der Unterwelt, dem Unbewussten, heraufgeholt wird und dessen Mechanismen und Strategien als Gesetz des Lebens in Erscheinung treten.

Freuds «eherne Tafeln» sind also die von ihm entdeckten Mechanismen der unbewussten Triebe, die bisher das Bewusstsein und das Handeln der Menschen im Dunkeln bestimmten. Die Selbstbemündigung in der Moderne ist nach Freud die Selbstaufklärung des Menschen in seiner bewussten Einverständigung mit dem nicht mehr verfemten Unbewussten, ist die Selbstbegründung des Subjekts über die Anerkennung seiner unbewussten Intentionen. Freud hat den «psychologischen Menschen» der Moderne geschaffen: Er hat eine «Gegenreligion», eine neue Welt-Anschauung begründet.

Was bedeutet nun die Konstruktion des «Mann Moses» in der Perspektive des religiösen Phänomens? Freuds missionarischer Anspruch war sicherlich nicht auf die Eroberung der Psychiatrie gerichtet, auch wenn dies in oberflächlicher Optik so gesehen werden mag. Denn als Freud Jung förmlich als ältesten Sohn adoptierte und ihn zum Nachfolger und Kronprinzen salbte: «Dieser ist mein geliebter Sohn, an dem ich meinen Wohlgefallen habe», sollte dieser Nachfolger Freuds sicherlich nicht das Land der Psychiatrie besetzen – auch wenn es in einem Brief an Jung heißt: «Sie werden als Joshua, wenn ich der Moses bin, das gelobte Land der Psychiatrie, das ich nur aus der Ferne erschauen darf, in Besitz nehmen.» Joshua meint hebräisch «Jahwe ist Hilfe», ist die Hilfe Gottes als Nachfolger für Moses und Anführer der israelitischen Stämme bei der Landnahme Palästinas.

Jung repräsentiert in dieser Übertragungsfiguration Freuds den auserwählten Nachfolger, der für den Stifter das gelobte Land in Besitz zu nehmen hatte. Freud/Moses wollte also einen «Arier» als Joshua, der das Volk der Psychoanalyse ins gelobte Land der Psychiatrie führen sollte. Die Psychiatrie oder das, was sie in der Medizin vertritt, ist jedoch antagonistisch zu Freuds Psychoanalyse zu verstehen, da er sein Kanaan, das Land der Wissenschaft, überhaupt die wissenschaftliche Welt mit seiner Gegenwissenschaft erobern wollte. Aber jenes Kanaan ist auch die Welt des Christentums, der christlichen Weltauffassung, der Freud den «Mann Moses» als religiösen «Fortschritt» entgegensetzte.

Freuds entscheidende Tat als «Mann Moses», als Kulturheros, ist darin zu sehen, dass er das bisher durch das Christentum unberührbar Gemachte, die Welt der Triebe, wieder im antiken Sinn adelte und in Berührung brachte mit der reinen Welt, der erhabenen Region des rein gedachten Geistes. Die Geistigkeit erhält nun zwei Gesichter: Die untere Region des Niedrigen wird der oberen Region des Erhabenen ebenbürtig gemacht; vielmehr noch die obere Region als Ableitung, Sublimation der niederen Region begriffen – das ist der «Fortschritt in der Geistigkeit» der neuen Weltanschauung, die Vereinigung des Genius malignus mit dem Genius benignus.

Der Unterdrückung dieser niederen, unreinen, heterogenen Elemente verdankt das Bewusstsein seine Homogenität, das trügerische Gefühl von Identität. Die heterogenen Elemente sind der nichtassimilierte und nicht assimilierbare Teil unserer Person, es sind all jene oppositionellen Elemente, die durch das Christentum zu dem Unberührbaren gemacht, einer Schammoral unterworfen wurden, in der sich die ursprüngliche Scheu verkehrte in eine Schammoral gegenüber den einstmals göttliche Verehrung genießenden Genitalien.

Die Sexualorgane des Menschen erregten einst Ehrfurcht als Ort, an dem sich die Unsterblichkeit des Gattungskörpers repräsentierte, und jeder Akt der sexuellen Vereinigung war ein Akt der Wiedervereinigung mit dem Gattungskörper und ein Akt der Erneuerung in der endlosen Fortpflanzung des Gattungskörpers (siehe Pohlen und Bautz-Holzherr 1991).

Das Verständnis der menschlichen Sexualität bedarf in diesem Umsturz aller Werte durch Freud urzeitlicher Analogien, um zu begreifen, dass sich aus dem ursprünglichen Stolz auf seine Genitalien, die die Hoffnung der Lebenden verkörperten, und aus ihrer göttlichen Verehrung im Verlauf der christlichen Kulturgeschichte des Menschen durch Sexualverdrängung die Pudenda wurden: Gegenstände der Scham, des Ekels und der Moral. So «geschah es im Laufe der Kulturentwicklung, dass so viel Göttliches und Heiliges aus der Geschlechtlichkeit extrahiert war, bis der erschöpfte Rest der Verachtung verfiel» (Freud GW VIII, S. 166f.). Das gesamte Unterfangen Freuds, so meint Goldschmidt, bestand darin, die Sprache zum Reden zu bringen, dem Ungesagten, der unterdrückten Sinnlichkeit seine Stimme zu geben. Sprechen ist danach immer schon Entblößung, dringt zu seinem «Grund», dem Obszönen, das ist der schamlose Körper: «Das Obszöne (wäre) die eigentliche Sprache der Seele» (Goldschmidt 1999, S. 139), und die «Versinnlichung» des Begreifens ist nach Freud das Begehren der Psychoanalyse.

Freuds Psychoanalyse: eine Verkehrung des jüdischen Monotheismus in Psychologie?

In der neuen Gegenwelt Freuds wurde der verfemte Teil des Menschen wieder geheiligt, das Niedrige als der souveräne Teil des Erhabenen angesehen. Eine Umwertung aller Werte ist die Intention der neuen Wissenschaft Freuds. Diesen Antagonismus zwischen oben und unten, dem Erhabenen und dem Niederen, dem verfemten und dem angesehenen Teil des Menschen, der von Freud in die neue Synthese einer Begründung des Höheren durch das Niedere geführt wurde, hat seine Vorläufer in der jüdischen Tradition der Doppelfigur des Moses: Der Mann Moses wie sein «Bruder» Aaron scheinen eine unaufgedeckte Zwillingsgestalt zu repräsentieren, die nirgendwo zur Diskussion gestellt wird. Aaron ist der Mann mit dem «Aarons-Stab», der Priester, der mit seinem Schlangenstab Wunder vollbringt und das Volk der Juden gegen Moses aufwiegelt, den archaischen Stierkult wieder aufzunehmen. In der Bibel heißt es: «Also strafte der Herr das Volk, dass sie das Kalb hatten gemacht, welches Aaron gemacht hatte» (Freud GW X, S. 196).

Der Topos des «Tanzes um das Goldene Kalb» verstellt allzu rasch den Blick für den im Mittelmeerraum gefeierten Stierkultus, der sich im Minotauros-Mythos niedergeschlagen hat und auch seinen Ausdruck im frühsemitischen Baalkult, dem alten Wind- und Fruchtbarkeitsgott, gefunden hat und dessen Residuen heute noch im profanen spanischen Stierkampf fortleben – Jahwe zeigte auch nach der Landnahme noch Züge des alten Gottes Baal oder Bealin. Die Zugehörigkeit Aarons zu den unteren Gottheiten offenbart sich auch darin, dass er mit seinem «Stab» eine Quelle aus dem Felsen entspringen ließ, das Signum einer Unterweltgottheit, den Titanen eigentümlich.

Der aufbegehrende «Mann Moses» als Aaron und der Gesetz stiftende Moses in der Verkörperung einer Zwillingsgestalt ist ein Widerspruch in sich: Das Gesetzlose des Aufbegehrens und das Begehren des Gesetzes, die Macht des Aufbegehrens gegen die Macht der Unterdrückung – ist dies der «Fortschritt in der Geistigkeit», die Ausweisung jüdischen Geistes, in permanentem Infragestellen das paradoxale Denken zu besorgen?

Freuds «Mann Moses» scheint für den «Monotheismus» der Psychoanalyse zu stehen mit ihrem universellen Geltungsanspruch, den die Psychoanalyse Nach-Freud bei der allgegenwärtigen, positivistischen Restauration jetzt beherzter wie nie verteidigen müsste. Die psychoanalytische Subversion des christlichen Gesetzes von der Unterdrückung der Sinnlichkeit zeigt Freud als «Mann Moses», der tatsächlich die bis dahin geltenden Gesetze der christlichen Kultur zerbrochen hat in der Doppelbödigkeit dieser Zwillingsgestalt von Moses und Aaron, dem gesetzlosen Aufbegehren und dem Begehren des Gesetzes. So hätten die Juden, mithin die Analytiker als Volk Satans, als Sprecher des verfemten Teils des Menschen, des Begehrens, alle Vorurteile der christlichen Gesellschaft erfüllt. Freuds Ansicht, dass Moses' «Bildverbot» der entscheidende «Fortschritt in der Geistigkeit» zum Monotheismus sei, verdeckt jedoch, dass er ein «Bilderstürmer» der alten Tafeln ist, an deren Stelle er die eine, neue Tafel aufstellte von der Einen Allmacht des (sexuellen) Begehrens – statt der Allmacht des Einen Gottes.

Hier möchte ich Yerushalmi sprechen lassen, dessen Zwiegespräch mit Freud mich bestärkte, meinen Diskurs zu veröffentlichen; trotz der aus Erfahrung nicht unbegründeten Sorge, zur Zielscheibe antisemitischer Unterstellungen werden zu können:

> «Ich habe mich bemüht, Ihren Moses im deklarierten Rahmen der Religionsgeschichte des Judentums und der jüdischen Identität zu verstehen, ohne ihn als Allegorie der Psychoanalyse zu lesen. Was ich geleistet habe, sei es gelungen oder nicht, möge für sich selbst stehen. Doch ein unabweisbares inneres Gefühl, eine Intuition, sagt mir, Sie selbst hätten mehr gemeint, etwas tief empfundenes, das auszudrücken Sie niemals gewagt hätten. Also gehe ich das Risiko ein, es auszusprechen. Ich glaube, dass Sie im tiefsten Herzen davon überzeugt waren, dass die Psychoanalyse selbst eine weitere, wenn nicht die letzte, verwandelte Ausprägung des Judentums ist, welche, aller illusorischen religiösen Formen entkleidet, die entscheidenden monotheistischen Merkmale bewahrt, wenigstens in dem Sinne, wie Sie sie verstanden und geschildert haben. Kurzum, meines Erachtens glaubten Sie, die Psychoanalyse sei gottloses Judentum, genau wie Sie ein gottloser Jude. Ich glaube aber nicht, dass Sie wollten, dass wir das wissen. Aber tomer doch – vielleicht, wer weiß?» (Yerushalmi 1992, S. 146)

Und auf Anna Freuds Feststellung anlässlich der Errichtung eines Sigmund-Freud-Lehrstuhls an der Hebräischen Universität Jerusalems, dass die Psychoanalyse eine jüdische Wissenschaft sei und dass diese «Bezeichnung … unter den gegenwärtigen Umständen als Ehrentitel (diene)», antwortet Yerushalmi mit der Frage: ob nun endlich die Zeit gekommen sei, «wo man – durch die Symbolik des Anlasses gestärkt – endlich frei genug sei, das bisher so eifrig Geleugnete auszusprechen und Balaams Fluch zum Segen zu wenden» (l. c., S. 147). – Balaam ist der Prophet Bileam (?).

Es scheint mir nicht zu fern liegend, im «Mann Moses» den unaussprechbaren, den unausgesprochenen Gott Israels, Jahwe, der über Moses spricht, durch Freud zu ersetzen, der hier seinen Anspruch für das Ewige im Judentum übersetzt in seinen Anspruch als Schöpfer der ewigen Psychoanalyse. Es ist auch nicht zu fern liegend, für jene geheimnisvolle Macht der phylogenetischen Erbschaft den nicht erklärbaren Glauben des Juden an das Ewig-Unveränderbare seiner Überlieferung der jahrtausendealten jüdischen Traditionskette und für den

«Fortschritt in der Geistigkeit» die durch Freud vollendete geistige Selbstbemächtigung des Subjekts einzusetzen: dass die Vernunft ihr Anderes, die Unvernunft, mit sich vereint hat und dass die Unbewusstheit der christlichen Antinomie, der unlösbare Widerspruch aus ihrem antisemitischen Wesensgrund mit den Mitteln der Freud'schen Psychoanalyse aufzuklären ist.

Könnte man nun das Jüdische der Psychoanalyse so begreifen, dass Freud die monotheistische Überlieferung des Judentums in eine psychologische transzendiert hätte? Dann wäre die Psychoanalyse ein aufgeklärter, säkularisierter «Monotheismus», Freud ein zwischen Auflehnung und Gehorsam gegenüber seinem Gott Zerrissener: Es ist der Geist des Widerspruchs, des ewigen Infragestellens, jener jüdische Geist aus der «archaischen Erbschaft», der als Freuds Glaube an das Unveränderbare der psychoanalytischen Wahrnehmungserkenntnis zu verstehen ist – der «Mann Moses» ist ein Manifest unbeugsamen Widerstandsgeistes in schrecklicher Zeit, die unerschütterliche Zuversicht Freuds in die unendliche Psychoanalyse.

Freud als der «Mann Moses» der Psychoanalyse und Blum als stiller Nachfolger, der in seinen Dokumenten die Erinnerung an eine authentische psychoanalytische Praxis bewahrt hat und damit die Rückkehr Freuds für uns offen stellt, sind hier vereint in der jüdischen Gewissheit des Immerwährenden der Psychoanalyse. Blums unerschütterlicher Glaube daran machte ihn im hohen Alter immer identischer mit Freud und ließen ihn zuletzt als dessen Doppelgänger sich verstehen – sein lebenslanges Thema vom Doppelgänger als Todesboten. Seine Erinnerung der Anfänge in der Wiener Zeit der 1920er Jahre führt uns die schöpferische Kraft des Freud'schen Denkens in seinen Ursprüngen vor Augen.

Sicher hätte die Fortführung unserer Gespräche bei dieser Verlebendigung seiner frühen Erinnerungen an Freud auch die Textlücken der verlorenen 18 Stunden in den Sitzungsprotokollen wieder aus dem erinnerungslosen Dunkel heraufgeholt, weil gegen Ende seines Lebens in der Vergegenwärtigung seiner ersten Liebe mit der gemeinsamen Liebe zur Psychoanalyse auch die Lücken dieser Zeit sich wieder geschlossen hätten. Denn im Abschluss seines Lebens, kurz vor seinem Tod, bedurfte es nicht mehr des Widerstands gegen die Erinnerung der Textlücken, da er nun, am Ende seines Lebens, nicht mehr vor der Bürde seines uralten Auftrags flüchten musste.

Blum wirkte nie so klarsichtig wie in dieser Zeit des Abschieds, und er war voll gelassener Überzeugung vom Unvergänglichen der Psychoanalyse. So erfüllte sich auch für ihn jene Sentenz Kierkegaards, der Leitspruch seines Lebens, dass das Dasein sich seinen Helden wählt: das Schicksal eines assimilierten Juden als «Held» seines Selbstuntergangs.

5 **PSYCHOANALYSE NACH-FREUD:** DIE VATERLOSE PSYCHOANALYTISCHE GESELLSCHAFT

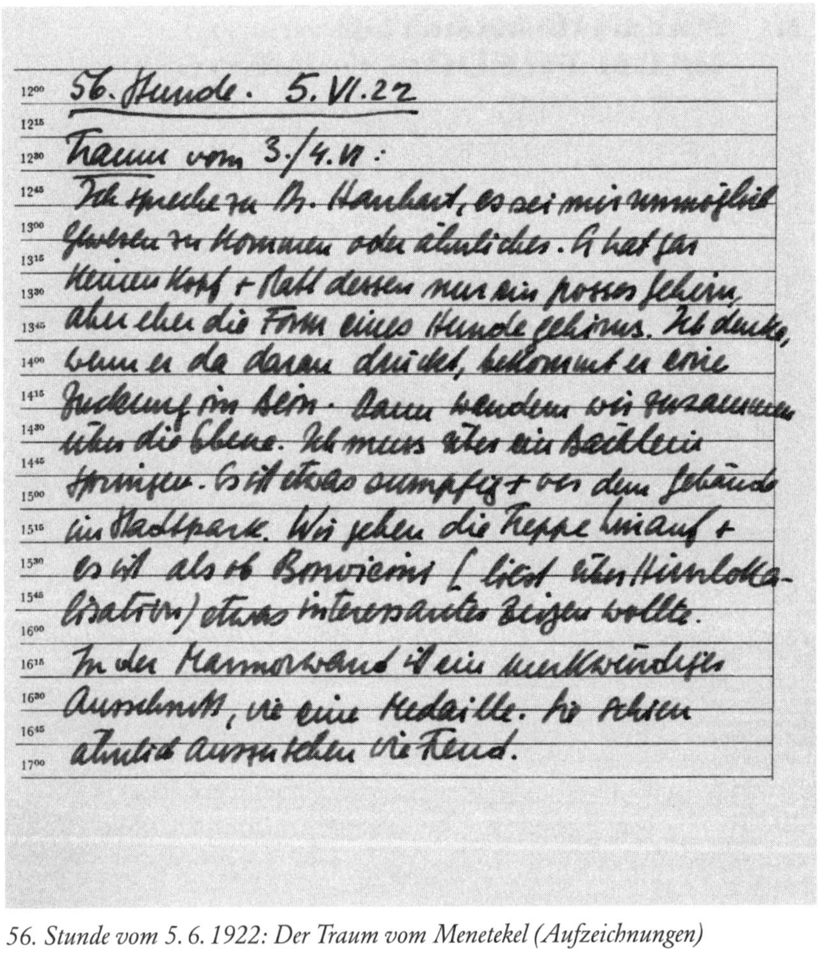

56. Stunde. 5. VI. 22
Traum vom 3./4. VI:
Ich spreche zu Dr. Hanhart, es sei mir unmöglich
gewesen zu kommen oder ähnliches. Er hat gar
keinen Kopf + statt dessen nur ein grosses Gehirn,
aber eher die Form eines Hunde gehirns. Ich denke,
wenn er da daran drückt, bekommt er eine
Zuckung im Bein. Dann wandern wir zusammen
über die Ebene. Ich muss über ein Bächlein
springen. Es ist etwas sumpfig + vor dem Gebäude
im Stadtpark. Wir gehen die Treppe hinauf +
es ist als ob Bonvicini [liest über Hirnlokalisation) etwas interessantes zeigen wollte.
In der Marmorwand ist ein merkwürdiger
Ausschnitt, wie eine Medaille. Es scheint
ähnlich auszusehen wie Freud.

56. Stunde vom 5. 6. 1922: Der Traum vom Menetekel (Aufzeichnungen)

5.1 Über die Unvernunft im Vernunftkonzept und vom Anderen der Vernunft auf der Couch

Der Aufruf Derridas «Vergessen wir nicht – die Psychoanalyse!» erfolgt in einer Zeit, in der Psychoanalyse nicht länger in Mode ist, nachdem sie in den 1960er und 70er Jahren exzessiv in Mode war. Das allgemeine und das philosophische Meinungsklima ist umgeschlagen, und im heutigen Klima legen manche ein solches

> «Verhalten an den Tag, als ob überhaupt nichts gewesen wäre, als ob nichts geschehen wäre, als ob die Einbeziehung des Ereignisses Psychoanalyse, einer Logik des Unbewussten und gar von ‹unbewussten Begriffen› nicht länger angebracht, erforderlich wäre, ja nicht länger mehr einen Platz hätte in so etwas wie einer Geschichte der Vernunft: als ob man in aller Seelenruhe den guten alten Diskurs der Aufklärung fortsetzen, auf Kant zurückgehen und zur ethischen oder juridischen oder politischen Verantwortung zurückkehren könnte, indem man die Autorität des Bewusstseins, des Ich, des reflexiven Cogito, eines ‹Ich denke› ohne Mühe bzw. ohne Paradoxon wiederherstellt» (Derrida 1996, S. 8 f.).

Das Problem ist aber, dass Psychoanalyse für die rationalistische Aufklärungswissenschaft zu einer Mode geworden ist, dass die modische Bereicherung mit der Psychoanalyse den Protagonisten des kulturellen Diskurses damals nur dazu gedient hat, sich opportun auf der Höhe der Zeit zu geben in jenem psychoanalytisch so garnierten Diskurs einer fiktiven Selbstreflexion.

In dieser Vereinnahmung von Psychoanalyse haben jene Protagonisten den für sie sicheren Boden der traditionellen Logik ihres rationalen Systems nie verlassen. Eigentlich haben all diese Annäherungsversuche an Psychoanalyse zu der jetzt erfolgenden Restauration eines platten Positivismus beigetragen: Denn die Psychoanalyse hat eine andere Figur der Vernunft, einen psychoanalytischen Grund der Vernunft offen gelegt, dessen Reflexion die philosophischen Grundannahmen hätte in Frage stellen müssen (siehe Derrida l.c.). Psychoanalyse greift nämlich die Aussagen der Philosophie an, auch die Individualität des Philosophen, der sich allzu gern seiner selbst gewiss zu sein scheint. Freilich hat man die Psychoanalyse umgekehrt als rekonstruktive Grundlage für eine Aufklärungsphilosophie zu benutzen versucht, die der Bewusstseinserweiterung, dem cartesianischen Ich, dienlich gemacht worden ist und gerade nicht seine Unterminierung besorgt hat. Und so haben sich Vertreter des rationalistischen Aufklärungsdiskurses nie je in ihrer Selbstgewissheit erschüttern lassen, Zweifel gezeigt an ihren Theoremen. Den Gegenstand der Psychoanalyse, das Unbewusste, welches sich ihrem Diskurs entzog, haben sie zu einer reinen Angelegenheit einer Aufklärungsausweitung für das cartesianische Ich gemacht.

Und so sind all jene Diskurse, die sich um die bloße Aufklärung des Ich bemühen und nicht dem Erkenntnisinteresse am Unbewussten dienen wollen, einer vorübergehenden Mode gefolgt und haben nichts an der herrschenden Bewusstseinsphilosophie geändert. Denn man wollte mit Hilfe Freuds die Unvernunft in das Vernunftkonzept einschließen unter der Verkennung von dessen Intention, dass da, wo Es war, Ich werden soll: Im Freud'schen Sinn muss es aber heißen: dass da, wo Ich ist, Es ankommen muss (Lacan).

Freud hat gerade das Andere der Vernunft, die Unvernunft wieder in den Diskurs und den irrationalen Grund des Lebens zu seiner Anerkennung gebracht. Als Erster eröffnete er die Möglichkeiten, in einer gemeinsamen Sprache zwischen Vernunft und Unvernunft zu kommunizieren (Derrida l.c., S. 103). Seit Descartes wurde hier zum ersten Mal das Gespräch mit der Unvernunft wieder aufgenommen, mit der Abseite des Subjekts und der anderen Seite der «Ordnung der Dinge», wie sie in der ganz anderen Logik des Unbewussten erscheinen.

Die Geschichte der Vernunft hätte nach Derrida neu geschrieben werden müssen, indem man mit Freud nach dem Grund der Vernunft fragt und zu einer neuen Figur der Vernunft, zumindest einer neuen Interpretation der Geschichte der Vernunft gekommen wäre. Denn der von Freud aufgenommene Diskurs über das Andere der Vernunft, seine Wiederaufnahme des durch den Descartes'schen Rationalismus ausgeschlossenen Gesprächs mit dem irrationalen Grund, ist der Gegendiskurs zum herrschenden Rationalismus, ist die andere Aufklärung der Psychoanalyse, eine Gegenwissenschaft und Gegenpsychologie (siehe dazu Pohlen und Bautz-Holzherr 1991, S. 404 f.).

All jene rationalistischen Vereinnahmungen von Psychoanalyse, die jetzt zum Gegenstand von Freuds «Mann Moses» von Ägyptologen und merkwürdigerweise auch von christlichen Theologen im Konformitätszwang mit ihrer Wissenschaftsgemeinschaft erfolgen, gehen an der Grunderkenntnis der Psychoanalyse, am Gegenstand des Unbewussten und seiner «Logik» vorbei. Sie sind Folge einer Textlektüre, die den Text für das nimmt, was er scheint, und nicht für das, was er ist oder sein könnte: der Subtext einer anderen, unbewussten Spur, auf der das Freud'sche Sprechen geht.

Die Ausdehnung des rationalistischen Projekts von Aufklärung auf das Freud'sche Werk verkennt aus Mangel an spekulativer Rationalität und intuitivem Geist, dass man sich bei der Beschäftigung mit dem Freud'schen Text mit der Abseite des Menschen und der Gesellschaft zwangsläufig in Berührung bringt und vom Unbewussten eingenommen ist. Den Repräsentanten des konventionellen Projekts Aufklärung fehlt bei ihrer Beschäftigung mit Psychoanalyse die Grundlage, solange sie von der von Freud eingeführten Selbstverständigung des Subjekts mit seinem Unbewussten, der Bestimmung des Bewusstseins durch unbewusste Motive, absehen wollen. In ihrer Herangehensweise an die Freud'sche Psychoanalyse verlassen sie nie den sicheren Boden ihrer Logik und Analytik (Gondek in Derrida 1996) und benutzen in szientistischem Missverständnis das Freud'sche Denken auf der rekonstruktiven Grundlage ihres Fachverständnisses. Man verfährt also für sich selbst weiter so blind, als ob man die «guten alten Zeiten» der Aufklärung fortsetzen, wieder auf Kant zurückgehen und die Autorität des Bewußtseins, des Ich wiederherstellen könnte – das zeugt von der Unvernunft des rationalistischen Vernunftkonzepts.

Auch die Psychoanalyse wird zurzeit heimgesucht von einer rationalistischen Restauration durch die Entfernung ihrer Triebpsychologie und ihren Anschluss an den Mainstream einer allgemeinen medizinischen Psychotherapie. Das gesellschaftlich anstößige Moment der Freud'schen Triebpsychologie, ihre Sexualtheorie, hat sich nun «verflüchtigt», sodass sich durch deren Entfernung Psychoanalyse als positive Wissenschaft dem Trend der herrschenden Homogenisierungsideologie anpassen kann. Aber Psychoanalyse entgeht nicht ihrem Triebschicksal; denn die Wiederkehr des Verdrängten erscheint ihr nun in einem Wiederaufleben obskurantischer, triebbereinigter Konzepte, die die Psychoanalyse als Mystagogik, als Suche nach den «wahren Ursprüngen» des Subjekts, dem wahren Selbst und der wahren Mutterliebe auftreten lässt. Derridas Aufruf «Vergessen wir nicht – die Psychoanalyse!» verweist eben auch darauf, dass das Vergessen «mitten im Herzen der Psychoanalyse vonstatten gehen kann» und besonders tendenziös dort wirksam ist, wo es um die Tätigkeit Freuds geht; wo vergessen gemacht werden soll, wie Freud arbeitete. Das Tribunal, vor dem sich nämlich Psychoanalyse als Theorie zu verantworten hat, ist die psychoanalytische Praxis: «Theoretisiert wird im Interesse und in Verantwortung für das, was auf der Couch geschieht, in der Analyse eines singulären Begehrens» (Derrida l.c., S. 192).

Das «skandalöse Verschweigen» der Freud'schen Praxis muss umso mehr aufmerken lassen, weil dadurch die Grunderfahrung der Begrifflichkeit des Gründers der Psychoanalyse unterdrückt und psychoanalytischer Theorie die Praxisbegründung entzogen wird. Und die Ritualisierung der psychoanalytischen Situation, jene rigide Institutionalisierung klinischer Praxis im Verlauf der psychoanalytischen Bewegung, entrückt den Ort ihrer Erfahrung jeder Überprüfung und Bewertung.

Es sind hier zwei Versionen dieser Entrückung psychoanalytischer Erfahrung in den Blick zu nehmen: eine hermeneutische, dass nämlich die psychoanalytische Situation unhintergehbar sei, sozusagen das Apriori ihrer Wahrnehmungserkenntnis; und jene andere Version eines empiristischen Standpunkts, der die psychoanalytische Situation als eine quasiexperimentelle Anordnung definieren möchte, die vergleichbar einem naturwissenschaftlichen Experiment unbefragte Voraussetzung der Erfahrung wäre – eine Position, wie sie immer noch von orthodoxen Empiristen in der Psychoanalyse vertreten wird. Beide Versionen dienen, jede auf ihre Art, der Rationalisierung und Verleugnung des zu befragenden Ausgangsorts psychoanalytischer Erfahrung: Lorenzer zum Beispiel verweigert sich dem von ihm in Anspruch genommenen Prinzip einer hermeneutischen Wissenschaft, wenn er sich der Erschließung und Aufklärung der Erfahrungsgrundlage der Psychoanalyse versagt; orthodoxe Empiristen in der Psychoanalyse verweigern sich den Gesetzen des von ihnen vertretenen Wissenschaftskonzepts und der Befragung ihrer so genannten Experimentalanordnung sowie der Untersuchung der Auswirkungen der Beobachtungssituation auf das zu Beobachtende. Stattdessen verspricht man sich in jenem Sigmund-Freud-Institut von den Fortschritten in Neurophysiologie und Neurobiologie paradoxerweise eine Bestätigung des hermeneutischen Verfahrens- und Erkenntnisweise der Psychoanalyse.

5.2 Von der Verschwörung des Schweigens über Freuds Analyse

Wenn also die psychoanalytische Praxis das Tribunal ist, vor dem sich die psychoanalytische Theorie zu verantworten hat, dann ist die Untersuchung der Handhabung dieser Praxis im Vollzug der psychoanalytischen Situation das zentrale Moment dieser wissenschaftlichen Aufklärung in der Psychoanalyse. Die Ingredienzen der psychoanalytischen Situation müssen demnach befragt werden: die «gleichschwebende Aufmerksamkeit», die ungelenkte des Analytikers, mit der er in Neutralität und affektiver Abstinenz die «freien Assoziationen» seines Analysanden verfolgt und mit Deutungen Antwort darauf gibt. Aber die dahinter liegende Frage kann nicht mehr umgangen werden, wie nämlich der Analytiker zu seiner Wahrnehmung kommt, aufgrund welcher Anschauung des Menschen und der Welt er den Anderen in seiner Analyse wahrnimmt; unter welch ätiologischen Konzepten der Analytiker den Deutungsrahmen daraufhin entwirft, wovon also seine Aufmerksamkeit gelenkt wird, die seine Deutungsangebote bestimmen, welche wiederum vom Analysanden als Assoziationsgebote (Ferenczi) erfahren werden, um sich im Verständigungsprozess mit dem Analytiker zu halten und so zu assoziieren, wie es zum System seines Analytikers passt. Denn der Analysand, Patient, ist notwendigerweise darauf angewiesen, verstanden zu werden, und muss sich darauf einstellen, mit seinem Analytiker und dieser mit ihm im Verständigungsprozess zur Übereinstimmung im Deutungsgeschehen seiner Lebensgeschichte zu kommen. Die so genannten freien Assoziationen sind also eh schon gebundene, von der analytischen Situation und den Deutungen des Analytikers abhängige, assoziative Reaktionen auf den Analytiker.

Dass trotzdem unbeirrt von Positivisten wie Hermeneuten in der Psychoanalyse an einer Fiktion von der quasiexperimentellen Anordnung psychoanalytischer Grunderfahrung festgehalten wird, lässt nun unabweisbar nach den Gründen fragen, warum sich die institutionalisierte Psychoanalyse über dieses ritualisierte analytische Setting definiert, das quasireligiöse Züge angenommen hat und wie ein Zwangszeremoniell gefasst ist, dessen Befragung einem Sakrileg für den psychoanalytischen Apparat gleichkommt.

Die zwanghafte Ritualisierung und Rationalisierung der analytischen Situation, durch die sich jene orthodoxen Analytiker und ihre Vereinigungen definieren, scheint ein grandioses Abwehrsystem zu sein: In dieser Ritualisierung manifestiert sich nämlich ein Wiederholungszwang als Grundwiderstand der Analytiker gegen die Psychoanalyse.

Der Wiederholungszwang, dessen Genese nach Freud im «Jenseits des Lustprinzips» liegt, der Sehnsucht nach Wiederherstellung endloser tödlicher Ruhe, des Immergleichen und Immer-schon-Gewesenen, verweist zurück auf die Befragung der Herstellung der analytischen Situation durch Freud.

Jenes Urereignis soll eben nicht befragt werden, darf nur geglaubt werden und muss in der fiktiven Nachfolge des Gründers immer wieder erneuert werden. So haben wir das Motiv der Verschwörung des Schweigens über die Freud'sche Praxis vor Augen: Die Art, wie Freud tatsächlich arbeitete, darf also nicht befragt werden, sondern die in der Tradition der Psychoanalyse eingerichtete Ritualisierung in jener Fiktion von einem Urereignis muss ständig erneuert werden, um jeden Zweifel am geglaubten System zu unterbinden. Wenn von der Einhaltung des (Zwangs-)Rituals die Zugehörigkeit zur psychoanalytischen Gemeinschaft abhängig gemacht wird, dann können die essenziellen Fragen nach dem Grund der Weltanschauung von Analytikern, die zu ihren Wahrnehmungen führen, überhaupt nicht mehr gestellt werden. Die Einhaltung des Rituals, als allein gültige Form von Praxis zum Schibboleth gemacht, schützt vor jeder Befragung von Inhalten, ist ein mächtiges Widerstandsinstrument gegen jede Subversion «geheiligter» Riten (siehe Pohlen und Bautz-Holzherr 2001).

Die «Verschwörung des Schweigens» der analytischen Tätigkeit Freuds ist das Widerstandsmoment schlechthin gegen die Befragung der Freud'schen Theorie, die sich vor dem Tribunal seiner Praxis zu rechtfertigen hat, und ist zugleich das Widerstandsmoment gegen die Befragung der Psychoanalyse Nach-Freud, ihren Anschauungen vom Subjekt und der Welt und ihren daraus folgenden ätiologischen Konzepten. Wenn die Befragung der Voraussetzungen und Bedingungen psychoanalytischer Erfahrung in der analytischen Situation grundsätzlich unterdrückt wird, dann gibt es keine weiterführende Befragung nach der Rechtfertigung der sich in der Herstellung der analytischen Situation manifestierenden Weltanschauungen und psychoanalytischen Konzeptionen Nach-Freud: Der Widerstand aller Widerstände tut sich hier auf in der Abwehr der Analyse des analytischen Ritus. Wenn der Ritus tabuisiert ist, wird jede Frage nach der Begründung von Theorien und Konzepten grundsätzlich dadurch unterbunden, dass sie sich vor dem Gerichtshof der Praxis nicht zu rechtfertigen brauchen.

5.3 Die Wieder-Erinnerung Freuds durch Blums Analyse

Freud folgt in der Herstellung des Deutungsrahmens seiner analytischen Situation einem Strukturmodell von Anschauung und Erfahrung des Subjekts, wie sie sich für ihn in der Tradition des westlichen Denkens als ödipale Konstellation notwendig darstellte und sicherlich für die Welterfahrung des europäischen Menschen immer noch wirksam ist, auch und gerade weil Ödipus verdrängt wird. Insofern ist das Wahrhaben von Ödipus, der von der westlichen Welt-Anschauung bestimmt wird, unbedingt triftig und schlüssig in der Konsequenz des westlichen Enkulturationsmodells. Die Rückkehr Freuds, nicht die nostalgische Regression in der Rückkehr zu Freud ist die Rückkehr seines Denkens: in der Aufhebung der Tabuisierung der analytischen Situation, in der Selbstbefragung der Psychoanalyse durch die Analyse seiner Tätigkeit und der daraus folgenden Schöpfungen. Die Psychoanalyse würde wieder aus ihrer selbst verschuldeten Sterilität und intellektuellen Erstarrung herauskommen und wieder lebendig werden als Ort subversiver Unterminierung des Fest-Stehenden.

Der Psychoanalytiker, der Therapeut, hat also seine Autorität nicht auszuüben unter dem Anspruch der Ordnung des Rechts, der Moral, als Richter des herrschenden Gesetzes (Foucault); der Analytiker hat seine Autorität auszuüben in der Parteinahme für das Unbewusste, den souveränen, nicht assimilierbaren Teil des Subjekts. Das Vergessenmachen der Freud'schen Praxis ist auch das Vergessen der hinter seiner Begrifflichkeit liegenden analytischen Grunderfahrung und hat zu jener Stereotypisierung der klinischen Erfahrung in der institutionalisierten Psychoanalyse geführt.

Der psychoanalytischen Begrifflichkeit ist die Erfahrung abhanden gekommen, und so muss auch die Frage nach dem Geist der Psychoanalyse nicht mehr gestellt werden: in welchem Geist eine Psychoanalyse geführt wird, in welchem Geist der Analytiker als «Führer» seines Analysanden geleitet ist? Wenn er zum Beispiel, wie wir es von Bion hören, als «Container» seines Analysanden funktioniert, der Analytiker also den Analysanden auszutragen hat in der Schwangerschaft seiner «Kur», dann begreift man, dass hier ein Entdifferenzierungsprozess des analytischen Denkens abläuft, der zu einem unsäglichen intellektuellen Abstieg geführt hat und im Abstieg zur Strukturlosigkeit einer präverbalen Mutterschaftsideologie einen Endpunkt erreicht zu haben scheint.

Freud dagegen legte großen Wert darauf, in der hier vorliegenden Analyse dem Analysanden klar zu machen, was dieser von ihm und er vom Analysanden zu erwarten habe. Nicht die übliche Erörterung technischer Regeln bestimmte die Eröffnung der Arbeit, sondern Deklarationen über den Geist der Analyse und die Verantwortung des Analysanden zur Freiheit. Am Beispiel der Beziehung von Vergil zu Dante in der «Göttlichen Komödie», am Verhältnis des Dichters, der den Dichter führt, erklärte Freud den analytischen Prozess und räumte auch von vornherein mit der falschen Erwartung des Analysanden auf, dass es hierbei um die Befreiung von Symptomen gehen könnte, sondern nur darum, sich die Freiheit für sie zu nehmen, indem sie Ich-gerecht würden.

Überhaupt spielt der in der psychoanalytischen Tradition verloren gegangene Freiheitsbegriff in der Blum-Analyse eine entscheidende Rolle: nicht nur zur Freiheit der Selbstdeutung zu kommen durch die Verantwortung für einen selbstanalytischen Prozess in der Analyse; vielmehr noch, sich im Erkenntnisprozess zur Freiheit der Entscheidung, einer willentlichen Entscheidung zu bekennen – entweder so wie bisher weiterzuleben oder jetzt anders leben zu wollen.

Die Kunstfertigkeit des Analytikers wird bei Freuds Tätigkeit exemplarisch in der Fähigkeit, den Analysanden zur Kunst der Selbstdeutung anzuleiten, sodass man bei der Lektüre der Protokolle nicht mehr differenzieren kann, was von Freud stammt und was vom Analysanden. Im Gegensatz zum völlig missverstandenen Gebrauch des Terminus von den «freien Assoziationen» hat Freud mit seinem Analysanden amplifizierend, beidseitig assoziierend gearbeitet und durch diese Erweiterung bewerkstelligt, dass im Prozess des Dichtens der Lebensgeschichte der Dichter den Dichter führt, wie Dante als Vergil und Vergil als Dante auftritt. Die Textlektüre der Blum'schen Analyse macht diese Wechselseitigkeit offenkundig.

In dieser prototypischen Analyse Ernst Blums tritt etwas in Erscheinung, was man als gegenseitige Teilnahme am Unbewussten des Anderen bezeichnen könnte: Die Textur der Protokolle lässt die Grenze in der Rede von beiden verschwimmen, und beide erscheinen als Autoren der Schrift. Blum spricht in den Protokollen den Diskurs des Anderen, nämlich Freuds, und Freud erscheint in den Selbstdeutungen Blums als der bedeutungsvolle Andere, der «väterliche» Geist, der immer schon Blum zum analytischen Nachdenken anhält. Diese Nachdenklichkeit in der Erfahrung der zu gewinnenden Geschichte ist mehr als eine «Regression im Dienste des Ichs», wie man sich in der Psychoanalyse zu sagen angewöhnt hat. Das Nachdenken folgt den unbewussten Spuren des Lebensentwurfs und vollendet den analytischen Text in der Entscheidungsfrage, den vergangenen Spuren zu folgen oder andere Spuren aufzunehmen. Es ist die «heillose» Heilkunst Freuds, die in den Protokollen Ernst Blums offensichtlich wird: sich mit dem «Vergangenen abzufinden» (Freud), das heißt das anfangs verfügte Schicksal anzuerkennen, nicht im «Anheim-Geben» an dieses Los, sondern jetzt zu wissen, dass man die Freiheit hat, anders zu leben, von den bisher nicht gelebten Möglichkeiten einen anderen und neuen Gebrauch zu machen. Etwas ganz anderes als die medizinische Vorstellung vom Leiden wird hier erkennbar: die Haltung Freuds, nicht zu heilen, sondern die Analyse als Erkenntnisprozess zu begreifen – für den heilungsbesessenen Psychotherapeuten von heute wird dies vermutlich verstörend wirken.

Es wurde auch vergessen, was das Unbewusste, auf dem die andere Spur des Lebens geht, wirklich ist: Der Geist des Eigentlich-Unbewussten, jenseits des Verdrängt-Unbewussten, wie es in der Freud'schen Analyse zum Vorschein kommt, ist der souveräne, nicht assimilierbare und nicht sozialisierbare Teil der Person, ist der Ort der völligen Ungebundenheit, der Ort des unstillbaren (Auf-)Begehrens an sich und nicht der Versammlungsort von «Klischees». In Freuds Entwurf ist das Eigentlich-Unbewusste der unverzichtbare Teil des Subjekts, der den Menschen erst zum Menschen macht, und das Widerstandsmoment gegen totale Vergesellschaftung. Die Sitzungsprotokolle Blums zeigen Freud als Analytiker des Verfemten, als Anwalt der unterdrückten Sinnlichkeit, die ihn wiederum zum Verfemten in der Gesellschaft machte.

Das Vergessenmachen der Bedeutung des Eigentlich-Unbewussten in der Psychoanalyse in einer Zeit «platter positivistischer Restauration» (Derrida l. c.) und konformistischer Servilität ist eine Wiederverdrängung des von Freud eingeführten Diskurses mit dem Heterogenen: entgegen der allgemeinen Entwicklung in der Moderne zur absoluten Homogenisierung, in deren Trend auch die medizinalisierte Psychoanalyse mitläuft und das Unbewusste, das fast schon zum Verschwinden gebracht wurde, am liebsten wie einen lästigen Appendix entfernen möchte.

Die Erinnerung der Freud'schen Praxis könnte über Blums Analyse einen Neubeginn von «Nachdenklichkeit» in der Psychoanalyse werden und endlich zur Befragung der vom psychoanalytischen Apparat in der Ausbildung der Analytiker betriebenen Fesselung an all jene Tabus führen, durch welche die Subversion des Freud'schen Denkens der gesellschaftlichen Anpassung zum Opfer gebracht wurde. Blums Analyse ist in vielfacher Hinsicht hierfür von zentraler Bedeutung: Wenn wir nämlich wissen, wie Freud arbeitete, wissen wir auch, was wir zu tun haben und als Analytiker tun sollten.

Eine Entmythologisierung der Psychoanalyse und Entmystifizierung Freuds kann sich nur im Vollzug eines anderen Handelns ereignen, und die notwendige Selbstbefragung des Theorie-Praxis-Verhältnisses kann nur im Rückgriff auf die zu erinnernde tatsächliche Praxis Freuds in Gang kommen.

5.4. Die neueren Entwicklungen: Rückgang zu den Müttern oder Transformation der Geschlechter

Wie würden sich im Freud'schen Blick die Verhältnisse heute in der Psychoanalyse wie in der Gesellschaft darstellen? Sicher würde Freud die Verdrängung des ödipalen Gesetzes ins Unbewusste konstatieren, wahrscheinlich würde er als Arzt der Kultur diagnostizieren, dass es keine «geistige Führung» in der Psychoanalyse wie in der Gesellschaft mehr gibt; aber er würde doch nach den unbewussten Motiven dieser sozialen Symptome fragen, weil deren Aufklärung in der Intention seines Denkens gelegen hätte.

Freuds Sorge um das Schicksal seiner Schöpfung, dass sie durch Anpassung an den Zeitgeist und durch Unterwerfung an die Medizin das Schicksal erleiden könnte, im Lehrbuch der Psychiatrie als eine von vielen psychotherapeutischen Anwendungsformen abgelegt zu werden, ist angesichts der herrschenden Verhältnisse längst geschehen. Die Entwicklung zu einer bloßen therapeutischen Anwendungsform unter anderen ist durch die Akademisierung der Psychoanalyse eingetreten, nachdem Psychoanalytiker auf medizinische Lehrstühle berufen wurden. Aber unabhängig davon hat sich in der Psychoanalyse selbst eine affirmative Entwicklung vollzogen, die zur Entfernung ihres triebtheoretischen Fundaments und ihres Aufklärungsanspruchs geführt hat. Freuds Sorge um das Schicksal seiner Schöpfung und sein ständiger Kampf darum scheint aus heutiger Sicht berechtigter denn je. So hat sich die Psychoanalyse in den neueren Entwicklungen problemlos ihrer Sexualtheorie begeben, sich des subversiven Denkens entledigt, indem das anstößige Moment der Ableitung des Geistes aus triebhaften Motiven aufgegeben wurde und jede oppositionelle Aufklärung der Gesellschaft verloren ging.

Die Entwicklungen in der Psychoanalyse Nach-Freud spiegeln die gesellschaftlichen Verhältnisse wider, und es wird von psychoanalytischer Seite nicht danach gefragt, warum sie diese Prozesse in ihren therapeutischen Arrangements nur reflektiert, statt sie ideologiekritisch zu untersuchen. Es wird auch nicht zur Kenntnis genommen, in welcher Weise und in welchem Umfang sich Psychoanalyse selbst substanziell entleert und sich den herrschenden Verhältnissen angepasst hat. Das Freud'sche Denken ist jedoch von dem Gesetz bestimmt, alles in Frage zu stellen, nichts als gegeben hinzunehmen und immer nach den unbewussten Motiven des Handelnden und der unbewussten Bedeutung der von ihnen geschaffenen Tatsachen zu fragen.

Die psychoanalytischen Bewegungen Nach-Freud sind zwar in einer Vielzahl von konkurrierenden Schulen aufgespalten, die alle den Charakter von Sekten haben, deren gemeinsamer Grund, ihre «Modernisierung», psychoanalytisch nicht befragt wird. Kohutianer, Bionianer, Winnicottianer, Kleinianer, Kernbergianer, Bowlbyaner und so fort folgen in identischer Weise alle einer Modernisierung der Psychoanalyse, deren essenzielle Bestandteile aufgegeben wurden.

Die Psychoanalyse Nach-Freud hat nämlich auf dem Weg zurück zu den Müttern einen Entsinnlichungsprozess durchlaufen, in dem die Mütter zu entsexualisierten Frauen gemacht wurden. Freud hielt man damals entgegen, dass er in seiner Psychologie die Bedeutung der Mütter nicht genügend berücksichtigt hätte. Die neueren Bewegungen scheinen nun darauf zu reflektieren; in Wirklichkeit spiegelt ihre Zentrierung auf die Mütter doch nur den Gesellschaftsprozess wider, in dem durch den Niedergang der Vater-Imago die Mutter-Imago sich an dessen Stelle gesetzt zu haben scheint (siehe hier und im Folgenden die Ausführungen von Pohlen und Bautz-Holzherr 2001, S. 85 f.).

Freud, der in einem lebenslangen Kampf seine Schöpfung, die psychoanalytische Psychologie, dem Okkultismus abgerungen hat, müsste heute sehen, wie durch die Mystifizierung der Mutterschaft eine Remythologisierung seines Werks betrieben wird.

Historisch ist der Niedergang der Vater-Imago zu verstehen aus dem absoluten Versagen des patriarchalischen Prinzips in den großen europäischen Bürgerkriegen und dem totalitären Verfall der bürgerlichen Gesellschaft. Die Usurpation der Leerstellen der ödipalen Führerfigur durch «Führerdarsteller» (Adorno), wie sie sich in der Gesellschaft und spiegelgleich in der Psychoanalyse im Aufkommen von

Sektenführern zeigt, verlangt aber eine psychoanalytische Aufklärung, um einen Standpunkt zu gewinnen in dieser Zeit der Auflösung des alten ödipalen Prinzips. Ödipus ist nämlich wie Gott nicht tot, sondern nur verdrängt. Und die Wiederkehr des Verdrängten zeigt sich in all den obskurantistischen Konzepten in ihrer Wesensbestimmung von wahrer Ursprünglichkeit, wahrem Selbst und wahrer Mütterlichkeit, die ein Surrogat anbieten für die im Verfall der alten Ordnung auftretenden infantil-regressiven Sehnsüchte nach wahrer Heimat und wahrer Geborgenheit.

Es scheint um die infantile Projektion der Menschen in einer unbehausten Gesellschaft zu gehen, um den Hunger des Kindes im erwachsenen Subjekt, von dem Freud sagt, dass er unstillbar ist:

> «Der Vorwurf gegen die Mutter, der am weitesten zurückgreift, lautet, daß sie dem Kind zu wenig Milch gespendet hat, was als Mangel an Liebe ausgelegt wird. … Es scheint vielmehr, daß die Gier des Kindes nach seiner ersten Nahrung überhaupt unstillbar ist, daß es den Verlust der Mutterbrust niemals verschmerzt … die Liebesansprüche des Kindes sind unmäßig, fordern Ausschließlichkeit, lassen keine Teilung zu.» (Freud GW XV, S. 130 f.)

Das Verschwinden des väterlichen «Interdire» (Lacan), der gesellschaftlich vorgegebenen Untersagung der infantilen Allmachtsansprüche, hat zur Maßlosigkeit der Ansprüche an die Mütter geführt, wie sie sich in den Mutterkonzepten der neueren Entwicklungen der Psychoanalyse unreflektiert niedergeschlagen haben. Und das Verschwinden einer kritischen Gesellschaftstheorie in neuester Zeit ist zugleich nicht unabhängig zu sehen vom Verschwinden einer kritischen Theorie des Subjekts, wie sie die Psychoanalyse im Zusammenhang mit der kritischen Sozialtheorie in den 1960er und 1970er Jahren noch dargestellt hat. Wenn der kritische Geist, der immer schon ein negativer gegen die so genannten feststehenden, positiven Verhältnisse ist, keinen Ort mehr im Leben einer Gesellschaft hat, dann wird kritisches Denken in einer homogenisierten Gesellschaft immer als anormal, von der gesunden Gewöhnlichkeit abweichend diskriminiert und aus dem öffentlichen Diskurs ausgeschlossen.

Die Psychoanalyse hat sich in ihren fachlichen Vertretungen diesem modernen Geist der Homogenisierung nicht entzogen; vielmehr hat sie sich mit den gesellschaftlichen Verhältnissen arrangiert. So ist es nicht verwunderlich, dass es keine Subversion des Denkens mehr in der Psychoanalyse gibt und dass man mit den neueren Entwicklungen kritiklos mitläuft und den Rückgang zu den Müttern als bequeme Ausflucht vor der Konfrontation mit den eigentlichen Bedürfnissen des Subjekts und ihrer gesellschaftlichen Versagung sucht.

Die Entsinnlichung der Frauen als Mütter geht einher mit einer Entfernung des Gesellschaftlichen aus den psychoanalytischen Konzepten, weil nach der Verdrängung des Ödipus aus dem gesellschaftlichen Bewusstsein die sinnliche Gewalt zwischen den Geschlechtern nicht mehr Gegenstand der Auseinandersetzung zur Klärung von weiblicher und männlicher Identität ist. Die Rückkehr zu den Müttern spiegelt also nicht nur die infantilen Sehnsüchte der Menschen wie der Protagonisten dieser infantilen Konzepte wider, sie sind auch Ausdruck der Verlorenheit des Subjekts in einer postödipalen vaterlosen Gesellschaft, die dem Subjekt noch kein Gesetz zur gesellschaftlichen Orientierung und Sinnbestimmung seiner Lebenswelt an die Hand gibt.

Die Mangelzustände einer Gesellschaft werden heute weder sozio- noch psychoanalytisch reflektiert. Die psychoanalytischen Konzepte folgen einer gesellschaftlich vorgegebenen Regression eines allgemeinen Subjektivismus, indem der gesellschaftliche Mangel auf die Mängel der Subjekte zurückgeführt und die Entwicklung des Menschenkindes von mangelnder oder perfekter Mütterlichkeit abhängig gemacht wird; wie wenn die Frauen als Mütter mit ihren Kindern Monaden der Gesellschaft wären.

Die «Rückkehr zu den Müttern» in der Psychoanalyse Nach-Freud unterliegt einem biologischen Reduktionismus, indem die Gefahren für das werdende Subjekt nicht mehr von der endogenen Triebhaftigkeit des Kindes oder der Mutter, dem familialen Beziehungsgeflecht und seinen gesellschaftlichen Implikationen ausgehen, sondern die Bedrohung für die Entwicklung des Kindes einzig in den Mängeln der Mütterlichkeit gesucht wird (siehe auch Cremerius 1990). Der gesellschaftliche Prozess der Individuation eines Menschen im Beziehungsgeflecht soziokultureller Vorschriften und Gesetze, klassen- und familienbedingter Verpflichtungen und Moralen, das unentrinnbare Gefüge moderner Erziehungsdiktatur wird jetzt heruntergebracht in der ätiologischen Simplifizierung seelischen Leidens durch Reduktion auf eine monokausal verstandene Monade der Mutter-Kind-Beziehung. Dieser Subjektivismus entlastet die Psychotherapeuten von der Herausforderung psychoanalytischen Denkens angesichts der Komplexität psychosozialer Phänomene mit einem Schlag durch die Rückführung aller Konflikte auf eine gestörte Mütterlichkeit.

Die neueren Entwicklungen sind wie Epidemien über die Psychoanalyse hereingebrochen und haben, wie die Kohut'sche Selbstpsychologie und jetzt die Bindungstheorie Bowlbys, den Charakter von Erweckungsbewegungen angenommen. Die biologistische und kausalistische Reduktion, die seelisches Leiden in der Gesellschaft subjektivistisch erklärt, ist die eine Seite der Auslieferung der Psychoanalyse an das positivistische Denken. Die andere Seite ist die Konzeption von immer neuen therapeutischen Angeboten für die Mangelzustände der Gesellschaft, die nicht mehr kritisch durchdacht werden, sondern denen man entgegenkommt durch Surrogate, um gesellschaftlich und individuell unlösbar erscheinende Konflikte und Spannungen aufzufangen.

Die Entfernung gesellschaftlicher Widersprüche lässt sich an den zeitgleich auftretenden therapeutischen Angeboten demonstrieren: In dem Moment, als das Bewusstsein hätte wachgerufen werden können, dass es das individuelle Ich nur noch konfektioniert von der Stange gibt, setzte eine Bewegung zum wahren Selbst ein; als die Familienbindungen zerfielen, kam die Familien- und Gruppentherapie als Eltern-, Geschwister-, Familiensurrogat auf; als am Ende des Modernisierungsprozesses das Subjekt sich mit seiner Fungibilität hätte konfrontieren müssen, wonach «jeder (nur noch) ist, wodurch er jeden anderen ersetzen kann: fungibel, ein Exemplar» (Horkheimer und Adorno 1969, S. 154), setzte das allgemeine Flüchten aus der gesellschaftlichen Kälte in das wärmende Phantasma allumfassender Mutterliebe ein, von deren Güte und Ausmaß nun das Schicksal des Einzelnen abhängig gemacht und die Rettung im Heil von perfekten Symbiosen gesucht wurde.

Nicht zufällig werden heute, besonders in der medizinalisierten Psychotherapie, triviale Bindungskonzepte wieder aufgegriffen, nachdem alle Bindungs- und Loyalitätsverhältnisse in der Gemeinschaft zerbrechen; wie wenn die Sehnsucht nach bindender Geborgenheit im Rückgriff auf naturvorgegebene Bindungsappetenz gestillt werden könnte. Dieser Rückgang aufs Biologische, auf eine Naturtheorie der Gebundenheit, soll Halt geben im Sog zerstörerischer Verhältnisse und Geborgenheitswünsche im Rückgriff auf «natürliche» Ungebrochenheit befrieden. Dieses Anheimgeben an naturwüchsige Verhältnisse, wenn das Zutrauen in die menschlichen Fähigkeiten zur Herstellung menschengerechter Verhältnisse verloren gegangen ist, zeichnet eine fortgeschrittene Regression des Denkens;

und schließlich ist die Container-Psychologie Bions, nach der die Mutter wie auch der Therapeut als Container in der absoluten Empathie einer symbiotischen Beziehung gesehen wird, eine biologistische Reduktion der Frau auf eine Behälter-Funktion, welche die Nöte der Individuation des Menschenkindes zu entsorgen und zugleich ein perfekter Behälter für dessen störungsfreie Aufzucht zu sein hat.

All diese Konzeptualisierungen sind Inkulpationsideologien: Sie enthalten eine Mutterschaftsideologie von unbewusster Einforderung vollkommener Mutterliebe, deren totalitäre Tendenz nicht zu übersehen ist und genau der Pathologie des «entfernten» Vaters in dieser vaterlos gemachten Gesellschaft entspricht. Allemal ist die Entwicklungspsychologie in diesen revisionistischen Konzepten eine Inkulpationspathologie, die ätiologischen Mythen in der Verursachungslehre folgt und damit die unbedingte Kausalität des Anfangs, der «Mutter als Schicksal» (Kohut), feststellen will. Freilich zeigen die wechselnden Methoden sowohl intra- wie interkulturell, nach denen die Sozialisation von Kindern erfolgt, dass «nichts weniger natürlich ist als Mütterlichkeit» und dass in der einen Kultur mütterliches Verhalten als grausam angesehen wird, was in anderen Kulturen als fürsorglich gilt.

Die positivistische Vereinfachung der Komplexität der Mutter-Kind-Beziehung ist ein Aspekt; ein anderer ist die radikale Funktionalisierung der Frau als desexualisierte Mutter: Am Ende dieses biologistischen Reduktionsprozesses steht das triebbereinigte mütterliche Subjekt als Objekt einer perfekten Container-Funktion für die Gesellschaft. In der Gegenfigur, der Frau als triebhaftes Subjekt, wird das Weibliche zur «bösen Frau» und zum gesellschaftlichen Objekt der «schrecklichen Mutter» gemacht, wie es immer schon als Mittel zur Unterdrückung weiblicher Emanzipation dienlich war. In der Entfernung des Triebhaften nimmt sich eine solche Psychoanalyse das Mittel der Selbstaufklärung, weil sie nicht mehr auf das subversive Moment des hinter diesen Erscheinungen liegenden Triebkonflikts reflektieren kann. Denn in der Domestikation des Weiblichen zur Mütterlichkeit durch Desexualisierung wird offenkundig, dass die Abwehr gegen das Sexuelle der entscheidende Beweggrund in diesen Inkulpationskonzepten ist. Ihre Urheber wie die Anhänger entledigten sich des Aufklärungsanspruchs gegenüber dem unterdrückten Begehren, um sich durch diese Bereinigung vom allgemeinen Trend der Gesellschaft zur

Homogenisierung nicht auszuschließen, endlich als Analytiker kein heterogenes Element mehr zu sein.

Die Abwehr des Sexuellen verschleiert schließlich die Widersprüche zwischen dem Triebverlangen des Kindes und den durch die Eltern vermittelten gesellschaftlichen Vorschriften und Gesetzen, deren Auseinandersetzung wir als Niederschlag am Grund eines jeden Subjekts finden. Die Desexualisierung der Frau zur asexuellen Mutter in all jenen Mütterlichkeitskonzepten gibt ein reaktionäres Modell von Frau wieder, ist eine direkte Fortsetzung des christlichen Frauenbildes und kennzeichnet den Entsinnlichungsprozess als Verchristlichung der Psychoanalyse.

Die Entsexualisierung der Frau, die in der Freud'schen Psychologie noch Objekt gewalttätiger Leidenschaft, der erotischen Verführung und tödlichen Rivalität zwischen Vater und Sohn, Mutter und Tochter war, steht im Zusammenhang des Entsinnlichungsprozesses in der Gesellschaft. Das leitende Prinzip dieses allgemeinen Exorzismus der Gefühle und Leidenschaften liegt in einem Homogenisierungsdiktat von Einheitssubjekt in einer Einheitsgesellschaft, weltweit fortgeschritten in der Verflachung und Egalisierung aller individuellen und kulturellen Differenzen: Die Entfernung der Differenz scheint der entscheidende Beweggrund zu sein auf dem Hintergrund eines unstillbaren Verlangens nach ursprünglicher Einheit und Ganzheit und der Verfolgung jeder Abspaltung und Sonderung – der Restaurierung des Ganzen Menschen, der Freud zufolge wesenhaft ein ichgespaltener ist, dient heute eine Bewegung der Spaltungspathologie und -therapie, die den Menschen als diskontinuierliches Wesen unter dem Phantasma einer ursprünglichen Kontinuität von Differenz heilen will. Diesem Gesetz der Vereinheitlichung folgen die genannten Entwicklungen Nach-Freud: Das Freud'sche Prinzip der Sozialisation handelt aber von der Dialektik der Gewalt paterneller Unterdrückung des Subjekts und von der Macht seines Aufruhrs, begreift die Differenz in der Individuation als lebensnotwendige Voraussetzung für eine freiheitliche Subjektwerdung.

So gesehen muss man die Mentalitätsgeschichte der Psychoanalyse Nach-Freud ganz anders lesen. Die Rückübersetzung der ödipalen Konstellation in die so genannte präödipale Konstellation, die Regression in der Suche nach dem wahren Originalvorfall, die «Mutter als Schicksal», als Ursache menschlichen Leidens, dieser Zug in den irrationalen Subjektivismus jenseits jeder gesellschaftlichen Bestimmung blendet die augenblickliche Problematik des Zwischenstadiums der Auseinandersetzung von paternellem und maternellem Prinzip aus: der aktuelle Konflikt um ein neues Gleichgewicht in der Gesellschaft zwischen dem Herrschaftsanspruch der Frau und dem Verlust des absoluten Herrschaftsanspruchs des Mannes. Hier bilden sich neue Gesetze der Vergesellschaftung des Subjekts über andere Vermittlungsagenturen als die herkömmlichen Familienagenturen. In dieser Hinsicht folgen die modernen Mütterlichkeitskonzepte einem reaktionären Familien- und Gesellschaftsmodell.

Der Freud'sche Ödipus hat sich heute nämlich verflüchtigt und zerstreut in all jene kleinen ödipalen Machthaber der Agenturen der Gesellschaft: Ihnen ist zu Eigen, dass ihre Macht sich verschleiert im moralischen Diktat einer zentralisierenden Gleichheitsideologie, einem alles umfassenden Homogenisierungsprinzip, das der Unterdrückung der heterogenen Elemente dient. Das untergründige Leben der Gesellschaft ereignet sich aber jenseits der Welt dieser Funktionärskasten, die für eine kleinbürgerliche Refeudalisierung der Gesellschaft stehen.

Im Augenblick spielt sich ein kulturhistorischer Prozess ab, der den Charakter eines Kulturkampfs zwischen differenten Lebensprinzipien und Weltsichten hat und das Monopol dieses Homogenisierungsprinzips unterminieren wird. Die treibenden Kräfte der Veränderung der Subjekte wie der Gesellschaft scheinen heute von der feministischen Aufklärung auszugehen, die allerdings in der klinischen Psychoanalyse überhaupt nicht angekommen ist, wie es die Dominanz der Mütterlichkeitskonzepte zeigt. Der Freud'sche Aufklärungsdiskurs, der doch die Dezentrierung der hierarchischen und phallozentrischen Ordnung durch das Bewusstmachen der unterdrückten polyzentrischen Kräfte der Triebe bewirkt hat, findet heute, gesellschaftspolitisch wirksam, seine Fortführung im feministischen Beitrag zur Aufklärung: Beide Diskurse sind durch die Aufdeckung von Unterdrückungsverhältnissen bestimmt in der Auseinandersetzung um die Rolle und die Stellung der Geschlechtersubjekte in der Gesellschaft, um die Formen des Zusammenlebens der Geschlechter und der Organisationsformen der Kindersozialisation – Grundlage der Gesellschaftsstruktur.

Freud hat durch seine Aufklärung dem Begehren der Frauen wieder eine Stimme gegeben und durch seine Analyse der sexuellen Beziehungen und der ödipalen Machtverhältnisse eine andere Sicht der bisherigen Sozialisationsformen eingeführt durch die andere Perspektive der triebhaften Bestimmung der Subjekte; jenseits der geltenden Moralen, in Unterminierung ihres Geltungsanspruchs. Durch die Aufklärung der Hysterie, der unbewussten Männlichkeit der Frau und der unbewussten Weiblichkeit des Mannes, wurde die eindimensionale Perspektive der Geschlechter durchbrochen und gerade in der Entdeckung der weiblichen Sexualität, deren androzentrische Bestimmung bloßgelegt und die Frau als neues historisches Subjekt entdeckt. Freud hat in seiner Analyse immer darauf beharrt (siehe Kapitel 2.8), dass die Frauen ihre «väterlich-phallische», das ist ihre erobernde Lebensorientierung, durch Rückfall auf die passiv-ergebene Lebenseinstellung ihrer Mütter nicht verlieren. Er hat den Frauen ihre vom Christentum enteignete Geschlechtlichkeit wieder zurückgegeben und dadurch die Wendung zu einer neuen Sinnlichkeit geschaffen, die Vorbedingung für ein neues Verhältnis zwischen Sinnlichkeit und Vernunft hergestellt. Der feministische Anspruch auf Neuformulierung der Sinnlichkeit unterminiert gerade den Phallozentrismus, die Hierarchisierung der Triebe, und begehrt die Diversifizierung von Lust: Der von Freud entdeckte hysterische Körper der Frau ist jener Typus von produktiver Sexualität, dem alle Glieder und Funktionen des Körpers in einer völligen Enthierarchisierung der Libido zu Zentren der Lust werden. Freuds Subversion der domestizierten Sexualität ist die Bedingung einer tatsächlichen Humanisierung menschlicher Sexualität, ein fundamentaler ethischer Impuls auf Veränderung des

Subjekts und ein Anspruch auf Veränderbarkeit der Gesellschaft (siehe Bautz-Holzherr 2001, S. 236 f.).

Freud hat den heterogenen Elementen der Gesellschaft, den Frauen, den «Perversen» und den «Verrückten», zum ersten Mal in der christlichen Kultur eine eigene Stimme verschafft und sie dadurch in den gesellschaftlichen und wissenschaftlichen Diskurs eingeführt und aus der privatistischen Unterwelt heraufgeholt; er hat das sexuelle Begehren in einer revolutionierenden Bestimmung als Abweichung an sich zu einem universellen Phänomen jenseits der Moral erhoben und ihm dadurch seine vorchristliche Würde zurückgegeben.

In seiner kulturdiagnostischen Potenz hat er den Widerspruch zwischen den negierenden Kräften der Heterogenität und den affirmierenden der Homogenität aufgedeckt und das Unbewußte als Ort des Heterogenen erschlossen; den Antagonismus zwischen den verfemten, nicht assimilierten Aspekten des Unbewussten und den affirmierbaren und utilisierbaren Aspekten des bewussten Lebens freigelegt. In diesen beiden Prinzipien stehen sich in unauflösbarem Widerspruch zwei Dynamiken und Wertesysteme gegenüber, welche die Subjekte in der Gesellschaft und nicht zuletzt den Analytiker zur Entscheidung herausfordern.

Das homogene System konstituiert sich nach Maßgabe der Vereinheitlichung als Normen- und Regelsystem, entwickelt aus den Bedürfnissen und Bedingungen der vernünftigen Normalität einer durchrationalisierten Arbeitswelt. Das heterogene System konstituiert sich dagegen in der Negierung des verfügten Ordnungsdenkens, in der Opposition gegen jede Zentralisierung, gerade der erotischen, und im Begehren der Diversifizierung von Lust statt der phallologischen Hierarchisierung.

Der Freud'sche Geist hat sich der normativen Zumutung verweigert und den Stimmen von der Abseite des Lebens Gehör verschafft. Seine Wissenschaft folgt der Methode des phantasierend-ingeniösen Denkens, das in seiner intuitiven Wahrnehmungserkenntnis dem Subjekt eine unreglementierte Erfahrung offen stellt, ein Widerstandsinstrument gegen die reglementierte Erfahrung positivistischer Wirklichkeitszurichtung bietet. Die Psychoanalyse wird sicher auf anderen Feldern als dem medizinischen fortleben, in welchem sie sich ihrer Substanz entledigt hat. Allerdings kann man nicht wissen, ob nicht gerade die in der Medizin untergehende Psychoanalyse einen Widerstandsgeist gebären und im Gegenschlag zu ihrer völligen Medizinalisierung sich vom subversiven Geist Freuds wieder anstecken lassen könnte.

Die Psychoanalyse bedarf jenseits der Medizin des Gerichtshofs ihrer klinischen Erfahrung, vor dem sich ihre Theorien bewähren müssen. Das heißt, analytisches Denken und Handeln steht außerhalb des medizinischen Heilungsauftrags und folgt den von Freud entdecken Prinzipien zur Aufklärung des Subjekts in den Wirrungen seiner Lebenswelt. Und die Blum-Analyse ist das herausfordernde Paradigma, von welchem Geist eine Analyse geführt wird und was geistige Führung für die Aufklärung bedeutet. Und so könnte die Blum-Analyse im besten Fall ein begründeter Anlass sein, den Geist der psychoanalytischen Konzeptionen Nach-Freud kritisch zu hinterfragen und der Selbstaufklärung der Psychoanalyse zum Fortschritt zu verhelfen. Ihre notwendige Selbstaufklärung in der Durchdringung der gesellschaftlichen Abhängigkeit der modernisierten Konzeptionen könnte auch ihren oppositionellen Geist wieder beleben, den gesellschaftlichen Prozess und seine Akteure auf deren unbewusste Motive zu untersuchen.

In den außermedizinischen Diskursformen wird Psychoanalyse essenzieller Bestandteil einer kritischen Theorie des Subjekts bleiben, da die Aufklärung des Unbewussten seit Freud ein fortwirksamer und unverzichtbarer Anspruch in der Emanzipation zur neuen Sinnlichkeit und anderen Vernunft geworden ist. Ihre Stellung im Diskurs der westlichen Aufklärung wird erst ins rechte Licht gerückt, wenn man sie in ihrer Dekonstruktion rationalistischer Eindimensionalität als unabdingbare Aufklärung der Irratio der Vernunft begreift.

Die Psychoanalyse Freuds ist eine erzphantastische Wissenschaft, und ich denke, dass von ihrem Zauber eine Anziehungskraft auf freie Geister ausgeht, die unendlich andauern wird.

Epilog

Ernst Blum: der Rabbi Freuds, ein Shylock in der Schweiz und am Ende ein Joshua Freuds

Die Analyse Blums ist eine Geschichte jenseits der Psychologie: Sie bewegt sich in ihren essenziellen Aspekten verschränkt mit Freuds Geschichte um das Verhältnis zum «Mann Moses».

Vom Ende seines Lebens her gesehen folgt Blums Lebensgang einer unbewussten Logik. Schon bei der Bar-Mizwa, dem Fest zur Gebotspflichtigkeit im 13. Lebensjahr des jüdischen Knaben, bei dem Blum das Jüdische «fremd» vorgekommen ist, bei der Erinnerung an die laue Religiosität des Vaters, der zwar noch aus Konvention an Sabbat in die Synagoge ging, aber aus Geschäftsinteressen sowohl Mitglied einer jüdischen wie einer arischen Loge war, bei der Distanzierung von der Orthodoxie der Mutter, vor allem der Schwester und dem Ignorieren der strengen Religiosität der von ihm so geliebten Großmutter, deren Lieblingsenkel er war, lässt sich schon sehr früh eine völlige Erkaltung seiner religiösen Empfindungswelt erkennen. Aber warum, so muss man sich fragen, ist Blum in jungen Jahren schon so glaubenslos geworden? Und woran glaubte er, wenn er an nichts zu glauben schien?

Blum hatte, ähnlich wie Freud, sobald er zu lesen anfing, seine Identität in der deutschen Kultur gesucht, in der deutschen Literatur und Philosophie, auch in den deutschen Naturwissenschaften, und seine Kenntnisse waren noch in hohem Alter bewundernswert. Das heißt, Blum war von früh auf eigentlich nur zu Hause in der deutschen Kultur. Aber Freud war dies auch und blieb dennoch, was das «Wesentliche» anging, bewusst ein Jude.

Die Traumserie zwischen der 45. bis 56. Stunde enthüllte für Blum das Jüdische als menschlichen Makel, als rassisches Merkmal des Andersseins und der Absonderung. Eine frühe Sehnsucht nach Tilgung dieses Makels muss entstanden sein, nach Zugehörigkeit und Gleichheit und kein Fremder mehr im Exilland zu sein, sondern ein Gleicher im Heimatland. Diese tiefen Sehnsüchte schienen schon vorhanden, ehe sie überhaupt durch Traumatisierungen hätten wachgerufen werden können. Denn Blum war schon lange vor dem 13. Lebensjahr, soweit er sich zurückerinnern kann, nicht eigentlich in seinem jüdischen Glauben erkaltet, sondern eher von früh auf teilnahmslos und fremd geblieben gegenüber dem Jüdischen. Die jüdische Religion war ihm gleichgültig, sein Verhältnis zu ihr, im Gegensatz zu Freuds innerer Verbundenheit mit dem Judentum, mehr literarischer Natur.

So ist zu fragen, ob seine frühe Abkehr vom Glauben möglicherweise etwas mit den Sehnsüchten des verweltlichten Vaters zu tun haben könnte, für dessen Geschäfte sich Blum allerdings lebenslang zu schämen schien. Hier scheint sich bei Blum ein christliches Vorurteil gegen den Vater zu wenden, dessen Geschäftserfolge von den Christen immer schon antisemitisch der jüdischen Geldgier zugeschrieben worden wären. Allerdings hat die finanzielle Potenz des Vaters Blum später eine großbürgerliche Lebensführung ermöglicht, wie wenn es für den Vater ein Bedürfnis gewesen wäre, seinen Sohn das Leben führen zu lassen, unabhängig von allen religiösen und traditionellen Verpflichtungen und geschäftlichen «Niederungen», das er vermutlich für sich zu führen gewünscht hätte. Ist also Blum unbewusst dem väterlichen «Auftrag» nach Befreiung vom Makel durch totale Assimilation nachgekommen? Allerdings scheint die Flucht vor den Müttern als Verkörperung der jüdischen Tradition das tiefere, fern gelegene Motiv seiner Flucht vor dem Judentum aus Angst vor Verweiblichung zu sein, das hier nicht weiter aufgerührt werden soll.

Wenn man Marthe Roberts Aussagen noch einmal aufgreift, dass es für einen Juden in der christlichen Gesellschaft drei Möglichkeiten gibt: «Entweder ein treuer Jude zu sein und sich bescheiden oder triumphierend zur ‹anderen Seite› übergehen und eine dritte Möglichkeit, jene schon von Heine und Börne erkannte, der gesamten Gesellschaft den Krieg zu erklären» (l.c., S. 98), dann wäre der Lebensgang Blums nach diesen drei Möglichkeiten zu befragen. Blum ist nicht triumphierend zur «anderen Seite» übergetreten. Seine Assimilation hat sich als ein stiller Prozess eher zwangsläufig ergeben, aus den Voraussetzungen seiner Kindheit, vermutlich seiner inneren Beziehung zum verweltlichten Vater, dessen Sehnsüchte nach Entfernung vom Judentum er vermutlich unbewusst zu erfüllen schien.

Freud und Blum haben ihr «mosaisches Problem» (Gottesproblem) in verschränkter Weise gelöst: Freud hat sich während der Identifizierung mit Moses, in der späten Wiederkehr des Vergangenen, an dessen Stelle gesetzt und als «neuer Moses» einen anderen und neuen «Monotheismus» im Widerspruch zur christlichen Weltauffassung begründet. Blum ist dagegen in entstellter Form die Wiederkehr des Verdrängten zugestoßen. Obwohl er im Gegensatz zu Freud sich von seinem Judentum völlig entfernt hatte, ist er unbewusst zum Rabbi der Freud'schen Schrift geworden und hat diese Schrift so «geheiligt», wie sonst nur ein Rabbiner die Bibel heiligt. Die Wiederkehr des Vergangenen ist also jetzt bei Blum durch ihre Entstellung hindurch als das zu sehen, was sie ist: die späte Erinnerung an den verlorenen Glauben seiner Väter in der Verschiebung auf Freud als «Vater der Psychoanalyse».

Freud löste seinen «mosaischen» Konflikt dadurch, dass er rebellierend den Platz von Moses eingenommen hat, und Blum löste diesen Konflikt, indem er sich ganz mit Freud identifizierte und statt des Studiums der Heiligen Schrift sich dem Studium der Freud'schen Schriften völlig verschrieben hat. Seine Kenntnisse und seine Exegese des Freud'schen Werks waren bemerkenswert und einzigartig.

Allerdings ist Blum für sein «Glaubensbekenntnis» nie jemals oppositionell eingetreten und hat sich durch seine innere Emigration vor Leiden geschützt. Er hat aber im unbewussten Wiederholungszwang auf andere Weise für die «uralten Sünden» der Väter und für seine eigene Verfehlung des Glaubens den Fluch auf sich genommen und dafür gebüßt. In seiner Emanzipation hat er sich nämlich selbst «beschwindelt», indem er alle Privilegien aus dem «Übertritt zur anderen Seite» ausschlug und als «bescheidener» Jude lebte: Er schlug eine Universitätskarriere am Burghölzli aus, er nahm die angebotene Gelegenheit nicht wahr, an der Berner Psychiatrie eine führende Stellung einzunehmen, er hätte auch bei seiner naturwissenschaftlichen Begabung eine glänzende Karriere in der Neurophysiologie machen können; er blieb ständig hinter seinen intellektuellen Fähigkeiten und gesellschaftlichen Möglichkeiten zurück und verleugnete in Pseudobescheidenheit Ehrgeiz, Ruhm und Ansehen und zog sich in seinen Veröffentlichungen auf literarische Anwendungen der Psychoanalyse zurück, obwohl unsere Dialoge ihn auf der Höhe eines kritisch-fachlichen und gesellschaftlichen Bewusstseins über die psychoanalytische Wissenschaft zeigten.

Die Tragik seines Lebens scheint in der schweren Schuldenlast «uralter Sünden» zu liegen, die ihn in die Selbstzerstörung trieb. Wie Shylock hatte er zum Schluss alles verloren: seinen Glauben, seine Herkunft, die Psychoanalyse, Freud, seinen kritischen Geist, sein Vermögen, seine Frau Elsa, seine Kinder, die er nach ihrer Rückkehr aus Sibirien nicht mehr zurückgewinnen konnte, weil er sich in Abhängigkeit von «seelenlosen Frauen» (Blum) begeben hatte, die ihm auch die Beziehung zu den Kindern nahmen. Zum Schluss wurden ihm sogar seine geliebten Schriften genommen, als er von seiner letzten Frau überraschend in ein Altenheim «verbracht» wurde und er seiner eigenen Entmündigung mit «Verständnis» für die Interessen dieser Frau zustimmte.

Das Ende Ernst Blums ist so erschütternd wie das Ende von Shylock: Aller Mittel beraubt, niemandem mehr zugehörig, musste er die letzten zwei Jahre (von 1979 bis 1981) bis zu seinem Tod im 89. Lebensjahr in einem Altenheim zubringen, einem «prison de luxe» (Blum), das für ihn einer Isolationshaft gleichkam in der klinisch-sterilen Atmosphäre dieses Heims mit einem Klima inhumaner Beziehungseinschränkung, sodass er sich sozial völlig depraviert fühlte.

Bei unserer letzten Begegnung am 16. 7. 1979 war Blum intellektuell luzide und sich seiner Situation kritisch bewußt, in die er sich hatte bringen lassen. Es kam noch einmal die Tragik seines Lebens zur Sprache, besonders seine Liebe zu seiner ersten Frau Elsa und seinen Kindern und seine tiefe Verzweiflung über die selbstzerstörerische Auslieferung an die schweizer Verhältnisse und die Not seiner Einsamkeit, da er nun, von allem abgeschnitten, mit niemandem mehr über die verhängnisvolle Geschichte seiner schweizer Assimilation sprechen konnte.

Der weitere Dialog zwischen uns wurde durch eine juristische Verfügung unterbunden; offensichtlich auch aus dem Grund, dass seine Ehefrau wie viele Schweizer seiner Umgebung verhindern wollten, dass dieser «brave» und «bescheidene» assimilierte Jude jetzt, am Ende seines Lebens, mit den ihn zerstörenden schweizer Verhältnissen und seinem selbstvernichtenden Aufgehen in der dortigen Gesellschaft ins Gericht gehen könnte.

Ernst Blum hatte sich zum Shylock gemacht, wo er der Joshua Freuds hätte sein können. Sein Schicksal hätte nach Maßgabe der Verhältnisse, denen er sich ergeben hatte, in einer stillen Auslöschung enden können. Aber er ist dennoch durch die Veröffentlichung der Sitzungsprotokolle seiner Analyse bei Freud und der darin liegenden Verkündigung des authentischen Freud am Ende ein Joshua Freuds geworden.

Anmerkungen

1 Die früheren Bausteine sind: «Eine andere Aufklärung – das Freudsche Subjekt in der Analyse» (1991): ein Diskurs über die Freud'sche Psychoanalyse als Aufklärung des Anderen der Vernunft. – «Psychoanalyse – das Ende einer Deutungsmacht» (1995): eine systemanalytische Studie über den Wissenschaftscharakter, die gesellschaftliche Stellung und die Therapiearrangements der Psychoanalyse. – «Eine andere Psychodynamik – Psychotherapie als Programm zur Selbstbemächtigung des Subjekts» (2001): ein Diskurs über eine klinisch wie wissenschaftlich begründete psychoanalytische Praxistheorie und ihre Anwendungen.

2 Die Standardtechnik, die nach 1945 mit der Rückkehr der Psychoanalyse nach amerikanischem Vorbild in Deutschland aufkam, folgt in einer puristischen Verkennung der Freud'schen Begriffe der Vorstellung von der psychoanalytischen Situation als einer quasiexperimentellen Anordnung: Die «gleichschwebende Aufmerksamkeit» Freuds wurde zu einer neutralen Beobachterposition gemacht, mit der die unabhängig vom Analytiker gedachten «freien Assoziationen» des Analysanden in affektiver Abstinenz beobachtet und gedeutet werden. Dabei war schon zu Ferenczis Zeiten klar, dass die «freien Assoziationen» keine freien sind, sondern gelenkte und dass die «gleichschwebende Aufmerksamkeit» des Analytikers keine unselegierte, sondern eine selegierte und gelenkte Wahrnehmung ist aufgrund des schulentypischen Entzifferungsschlüssels; dass die Deutungen «Assoziationsgebote» (Ferenczi) sind, die aufgrund der selegierten Wahrnehmung einen schulenspezifischen Materialfluss bewirken; dass also der Rahmen, innerhalb dessen der Analysand wahrnehmen und handeln soll, vom Analytiker und seiner Anschauung

der analytischen Situation und seinem zugrunde liegenden Menschenbild bestimmt wird. An diesem Schema hat auch die Einführung des so genannten Gegenübertragungsbegriffs nichts geändert, weil hierin der Analytiker letztlich nur als «Reaktor» auf die Übertragungen seines Analysanden begriffen wird, wo er doch durch sein System die schulenspezifischen Übertragungen der Analysanden herstellt.

3 Das so genannte geheime Komitee, das auf Betreiben von Jones nach dem Verlust von Alfred Adler, C. G. Jung und Wilhelm Stekel 1913 gegründet wurde und dem Otto Rank, Sandor Ferenczi, Karl Abraham, Ernest Jones und Freud angehörten, sollte in seiner Existenz und in seinem Wirken streng geheim bleiben und die Zukunft des Freud'schen Werkes sichern.

4 Der den Juden nachgesagte Fatalismus ist eigentlich ein moralischer Vorwurf der mangelnden Selbstwehr, wie wenn die Juden selbst schuld gewesen wären, Opfer der Shoa geworden zu sein. Und heute wird den Israelis bei der Verteidigung der Lebensinteressen des Staates Israel der Vorwurf aggressiver Militanz gemacht; das heißt unbewusst der Vorwurf gemacht, dass sie keine Opfer sind. Der Kern der Wahrheit in diesem antisemitischen Ressentiment scheint darin zu liegen, dass Juden nur als Opfer geduldet sind, und das ist auch der Kern der Wahrheit der Geschichte Shylocks.

5 Die homophile Tendenz gibt einen Hinweis auf eine verstärkte Identifizierung Blums mit der Mutter am Ausgang des «Ödipus»: «An ihm ist ein Mädchen verloren gegangen», heißt es in der Familienlegende. Seine weibliche Identifizierung zeigte sich in seinen schauspielerischen Fähigkeiten als Schleiertänzerin, als Darsteller von Frauenrollen, die er mit Lust und großem Erfolg spielte. Die Flucht vor dem Judentum deutet sich hier als Flucht vor der Mutter an, als Verkörperung der jüdischen Tradition, aus Angst vor Verweiblichung. Die Peer Gynt-Tragik seiner Geschichte der Flucht vor den Müttern ist ihm nicht unbewusst geblieben. In diesem Kontext wird auch Blums im Rückblick wiederholte Äußerung verständlich, dass Elsa seine einzig geliebte Frau war; sie war die Dritte im Bunde der drei Moiren (Mutter und Schwester) und die Dritte im ödipalen Bund mit Freud, das «Binde-Glied» im bisexuellen und symbolischen Sinn zwischen ihnen: Elsa war Schwester und Tochter, Bruder

und Sohn zugleich im Verhältnis zu Blum und Freud. Die «endogame Wahl» scheint unabweisbar, und auch die beiden nachfolgenden Ehen mit «seelenlosen Frauen» (Blum), die er als «Rächerinnen» seiner Schuld gewählt zu haben scheint, bleiben einem tragisch-triangulären Schema verhaftet.

6 In Fortführung der klinischen Psychoanalyse Freuds haben wir eine psychoanalytische Praxistheorie entwickelt, in der wir eine Symptomtheorie nach den psychoanalytischen Kategorien des Begehrens, korrespondierend mit den Phasen der Trieborganisation, entworfen haben (siehe Pohlen und Bautz-Holzherr 2001, S. 60f. und S. 328f.).

Literatur

Bautz-Holzherr, M. (2001): Exkurs über Geschlechtsidentität. Psychoanalytische Überlegungen zum feministischen Begehren. In: Wege zum Menschen, 53, Heft 4, 225–241.

Bion, W. R. (1997): Transformationen. Suhrkamp: Frankfurt am Main.

Blanton, S. (1975): Tagebuch meiner Analyse bei Sigmund Freud. Ullstein: Frankfurt am Main.

Clark, R. W. (1981): Sigmund Freud. S. Fischer: Frankfurt am Main.

Cremerius, J. (1990): Neue Themen – alte Hemmungen? In: Sexualität. Freiburger Literaturpsychologische Gespräche. Königshausen & Neumann: Würzburg.

– (2000): Brief an den Verfasser. Anmerkungen zum Aufsatz von Dieter Nitzgen. In: Freiburger Literaturpsychologische Gespräche, 19: 177–180.

Dante Alighieri: Die göttliche Komödie. Winkler: München.

Derrida, J. (1996): Vergessen wir nicht – die Psychoanalyse! edition suhrkamp: Frankfurt am Main.

Deutsch, H. (1975): Selbstkonfrontation. Kindler: München.

Freud, S.: Gesammelte Werke. Bde. I–XVII. London 1940–1952: Gesamtedition 18 Bde. Fischer: Frankfurt am Main.

Bd. XVIII (1960). Fischer: Frankfurt am Main.

GW II/III (1900–1901): Die Traumdeutung.

GW V (1904–1905): Bruchstück einer Hysterie-Analyse (Dora-Analyse), S. 160–286.

GW VII (1906–1909): Analyse der Phobie eines fünfjährigen Knaben (Der kleine Hans), S. 241–377.

Bemerkungen über einen Fall von Zwangsneurose (Der Rattenmann), S. 378–463.

GW VIII (1909–1913): Psychoanalytische Bemerkungen über einen autobiographisch beschriebenen Fall von Paranoia (Dementia paranoides), S. 239–320.

GW VIII (1909–1913): Eine Kindheitserinnerung des Leonardo da Vinci, S. 127–211.

GW X (1913–1917): Das Motiv der Kästchenwahl, S. 23–37.

Der Moses des Michelangelo, S. 171–201.

GW XII (1917–1920): Aus der Geschichte einer infantilen Neurose (Der Wolfsmann), S. 27–157.

Das Unheimliche, S. 227–268.

GW XV (1906–1909): Die Weiblichkeit, XXXIII. Vorlesung, S. 119–145.

GW XVI (1932–1939): Der Mann Moses und die monotheistische Religion, S. 101–246.

Freud, S.: Der Mann Moses und die monotheistische Religion: Drei Abhandlungen (1939 [1934–38]), S. 455–576. Studienausgabe. Bd. IX. Fragen der Gesellschaft, Ursprünge der Religion. Fischer: Frankfurt am Main.

Freud, S. und O. Pfister (1963): Briefe 1909–1939. Suhrkamp: Frankfurt am Main.

Gay, P. (1988): «Ein gottloser Jude». Sigmund Freuds Atheismus und Entwicklung der Psychoanalyse. S. Fischer: Frankfurt am Main.

Gay, P. (1989): Freud. Eine Biographie für unsere Zeit. S. Fischer: Frankfurt am Main.

Goldschmidt, G.-A. (1999): Als Freud das Meer sah. Ammann: Zürich.

Grubrich-Simitis, I. (1991): Freuds Moses-Studie als Tagtraum. Ein biographischer Essay. Die Sigmund-Freud-Vorlesungen, Bd. 3. Internationale Psychoanalyse: Weinheim.

H. D. (Hilda Doolittle) (1975): Huldigung an Freud. Rückblick auf eine Analyse. Ullstein: Frankfurt am Main.

Horkheimer, M. und T. W. Adorno (1969): Dialektik der Aufklärung. Philosophische Fragmente. S. Fischer: Frankfurt am Main.

Jones, E. (1960): Die Entwicklung zur Persönlichkeit und die großen Entdeckungen (1856–1900). Bd. I. Huber: Bern.

– (1962): Das Leben und Werk von Sigmund Freud – Jahre der Reife (1901–1919). Bd. II. Huber: Bern.

– (1962): Die letzte Phase (1919–1939). Bd. III. Huber: Bern.

Kardiner, A. (1979): Meine Analyse bei Freud. Kindler: München.

Kuhn, T. S. (1976): Die Struktur wissenschaftlicher Revolution. Suhrkamp: Frankfurt am Main.

Laplanche, J. (1988): Die allgemeine Verführungstheorie. Suhrkamp: Frankfurt am Main.

Maccoby, H. (1999): Der heilige Henker. Die Menschenopfer und das Vermächtnis der Schuld. Thorbecke: Stuttgart.

Parin, P. (1978): Warum die Psychoanalytiker so ungern zu brennenden Zeitproblemen Stellung nehmen. Eine ethnologische Betrachtung. Psyche 32, 385–399.

– (1986): Subjekt im Widerspruch. Syndikat: Frankfurt am Main.

Pohlen, M. und M. Bautz-Holzherr (1991): Eine andere Aufklärung – das Freudsche Subjekt in der Analyse. Suhrkamp: Frankfurt am Main.

– Nachtrag: Ein psychohistorischer Exkurs zur Moderne. Die Schöpfung der modernen Mentalität – Descartes' Instaurierung des Diskurses der Moderne. S. 404–496.

– (1995): Psychoanalyse – das Ende einer Deutungsmacht. rowohlts enzyklopädie: Reinbek.

– (2001): Eine andere Psychodynamik – Psychotherapie als Programm zur Selbstbemächtigung des Subjekts. Huber: Bern.

Roazen, P. (1971): Politik und Gesellschaft bei Sigmund Freud. Suhrkamp: Frankfurt am Main.

– (1973): Sigmund Freud und Victor Tausk: Die Geschichte eines tragischen Konflikts. Hoffmann & Campe: Hamburg.

– (1976): Sigmund Freud und sein Kreis. Eine biographische Geschichte der Psychoanalyse. Gustav Lübbe: Bergisch Gladbach.

– (1999): Wie Freud arbeitete. Bibliothek der Psychoanalyse. Psychosozial: Gießen.

Robert, M. (1975): Sigmund Freud – zwischen Moses und Ödipus. Die jüdischen Wurzeln der Psychoanalyse. List: München.

Vico, G. (1981): Die neue Wissenschaft von der gemeinschaftlichen Natur der Nationen. Klostermann: Frankfurt am Main.

Wortis, J. (1994): Meine Analyse bei Freud. Integrative Psychiatrie: Innsbruck/Wien.

Yerushalmi, H. J. (1992): Freuds Moses. Endliches und unendliches Judentum. Wagenbach: Berlin.

– (1993): Ein Feld in Anatot. Versuche über jüdische Geschichte. Wagenbach: Berlin.

– (1996): Zachor: Erinnere Dich! Jüdische Geschichte und jüdisches Gedächtnis. Wagenbachs Taschenbuch 260: Berlin.